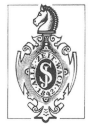

Unfallverletzungen bei Kindern

Prophylaxe Diagnostik Therapie Rehabilitation

Von

F. Borbély K. A. Brandt Ch. Brunner K. Daubenspeck Kl.-D. Ebel
K. Eyrich G. Fuchs R. Gädeke R. Ganz G. Hierholzer S. Hofmann
R. Jahnke H. Koch U. Köttgen G.-G. Kuhn J. P. Lorent W. Lutzeyer
S. Lymberopoulos F.-W. Meinecke K. Menzel M. E. Müller J. Prein
J. Probst J. Rehn J. Renné A. F. Schärli K. Schmidt F. Söllner
B. Spiessl H.-M. Tschopp J. Velvart S. Weller P. R. Zellner

Herausgegeben von Jörg Rehn

Mit 171 Abbildungen

Springer-Verlag Berlin Heidelberg New York 1974

ISBN-13: 978-3-642-65828-0   e-ISBN-13: 978-3-642-65827-3
DOI: 10.1007/978-3-642-65827-3

Softcover reprint of the hardcover 1st edition 1989

Vorwort

Die Zahl der Verletzungen bei Kindern hat in den letzten
Jahrzehnten erschreckend zugenommen. Auch die Statistik
der tödlichen Kinderunfälle hat eine traurige Bilanz:
1960 starben 2700 Kinder bei Unfällen, 1971 waren es über
3300 (GÄDEKE). Diese Tatsachen fordern die Kenntnis der
Besonderheiten der Prophylaxe, der Diagnostik und Therapie
sowie der Rehabilitation bei Kinderunfällen. Daher wurde
dieses Buch aus der Praxis für die Praxis geschrieben.

Mein besonderer Dank gilt allen Autoren für ihre hervorragende
und verständnisvolle Mitarbeit. Weiterhin danke ich dem
Springer-Verlag für die gute Zusammenarbeit und die groß-
zügige und ausgezeichnete Drucklegung.

Bochum, April 1974   JÖRG REHN

Inhaltsverzeichnis

Mitarbeiterverzeichnis

Prof. Dr. Dr. h. c. F. BORBÉLY †
Schweiz. Toxikolog. Informationszentrum
Gerichtlich-Medizinisches Institut
der Universität
CH-8028 Zürich

Dr. K.-A. BRANDT
Berufsgenossenschaftliche Unfallklinik
Duisburg-Buchholz
D-4100 Duisburg,
Grossenbaumer Allee 250

Dr. Ch. BRUNNER
Klinik für Orthopädie
Kantonsspital
CH-9006 S. Gallen

Prof. Dr. K. DAUBENSPECK
Krankenhaus der Augustinerinnen
D-5000 Köln 1, Jakobstraße 27/31

Priv.-Doz. Dr. KL.-D. EBEL
Röntgenabteilung des
Kinderkrankenhauses
D-5000 Köln 60, Amsterdamer Straße 59

Priv.-Doz. Dr. K. EYRICH
Abt. f. Anaesthesiologie der Universität
D-8700 Würzburg, Josef-Schneider-Str. 2

Prof. Dr. G. FUCHS
Kreiskrankenhaus Ammerland
Chirurgische Abteilung
D-2910 Westerstede

Prof. Dr. R. GÄDEKE
Universitäts-Kinderklinik
D-7800 Freiburg i. Br., Mathildenstr. 1

Dr. R. GANZ
Klinik für Orthopädie und Chirurgie
des Bewegungsapparates
Inselspital
CH-3010 Bern

Priv.-Doz. Dr. G. HIERHOLZER
Berufsgenossenschaftliche Unfallklinik
Duisburg-Buchholz
D-4100 Duisburg,
Grossenbaumer Allee 250

Prof. Dr. S. HOFMANN
Chirurgische Universitätsklinik
D-6500 Mainz

Dr. R. JAHNKE
Augenklinik des Städt.
Rudolf-Virchow-Krankenhauses
D-1000 Berlin 65, Augustenburger Platz

Dr. H. KOCH
Chirurgische Universitätsklinik
D-3400 Göttingen

Prof. Dr. U. KÖTTGEN
Universitäts-Kinderklinik
D-6500 Mainz, Langenbeckstraße 1

Prof. Dr. G.-G. KUHN
Abteilung für Technische Orthopädie und
Rehabilitation der Orthopädischen
Universitätsklinik Münster
D-4400 Münster, Robert-Koch-Straße 30

Dr. J.-P. LORENT
Schweiz. Toxikolog. Informationszentrum
CH-8028 Zürich

Prof. Dr. W. LUTZEYER
Lehrstuhl und Abteilung für Urologie der
Rhein.-Westf. Technischen Hochschule
D-5100 Aachen, Goethestraße 27/29

Prof. Dr. S. LYMBEROPOULOS
Urologische Abteilung am Knappschafts-
krankenhaus Bardenberg
D-5124 Bardenberg, Hans-Böckler-Platz

Dr. F.-W. MEINECKE
Abteilung für Rückenmarksverletzte
„Bergmannsheil"
D-4630 Bochum

Prof. Dr. K. MENZEL
Kinderklinik des Reinhard-
Nieter-Krankenhauses der Stadt
D-2940 Wilhelmshaven,
Fr.-Paffrath-Straße 100

Prof. Dr. M. E. MÜLLER
Klinik für Orthopädie und Chirurgie
des Bewegungsapparates
Inselspital
CH-3010 Bern

Dr. J. PREIN
Klinik für Plastische- und Wiederher-
stellungschirurgie
Abteilung für Chirurgie
CH-4060 Basel

Priv.-Doz. Dr. J. PROBST
Berufsgenossenschaftliche Unfallklinik
D-8110 Mutnau/Obb.

Prof. Dr. J. REHN
Krankenanstalten „Bergmannsheil"
D-4630 Bochum

Dr. J. RENNÉ
Berufsgenossenschaftliche Unfallklinik
D-7400 Tübingen, Rosenauer Weg 95

Priv.-Doz. Dr. A.-F. SCHÄRLI
Kinderchirurgische Abteilung
Kinderspital
CH-6000 Luzern

Prof. Dr. K. SCHMIDT
Neurochirurgische Abteilung
Nervenkrankenhaus
D-8870 Günzburg bei Ulm

Prof. Dr. F. SÖLLNER
Augenklinik des Städt.
Rudolf-Virchow-Krankenhauses
D-1000 Berlin 65, Augustenburger Platz

Prof. Dr. Dr. B. SPIESSL
Abteilung für Kiefer- und Gesichtschirurgie
Bürgerspital
CH-4060 Basel

Dr. H.-M. TSCHOPP
Klinik für Plastische und Wiederher-
stellungschirurgie
Universität Basel
CH-4060 Basel

Dr. J. VELVART
Schweiz. Toxikolog. Informationszentrum
CH-8028 Zürich

Prof. Dr. S. WELLER
Berufsgenossenschaftliche Unfallklinik
D-7400 Tübingen, Rosenauer Weg 95

Dr. Dr. P. R. ZELLNER
Berufsgenossenschaftliche Unfallklinik
D-6700 Ludwigshafen-Oggersheim

Ursachen, Ökologie, Prophylaxe, Statistik

R. GÄDEKE

I. Gültigkeit und Grenzen von Unfallstatistiken

Die Katalogisierung von Unfällen strebt eine Wertung an. Aus Unterschieden der Häufigkeit, der Entstehungsursachen, des Schweregrades und anderer Parameter werden Rückschlüsse auf Gefahrenschwerpunkte sowie auf Möglichkeiten und Versäumnisse von Schutzmaßnahmen gezogen. Solche Reihungen bilden die Grundlage der meisten Unfall-„Statistiken". Ihre Aussagen sind aber oft dürftig oder sie werden häufig falsch interpretiert. Aus den Daten mancher solcher Kataloge lassen sich die allgemeingültigen Stellenwerte der klassifizierten Fakten weder zuverlässig erkennen noch lassen sie sich mit anderen gleichsinnigen Angaben vergleichen.

Gelegentlich werden mit den angewandten Methoden die wirklichen Gegebenheiten deshalb verfälscht, weil die Aussagen nur für ganz spezielle Bezüge gelten. Diese Bezüge wiederum werden aus konkreten Voraussetzungen gewählt; hieraus ergibt sich, daß diese Voraussetzungen auch genannt und jeweils erläutert werden müssen. Erkennt man diese grundsätzlichen Einschränkungen auch für die Klassifizierung von Kinderunfällen an, dann unterliegt der Aussagewert Unfall-charakterisierender Ziffern folgenden Einschränkungen:

1. Die *Todesursachenstatistik* weist aus, wie viele Kinder an einem Unfalltod sterben. Solche Zahlen geben dann einen Sinn, wenn sie sich

a) auf die Gesamtgröße der altersentsprechenden Population oder eventuell auf ein definiertes Kollektiv und/oder

b) auf die Gesamtheit aller Toten der jeweiligen Altersgruppen beziehen.

Sie erlaubt keinen verbindlichen Rückschluß auf die Häufigkeit *aller* Unfallereignisse (Tote *und* Überlebende) aus verschiedenen Ursachen und auf die Verteilung der Schweregrade. Man kann für überschlägige Schätzungen lediglich davon ausgehen, daß unter den medizinischen Versorgungsbedingungen unseres Zivilisationsbereiches auf jeden tödlich verlaufenden Unfall eines Kindes oder Jugendlichen bis zu 15 Jahren noch ca.

2 Unfälle mit bleibenden Restschäden,
40–50 Unfälle mit notwendiger klinischer Behandlung,
100–200 Unfälle mit notwendiger ambulanter ärztlicher Behandlung,
1000 Unfälle mit irgendeiner Körperbeschädigung unterschiedlichen Schweregrades

hinzuzurechnen sind.

Außerdem gibt es Unfallarten bei denen sich die Todesfälle weitgehend der Gesamtzahl der Unfallereignisse nähern (z. B. bei Ertrinken; bei Strangulation); demgegenüber sind andere Unfallarten kaum oder gering durch Todesfälle belastet (z. B. bei Riß-Quetschverletzungen; bei Stürzen).

Rückschlüsse aus der Todesursachenstatistik auf die Häufigkeit verschiedener Ursachen und Arten überlebter Unfälle können deshalb — solange keine Ergebnisse von entsprechenden Mikrozensus-Untersuchungen vorgelegt sind — ebenfalls lediglich durch überschlägige Schätzungen gezogen werden, wie sie die Tabelle 1 wiedergibt.

Tabelle 1. Approximative Grenzwerte der tödlichen Unfälle an der Gesamtheit einiger Unfallursachen bei Kindern

Unfallart	Alter der Kinder in Jahren			
	0 bis 1	1 bis unter 5	5 bis unter 10	10 bis unter 15
Verkehr	<10%	5–10%	5%	2%
Thermische Läsionen	<10%	<10%	<5%	<5%
Erstickungen, Strangulationen		bis 100%		
Ertrinken		bis 100%		
Stürze und andere mechanische Läsionen	< 3%	< 2%	1%	<1%

2. Für die Darstellung von Häufigkeitsverteilungen, bei Kinderunfällen werden höchst unterschiedliche Kollektive herangezogen. Sie erfassen meist ein ausgewähltes Patientengut; eine Ausnahme hiervon bilden lediglich die behördlich registrierten Verkehrsunfälle. Im übrigen handelt es sich bei solchen Studien vorwiegend um Auswertung von klinischem oder poliklinischem Krankengut. Damit ist bereits eine Auswahl der schwereren Fälle, bzw. eine Elimination der leichteren, der in der ärztlichen Praxis versorgten Fälle getroffen. Außerdem wird das für die statistische Auswertung verfügbare Krankengut durch Einzugsbereich, Interessenschwerpunkte der behandelnden Institutionen und andere ortsgebundene Faktoren erheblich beeinflußt.

Die Zusammenstellung aus einem allgemeinen Unfallkrankenhaus wird andere Ergebnisse bringen als der Bericht aus einer kinderchirurgischen oder einer orthopädischen Klinik; die Kinderunfallstatistik eines Kreiskrankenhauses stellt sich anders dar als die eines Universitätsklinikums.

Das Ziel jeder Unfallstatistik liegt im Bereich notwendiger und möglicher Verhütungsmaßnahmen. Deren Planung sollte sich zunächst nach den immer wiederkehrenden Merkmalen und den permanenten Schwerpunkten bei Unfallereignissen ausrichten. Die hier mitgeteilten Angaben beschränken sich deshalb — neben den To-

desfallregistrierungen des Statistischen Bundesamtes (CHRISTIAN, 1971, 1972; Statistisches Bundesamt, 1966–1970) — auf Variationsbreiten von wesentlich einheitlichen Daten aus dem Untersuchungsgut verschiedener Autoren.

II. Unterschiede von Schwere, Art und Entstehungsweise der Kinderunfälle

1. Tödliche Kinderunfälle

Die *absolute Zahl* tödlicher Kinderunfälle in der Bundesrepublik — gegenwärtig mehr als 3600 pro Jahr (d.h.: ca. 10 Fälle täglich) — ist im vergangenen Jahrzehnt stetig gewachsen. Bezogen auf die *Größen* der jeweiligen *Altersgruppen* ist die Kinder-Unfallsterblichkeit jedoch nahezu konstant geblieben.

Die Mortalität aus anderen Ursachen und mit ihr auch die Gesamtmortalität, ist

Tabelle 2a. Kinder-Unfallsterblichkeit Anfang der 70er Jahre

bei 100 000 des Bevölkerungsanteiles	bei Unfalltodesfälle pro Jahr (ca.)
0- bis 1 jährigen	70
1- bis unter 5 jährigen	31
5- bis unter 10 jährigen	27
10- bis unter 15 jährigen	17

in den angeführten Altersgruppen nicht gleich hoch. Dies hat zur Folge, daß der *Anteil der tödlichen Unfälle an der Gesamtzahl der Kindersterbefälle* nicht der Unfalltodesquote der verschiedenen Altersgruppen entspricht. Vielmehr beträgt dieser Anteil (Tabelle 2b):

Tabelle 2b. Anteil tödlicher Unfälle an der Gesamtzahl von Kindersterbefällen (gültig für Anfang der 70er Jahre)

bei den 0- bis 1jähr.	ca.	2,5%	aller
bei den 1- bis unter 5jähr.	ca.	30 %	Todes-
bei den 5- bis unter 10jähr.	über	50 %	fälle
bei den 10- bis unter 15jähr.	ca.	43 %	

Demnach ist die Lebensgefährdung durch Unfälle bei dem Bevölkerungsanteil „Säuglinge" am höchsten; sie sinkt mit fortschreitendem Kindesalter. Unter den konkurrierenden Todesursachen nimmt dagegen der Unfall erst ab Ende des 1. Lebensjahres, und dann bis Ende des 1. Lebensjahrzehntes, einen immer breiteren Raum ein (s. Tabelle 2b).

Die Beziehung der Häufigkeitsverteilung der wichtigsten Unfallursachen zu den Größen der Todesrisiko-betroffenen Altersgruppen ist in der Tabelle 3 wiedergegeben.

Die für die Bundesrepublik gegenwärtig gültigen Anteile der verschiedenen Ursachen tödlicher Kinderunfälle an der Gesamtheit der Kindersterbefälle stellt die Tabelle 4 dar.

Aus den Tabellen 3 und 4 wird deutlich, daß tödliche Säuglingsunfälle in allererster Linie auf Ersticken zurückzuführen sind. Keine andere Unfalltodesursache irgendeiner Kinder-Altersgruppe erreicht einen auch nur annähernd gleich hohen Anteil. Hierbei kann außer Betracht bleiben, daß

Tabelle 3. Sterblichkeit der 0- bis unter 15jährigen an den wichtigsten Unfallursachen, auf 100000 der altersentsprechenden Bevölkerung (gültig für die Bundesrepublik Deutschland zwischen 1966–1970 — aufgerundete Werte)

Unfallart	Altersgruppen in Lebensjahren			
	0 bis 1	1 bis unter 5	5 bis unter 10	10 bis unter 15
Verkehrsunfälle	3,5	15	20	12
Sonstige Traumen	2,5	2	1	0,7
Thermische Läsionen	2,5	4	< 0,5	0,2
Vergiftungen	< 1	1	0,2	0,1
Mechanisches Ersticken	59	3	0,1	0,2
Ertrinken	0,2	7	3	2
Sonstige	2	1,1	2	1,5

Tabelle 4. Mortalitätsanteile aus verschiedenen Unfall-Ursachen bei Kindern zwischen 0 und 15 Jahren, in % aller altersentsprechenden Todesfälle (gültig für die Bundesrepublik zwischen 1966–1970 — aufgerundete Werte)

Unfallart	Altersgruppen in Lebensjahren			
	0 bis 1	1 bis unter 5	5 bis unter 10	10 bis unter 15
Verkehr	0,1	13	38	30
Sonstige Traumen	0,1	2	2	1
Thermische Läsionen	0,1	4	1	< 0,5
Vergiftungen	0,05	1	< 0,5	< 0,5
Mechanisches Ersticken	2	3	< 0,5	0,5
Ertrinken	<0,05	6	6	5
Sonstige	0,1	2	3	5

die Kategorie „Mechanisches Ersticken"
der Säuglinge häufig tödliche Aspirationen
und gelegentlich Fälle der „Mors subita"
beigefügt werden. Durch solche Ereignisse
sind die Säuglinge die am meisten durch
den Unfalltod bedrohte Altersgruppe des
Kindesalters. Dies tritt bei der Betrachtung
absoluter Zahlen lediglich infolge der kleineren Gesamtgröße des Kollektives nicht
deutlich genug hervor.

Bei den Kleinkindern sind die Gipfel-
werte von Todesursachen durch thermische
Läsionen, durch Vergiftung, durch Ertrinken festzustellen; in diesem Altersbereich
fordern auch bereits die Verkehrsunfallto-
ten einen hohen Anteil. Kinder im Vor-
schulalter sind demnach sowohl hoch als
auch vielseitig gefährdet. Mit zunehmender
Entwicklung — etwa vom Schulalter ab —
reduziert sich die tödliche Unfallgefährdung auf zwei wesentliche Ursachen: den
Verkehrsunfall und das Ertrinken.

Der Verkehrsunfall ist im Schulalter die
am schwersten bedrohende Lebensgefahr
schlechthin. In den vergangenen Jahren hat
der Anteil der Verkehrstoten an der Gesamtheit der durch Unfall ums Leben ge-
kommenen Schulkinder in vielen Gebieten
der Bundesrepublik die 50%-Marke überschritten!

2. Nicht-tödliche Kinderunfälle

Wir verfügen über keine Voraussetzung für
eine zuverlässige Erfassung überlebter Unfallschäden; selbst die Registrierung der behördlich dokumentierten Verkehrsunfälle
ist — soweit dies die Protokollierung der
Charakteristiken von erlittenen Körperschäden betrifft — lückenhaft. Der Aussagewert klinischer Zusammenstellung beschränkt sich auf einen Vergleich ausge-
wählter — nämlich klinisch und poliklī-
nisch relevanter — Fälle. Damit werden lediglich „relative Häufigkeiten" aufgezeich-
net; „Bagatellen" bleiben unbeachtet oder
werden ausgeschlossen.

Die Bedeutung potentieller Gefahren-
quellen und der Umfang von Gefährdung
aus verschiedenen Ursachen (= Anteil unterschiedlicher Verletzungs-Schweregrade
an der Gesamtheit *aller* Unfälle aus jeder
dieser Ursachen) werden aber bei einer
Ausklammerung der „subklinischen" Unfälle nicht erkennbar; dies begünstigt Fehl-
beurteilungen bei der Planung wünschens-
werter bzw. notwendiger Präventivmaß-
nahmen.

Für eine klinische Bilanz ist die Ermittlung der relativen Häufigkeit aus dem
Krankengut dennoch aufschlußreich.

Tabelle 5

	Tödliche Verletzungen	schwere Verletzungen	leichte Verletzungen
Kinder-Verkehrsunfälle	< 5%	20–30%	60–70%
(BERFENSTAMM, 1964; BONSE, 1969; BORM, 1961; GÄDEKE, 1966; GÖGLER, 1962; VOLLMER, 1957)			
Kinder-Unfälle außerhalb des Straßenverkehrs	ca. 1%	ca. 30%	ca. 70%

(BONSE, 1969; BORM, 1961; ENGLER, 1967; GÄDEKE, 1962; GÄDEKE u.
MONZ, 1971; GRUENNAGEL u. JUNKAT, 1967; HAGGERTY, 1959; HÖLZER,
1958; HOLCZABEK et al., 1972; JAKOBZINER, 1957; KAUFMANN u. PLUM,
1972; LANFORD, 1953; MAYER et al., 1963; SYROVATKA, 1967; SYROVATKA
et al., 1973)

Tabelle 6

	Kopfbereich	obere Extremitäten	untere Extremitäten	Rumpf
Kinder-Verkehrsunfälle	> 50 %	ca. 10 %	ca. 30 %	ca. 10 %

Literatur wie in Tabelle 5.

	Kopfbereich	obere Extremitäten	untere Extremitäten	Rumpf
Kinder-Unfälle außerhalb des Straßenverkehrs	20–30 %	< 50 %	ca. 25 %	< 5 %

Literatur wie in Tabelle 5.

Der kurativ tätige Arzt kann dann davon ausgehend auf beachtenswerte mögliche Schadensumfänge und Verletzungsarten rückschließen.

Eine Gegenüberstellung der Schweregrade von Verletzungen, die Kinder bis unter 15 Jahren bei Verkehrsunfällen erlitten hatten und solchen Schäden, die außerhalb des Straßenverkehrs eingetreten waren (Sport-, Haus- und Spielunfälle), ergibt die in der Tabelle 5 wiedergegebenen Häufigkeitsbereiche.

Daraus kann man folgern, daß die Verhältniszahlen leichter und schwerer Körperschäden jeder Art von Kinderunfällen sich zwar in etwa gleichen Größen halten, daß jedoch schwere Verkehrs-Verletzungen häufiger zum Tode führen als schwere Läsionen aus der Mehrzahl anderer Unfallursachen. Auf die Ausnahmestellung der Unfälle durch Ertrinken und mechanisches Ersticken wurde bereits hingewiesen.

Auch ein durch Orientierungswerte gewonnener Vergleich der durch Verkehrsunfall verletzten Körperbereiche mit dem Lokalisationsmuster von Läsionen der Kinder aus anderen Unfallursachen deckt Unterschiede auf (Tabelle 6).

Die überaus starke Gefährdung des Schädelbereiches bei Verkehrstraumen ist unverkennbar; auf sie ist die besonders große Lebensbedrohung durch diese Schadensart wesentlich zurückzuführen; zwei Drittel von tödlich endenden Kinder-Verkehrsunfällen gehen mit Schädeltraumen einher (BERFENSTAM u. VAHLQUIST, 1955; BONSE, 1969; BORM, 1961; GÄDEKE, 1966, 1968; GÖGLER, 1962; GRUENNAGEL u. JUNKAT, 1967; VOLLMER, 1957). Aber auch die relativ häufigeren intraabdominellen und intrathorakalen Läsionen bei Verkehrsunfällen tragen zu dieser Bedrohung bei; mit einem Anteil von 12% stellen solche Schäden die zweitgrößte Lokalisationsgruppe unter kindlichen Verkehrstodesfällen.

Fast die Hälfte der von Kindern im Straßenverkehr erlittenen Organverletzungen des Rumpfes betreffen die Leber, gegenüber nur ca. 10% Leberverletzungen, bezogen auf alle Rumpforganläsionen aus der Gesamtheit der Kinderunfälle (BORM, 1961; GRUENNAGEL u. JUNKAT, 1967; LENSING, 1965); auf dieser letztgenannten Rechnungsbasis überwiegen die Nierentraumen mit mehr als 50%.

Welche Tätigkeiten sind nun besonders unfallbelastet? Unter Synopsis der für überlebte Fälle gültigen Aufschlüsselungen mehrerer Autoren (BERFENSTAM, 1964; FLACH et al., 1972; GENZ, 1972; GÄDEKE, 1962, 1967; GÄDEKE u. MONZ, 1971; HAGGERTY, 1959; JACOBZINER, 1957; MARCUSSON, OEHMISCH u. PECHMANN, 1970; PANZER, 1966; SYROVATKA, 1967; VEST, 1966) können für die derzeit in unserem Lande gültige Situation folgende Richtzahlen eingesetzt werden:

Tabelle 7

Kinderunfälle (ohne Todesfälle)	in % aller Unfälle	Anteil dieser Fälle
im Haushalt	ca. 30	
beim Spiel außerhalb des Hauses	> 30	
beim Sport	ca. 10	
in der Schule	ca. 5	
bei Stürzen aus gleicher Höhe		> 30%
bei Stürzen aus der Höhe		> 10%
bei Fremdkörperverletzungen		ca. 10%
bei Schlag-, Stich- oder Rißverletzungen		
(einschl. Augenverletzungen)		> 10%
bei thermischen Läsionen		5%
bei Verätzungen/Vergiftungsunfällen		5%
bei Läsionen sonstiger Art		ca. 10%
im Straßenverkehr	ca. 25	
als Fußgänger		2/3
als Radfahrer		< 1/3
als Mitfahrer oder unter andere		
Verkehrsbedingungen		> 1/10

III. Persönlichkeitsmerkmale

1. Unterschiede der Altersverteilung

Für die Todesfälle werden die besonderen Altersbelastungen durch verschiedene Unfallarten bereits in den Tabellen 3 und 4 ausgewiesen. In der relativen Altersgruppenverteilung nichttödlicher Unfallverletzungen der 0- bis unter 15jährigen entfallen in der Bundesrepublik Deutschland gegenwärtig:

2. Unterschiede der Geschlechtsverteilung

Die auf klinischen Kasuistiken ruhenden Auszählungen geben durchweg ein Überwiegen der Unfälle von Knaben um das Doppelte gegenüber den Mädchen an. Legt man jedoch als Bezugssystem korrekt die Gesamtzahl der Kindersterbefälle des Geschlechtsanteiles der jeweiligen Altersgruppe zugrunde, oder bezieht man sich auf die Gesamtzahl der Knaben und der Mädchen dieser Altersgruppe der Gesamtbevöl-

Tabelle 8

Auf die 0 bis 1jährigen	=> 1%,	*Prellungen* figurieren mit	ca. 5%
auf die 1- bis unter 5jährigen	= <35%,	an dritter Stelle, und zwar gleich-	
auf die 5- bis unter 10jährigen	= <40% und	mäßig in allen Altersgruppen.	
auf die 10- bis unter 15jährigen	= >25%.	*Thermische Läsionen* und *Giftunfälle*	
Bis Ende des ersten Lebensjahres		erreichen jeweils mit	ca. 2—4%
stehen *Weichteilverletzungen* mit		ein Maximum bei den 1- bis unter	
weniger als 20% an erster Stelle.		5jährigen.	
Frakturen nehmen in dieser			
Altersperiode mit	4—8%		
die zweite Position ein; sie rücken			
aber bei den 10- bis 15jährigen mit	ca. 10%		
an die erste Stelle auf;			

kerung, dann erweist sich die Annahme einer etwa doppelt so großen Beteiligung der Knaben gegenüber den Mädchen als zu wenig präzis.

Aus den Tabellen 9 und 10 ist zu ersehen, daß zwar bei tödlichen Unfällen in der *Gesamtbevölkerung* der jeweiligen Altersklassen insgesamt eine erheblich höhere Beteiligung der Knaben besteht, legt man jedoch die Unfallanteile an der Gesamtmortalität zugrunde, dann bleibt diese Überhöhung des Knabenanteiles nur auf einige Altersgruppen und zwar mit zunehmendem Kindesalter ansteigend — sowie auf einige Unfallarten — beschränkt; dies gilt besonders für das Ertrinken. Mit anderen Worten: In der Gesamt-Kinderbevölkerung sterben zwar doppelt, oder sogar mehrfach so häufig Knaben als Mädchen an Unfäl-

len. Jedoch ist bei Betrachtung aller möglichen Todesereignisse der Kinder ein größerer Anteil der Knaben erst im Schulalter und auf einige Ursachen beschränkt festzustellen. Hieraus ist zu folgern, daß Mädchen insgesamt weniger Unfälle erleiden; tritt aber ein solches Ereignis dennoch ein, dann sind zumindest bis in das frühe Schulalter hinein die schweren Schäden unter beiden Geschlechtern gleich häufig; erst von dann an erleiden die Knaben auch häufiger besonders schwere Läsionen.

3. Die Problematik der „Unfäller"

Die Unterstellung, daß besondere Wesenszüge bei Kindern eine individuelle Unfalldisposition schaffe, ist im letzten Jahrzehnt oft von verschiedenen Seiten diskutiert

Tabelle 9. Quotient der Geschlechtsverteilung (Knaben zu Mädchen) bei der Unfallsterblichkeit (Tote auf 100000 der Altersgruppe) der 0- bis unter 15jährigen; gültig für die Bundesrepublik Deutschland zwischen 1966—1970.

| Unfallart | Altersgruppe in Lebensjahren | | | |
	0 bis 1	1 bis unter 5	5 bis unter 10	10 bis unter 15
Verkehrsunfälle	1	1,3	2	2
Sonstige Traumen	1,5	2	1,5	3
Thermische Läsionen	1,5	1,3	1,5	3
Vergiftungen	2	1	3	0,7
Mechanisches Ersticken	2	1,5	1	3
Ertrinken	0,5	2	3	4
Sonstige	0,25	1	3	3

Tabelle 10. Quotient der Geschlechterverteilung (Knaben zu Mädchen) auf der Grundlage der Mortalitätsanteile aus verschiedenen Ursachen (% aller Todesfälle der Altersgruppen) der 0- bis unter 15jährigen). Gültig für die Bundesrepublik Deutschland zwischen 1966—1970.

| Unfallart | Altersgruppe in Lebensjahren | | | |
	0 bis 1	1 bis unter 5	5 bis unter 10	10 bis unter 15
Verkehrsunfälle	1	1	1,3	1,5
Sonstige Traumen	1	1	1	1
Thermische Läsionen	1	1	1	0,25
Vergiftungen	2	1	2	1
Mechanisches Ersticken	1	1	1	3
Ertrinken	1	2	3	3
Sonstiges	1	1,5	1,5	2

worden (DUNBAR, 1959; LANGFORD, 1953;
LESHAN, 1952, 1952a; STEINMANN, 1966).
Diese Annahme einer „accident-proneness"
hat sich statistisch nie zuverlässig bestäti-
gen lassen. Sie ruht auf der Bewertung des
Individualfalles; damit entzieht sie sich der
Möglichkeit, generell gültige Tendenzen
aufzuzeigen. Häufig erwächst eine erhöhte
Unfallgefährdung aus den individuellen
Umweltbedingungen des betroffenen Kin-
des.

IV. Unfallbegünstigende Umweltfaktoren

Jedem Unfall liegen sowohl individuell ge-
prägte Handlungsweisen des „Unfällers" als
auch ungünstige Umweltwirkungen zugrunde. Insofern ist es müßig, in diesem Zusammenhang einer allgemeinen Bedeutung
von Umweltfaktoren nachzuspüren; diese
gelten stets und überall und sie bestimmen
Art sowie Schwere des Schadens wesentlich
mit. Die Persönlichkeitseigenarten sind
überwiegend in übersehbaren Bereichen de-
terminiert; weniger häufig sind sie passageren Einflüssen unterworfen wie z.B. durch
Hunger, Müdigkeit mit dadurch verminderter Aufmerksamkeit beeinflußt. Demgegenüber ändert sich die Mehrzahl der Umweltbedingungen fortwährend; nur wenige
dieser Faktoren sind über längere Zeitab-
schnitte konstant oder treten regelmäßig
und mit gleicher Qualität in Erscheinung.

Das Unfallereignis resultiert stets aus
der individuellen Kombination der „äußeren" und der „inneren" Faktoren (STEIN-
MANN, 1966) von Umwelt und Kind. Allgemeingültige Schwerpunkte unfallbegünsti-
gender Umwelteinflüsse sind daher aus einer kasuistischen Sammlung nur schwer
und auf wenige Parameter beschränkt zu
ermitteln — wie Ort, Zeit und Überwa-
chungs-/Kontrollbedingungen.

1. Unfallort

Die Ermittlung der Ortsgebundenheit von
Kinderunfällen ist — ebenso wie andere
Merkmale — an Eigenarten des jeweiligen
Untersuchungsgutes gebunden; eine Allge-
meingültigkeit können derartige Ermitt-
lungsergebnisse nicht beanspruchen.

Ortsbestimmungen von Kinder-Verkehrsunfällen haben jedoch mehrfach bestätigt (BERFENSTAM, 1964; EHRENPREIS,
1972; GENZ, 1972; GÄDEKE, 1962, 1967;
GÄDEKE u. MONZ, 1971), daß

> 30% der dabei erlittenen Verletzungen
    auf dem Schulweg (davon 1/3 auf
    dem Weg *zur* Schule und 2/3 auf
    dem Rückweg *von* der Schule),

< 30% beim Spielen auf Verkehrsstraßen,

> 10% bei Einkaufsgängen, und

ca. 30% bei anderen Gelegenheiten

zustande kamen.

Da sich etwa 1/4 aller Kinderunfälle im
Straßenverkehr ereignen, liegt es auf der
Hand, daß unter Zurechnung der nicht-ver-
kehrsbedingten Unfälle der Kinder auf
Straßen, Wegen und Plätzen die außerhäuslichen accidentellen Schäden gegenüber allen anderen Lokalisationen überwiegen.
Läßt man die Straßenverkehrsunfälle unberücksichtigt, dann ereignen sich

ca. 1/5 aller Unfälle 0- bis unter 15 jähriger in der eigenen Wohnung,

ca. 1/20 aller Unfälle 0- bis unter 15 jähriger im Wohnhaus außerhalb der Wohnung,

ca. 1/5 aller Unfälle 0- bis unter 15 jähriger in nächster Umgebung des Wohnhauses
und

ca. 1/2 aller Unfälle 0- bis unter 15 jähriger außerhalb des Hausbereiches

BERFENSTAM, 1964; EHRENPREIS, 1972;
GENZ, 1972; GÄDEKE, 1962; GÄDEKE u.
MONZ, 1971; HAGGERTY, 1959; JAKOBZI-
NER, 1957; MARCUSSON et al., 1970;
MAYER et al., 1963; SYROVATKA, 1967)
WHO-Techn. Rep., 1957).

Eine Korrelation des Unfallortes mit dem Alter der Kinder besteht in der rapiden Zunahme der außerhäuslichen Unfälle nach dem 5. Lebensjahr. Bevor dieses Alter erreicht ist, ereignen sich mehr als die Hälfte aller Unfallschäden im Wohnhaus. Danach sind außerhäusliche Unfälle etwa 5–10fach häufiger als die Hausunfälle. Die Beobachtung, daß die Küche mit nahezu der Hälfte aller Schadensereignisse der im Wohnhaus am meisten unfallträchtige Ort ist, bestätigt sich immer aufs neue. Außerhalb des Hauses stehen

Spielstraßen mit ca. 20%,
Spielplätze mit mehr als 15% und
Schule mit mehr als 15%

allen anderen klar ausgewiesenen Lokalitäten voran.

2. Unfallzeit

Es gibt — unabhängig von den Unfallursachen — zwei Tageszeit-Maxima der Unfallzeiten:

a) die späten Vormittagsstunden mit dem Gipfel gegen 11 Uhr mit einem Anteil von mehr als 10% und
b) der späte Nachmittag mit Tageshöchstzahlen von über 1/3 aller Schäden zwischen 16 und 18 Uhr.

Unter den Tagen der Woche werden an den Sonnabenden die höchsten (bis annähernd 20%) und an den Sonntagen die niedrigsten (um 10%) Kinderunfallziffern ausgewiesen; an den übrigen Wochentagen sind die Anteilsgrößen mit weniger als 15% etwa gleich. Da eine derartige Registrierung zahlreichen Einflüssen unterworfen ist, sollte ihr Ergebnis nicht zu weittragenden Rückschlüssen benutzt werden. Jahreszeitlich bedingte Unfallabhängigkeiten sind in einem Anstieg der Kinderunfälle während der Frühsommermonate und einem Abfall im Spätherbst beobachtet worden. Derartige Feststellungen sind aber gleichfalls nicht allgemeingültig.

3. Sozialfaktoren

Der Sozialstatus des Kindes bzw. seiner Familie wurde in mehreren Studien als Parameter für unterschiedliche Unfallgefährdung herangezogen: eine schlechte soziale Situation erwies sich in manchen Untersuchungsbereichen (DUNBAR, 1959; HAGGERTY, 1959; JACOBZINER, 1957; MAYER et al., 1963; PILASZANOVICH et al., 1972; STEINMANN, 1966) als unfallbegünstigend. Bei Nachprüfung (GÄDEKE, 1962; GÄDEKE u. MONZ, 1971) konnte dies in Kollektiven von Unfallkindern in der Bundesrepublik Deutschland nicht voll bestätigt werden. Unfallwirksame Sozialfaktoren erwiesen sich hier vielmehr identisch mit baulichen oder organisatorischen Nachlässigkeiten im Wohn- und Spielbereich sowie in mangelnder Fähigkeit oder Mühewaltung bei der Überwachung und beim Gefahrentraining der Kinder. Solche Mißstände sind jedoch in allen Sozialgruppen zu finden.

Unterschiedliche Familiengrößen können zwar einen Einfluß auf die Unfallhäufigkeit gewinnen, jedoch nur im Sinne einer häufigeren Treffermöglichkeit in der Großfamilie — nicht aber im Sinne einer statistisch höheren Gefährdung des einzelnen Kindes. Die Unterstellung, daß das Zusammenleben in größeren Familien und in der dadurch erleichterten gegenseitigen Kontrolle einen Unfallschutzeffekt habe, ist falsch. Nachprüfungen dieser Frage haben gezeigt (GÄDEKE, 1962; GÄDEKE u. MONZ, 1971; STEINMANN, 1966), daß

mehr als die Hälfte von Kinderunfällen in unmittelbarer Gegenwart von Erwachsenen und insgesamt etwa 9/10 der Unfälle in Gegenwart von Erwachsenen und/oder anderen Kindern zustande kamen. Nur in weniger als 1/10 solcher Situationen waren die Kinder sich ohne Aufsicht selbst überlassen. Dies gilt für alle Altersgruppen der 0- bis unter 15jährigen.

V. Grundsätze der Unfallprophylaxe

Bemühungen um Einschränkung oder Verhütung von Kinderunfällen können nur
dann Aussichten auf nachhaltigen Erfolg
haben, wenn sie aus mehreren Richtungen
auf das Kernproblem vorgehen. Erforderlich sind:

1. der Schutz des Kindes,
2. das Gefahrentraining des Kindes,
3. Belehrung und Information des Erwachsenen und
4. Belehrung und Schutz durch öffentliche
   Institutionen.

Der Säugling und das Kleinkind bis in
das 4. Lebensjahr sind vor allem schutzbe-
dürftig (GÄDEKE, 1968; JACOBZINER, 1957),
auch wenn spätestens im Übergang vom 2.
und 3. Lebensjahr Gefahrenbelehrungen
nachdrücklich einsetzen sollen und wirksam werden können. Bereits beim Vor-
schulkind und noch mehr im Schulalter erhalten Informationen über Gefahren und
deren Abwendung sowie ein echtes Gefahrentraining größere Erfolgsaussichten als
Schutzvorkehrungen.

1. Schutz des Kindes

Solche Vorkehrungen setzen — neben der
Kenntnis unfallfördernder Verhaltensweisen und Grenzen der Verhaltensfähigkeiten
des Kindes — voraus, daß es aus dem Bereich der schwersten Gefährdung herausge-
halten wird. Dieser allgemeingültige
Grundsatz wird in jedem Gewerbe- und In-
dustriebetrieb durch verbindliche Vorschriften konkretisiert; für den Haushalt
sind solche Vorkehrungen und Vorschriften
jedoch unverbindlich. Das unerfahrene
Kind ist dem Tun und Lassen der Erwachsenen ausgeliefert. Akzidentelle Vergiftungen, Läsionen durch erhitzte Materie oder
elektrische Strom, Stürze über ungesicherte
oder dem Kind nicht angemessene bauliche
oder innenarchitektonische Elemente sowie

vor allem Erstickung sind die Folge von
Versäumnissen der Haushalts-Sicherung.

Gegen diese hier genannten Schadens-
möglichkeiten müssen vor allem anderen
die Maßnahmen zum Schutz des Säuglings
und des Kleinkindes im Haus gerichtet sein.
Wenn beim heranwachsenden Kind die
Ortsbindung an den Haushalt zugunsten einer Ausdehnung seines Aktionsfeldes in
weitere Umweltsbereiche gelockert wird,
dann erwachsen die größten Gefährdungen
aus dem Straßenverkehr und aus der Bedrohung durch Gewässer. Hiergegen reicht
ein Gefahren*schutz* bereits nicht mehr aus;
hier müssen eigene Abwehrleistungen hinzutreten.

2. Gefahrentraining des Kindes

Die Erziehung erschöpft sich keineswegs in
der aktiven Abwehr aufgezwungener Gefahren, vielmehr genügt es häufig, sie zu
umgehen. Allerdings setzt das eine Erkennung und Wertung und damit eine zuteil
gewordene Belehrung voraus. Das früheste
Gefahrentraining geschieht dadurch, daß
Kinder über die im *(technisierten!)* Haushalt oder auch im freien Spiel lauernden
Gefahren am konkreten Gegenstand instru-
iert werden. Solche Maßnahmen sind ohne
Gebote und Verbote nicht durchführbar;
eine Erziehung ohne Einsatz dieser Mittel
trägt daher zur Erhöhung der Unfallgefahr
des Kindes bei.

Die Anweisungen müssen klar, eindeutig und vor allem verläßlich sein. Dem wird
unverantwortlich oft entgegengewirkt. Typische Beispiele sind die irreführenden, für
das Kind Genußmittel vortäuschenden
Werbesymbole auf Verpackungen von
Haushaltschemikalien; sie machen Erzie-
hungsbemühungen zunichte und haben geradezu einen unfallprovozierenden Effekt.
Dem ist ein verkehrswidriges Verhalten von
Erziehungspersonen im Straßenverkehr
gleichzusetzen; Ambivalenz in Belehrung

und eigenem Handeln stellen den Effekt einer Verkehrserziehung in Frage.

Stets müssen auch die entwicklungsgegebenen *Grenzen möglicher Trainingsmaßnahmen* erkannt und beachtet werden. Sie sind in der Straßenverkehrsreife beispielsweise schon dadurch gesetzt, daß Kinder unter 7 Jahren (SANDELS, 1966) Umgebungsgeräusche und auch sich bewegende Gegenstände, nach denen das eigene Verhalten orientiert werden müßte, nicht ausreichend zuverlässig orts- und bedeutungsgerecht lokalisieren. Auch der Wert des wünschenswerten Trainings des jungen Kindes zum Frühschwimmer ist durch die geringe Körperkraft beschränkt; ein strömendes Gewässer, Wassertemperaturen unterhalb der für Schwimmbecken üblichen Werte und andere Ursachen engen die Möglichkeit der Selbsthilfe im Notfall stark ein.

Die erfahrene Hilfestellung des Erwachsenen soll den Weg des Kindes in die Selbständigkeit sichern. Hierbei müssen die schlimmsten Schäden — sowohl in bezug auf vitale Bedrohung (z. B. Verkehr- oder Ertrinkenstod) als auch im Hinblick auf tiefgreifende Folgen (z. B. Visusverlust durch Augenverletzungen) — vordringlich berücksichtigt werden.

3. Belehrung und Information der Erwachsenen

Belehrung und Schutz des Kindes kostet Mühe, Zeit und Zuwendung. Vor allem muß dabei das einzelne Kind angesprochen sein. Ohne diese Leistung ist eine Unfallverhütung bei Kindern nicht möglich. Der Erwachsene vermag das Kind aber nicht zu schützen, zu belehren, und zu führen, wenn er selbst mit den Gefahren vertraut ist und Wege kennt, die an ihnen vorbei führen. Das sind nur zum Teil Erfahrungswerte.

Unsere zunehmend technisierte Zivilisation konfrontiert den Einzelnen bis in die Banalität des Alltages und bis in sublime Bereiche der Lebensführung mit physikalischen und chemischen Energien erheblicher potentieller Gefährdungsmöglichkeiten. Es bedarf fortlaufender Lernprozesse um sie zu erkennen und zu beherrschen. Viele Erwachsene bedürfen überdies einer Unterweisung darüber, *wie* sie das Kind belehren sollen. Das Angebot zu solchen Schulungen steht in unserem Lande in einem ungünstigen Verhältnis zu den Erfordernissen. Das gleiche gilt für das Erlernen dringlicher Ersthilfen bei Unfallschäden. Solange aber diese Lücken klaffen, können die für Kinder verantwortlichen Erwachsenen ihre unfallpräventive Passivität und ihre Ignoranz bei Hilfeleistungen am Unfallort mit mangelndem Vermögen entschuldigen.

4. Belehrung und Schutz durch öffentliche Institution

Grundlage der Verhütung von Unfällen und der dringlichen Versorgung von Läsionen sind eine auf konkrete Gegebenheiten — weniger auf Abstraktionen gerichtete — polytechnische und biologische Bildung der ganzen Bevölkerung. Die Basis hierfür muß in der Schule gelegt werden. Ohne weiterführende Instruktionen über Neuentwicklungen wird diese Basis aber zu schmal; sie muß deshalb fortlaufend ergänzt werden durch verständliche, in jeder Weise deutlich erbrachte Informationen über einschlägige Fragen.

Die allgemeine Schulbildung erfüllt die erforderlichen Voraussetzungen nicht ausreichend. Die nachgeordneten — meist freiwillig genutzten — Bildungsangebote und die Massenmedien dringen in diese Thematik nicht ausreichend tief ein oder behandeln sie unter anderen Gesichtspunkten. Die Erkennbarkeit drohender Gefahren aus neu angebotenen technischen Hilfen hängt von Funktions- und Arbeitsanweisungen ab, vor allem auch von Warnvermerken vor eventuell möglichen Gefährdungen. Zu ihnen gehören z. B. auch detaillierte Inhaltsre-

zepturen von Haushaltschemikalien. Derartigen Verpflichtungen kann sich die Industrie unseres Landes auf Grund hier gülti-
ger Gesetze weitgehend entziehen. Dies
steht im Gegensatz zu den mehr auf Unfallverhütung bedachten einschlägigen Gesetz-
gebungen anderer Länder (z. B. USA).

Diese *Informations-* und *Lernpflicht* ist
auch von den öffentlichen Institutionen
selbst zu verlangen. Städtebau und Ver-
kehrsplanung, Normen von architektoni-
schen Elementen in Schulen, Heimen und
Krankenhäusern, Straßen- und Wegenut-
zungsordnungen, Ausbau von Schnellhilfe-
Einrichtungen sowie von Melde-, Leit- und
Transportsystemen, Entwicklung und Ein-
führung von für Kinder verständlichen
Warnsymbolen — all dies kann nur dann
sinnvoll weiterentwickelt werden, wenn die
Problematik des Kinderunfalles ausreichend bekannt ist und wenn grundsätzliche
Erfordernisse zu seiner Bekämpfung beachtet werden.

Literatur

BERFENSTAM, R.: Prevention of accidents. Courrier **14**, 145 (1964).

BERFENSTAM, R., VAHLQUIST, B.: Die Bedeutung des Unglücksfalles als Todesursache bei Kindern. Z. Kinderheilk. **76**, 489 (1955).

BONSE, G.: Unfälle im Kindesalter. Analyse von 2713 stationär behandelten Kindern der Jahre 1957–1966. Dissertat. Heidelberg 1969.

BORM, D.: Unfälle im Kindesalter. Übersicht über 10 Jahre (1949–1958). Beitr. klin. Chir. **203**, 221 (1961).

CHRISTIAN, W.: Kinderunfallsterblichkeit 1960–1969. Bundesges. Blatt **14**, 317 (1971).

CHRISTIAN, W.: Tödlich verlaufene Kinderunfälle in der Bundesrepublik Deutschland 1960–1970. Fortschr. Med. **90**, 1096 (1972).

CHRISTIAN, W.: Zur statistischen Erfassung von Unfällen. Ges. Politik **15**, 14 (1973).

DUNBAR, F.: Unfälle: Ihre Verursachung und psychodynamische Bedeutung. Z. psycho-som. Med. **6**, 1 (1959).

EHRENPREIS, TH.: Accident Prevention in Childhood, In: REHBEIN, F.: Der Unfall im Kindesalter, S. 66. Stuttgart: Hippokrates 1972.

ENGLER, I.: Die Unfälle im Kindesalter. Z. Kinderchir. **4**, 48 (1967).

FLACH, A., EHLERS, C. T., SCHMOLKE, H., DINKELA-KER, M.: Die Unfallgefährung im Kindesalter. In: REHBEIN, F.: Der Unfall im Kindesalter, S. 44. Stuttgart: Hippokrates 1972.

GENZ, H.: Zur Epidemiologie des Kinderunfalles in der Bundesrepublik Deutschland und über einige seiner physischen Gegebenheiten. In: REHBEIN, F.: Der Unfall im Kindesalter, S. 17. Stuttgart: Hippokrates 1972.

GÄDEKE, R.: Der Unfall im Kindesalter. Schriftenreihe aus dem Gebiet des öffentl. Ges. wesens. H. 15, Stuttgart: Thieme 1962.

GÄDEKE, R.: The road accident risks in children an youth; the morbitity pattern; Proc. II. Congr. Internat. Assoc. Accident and Traffic Med., p. 189. Malmö 1966.

GÄDEKE, R.: Unfälle der Kinder und Jugendlichen. Pädiat. Fortbild. Prax. **20**, 1 (1967).

GÄDEKE, R.: Die Unfallgefährdung des Kindes und Jugendlichen im Straßenverkehr. Mschr. Kinderheilk. **116**, 481 (1968).

GÄDEKE, R.: Programmatische Gesichtspunkte zur Bekämpfung von Kinderunfällen. Mschr. Kinderheilk. **116**, 556 (1968).

GÄDEKE, R., MONZ, E.: Ermittlung, Analyse und Verhütung von Kinderunfällen in Haus, Schule und Freizeit. Forschungsbericht F 7, Bundesanstalt für Arbeitsschutz und Unfallforschung, Dortmund 1971.

GÖGLER, E.: Unfallopfer im Straßenverkehr. Documenta Geigy, Ser. chir. H. 5 (1962).

GRUENNAGEL, H. H., JUNKAT, H.: Unfälle im Kindesalter, ein Zehnjahresbericht stationär behandelter Unfälle von Neugeborenenalter bis zum 14. Lebensjahr. Dtsch. med. Wschr., **1967**, 141.

HAGGERTY, R. J.: Home accidents in childhood. New Engl. J. Med. **260**, 1322 (1959).

HÖLZER, H.: Der Unfall im Kindesalter. Dtsch. Gesundh.-Wes. **13**, 1153 (1958).

HOLCZABEK, W., LACHMANN, D., ZWEYMÜLLER, E.: Sturz im Säuglingsalter. Dtsch. med. Wschr., **1972**, 1640.

JACOBZINER, H.: Accidents, a major child health problem. Amer. J. Dis. Child. **93**, 647 (1957).

KAUFMANN, A., PLUM, R.: Die Unfallmorbidität von Kindern im Alter bis zu 14 Jahren im Raume Mannheim-Ludwigshafen unter besonderer Berücksichtigung sogenannter Bagatellunfälle. Dissertat. Heidelberg 1972.

LANGFORD, W. S.: Pilot study of childhood accidents. Pediatrics **11**, 405 (1953).

LENSING, D.: Verletzungen des Bauchraumes beim Kind. Dissert. Freiburg/Br. 1965.

LESHAN, L. L: Dynamic in accident prone behavior. Psychiatry **15**, 73 (1952).

LESHAN, L. L.: The safety prone. Psychiatry **15**, 465 (1952).

MARCUSSON, H., OEHMISCH, W., PECHMANN, W.: Der Unfall im Kindes- und Jugendalter. Berlin: VEB Verlag Volk und Gesundheit 1970.

MAYER, R. J., ROELOFS, H. A., BLUESTONE, J., REDMOND, S.: Accidental injury to the preschool child. J. Pediat. **63**, 95 (1963).

Panzer, R.: Unfallhäufigkeit im Kindesalter. Beitr. Orthop. Traum. **13**, 348 (1966).

PARTINGTON, W. M.: The importance of accident — pronenses in the aetiology of head injuries in childhood. Arch. Dis. Child. **35**, 215 (1960).

PILASZANOVICH, I., PINTÉR, A., RUBECZ, I., KUSTOS, G.: Unfallgefährdung der Säuglinge: Analyse und Verhütung. In: REHBEIN, F.: Der Unfall im Kindesalter, S. 56. Stuttgart: Hippokrates 1972.

SANDELS, ST.: Young children's ability to understand traffic education. Proc. II. Congr. Internat. Assoc. Accident and traffic. Med., p. 230. Malmö 1966.

Statistisches Bundesamt: Fachserie A: Bevölkerung und Kultur, Reihe 7: Gesundheitswesen. Jahresbände 1966–1970, Stuttgart/Mainz.

STEINMANN, B.: Alter und Trauma in physiopathologischer Sicht. Z. Unfallmed. Berufskr. **59**, 180 (1966).

SYROVATKA, A.: Unfälle kleiner Kinder im Haushalt. Pädiat. Pädol. **3**, 294 (1967).

SYROVATKA, A., PAVLÍKOVÁ, E., MACHKOVÁ, B.: Umrtnost deti 1–14 letych na urazy a ortavy v CCCR v letech 1964–1969. s. Zdrav. **21**, 5 (1973).

WHO-Techn. Rep.: Accidents in childhood; facts as a basis für prevention. No. 118 (1957).

Wirtschaft u. Statistik: Unfälle von Kindern und Jugendlichen unter 15 Jahren; Ergebnisse der Zusatzbefragung zum Mikrozensus April 1965; Heft 12 (1966).

VEST, M.: Statistische Untersuchungen zur Unfallmortalität und -morbidität im Kindesalter; Möglichkeiten der Unfallverhütung. Schweiz. med. Wschr. **96**, 687 (1966).

VOLLMER, H.: Verkehrsunfälle Jugendlicher 1943–56. Dissert. Heidelberg 1957.

Psychologische Probleme – Elternführung

K. Menzel

Psychologischen Problemen beim Kinderunfall werden im allgemeinen nur insoweit Aufmerksamkeit geschenkt, als sie Voraussetzungen für sein Zustandekommen darstellen und ihre Aufschlüsselung zum besseren Verständnis der Ausgangssituation und ihrer Unfallträchtigkeit beitragen. Dieses Thema ist unlängst von Müller u. Lueken (1972) ausführlich behandelt worden.

Mit den nachstehend angeführten psychologischen Aspekten soll ein anderer Bereich skizziert werden: Die **Verarbeitung des Unfallereignisses durch Kind und Eltern** und hieraus resultierende Verhaltensweisen, die den Arzt in seiner Aufgabe der Elternführung (Menzel, 1967, 1969) vor spezielle Probleme stellen können.

Als plötzliches, unvorhergesehenes, unbeabsichtigtes und speziell im Hinblick auf das beteiligte Kind als *vermeidbar* geltendes Schadensereignis bewirken der Unfall und dessen Folge einen mehr oder weniger tiefen Einbruch in die psychosoziale Mikrodynamik (Luban u. Plozza, 1972) der Familie. Gestern schien die Welt noch in Ordnung, heute sieht man sich einer völlig veränderten Situation gegenüber, und die Frage, *„wie konnte das nur passieren?"* überdeckt die Sorgen um die Wiederherstellungsproblematik des kindlichen Unfallopfers oder nimmt doch mindestens den gleichen Rang ein. Je schwerer die Verletzungen, um so ausgedehnter gewinnt diese, für den Augenblick so nutzlose Frage an Raum.

Wenn man berücksichtigt, in welcher Häufigkeit ein Fehlverhalten oder eine Fehleinstellung Erwachsener am Zustandekommen von Kinderunfällen beteiligt sind, erscheint das Problem der **Ursachen- und Schuldfrage** in der Tat objektiv klärungsbedürftig; aber hierum geht es eigentlich gar nicht, sondern es geht vielmehr darum, wie von den Eltern bzw. von der Familie des Kindes die tatsächliche oder vermeintliche Schuld *empfunden* und psychologisch bewältigt wird. Das Gefühl, für das Kind verantwortlich zu sein, macht vornehmlich die Mutter für die überwertige Idee von einer eigenen Mitschuld anfällig, auch wenn sie selbst in den Unfallhergang gar nicht einbezogen war und an seinem Zustandekommen keinen Anteil gehabt hatte.

Hiervon erfährt der behandelnde Arzt in der Regel zunächst wenig; er bekommt es höchstens indirekt zu spüren durch besondere Verhaltensweisen der Angehörigen (s. u.). Seiner ärztlichen Aufgabe entsprechend setzt er sich ja mit dem Status praesens auseinander und eruiert die Vorgeschichte des Unfalls nur unter dem Gesichtspunkt, inwieweit er daraus für sein ärztliches Handeln oder für die Beurteilung des Patienten wichtige Informationen erhalten kann. Gedanken der Eltern zum Komplex des Schuldseins werden, sollten sie schon im anamnestischen Gespräch vorgebracht werden, in der Regel mit pauschalen Beruhigungsformeln abgeschwächt oder abgewehrt: Für die Analyse von Vorwürfen und Selbstvorwürfen der Eltern ist in dieser Situation keine Zeit.

Das hingegen besorgen andere Menschen in reichlichem Maße, nämlich weitere *Unfallbeteiligte* und anteilnehmende *dritte Personen*, die als Augenzeugen oder auch nur vom Hörensagen in Gestalt von Nachbarn, Verwandten usw. an dem Unfallereignis sekundär partizipieren oder sich danach drängen, es zu tun. Beteiligte Erwachsene tendieren dazu, in der Unberechenbarkeit kindlichen Verhaltens a priori eine Hauptursache für den Unfall zu sehen („… er ist mir direkt in den Wagen gelaufen …"; „… immer wieder habe ich gesagt: Bleib vom Fensterbrett weg, aber nein …" usw.), und stellen nicht in Rechnung, *daß ein Kind niemals nach dem Verhaltensmaßstab für Erwachsene beurteilt werden darf.*

Gerade diese Art von permanenter **Fehleinschätzung** kann Hauptbestandteil des Ursachenbündels sein, das den kindlichen Unfall herbeigeführt hat (MÜLLER u. LUEKEN, 1972; SANDELS, 1972; u.a.), aber das ist — selbst in Fachkreisen — leider viel zu wenig bekannt. Auch für Fernerstehende stellt sich die Frage des Verschuldens, und sie wird unter dem Eindruck des Geschehens oft emotional überlagert und damit verfälscht. Das kann besondere Bedeutung für den Kreis solcher Personen erlangen, die aufgrund ihrer Stellung zur Familie in einer Wechselbeziehung zu ihr stehen und auf diesem Wege auf sie einzuwirken vermögen. Im negativen Fall kann die Folge eine Belastung der gegenseitigen Beziehungen durch Ausleben einer Vorwurfshaltung sein („… das mußte ja einmal passieren, wir haben es immer so kommen sehen …"), was z.B. auf eine ungenügende oder ungeeignete Beaufsichtigung durch die Eltern anspielt und was diese in jedem Falle abwehren werden, sei es nun berechtigter oder unberechtigter Weise geäußert worden.

Nur wenige Menschen akzeptieren eine Bekräftigung oder Vergrößerung eigener Schuldgefühle durch Vorhaltungen Dritter. In der meist aggressiven Reaktion auf derartige Vorhalte entsteht elterlicherseits in dem Bemühen um eigene Verteidigung die Gefahr, belastende Momente des Unfallereignisses zu verdrängen oder in der Erinnerung zu eigenen Gunsten umzufälschen. Hinzu kommt der alles Denken stark bestimmende, wenn auch leider unerfüllbare Wunsch: „Wenn es doch nicht geschehen wäre".

Hiervon wird auch das Kind selbst eingenommen, sofern es sich in einer entsprechenden Alters- und Entwicklungsstufe befindet, die kritische Reflexion im Ansatz erlaubt. Seine Vorstellung: „es möge nicht geschehen sein" ist als psychoreaktives Geschehen („Katastrophenreaktion" — FREYBERGER, 1971) treibende Kraft kindlicher Verhaltensweisen, die dem Mechanismus des *Totstellreflexes* nicht ganz unähnlich sind. Wenn nämlich das Kind im Alltag etwas angestellt hatte und darob zur Rechenschaft gezogen worden war, so konnte es mit einem hilflos klingenden „… ich weiß nicht …" den Erzieher in Harnisch bringen, ihn aber zugleich machtlos werden lassen. Vielleicht hatte es tatsächlich nicht „gewußt", wie ihm das tadelnswerte Mißgeschick unterlaufen konnte, z.B. weil alles so schnell gegangen war — und mit einem Male war die Fensterscheibe kaputt — aber es lernt sich allmählich auch hinter dieser Formel zu verschanzen, wenn es den Hergang retrospektiv genau darstellen könnte, allein deshalb, weil die Wirksamkeit dieser Formel bei anderen Gelegenheiten erwiesen war und sich bewährt hatte.

Mit derartigen, gefühlsmäßig bestimmten Denkabläufen haben wir besonders dann zu rechnen, wenn sich der Unfall im Verlaufe der **Übertretung elterlicher Gebote** ereignet hatte. Speziell bei Straßen-, Spiel-, Badeunfällen und Bißverletzungen durch Haustiere unterstellen die meisten Erwachsenen, daß das Kind nur dadurch zu Schaden kam, weil es den Anweisungen der Eltern zuwider gehandelt hatte. Die schmerzhaften Folgen werden dem Patienten als *Strafe* interpretiert und eigentlich müßte man dem Kind ja noch böse sein (denn: hat es einem mit diesem Unfall nicht einen furchtbaren Schrecken eingejagt?!), aber in Anbetracht der Tatsache, daß der Knochenbruch ja ohnehin schon so schmerzhaft ist, wolle man Gnade vor

Recht ergehen lassen. Auf diesem Wege kann der Erwachsene der Last einer eigenen Mitverantwortung bzw. -schuld entgehen und flugs in die ihm gemäßer erscheinende Rolle des gönnerhaft Verzeihenden schlüpfen, und die hierarchische Ordnung ist wieder hergestellt.

Das ist für alle diejenigen Erzieher von grundlegender Wichtigkeit, welche das Autoritätsprinzip als Legitimation dafür benötigen, daß die Handlungen des Erwachsenen einem Kind gegenüber nicht fehlerhaft sein können und damit ihren Selbstwert erhalten bzw. wieder herstellen. In dieser Weise muß man auch die oft bewußte Verschleierung anamnestischer Angaben einzelner Angehöriger deuten (PILSZANOVICH et al., 1972; MOLL u. RIES, 1971; u.a.).

Die latente oder manifeste **Vorwurfshaltung der Eltern** stellt einerseits zum Kinde den notwendigen Abstand her, und es eröffnet auch die Möglichkeit, die Tätigkeit von Arzt und Schwester kritisch zu beurteilen; mit anderen Worten: die Vorwurfshaltung kann generalisieren. Hier wie auch beim kindlichen Patienten werden *aggressive Verhaltensweisen* induziert, welche die Vieleckbeziehung Patient-Angehöriger-Pflegepersonal-Arzt belasten und zu unnötigen Verstimmungen führen.

Sogar andere Patienten und deren Eltern können in diesen Circulus vitiosus einbezogen werden, indem diese durch einschlägige Meinungsäußerungen kopfscheu gemacht und verunsichert werden. Prädestiniert sind hierfür ihrer Persönlichkeitsstruktur nach die sog. „schwierigen" Eltern, welche nach den allgemeinen Erfahrungen bis zu ca. 15% der Elternschaft ausmachen, die als Besucher in Kinderkrankenhäusern in Erscheinung tritt (s. bei BIERMANN, 1969) und oft das emotionale Klima unter den Besuchern bestimmt, dank des Bedürfnisses, um der Selbstbestätigung willen die eigene Unrastigkeit und Unzufriedenheit auf andere zu übertragen. Scheinbare Nebensächlichkeiten können hierzu den Anstoß

geben. Beispielsweise der Infusionsschlauch oder die Nasensonde für künstliche Ernährung des verletzten Kindes, die der Arzt im vorausgegangenen Elterngespräch unerwähnt hatte bleiben lassen; das Anbinden der Extremitäten, damit sich das Kind nicht die Kanüle aus der Vene zieht, oder auch nur die Nähe eines zum Lüften halbgeöffneten Fensters, von dem das Kind her Zug bekommen könnte, werden zum Kernpunkt, von programmatischen Kritikäußerungen, die das überraschte Pflegepersonal herausfordern, so daß dieses u.U. seinerseits inadäquat reagiert.

Die Aktualisierung eines derartigen Konfliktmodelles erlaubt es den Angehörigen, ihre eigenen Schuldgefühle abermals zu verkleinern, denn *hier* liegt ja (nach ihrer Meinung) ein eindeutiges Versagen des Krankenhauses vor.

Bei einem 7jährigen Knaben, der nach schwersten, verstümmelnden Verletzungen durch eine landwirtschaftliche Maschine nur unter äußersten Anstrengungen hatte am Leben erhalten werden können, trat in der Rekonvaleszenz als Folge der vielfachen und vitalindiziert gewesenen Transfusionen eine Serumhepatitis auf. Die bis zu diesem Zeitpunkt gefaßt gebliebenen Eltern dekompensierten unter dem Eindruck dieser neuen, schlechten Nachricht völlig. Vergessen schien das zurückliegende Stadium permanenter Lebensgefahr, in der das Kind geschwebt hatte; vergessen war das Risiko der verschiedenen Operationen und alles, was damit zusammenhing; jetzt gab es nur noch ein Thema: der vermeintliche ärztliche Kunstfehler, dem das Kind die Serumhepatitis zu verdanken hatte. Die anfangs unausgesprochen gebliebene und nicht diskutierte primäre Schuldfrage — hier hatte tatsächlich eine grobe Verletzung der Sorgfaltspflicht durch die Eltern vorgelegen — wurde jetzt ersetzt durch eine neue Schuld-Sühne-Problematik, welche die Eltern auf die Institution Krankenhaus bzw. ihre Repräsentanten projizierten und auslebten.

Viele Beispiele lassen sich für den Vorgang der **Überkompensation elterlicher Schuldgefühle** durch übertriebene Zuwendung („Overprotection") anführen, sei es, daß diese sich auf den Unfallhergang selbst beziehen oder daß sich hierin die allgemeine Einstellung zum Kinde widerspiegelt. Paradoxerweise kann das u.a. besonders ausgeprägt beim primär unerwünschten, innerlich abgelehnten Kind der Fall sein. Liegt dieses Motiv auch nicht auf der Hand und kann ohne Psychoanalyse oft gar nicht aufgedeckt werden, so fällt doch die Overprotection als solche auf und zieht ihrerseits wiederum Folgen beim Patienten nach sich, die sich z. B. in einer *Regression in frühkindliche Verhaltensweisen* äußern kann. Das Kind lernt seine neu gewonnenen Einflußmöglichkeiten auf Mutter und Umwelt bald zu nutzen und verwendet seine Stimmungsschwankungen, um alle erreichbaren Beziehungspersonen zu tyrannisieren, soweit sich daraus Vorteile ergeben: Weitere Intensivierung der Zuwendung, Nachgiebigkeit, Verwöhnung, bis schließlich keiner mehr weiß, wie er es dem Kind recht machen kann. Speziell die Eltern lassen sich alles gefallen, weil sie durch diese Form der Bußfertigkeit ihre eigene Schuld verkleinern. Nach außen hin wird aber die Version aufrecht erhalten, daß natürlich der Unfall an allem Schuld sei und an diesem wiederum haben andere Menschen schuldhaften Anteil. Auf solche Weise sind dann die Rollen zufriedenstellend verteilt.

In unangemessener Form in Schutz genommen, verschließt sich das Kind bald allen *Leistungsforderungen*, welche im Rahmen der Rehabilitation gestellt werden und empfindet Arzt, Schwester oder Krankengymnastin als seine Feinde, weil es nicht gelungen war, die Mutter von ihrer Überbesorgtheit abzubringen und für die notwendigen Behandlungsmaßnahmen zu gewinnen.

Der Einfluß auf den Patienten im Kindesalter geht zu einem sehr großen Teil über die Beeinflussung der Mutter. Diese Tatsache ist jedem Kinderarzt geläufig; BIERMANN hat 1970 noch einmal besonders darauf hingewiesen. Eine besondere Bedeutung erhält diese Thematik bei *langdauernden Behandlungen*, weil sie sowohl vom Kind als auch von der Mutter besondere Geduld, Einsicht und Durchhaltevermögen

fordern. In diesem Zusammenhang spielt die Frage nach der voraussichtlichen Aufenthaltsdauer im Krankenhaus eine große Rolle. Aus falsch verstandener Rücksichtnahme einen Entlassungstermin anzudeuten oder sogar zu versprechen, der wissentlich nicht realisierbar ist, wirkt sich im Endeffekt immer als eine schwere Belastung auf die Beziehungen zwischen Arzt und Patient bzw. auf dessen Mutter aus. *Entlassungen gegen ärztlichen Rat* werden zuweilen direkt damit motiviert, daß sich die Eltern über die wirkliche Behandlungsdauer getäuscht sahen und dem Arzt das Vertrauen entzogen, indem sie das Kind auf eigene Verantwortung mit nach Hause nahmen oder in andere Hände gaben.

Weitere Vorwürfe, mit welchen Entlassungen gegen ärztlichen Rat begründet werden können, beziehen sich auf die Verpflegung, die Unterbringung, die Besuchszeit, die Bedrohung durch interkurrente Infekte oder auch durch Bettnachbarn, die es angeblich auf das Spielzeug des Patienten abgesehen haben. In der Regel handelt es sich dabei um vorgeschobene Gründe (ausführlich bei MENZEL, 1963, 1965, 1967).

Die psychologische Verarbeitung des Unfallereignisses durch Patient, Eltern und Familie hat aber glücklicherweise **in der Mehrzahl** *positive Aspekte*. Das Kind erlebt die Beständigkeit und Belastungsfähigkeit seiner Beziehungen zu den Eltern und deren Zuwendung als Ausdruck des Geborgenseins und der Sicherheit auch und gerade während der mißlichen Zeit eines schmerzhaften Krankenlagers oder der behandlungsbedingten Immobilisation durch Gipsverband und Bettruhe (was einem lebhaften Kind viel abverlangt) und macht ihm Unfreiheit und Hilflosigkeit — die wichtigsten Quellen der Angst beim bettlägerigen Kinde (WUNNERLICH, 1972) — erträglich.

Die *Besuchsmöglichkeiten* für Mutter und andere wichtige Beziehungspersonen muß großzügig gehandhabt werden, besonders, wenn es sich bei dem Patienten um einen „Langlieger" handelt. Die Angehöri-gen müssen darauf eingestimmt werden, im Patienten das Gefühl wecken zu helfen, daß alle mit dem Krankenhausaufenthalt zu-sammenhängenden Unbequemlichkeiten, Belastungen usw. sich nicht *gegen* das Kind richten, sondern seiner Wiederherstellung und Genesung dienen. Das zu bedenken ist wichtig, weil ja nicht wenige Eltern sich der pädagogisch höchst bedenklichen Unsitte bedienen, *Arzt und Krankenhaus als erziehe-rische Druckmittel* einzusetzen und sich de-ren Fremdautorität ausborgen, weil sie nicht wagen, dem Kinde gegenüber eine verantwortliche Eigen-Autorität aufzubrin-gen („... wenn du nicht ißt, mußt du ins Krankenhaus ..."; „... der Onkel Doktor hat auch einen Keller ..." u. v. a. m. MEN-ZEL, 1963, 1964).

In dieser Hinsicht muß der Erwachsene, wie schon eingangs betont, immer wieder dazu angehalten werden, das Kind nicht danach zu beurteilen, wie *er* an seiner Stelle die Situation gefühlsmäßig bewerten würde. Selbst die Tatsache einer eventuellen Ver-sehrtheit wird vom Kinde anders verarbei-tet, als der Erwachsene glaubt. Die Erfah-rung zeigt, daß Kinder z. B. mit dem Pro-blem späterer prothetischer Versorgung durchaus fertig werden können, wenn es die Eltern nur vermeiden, ihren eigenen Kum-mer zu zügeln und nicht immerfort nur von dem **„armen Kind"** reden, das jetzt nur noch ein Bein hat und von dem man nicht wisse, wie es später durchs Leben kommen solle und das nie wieder mit anderen Kin-dern um die Wette wird laufen können. So berechtigt diese Betrübnis für den Augen-blick ist, so müssen die Eltern aber lernen, in dem *gemeinsamen Ertragen* dieser Situa-tion dem Kinde eine wirkliche seelische Stütze zu sein, was diesem wiederum er-möglicht, sich mit dem Tatbestand seiner Versehrtheit positiv auseinanderzusetzen.

Auch hier zeigt sich wieder die Beein-flußbarkeit des Kindes durch die Haltung der Eltern, die ihrerseits vom Arzt beein-flußt werden. Seine Einwirkungsmöglich-keiten sind um so größer, je mehr sich die Eltern in ihren Problemen und Sorgen von ihm angenommen fühlen. Hierzu gehört auch, daß er eventuellen Zumutungen im therapeutischen Elterngespräch nicht auto-ritär, sondern verstehend und tolerant be-gegnet. Überragende Bedeutung erlangt die ärztliche Aufgabe der Elternführung bei Defektheilungen im Gefolge eines Unfallge-schehens, speziell bei cerebraler Versehrt-heit.

Schließlich bleibt auch noch die Auf-gabe für alle Beteiligten, aus dem Ereignis **die rechten Lehren zu ziehen.** Geht das für Unfälle im Säuglings- und frühen Kleinkin-desalter in erster Linie die Eltern an, so muß beim größeren Kind — sobald es auf-grund der Gesamtsituation zumutbar ist — schon seine Eigenverantwortlichkeit in die Diskussion eingebracht werden. Dies aller-dings darf nur in einer Weise geschehen, welche die von MÜLLER u. LUEKEN (1972) angeführten Kriterien berücksichtigt und einräumt, daß falsches, „unfallträchtiges Verhalten" eines Kindes keine „Schuld" im ethisch-moralischen Sinne darstellt, son-dern in der Begrenztheit der kognitiven Möglichkeiten des Kindes und seiner na-türlicherweise fluktuierenden Aufmerksam-keit begründet liegt.

Also auch bei dieser Art retrospektiver Betrachtung zum Unfall ist der beteiligte wie der anteilnehmende Erwachsene stär-ker in seinem Verständnis zu fordern als das Kind, weil es in erster Linie darum ge-hen muß, die Besonderheiten kindlichen Verhaltens zu begreifen. Nur daraus lassen sich Schlüsse ableiten, derartige Vorkomm-nisse in Zukunft zu vermeiden.

An diesem Erkenntnisprozeß muß der Arzt fördernd mitwirken, ohne damit neue Schuldgefühle bei den Angehörigen zu in-duzieren. Das „situationsgerechte Handeln am Krankenbett", dem FREYBERGER (1971) in erweitertem Sinne mit Recht die Bedeu-tung einer **indirekten Psychotherapie** zuspricht, hat beim Kinderunfall unter allen Umständen die Eltern mit einzubeziehen. Ihre psychologische Führung muß ein Bestandteil des therapeutischen Gesamtkonzeptes sein.

Literatur

BAUER, U., WALDSCHMIDT, J., HASSE, W.: Statistische Auswertung von 5493 Unfällen im Kindesalter unter besonderer Berücksichtigung von Unfallgeschehen, Unfallort und Schwere des Traumas. In: Der Unfall im Kindesalter, Hrsg. REHBEIN, F., S. 166–173. Stuttgart: Hippokrates 1972.

BIERMANN, G.: Die psychologische Situation des Kindes im Krankenhaus. In: Hdb. Kinderheilkunde, Hrsg. OPITZ, H., SCHMIDT, F., Bd. VIII, S. 1014–1027. Berlin-Heidelberg-New York: Springer 1969. — Kind-Kranksein-Krankenhaus. Z. Päd. 16, 123–135 (1970).

DÖPP-WOESLER, A.: Unfallgefährdung von Kindern und Jugendlichen, ein Problemfeld der Sozialhygiene. Ges.-Wesen u. Desinfektion 9/1971 (Marburg).

FÄRBER, D.: Vergiftungen im Kindesalter. In: Der Unfall im Kindesalter, Hrsg. REHBEIN, F., S. 212–223. Stuttgart: Hippokrates 1972.

FREYBERGER, H.: Psychosomatische Aufgabenbereiche. In: Praxis der Intensivbehandlung, Hrsg. LAWIN, P., S. 49–62. Stuttgart: Thieme 1971.

GENZ, H.: Zur Epidemiologie des Kinderunfalls in der Bundesrepublik Deutschland und über einige seiner physischen Gegebenheiten. In: Der Unfall im Kindesalter, Hrsg. REHBEIN, F., S. 17–28. Stuttgart: Hippokrates 1972.

GÄDEKE, R.: Säuglingsunfälle. Pädiat. Pädol. 3, 275–283 (1967). — Der Unfall im Kindesalter. In: Hdb. Kinderheilk., Bd. III, S. 1136–1149. Hrsg. OPITZ, H., SCHMIDT, F. Berlin-Heidelberg-New York: Springer 1966.

HEIDEMANN, B., BOEHNKE, H.: Zusätzliche Schäden behinderter Kinder durch das Verhalten Erwachsener. Lebenshilfe 11, 193–201 (1972).

JOPPICH, I., GALLER, M., ZÖLCH, G., HECKER, W. CH.: Unfälle im ersten Lebensjahr. In: Der Unfall im Kindesalter, S. 114–123. Hrsg. REHBEIN, F. Stuttgart: Hippokrates 1972.

KRIENKE, E. G.: Telefonische Information bei Vergiftungsunfällen. Pädiat. Pädol. 3, 327–335 (1967).

LUBAN-PLOZZA, B.: Familie als Risikofaktor. Med. Welt 23 (N. F.), 1712–1716 (1972).

MARTISCHNIG, E.: Zum Problem des Unfalles bei Kindern auf dem Lande. Pädiat. Pädol. 3, 284–289 (1967).

MENZEL, K.: Das Motiv bei der Entlassung gegen ärztlichen Rat. Arch. Kinderheilk. 165, 218–231 (1962). — Instinkthandlungen von Müttern kranker Kinder. Kinderärztl. Prax. 31, 17–26 (1963). — Elternführung — wichtiger Bestandteil kinderärztlicher Tätigkeit. Münch. Med. Wschr. 109, 2433–2437 (1967). — Elternführung als Bestandteil der Therapie bei Kindern. Hefte zur Unfallheilkunde 102, 119–124 (1970).

MOLL, H., RIES, J. H.: Pädiatrische Unfallfibel. Berlin-Heidelberg-New York: Springer 1971.

MUELLER-LUEKEN, U.: Psychologische Voraussetzungen bei dem Zustandekommen kindlicher Unfälle. In: Der Unfall im Kindesalter, S. 29–44. Hrsg. REHBEIN, F. Stuttgart: Hippokrates 1972.

PILASZANOVICH, I., PINTER, A., RUBECZ, I., KUSTOS, G.: Unfallgefährdung der Säuglinge: Analyse und Verhütung. In: Unfälle im Kindesalter, S. 56–65. Hrsg. REHBEIN, F. Stuttgart: Hippokrates 1972.

ROSENMAYR, F.: Dreihundert Vergiftungsfälle; Erfahrungen einer Ambulanz. Pädiat. Pädol. 3, 337–343 (1967).

SANDELS, ST.: Kinder im Straßenverkehr. Kinderarzt 20, 412–415; 513–514 (1972).

SCHOMBURG, E., BLÄSIG, W.: Das unfallgeschädigte Kind. Schriftenreihe aus dem Gebiet des öffentlichen Gesundheitswesens. Heft 30. Stuttgart: Thieme 1971.

SYROVATKA, A.: Unfälle kleiner Kinder im Haushalt. Pädiat. Pädol. 3, 294–298 (1967).

SZAMOSI, I.: Vergiftungen im Kindesalter. Pädiat. Pädol. 3, 345–349 (1967).

WALTHER, B., HOFMANN, S.: Minderung der Unfallgefährdung im Kindesalter durch entwicklungsgerechte Erziehung. In: Der Unfall im Kindesalter, S. 77–91. Hrsg. REHBEIN, F. Stuttgart: Hippokrates 1972.

WITTELS, W.: Der Verbrennungsunfall beim Kind. Pädiat. Pädol. 3, 290–293 (1967).

WUNNERLICH, A.: Zur Psychologie der auswegslosen Situation. Bern-Stuttgart-Wien: Huber 1972.

Das mißhandelte Kind

U. KÖTTGEN

In einem Werk, das sich allgemein mit kindlichen Traumen beschäftigt, mag es eine Frage sein, warum solche durch *Mißhandlung* gesondert besprochen werden sollen. In der Tat lassen sich hierfür triftige Gründe finden:

1. Die *anamnestischen Angaben* sind oft unwahr und die Erscheinungen für den Unerfahrenen nicht typisch, so daß sie leicht verkannt werden.
2. Der *Umfang der Schäden* ist häufig nur nach eingehender Untersuchung auch unverdächtiger Bereiche zu ermitteln.
3. Es besteht häufig eine klassische *Kombination von Skelet- und Cerebralschäden*.
4. Die *Gefahr einer Wiederholung* ist groß.
5. Viele dieser Kinder bedürfen wegen allgemeiner Verwahrlosung *besonderen Schutzes*.
6. *Körperliche* und *seelische Spätschäden* sind fast die Regel.

I. Häufigkeit

Es ist kaum möglich, hierzu einigermaßen zutreffende Aussagen zu machen, da nach übereinstimmender Meinung die Dunkelziffer außerordentlich hoch ist, ja mehrere Autoren damit rechnen, daß nur 5% der Fälle den Gerichten bekannt werden. Die Kriminalstatistik für Berlin ergab 1964 eine Häufigkeit von 10,0 auf 100000 Einwohner (KÖTTGEN, 1969). Umgerechnet auf 60 Millionen Einwohner der BRD ergäben sich jährlich 6000 amtlich erfaßbare Fälle, die wahre Zahl liegt fraglos ganz wesentlich höher.

II. Altersverteilung

Ganz entgegen der Erwartung, daß besonders Säuglinge von ihren Eltern mit besonderer Vorsicht behandelt würden, zeigen die Berichte aus Krankenhäusern, daß gerade *Kinder der ersten zwei Lebensjahre* am häufigsten wegen Mißhandlung behandelt wurden, in unserem eigenen Material lag die Hälfte unter 9 Monaten (KÖTTGEN, 1967). Es schließt dies natürlich nicht aus, daß auch ältere Kinder groben Schlägen oder anderen Quälereien ausgesetzt wären, doch sind diese wegen ihres kräftigeren Körperbaus weniger durch schwere Schäden gefährdet und kommen dementsprechend seltener in klinische Behandlung.

III. Symptomatologie

1. Haut

Zu den häufigsten Anzeichen gehören *Hämatome* mit Bevorzugung des *Gesichtes*, einschließlich der Ohren sowie des *Gesäßes*, daneben aber auch an allen anderen Körperstellen. Kennzeichnend ist oft ihre *streifenförmige Anordnung* je nach dem verwandten Werkzeug (Finger, Kochlöffel, Riemen usw.). Man achte auf gleichzeitige Hautdefekte wie Excoriationen, Schnitt- und Platzwunden, die nie bei einer hämorrhagischen Diathese vorkommen, während für eine solche Petechien und Schleimhautblutungen sprechen. *Verbrennungsspuren* können von ausgedrückten Zigaretten oder heißen Stocheisen stammen. Bei jedem verdächtigen Fall mit *Blutungen* sollte eine *hä-*

morrhagische Diathese mit Sicherheit ausgeschlossen werden. Im Gedanken an eine
mögliche Strafverfolgung ist eine *fotografi-
sche Dokumentation* unerläßlich. Bei tödlichem Ausgang nach groben Schlägen ist an
die Möglichkeit einer *Fettembolie* oder eines Crush-Syndroms zu denken und deshalb auf eine Sektion zu drängen.

2. Skelet

Hinweise für solche Schäden können wie
üblich Schwellung und Schmerzhaftigkeit
sein, doch sei betont, daß diese nicht selten
bei Säuglingen schon nach wenigen Tagen
wieder verschwinden. Es gilt dies speziell
für die relativ häufigen *Rippenfrakturen*, die
wir selbst nur durch systematische Röntgenuntersuchungen auch ohne äußere Veränderungen aufdeckten. In jedem Verdachtsfall ist deshalb eine *Generaluntersu-
chung des Skelets* auch zur Aufdeckung alter Veränderungen unabdingbar.

CAFFEY (1946, 1957), dem wir wesentliche Aufschlüsse verdanken, hat im übrigen
auf eine klassische *Trias möglicher Skelet-
schäden* hingewiesen: Schaftfrakturen mit

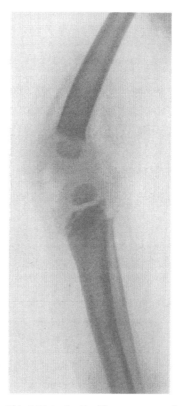

Abb. 1. Metaphysäre Absprengung am linken Tibiakopf

oder ohne Dislokation, Absprengungen an
den Metaphysen sowie Umhüllung einzelner Diaphysen durch dicke Kalkmäntel als
Folge subperiostaler Blutungen.

Frakturen sind an allen Skeletbereichen
möglich, selbst dem Becken, ein Hinweis
auf besonders grobe Traumatisierung. Differentialdiagnostisch ist auch bei multiplen
Frakturen die Abgrenzung gegenüber einer
Osteogenesis imperfecta leicht. Bei beider-
seitigen Serienfrakturen der Rippen ist das
Vorliegen eines Milkman-Syndroms
(schwere allgemeine Osteoporose, Rachitis)
zu erwägen. Die bei mißhandelten Säuglingen relativ oft festzustellenden Rippenfrakturen überwiegend im Rückenbereich, also
einer durch die Rückenmuskulatur relativ
geschützten Zone (beim Milkman-Syndrom
seitlich), deuten regelmäßig auf gröbere
Traumen, die auch bei kleinen Fehlgriffen

in der Säuglingspflege nicht auftreten. CAF-
FEY hat darauf hingewiesen, daß auch die
metaphysären Absprengungen (Abb. 1) bei
jungen Kindern fast beweisend für eine Miß-
handlungsgenese sind, da sie bei Knochenerkrankungen in dieser Form nicht vorkommen und Kinder spontan sich nicht solchen
Traumen aussetzen (gelegentlich Epiphysenlösungen).

Ähnliches gilt für die auch nur im frühen
Kindesalter möglichen ausgedehnten *sub-
periostalen Blutungen* (noch lockere Anhef-
tung des Periost) an Armen oder Beinen, die
durch grobes Reißen oder Zerren an den
Extremitäten zustande kommen. Wie beim
Skorbut benötigt ihre Manifestation einige
Zeit, da das durch die Blutung abgelöste
Periost seinerseits erst durch fortlaufende
Kalkeinlagerung sichtbar werden muß (2–3

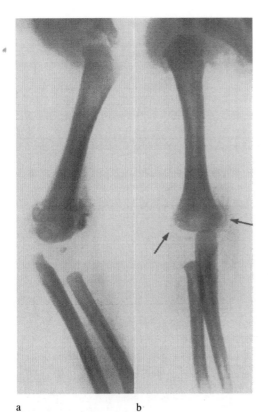

a   b

Abb. 2a und b. Traumatische subperiostale Blutung
am Humerus im Abstand von 2 Wochen

Wochen). (Abb. 2 und 3). Die gleichen Erscheinungen können nach der Neugeburts-
periode im Gefolge schwerer Entbindungen, insbesondere Armlösungen, gesehen
werden (SNEDECOR). Die Abgrenzung von
einem Skorbut als einer Systemerkrankung
ist einfach wegen des hier im allgemeinen
doppelseitigen bzw. generalisierten Auftre-
tens, der Trümmerfeldzone, der Osteoporose sowie der epiphysären Ringbildun-
gen (GREINACHER, MARTI u. KAUFMANN).

3. Cerebralschäden

Die nicht seltenen *Schädelfrakturen* deuten
auf die Gefährdung dieser Region hin, wobei es leicht zu intrakraniellen Blutungen

kommt („battered child syndrome", KEMPE,
SILVERMANN u. Mitarb.). Ein erheblicher
Teil der Fälle von *Pachymeningosis int. hae-
morrh.* hat eine solche traumatische Genese.
Bei anderen Kindern findet sich eine Blutung in die Leptomeninx (blutiger Liquor).
Lumbal- bzw. Fontanellenpunktionen sind
in Verdachtsfällen erforderlich, zumal gerade diese Blutungen für einen tödlichen
Ausgang oder verbleibende geistige Schäden, Krämpfe usw. verantwortlich sind.

4. Innere Organe

Gefährdet ist speziell der *Abdominalbereich*
mit Leber- oder Milzrupturen und selbst
völligen Darmabrissen.

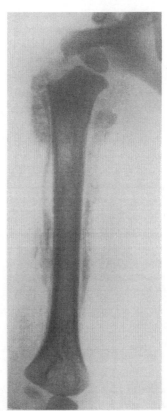

Abb. 3. Subperiostale Verkalkungen und Weichteilver-
kalkungen durch abgesprengte Osteoblasten

5. Allgemeinzustand

Eine hochgradige Verschlechterung desselben bis zur schweren Atrophie ist nicht ungewöhnlich, zumal Mißhandlung und Vernachlässigung sehr oft kombiniert vorkommen. In diesem Sinne ist auch auf *Verhaltensstörungen, geistige Rückständigkeit* usw. zu achten.

IV. Genese

Zwei Gruppen von Gewaltakten lassen sich voneinander trennen: *einmalige Affektausbrüche* oft im Zustand der Trunkenheit und die wesentlich bedeutsameren, *laufenden Mißhandlungen und Quälereien* (nach NAU in 50%), die nicht nur Ursache wiederholter Verletzungen sind, sondern in etwa 10% das Leben bedrohen und die seelisch-geistige Entwicklung stören. Es bedarf oft sehr sorgfältiger anamnestischer Erhebungen, um einen einigermaßen wahrhaften Tatbestand zu klären. Dennoch gelingt es einzelnen Eltern, durch Arztwechsel oder geschickte Erklärungen, jahrelang die Genese zu verschleiern (KÖTTGEN, GREINACHER u. HOFMANN). Es sei darauf hingewiesen, daß der § 223b I in gleicher Weise auch die *böswillige Vernachlässigung* mit Strafe bedroht, zumal diese beiden Tatbestände oft kombiniert auftreten. Auf einschlägige Zeichen in dieser Richtung ist also ebenfalls zu achten.

V. Maßnahmen

Verdachtsfälle einer Kindesmißhandlung sollten wegen der Komplexität medizinischer, psychologischer und sozialer Probleme grundsätzlich einer *Kinderklinik eingewiesen* werden. Abgesehen von den Fällen einer Pachymeningosis stehen dabei die chirurgischen Probleme relativ im Hintergrund. Für den Hausarzt gibt es keine allgemein gültigen Verhaltensregeln. Der Erfahrene wird sich individuell zu entscheiden haben, ob er bei einem ganz offensichtlich einmaligen „Ausrutscher" es bei einer Er-

mahnung der Eltern bewenden lassen soll, ob er — in der Mehrzahl der Fälle — mindestens das Jugendamt einschaltet oder schließlich bei groben und wiederholten Gewalttaten eine Anzeige zwecks Strafverfolgung macht, wie es in den meisten Staaten der USA sogar Pflicht ist. Keinesfalls ist bei begründetem Verdacht eine Anzeige wegen Verletzung der Schweigepflicht zu befürchten, da der Schutz des Kindes einem „höherwertigen Interesse" entspricht. (FRANZ, KOHLHAAS, TRUBE-BECKER). Die hohe *Lebensgefährdung in Wiederholungsfällen* bürdet dem Arzt schon bei dem Verdacht einer Kindesmißhandlung eine große Verantwortung auf.

Literatur

CAFFEY, J.: Multiple fractures in the long bones of infants suffering from chronic subdural hematoma. Amer. J. Roentgenol. **56**, 163 (1946).

CAFFEY, J.: Some traumatic lesions in growing bones other than fractures and dislocations: clinical and radiological features. Brit. J. Radiol. **30**, 225 (1957).

FRANZ, K.: Schweigerecht oder Handlungsgebot bei Mißhandlung von Kindern. Pädiat. Fortbild. Prax. **11**, 375 (1972).

GREINACHER, I.: Röntgenbefund beim sog. battered child syndrome. Fortschr. Röntgenstr. **113**, 704 (1970).

KEMPE, H., SILVERMAN, F. et al.: The battered child syndrome. J. Amer. med. Ass. **181**, 1, 17 (1962).

KOHLHAAS, M.: Schweigepflicht bei Kindsmißhandlungen. Münch. med. Wschr. **108**, 1941 (1966).

KÖTTGEN, U.: Kindesmißhandlung. Mschr. Kinderheilk. 115, 186 (1967).

KÖTTGEN, U.: Kindesmißhandlung und Vernachlässigung. Handb. d. Kinderheilkunde VIII/1, Berlin-Heidelberg-New York: Springer 1969.

KÖTTGEN, U., GREINACHER, I., HOFMANN, S.: Zur Röntgendiagnostik der Kindesmißhandlung (battered child syndrome). Z. Kinderchir. **6**, 384 (1968).

MARTI, J., KAUFMANN, H. J.: Multiple traumatische Knochenläsionen beim Säugling. Dtsch. med. Wschr. **84**, 984 (1959).

NAU, E.: Kindesmißhandlung. Mschr. Kinderheilk. 115, 192 (1967).

SNEDECOR, S., KNAPP, R., WILSON, H.: Surg. Gynec. Obstet. **61**, 385 (1935).

TRUBE-BECKER, E.: Schweigepflicht u. Zeugnisverweigerungsrecht des Arztes bei Delikten gegen das Kind. Pädiat. Fortbild. Prax. **11**, 369 (1972).

Vitalgefährdung, Wiederbelebung, Intensivtherapie, Narkose und Lokalanaesthesie

K. EYRICH

Physiologische Reifungsprozesse unterteilen die kindliche Entwicklung. Der sogenannten *Neugeborenenperiode*, die die ersten vier Lebenswochen umfaßt, folgt bis zum dritten Lebensjahr das *Kleinkindesalter*. Die Kindheit führt — unterbrochen durch die Pupertät — über das Stadium des *Jugendlichen* zum Erwachsenendasein. Zwischen einem Neugeborenen und einem 3–4jährigen Kind bestehen größere physiologische Unterschiede als zwischen letzterem und einem Erwachsenen.

Atmung: Das Neugeborene atmet „*abdominal*", d.h. mit dem Zwerchfell, bedingt durch den horizontalen Rippenverlauf, der sich erst im Kleinkindesalter der späteren Schrägstellung nähert, gleichzeitig tritt das hochgestellte Diaphragma tiefer.

Bezogen auf das Körpergewicht ist das Atemminutenvolumen des Kleinkindes (ml/kg KG) relativ zum Erwachsenen auf das Doppelte erhöht. *In- und Exspirium* benötigen anfangs gleiche Zeit, etwas mehr als 1/3 des Atemzugvolumens ist *Totraumventilation*. Die *Atemfrequenz* schwankt zwischen 20 und 40–50/min, unterbrochen durch tiefe Atemzüge („Seufzer"). Bei höherer Atemfrequenz bleibt die alveoläre Ventilation nur zu Lasten eines unverhältnismäßig hohen Energieaufwandes erhalten.

Die *kindliche Atmung* wird durch jede *Volumenvermehrung des Abdomens* (Blutung, Luft im Magen oder Darm, Ileus) ebenso negativ beeinflußt wie durch *Totraumvermehrung*, die endogen (Erhöhung der Atemfrequenz ohne Volumenerhöhung), durch Minderung der alveolären Ventilation (Blutung, Atelektase, Überblähung von Alveolen, Pneumothorax) oder auch artifiziell (ungünstige Atemmasken bei Narkose) bedingt sein kann.

Jede *Atembehinderung* (Trauma, Medikamentenwirkung, operative Eingriffe, Ventilwiderstände von Narkosegeräten, Totraumvergrößerung) führt infolge der ungünstigen Atemmechanik beim spontan atmenden Kleinkind rasch zur Erschöpfung.

Kreislauf: Die *Pulsfrequenz* liegt bis zum zweiten Lebensjahr zwischen 100 und 150/min, der *Blutdruck* unter 80–85 mm Hg. In den folgenden Jahren sinkt die Frequenz und steigt der Blutdruck, bis etwa ab dem 10.–12. Lebensjahr Erwachsenenwerte erreicht werden. Das *Blutvolumen* beträgt beim Einjährigen ca. 700 ml, beim Zweijährigen ca. 900 ml, beim Fünfjährigen ca. 1,4 l und beim Zehnjährigen ca. 2,4 l. *Volumenreserven* liegen in der Elastizität der großen Gefäße, also in der aktuellen Kapazität des arteriellen Gefäßsystems und weniger in der Fähigkeit zur Vasoconstriction. Auch die Möglichkeit, Flüssigkeit aus dem Extravasalraum zu verlagern ist begrenzt. Bereits ein Volumendefizit von mehr als 5% des Blutvolumens führt zur Frequenzsteigerung.

Der Flüssigkeitshaushalt des Kindes ist um ein Vielfaches *empfindlicher* als der des Erwachsenen. Dies liegt mit darin begründet, daß der basale Wasserbedarf im 1. Lebensjahr relativ mehr als das Doppelte des Erwachsenen beträgt und beim Zehnjährigen immer noch um 2/3 erhöht ist (3,2 bzw. 2,3 gegen 1,4 l/m²). Die Ursachen sind: hoher Grundumsatz, relativ große Körperoberfläche und ein gegenüber dem Erwachsenen bis aufs Vierfache gesteigerter Flüssigkeitsaustausch. Die notwendige *Flüssigkeitszufuhr* zweier Tage entspricht mengenmäßig in etwa dem gesamten extracellulären Wasserbestand! Verschiebungen der Relationen zwischen Elektrolyten, Proteinanteil und freiem Wasser einschließlich damit kombinierter Säure-Basen-Ungleichgewichte, Störungen der Einfuhr (zu geringe Flüssigkeitszufuhr) oder der Ausfuhr (vermehrte Flüssigkeitsverluste) vermag das Kind nur mäßig zu kompensieren.

Stoffwechsel: Über die gesamte Kindheit und Jugendzeit bleibt der *Stoffwechsel erhöht* und hat seine Spitzen in Perioden besonderer Wachstumsaktivität (6–18 Monate, ca. 6. Lebensjahr, ca. 12. Lebensjahr), in denen doppelt soviel Sauerstoff (bis 8 ml/kg KG gegenüber knapp 4 ml/kg KG) bei entsprechend vermehrtem Säureanfall benötigt wird als später.

Niere: Als Folge der physiologischen „Nachreifung" der Tubulusepithelien bleibt die *Ausscheidungskapazität der Niere* im Laufe des 1. Lebensjahrs vor allem für Natrium und Chlorid funktionell geschwächt. Die minimal erforderliche Urinproduktion von 1 ml/kg und Stunde beträgt auf das Körpergewicht bezogen fast das Doppelte der Erwachsenennieren.

Temperaturregulation: Das Kind hat eine im Vergleich zum Erwachsenen *ungünstige Relation zwischen Körperoberfläche und Körpermasse*, die gleiche Gewichtseinheit wird von einer über $2^1/_2$ mal so großen Oberfläche umhüllt. Die *Wärmeproduktion* ist beim Kleinkind noch sehr niedrig, da der Stoffwechsel vorwiegend ein Aufbau- und weniger ein Umsatz- bzw. Energiestoffwechsel sein muß. Aus diesen Gründen reagiert das Kind rasch poikilotherm, d.h. die Körpertemperatur nähert sich der Umgebungstemperatur. Ausgeprägt ist dies der

Fall, wenn die *zentrale Temperaturregulation* gestört ist (nach Traumen, Hypoxie, Infektionen) oder die Wärmeabstrahlung oder auch Wärmeaufnahme medikamentös verändert wurde (Ganglienblocker, Atropin, Narkotica).

Umgebungstemperaturen unter 28° C, nasse Auflagen oder kalte Spülungen können ohne sonstige Maßnahmen innerhalb einer Stunde die kindliche Körpertemperatur um 2–3° C senken.

I. Anamnese und Sofortdiagnostik

Drohende oder manifeste *Störungen lebenswichtiger Funktionen* sind beim frisch Traumatisierten unmittelbar zu beseitigen oder unter Kontrolle zu bringen. So werden ärztliche Befunderhebung und anamnestische Klärung bereits von therapeutischen Handlungen überdeckt und müssen auf ein Minimum reduziert bleiben. Im Grenzbereich zwischen erlaubtem Zuwarten und zusätzlicher drohender Gefahr, in dem Zusammenarbeit und gegenseitiges hilfreiches Verständnis sich treffen müssen, sind folgende Faktoren abzuklären und zu berücksichtigen:

1. *Gasaustausch:* Pneumothorax? Hämatothorax? Störung der Thoraxstabilität bzw. der Atemmechanik? Zwerchfellruptur oder -hochstand bei abdomineller Verletzung? Blutungen ins Lungenparenchym? Stattgehabte Aspiration? Fettembolie? Schocklunge?
2. *Kreislauf:* Volumenmangel durch Blutung nach außen oder innen? Blutungen in Weichteile (Muskulatur, Bindegewebe, z.B. Retroperitoneum, Mediastinum) werden mengenmäßig meist erheblich unterschätzt.
3. *Temperatur:* Auskühlung oder Fieber? Divergenz zwischen Kerntemperatur und Peripherie?
4. *Bewußtseinszustand:* Ist das Kind kooperativ oder ängstlich — abwehrend bzw. negierend? Somnolenz? Bewußtlo-

sigkeit (nach Schädel-Hirntrauma, Hypoxie)?

5. *Letzte Nahrungsaufnahme:* Wann und was war die letzte Mahlzeit? Kaugummi oder Bonbon im Mund? Wurde erbrochen?

6. *Medikation:* Wurden notfallmäßig am Unfallort oder auf dem Transport Medikamente gegeben? Eventuell Dauermedikation (z. B. bei Krampfleiden).

7. *Vorerkrankungen:* Stoffwechselstörungen, speziell Diabetes mellitus und Enzymdefekte. Impfanamnese? Allergien? Vitien?

8. *Frühere Operationen oder Narkosen:* Traten Komplikationen auf? Sind solche aus der Familie bekannt (Cholinesterasemangel? maligne Hyperthermie?).

II. Apparative und technische Ausstattung

An allen Orten, an denen *Erstmaßnahmen zur Beseitigung lebensbedrohlicher Funktionsausfälle* durchgeführt werden müssen, wird eine *apparative und medikamentöse Mindestausstattung* benötigt. Dazu gehören:

1. Apparativ

Unmittelbar erreichbar: Beatmungsgeräte: Rubenbeutel, eventuell Narkosegerät, Atemmasken (günstig: Rendell-Baker), diverse Größen
Guedeltuben, diverse Größen
Orotrachealtuben, diverse Größen mit und ohne Cuff
Laryngoskope (möglichst gerade und gebogene Spatel verschiedener Größen)
Sauerstoffanschluß (Flasche oder zentraler Gasanschluß)
Absauggeräte mit Absaugkathetern
Magensonden
Spritzen (2, 5, 10 und 20 ml)
Injektionsnadeln
Braunülen
Infusionskatheter verschiedener Durchmesser
Venae sectio-Besteck (mit Lokalanaestheticum und Faden)

Lange Nadeln für intracardiale Injektion (80–100 mm)
Röhrchen für Blutentnahme (Blutgruppe, Hämoglobin, Hämatokrit. Elektrolyte? Blutgase?)
mit Fingerling armierte Kanülen für Thoraxpunktion

Mittelbar, aber sofort erreichbar: EKG-Gerät (Sichtgerät oder Schreiber)
Cardioverter
Bronchoskop bzw. Tracheoskop
Ausrüstung zur Thoraxdrainage
Thorakotomiebesteck

2. Medikamentös

Infusionen: Plasmaersatzmittel (Dextrane, Gelatinelösungen)
Plasmaproteinlösungen, Humanalbumin
Glucose oder Lävulose 5%
Elektrolytlösungen für Kleinkinder (1/5 NaCl + 4/5 Glucose 5%)
1/2 isotone Elektrolytlösung (ca. je 70 mVal Natrium und Chlorid)
Sorbit 40%
Mannit 10–20%
Natriumbicarbonat 8,4% oder THAM 0,3 molar

Medikamente: Analgetica
Sedativa
Herz- und kreislaufaktive Substanzen: Orciprenalin (Alupent), Adrenalin, Calciumgluconat, Lidocain, Procainamid (Novocamid)
Hydergin
Corticoide [z. B. Methylprednisolon (Urbason solubile)]
Furosemid (Lasix)
(Relaxantien)

III. Primär dringliche symptomatische Maßnahmen

Aufrechterhaltung oder Wiederbelebung von Atmung, Herzaktion und Kreislauf haben Vorrang, diagnostische und therapeutische Maßnahmen greifen ineinander.

Ihrem Erfolg sind allerdings durch die Wiederbelebungszeit des auf Sauerstoffmangel empfindlichsten Organs, des Gehirns, Grenzen gesetzt. Aerober Stoffwechsel kann nur kurzfristig durch einen energetisch äußerst unrationellen anaeroben Stoffumsatz ersetzt werden. Als Faustregel darf gelten, daß nach 3 min Anoxie einsetzende Wiederbelebungsmaßnahmen 75% Erfolgsaussicht haben, 1 min später noch 50%, nach einer weiteren Minute nur noch 25%. Dementsprechend nehmen die Mißerfolge bzw. Defektheilungen zu.

Diagnose und Differentialdiagnose sind rasch geklärt:

1. Haut- und Schleimhäute rosig, blaß, cyanotisch?
2. Atembewegung regulär, paradox, schnappend, nicht vorhanden?
3. Atemgeräusch vor Mund oder Nase.
4. Pupillen eng, prompte oder träge Reaktion, weit und reaktionslos?
5. Puls an A.femoralis oder A.carotis.

Zur *Therapie* erfolgen:

1. Herzdruckmassage (bei Kindern auf Sternummitte, Frequenz je nach Alter 100–150/min).
2. Atemwege freimachen (Mund auswischen, Reklination).
3. Beatmung (Mund-zu-Mund/Nase oder apparativ, Frequenz ca. 20/min. Volumina: Säugling 50–80 ml, Kleinkind 100–150 ml, 5jähriges bis 250 ml).
4. Vorsicht vor Erbrechen und Regurgitation bei forcierten Maßnahmen, zu hohen Atemvolumina (Überblähung des Magens).
5. Auskultation der Lungen (Pneumothorax? Atemwegsverlegung?).
6. Intubation, Beatmung mit Sauerstoff 40% oder mehr.
7. Magensonde.
8. Schocklagerung (Kopf tief, Füße hoch, eventuell Taschenmesserposition).

Ein *Erfolg* zeigt sich an durch:

a) rosige Färbung der Haut;
b) Pulswellen an A.carotis, A.femoralis, eventuell A.radialis;
c) engere Pupillen;
d) Einsetzen von Eigenatmung, meist zunächst Schnappatmung;
e) zunächst schwache, dann kräftige Herzaktionen.

Bleiben diese Zeichen aus, müssen *weitere Maßnahmen* einsetzen:

9. Intravenöser Zugang (Braunüle, Katheter, Venae sectio) und Plasmaersatzmittel.

Folgende Möglichkeiten bestehen zur Venenpunktion bzw. Venae sectio: Eine Punktion der V.subclavia ist etwa ab dem 6. Lebensjahr erzielbar, soweit nicht auf dem Handrücken oder in der Ellenbeuge Venen gefunden werden. Eine Venae sectio kann vor dem tibialen Malleolus (V.saphena magna) durchgeführt werden, proximal des Handgelenkes an der Radialseite eines Unterarmes (V.cephalica), in der Ellenbeuge (V.cephalica, V.mediana cubiti, Vena basilica). Technisch komplizierter, aber immer erfolgreich ist das Aufsuchen der V.basilica neben der A.brachialis im Sulcus bicipitis brachii ulnaris. Von Ellbogen und Oberarm oder in die V.subclavia eingebrachte Katheter lassen sich zur zentralen Venendruckmessung meist leicht bis in die V.anonyma oder V.cava superior vorschieben.

10. EKG (Kammerflimmern? Asystolie?)
11. Bei Kammerflimmern: Defibrillation (100–200 Wsec), Lidocain oder Procainamid, je 1–2 mg/kg KG intravenös. Bei Bradykardie oder Asystolie: Orciprenalin (0.25 mg = 1/2 Amp.), bleibt es erfolglos: Adrenalin (0,1–0,3 mg der 1:1000 Lösung), Calciumgluconat (2–5 ml 10%ige Lösung) intravenös, eventuell intrakardial (3.–4. Intercostalraum, vom Rippenoberrand parasternal nach mediocaudal in Richtung Wirbelsäule).
12. Acidoseausgleich: Pro Minute Kreislaufstillstand 1–2 mval/kg KG basische Lösung (Natriumbicarbonat oder THAM) intravenös (Natriumbicarbonat 8,4% : 1 mVal = 1 ml = molare Lösung) (THAM : 1 mVal = 3 ml = 0,3 molare Lösung). In verzweifelten Fällen jeweils 10–20 ml (sicher!) intrakardial.

IV. Sekundär dringliche symptomatische Maßnahmen

1. Schockbekämpfung, Volumenbilanz

Ursache eines Schocks kann sein:
Verminderung des Blutvolumens (Blutung, Plasmaverlust, Exsiccose bei Erbrechen und Drainageverlusten, Fieber)
allergisches Geschehen,
toxische bzw. septische Reaktion,
kardiale Insuffizienz.

Unabhängig von der Ursache führt die Änderung der Hämodynamik zur Reduktion des venösen Rückstroms und zur Minderung des Stromzeitvolumens. Durch Umverteilung des zur Verfügung stehenden Blutvolumens gelingt es dem Organismus, die Durchblutung lebenswichtiger Organe, insbesondere von Gehirn und Herz, aufrechtzuerhalten. In den minderdurchbluteten Organen treten Störungen der Mikrozirkulation auf, als deren Folge Blutstromverlangsamung, Viscositätserhöhung, Thrombocyten- und Erythrocytenaggregationen oder komplette Stase beobachtet werden, die als — zunächst reversibles — sludge-Phänomen bezeichnet werden. Bei anhaltendem Schock kommt es nach heutiger Anschauung zu zunehmender Gefäßwandläsion und vermehrter Thrombocytenaggregation, die durch Auslösung des Fibrinogenmechanismus zum Gefäßverschluß (Mikrothromben) führt und in die Irreversibilität mündet (Verbrauchskoagulopathie).

Bei zunehmender Diskrepanz zwischen Durchblutungsbedarf und effektiver Durchblutung weicht der Stoffwechsel im Sauerstoffmangel auf anaerobe Wege aus, was zu vermehrtem Säureanfall und nach Aufbrauch vorhandener Puffermöglichkeiten zum pH-Abfall führt. Da zahlreiche Enzymsysteme auf bestimmte pH-Bereiche angewiesen sind, beginnen hier Funktions- und Stoffwechselstörungen, die schließlich zum Versagen des Organismus führen, obwohl für eine gewisse Zeit noch ein Erhaltungsstoffwechsel, wenn auch kein Funktionsstoffwechsel mehr möglich ist (Gehirn, Niere).

Beachtenswert sind pulmonale Veränderungen: Nach Druckabfall in der A.pulmonalis sind nur noch abhängige Partien durchblutet. Es findet sich ein verminderter Gasaustausch bei erheblich gesteigerter Totraumventilation als Folge des veränderten Belüftungs-Durchblutungsverhältnisses. Sekundäre Mikrozirkulationsstörungen erschweren ebenso wie längere Diffusionswege durch alveolare Wandverdickungen den Gasaustausch zusätzlich. Dieses klinische Bild der Schocklunge ist morphologisch durch Gefäßthrombosierungen, interstitielles Ödem, hyaline Membranen und fokale Blutungen charakterisiert und irreversibel.

Die *Diagnose des Schocks* stützt sich auf:
blaß-fahle, cyanotische, teilweise marmorierte und etwas trockene Haut,
verzögerter Reflux nach Kompression des Nagelbetts,
verminderte oder sistierende Urinausscheidung,
halonierte Augen,
verminderte Atemfrequenz und -tiefe, zunehmende Unruhe oder Somnolenz,
leise, manchmal kaum noch hörbare Herztöne,
Frequenzzunahme, Absinken des Blutdrucks,
anamnestische Angaben.

2. Therapie

Infusionstherapie: Bei der Infusionstherapie muß die Relation zwischen Flüssigkeit (freies Wasser mit Elektrolyten und Kohlenhydraten), Plasma (dessen Albuminanteil pharmakologisches Transportsystem und onkotisch wirksame Substanz ist) und Erythrocyten (wesentlich für Sauerstoff- und Kohlensäuretransport) in der Gesamtmenge beachtet werden. Kinder tolerieren ein Volumendefizit schlecht, eine mäßige Anämie dagegen relativ gut, während Hypervolämien vor allem bei gleichzeitiger Elektrolytverschiebung rasch mit Lungen- oder Hirnödem beantwortet werden.

Berechnungen zum Volumenersatz führen oft in die Irre. Hautdurchblutung, Pulsfrequenz und -qualität, Zustand der Halsvenen und Auskultation der Herztöne geben einen guten Anhalt. Die Kontrolle der Urinausscheidung mittels Blasenkatheter (stündliche Ausscheidung 1 ml/kg KG) und Vergleichsmessungen des zentralen Venendrucks (Normwerte beim Kind zwischen 3 und 8–10 cm H_2O) ermöglichen einen gefahrlosen Volumenausgleich auch in kurzer Zeit.

Die Infusionstherapie sollte gezielt und überlegt durchgeführt werden.

Plasmaersatzmittel auf Dextran- oder Gelatinebasis sind brauchbar, solange die anzuwendende Menge ungefähr auf 1/3 des Gesamtblutvolumens des Körpers beschränkt wird. Das bedeutet beim 1 jährigen 200 ml, beim 2 jährigen 300 ml, beim 5 jährigen 450 ml und beim 10 jährigen 800 ml. Bei der Wahl des Plasmaersatzmittels muß die Halbwertszeit berücksichtigt werden, sie beträgt bei Dextranen (mittleres Molekulargewicht ca. 60000) 8–10 Std, bei Gelatinelösungen etwa die Hälfte dieser Zeit. Die Plasmaersatzmittel sind blutgruppenunabhängig, allergische Komplikationen sind möglich, aber sehr selten. Ausscheidungsstörungen und Störungen der Blutgerinnung sind bei der angegebenen Dosierung nicht zu befürchten.

Der Begriff Plasmaexpander trifft exakt nur niedermolekulares Dextran (mittleres Molekulargewicht ca. 40000), das durch osmotisch bedingten Einzug von Gewebsflüssigkeit einen expandierenden Effekt im Verhältnis von knapp 1:1 zeigt (d.h. 500 ml Dextran 40 bieten eine Volumenvermehrung auf knapp 1000 ml nach Infusionen). Sein Indikationsgebiet ist zunehmend beschränkt worden, da die früher propagierte spezifische Wirkung auf die Mikrozirkulation auch mit anderen Lösungen erreicht werden kann.

Plasma- und Albuminlösungen sind ebenfalls blutgruppenunabhängig, haben aber eine tage- bis wochenlange Verweildauer im Organismus. Sie sind indiziert, wenn kolloidale Lösungen als physiologischer, hepatitissicherer Blutersatz notwendig werden oder in der Langzeittherapie bei Eiweißdefizit, etwa bedingt durch ausgedehnte Weichteilverletzungen, posttraumatische Katabolie oder Albuminverlust. Hier wären Plasmaersatzmittel fehl am Platz. Der körpereigene Eiweißaufbau aus Aminosäuren benötigt zu lange Zeit.

Die 20%ige Humanalbuminlösung hat wie niedermolekulares Dextran eine Expanderwirkung (nicht die 5%ige Lösung!). Die Einschwemmung von Gewebswasser ist bei Ödemen zur Ausschwemmung nützlich. Zur Kreislauftherapie muß entsprechend elektrolythaltige Flüssigkeit zugesetzt werden, um eine Verarmung an Gesamtkörperflüssigkeit zu verhindern.

Blut: Beim Ersatz kolloidaler Blutbestandteile kommt die *Bluttransfusion* wegen möglicher Inkompatibilität und Hepatitisgefahr nur bei sehr *strenger Indikation* in Frage, zumal Kinder ein Absinken des Hämoglobins auf 7–8 g% noch tolerieren. Betrug allerdings die akute Blutung mehr als 1/4 des zirkulierenden Blutvolumens, ist eine Transfusion kaum zu vermeiden, vor allem wenn durch Sickerblutungen mit weiteren okkulten Verlusten zu rechnen ist. Im akuten Zustand orientiert man sich besser an Hand der Allgemeinsituation als nach Hämoglobin- und Hämatokritbestimmung.

Wäßrige Lösungen: Zur intravenösen Flüssigkeitstherapie kann von folgendem Basisbedarf (nach EWERBECK) ausgegangen werden:

Alter	ml/die
1.– 3. Monat	600– 750
4.– 6. Monat	1000
7.–12. Monat	1200
1.– 3. Jahr	1500
4.– 6. Jahr	1700–2000
7.–10. Jahr	2000–2500
11.–14. Jahr	2500–2700

Diese Infusionsmenge muß abhängig vom klinischen Zustand nach oben (Dehydratation) oder unten (Hydratation) und nach der Zusammensetzung variiert werden. Die Feineinstellung orientiert sich an Urinausscheidung, Verlusten durch Erbrechen, Sonden und Drainagen, an Elektrolytwerten durch Bestimmung im Serum und — besser — im Harn über 24 Std, der Hautdurchblutung und eventuell dem zentralen Venendruck.

Elektrolyt-, Zucker-, Aminosäure- oder fetthaltige wäßrige Lösungen werden vielfach miteinander kombiniert, sie sind nach Art und Konzentration aber verschieden. Sie dienen der Zufuhr reinen Wassers zur Ausscheidung nierenpflichtiger Substanzen, zur Ernährung (Glucose, Fructose, Xylit, Sorbit, Aminosäuren und Fett), zur Entwässerung (Mannit, Sorbit 40%, Harnstoff) und zur Elektrolytzufuhr, die mittels zugesetzter molarer Lösungen (1 ml = 1 mVal) häufig besser und gezielter als mit fertigen handelsüblichen Lösungen erfolgen kann. Kinder im 1. Lebensjahr erhalten nur wenig NaCl, die Mischung von 1/5 0,9%iger NaCl-Lösung + 4/5 Glucose 5%ige Lösung als Basis hat sich bewährt.

Für die wesentlichsten *Elektrolyte* ist von folgendem täglichen *Basisbedarf* auszugehen:

Alter	(Gewicht)	mVal/24 Std.		
		Natrium	Kalium	Chlorid
1.– 3. Jahr	(10–13 kg)	40– 60	20–30	20–30
4.– 6. Jahr	(13–20 kg)	60– 80	30–40	30–40
7.–10. Jahr	(20–30 kg)	80–120	40–60	40–60
11.–14. Jahr	(30–45 kg)	120–150	60–90	60–90

Die *Calorienzufuhr* erfolgt in letzter Zeit zunehmend als Mischinfusion von Glucose, Fructose und Xylit (wobei letzteres möglicherweise Harnsäureanstieg verursachen kann). Der Vorteil der Mischinfusion liegt in verschiedenen Stoffwechselwegen, so daß pro Zeiteinheit mehr Kohlenhydrate utilisiert werden können. Für den täglichen Calorienbedarf gilt als Faustregel

$$1000 + (\text{Alter} \times 100) = \text{Calorien/die.}$$

Obwohl der Nahrungsbedarf über Kohlenhydrate gedeckt werden könnte, werden zum Eiweißaufbau Aminosäuregemische zugesetzt. 2%ige Lösungen auf sogenannter Kartoffel-Ei-Basis scheinen günstiger zu sein. Kinder ab 5. Lebensjahr können davon bis zu 1500 ml/die erhalten. Fettlösungen bleiben kompletter parenteraler Ernährung vorbehalten, 200–300 ml/die der 10%igen Lösung mit Infusionsdauer von mindestens 10 Std sind obere Grenze.

Ergänzend ist folgendes notwendig: Massivtrans- und -infusionen innerhalb kurzer Zeit werden vor Applikation auf ca. 36°–38° C vorgewärmt, um Unterkühlungen zu vermeiden (Blutwärmegeräte, im Notfall können Infusionsschläuche durch handwarmes Wasser (maximal 40° C!) geleitet werden).

Zu größeren Mengen kolloidaler Substanzen (Plasma, Blut, Ersatzmittel) sollte man wäßrige Lösungen im Verhältnis 1:2 zusetzen, um eine ausreichende Diurese zu erzielen, also z. B. 1000 ml Kolloid + 250 ml Elektrolytlösung + 250 ml Zuckerlösung.

Eine frühzeitige Heparinisierung mit 12 IE/kg/Std verhindert die im Rahmen der sogenannten Verbrauchskoagulopathie auftretende intravasale Gerinnungsstörung, ohne daß eine vermehrte Blutungsneigung eintritt, die Operabilität bleibt also zu jedem Zeitpunkt bestehen. In gleicher Dosis (möglichst unter Laborkontrolle) fortgeführt, ist die Heparinisierung eine ausgezeichnete, wenn auch nicht ganz billige Thromboseprophylaxe. Da Heparin weitgehend durch die Nieren ausgeschieden wird, ist die angegebene Dosis bei Niereninsuffizienz um 1/3, eventuell auf die Hälfte zu reduzieren.

3. Ventilation

Änderungen im Belüftungs-Durchblutungsverhältnis (z. B. Atelektasen, Blutungen, Bronchialstenosen durch Koagel, Fremdkörper, Schleim, auch Minderdurchblutung partieller Lungenbezirke im Schock) oder *Diffusionsstörungen* (z. B. Lungenödem, Mikrozirkulationsstörungen) erschweren intrapulmonal den Gasaustausch, während Schädel-Hirn-Traumen, Atemwegsverlegung, Hämato- und Pneumothorax oder thorakale Instabilität nach Sternum- oder Rippenserienfraktur *extrapulmonale Ursache pulmonaler Insuffizienz* sein können.

Dyspnoe mit Tachykardie bei meist flacher und frequenter Atmung sind klinische Zeichen, bei gleichzeitiger Anämie fehlt eine Cyanose. Zunehmende Somnolenz, Schweißabsonderung und Blutdruckabfall sollten als Zeichen eines respiratorischen Schocks nicht abgewartet werden. Meist wird an Hand der Anamnese und des klinischen Befundes die Indikation zur künstlichen Beatmung, die durch Aufhebung des eingetretenen Mißverhältnisses zwischen Sauerstoffangebot und Sauerstoffbedarf auch kausal wirkt, bereits gestellt, zumal die Situation nach einer Phase langsamer Verschlechterung sich oft abrupt in einen Kreislaufstillstand verändert. In Zweifelsfällen geben Auskultation, Röntgenbefund (der bei Diffusionsstörungen oft in starkem Kontrast zum relativ geringen Auskultationsbefund steht) und Blutgasanalyse (erniedrigtes pO_2 ist gravierender als erhöhtes pCO_2) den Ausschlag.

Die *Beatmung* wird vorsichtig mit langsam an Frequenz und Volumen zunehmender Assistenz der Eigenatmung begonnen. Erst nach Besserung des klinischen Befundes wird der Patient sediert (kleine Dosen Barbiturat), relaxiert (zunächst am besten mit Succinylcholin), intubiert und an einen Respirator angeschlossen.

Ein Beatmungsvolumen von ca. 1 l/5 kg KG ist in der Regel ausreichend, der Effekt muß jedoch mit Blutgasbestimmungen kontrolliert werden, da erhebliche Abweichungen z.B. bei Diffusionsstörungen notwendig werden können. Die Wahl des Respirators hängt sehr von persönlicher Erfahrung und lokalen Gegebenheiten ab, in Zweifelsfällen ist Beatmungsmaschinen, an denen Volumen, Zeit und Druck vorgegeben werden können, der Vorzug gegenüber flow-gesteuerten Geräten zu geben.

Zur medikamentösen Sedierung eignen sich Barbiturate [z.B. Pentobarbital (Nembutal)], Phenothiazine oder Neuroleptica, als Analgetica Pethidin oder Fentanyl. Die Dosierung erfolgt immer nach klinischer Wirkung. Relaxantien sind nicht immer notwendig, da sich Kinder oft sehr leicht an den Respirator adaptieren. Zur Muskellähmung eignet sich Hexcarbacholin (Imbretil), bei Niereninsuffizienz ist eine Dauertropfinfusion mit Succinylcholin vorzuziehen.

Die Entscheidung zur (nasalen) Langzeitintubation oder Tracheotomie muß fallweise getroffen werden. Die Langzeitintubation kann neben Trachealstenosen (bei Kindern vor allem subglottisch), tagelangem Stridor, Heiserkeit und Granulomen eventuell Stimmbandverwachsungen hervorrufen, während eine Tracheotomie ebenfalls neben Stenosierungen leichter zu Blutungen und — während der Beatmungszeit — zur Kanülendislokation führt. Schleimhautläsionen durch Druckulcera sind kaum vermeidbar. Ein täglicher Tubus- bzw. Kanülenwechsel ist nicht obligat, allerdings muß peinlich auf Durchgängigkeit geachtet

werden. Häufiges steriles Absaugen, möglichst mit Einmalkathetern, Abklopfen des Thorax, Lagewechsel, Sekretolytica helfen Segment- oder Lappenatelektasen und Pneumonien hintanzustellen. In der Beatmungstechnik ist eine mäßige Hyperventilation bei subtotaler Relaxation, die einerseits gute Beatmung, andererseits leichtes Mithusten mit Absaugen gestattet, neben gründlicher Befeuchtung der Beatmungsluft und regelmäßiger Lungendehnung (von vielen Geräten heute automatisch durchgeführt) anzustreben. Antibiotica sollten möglichst gezielt je nach Resistenzlage (Trachealabstrich) angewendet werden.

Sorgfältigste Hautpflege, Unterlagen aus Schaumstoff oder Kunstfellen, regelmäßiges Umlagern des Patienten, Augenpflege durch Salben- oder Okklusivverbände und krankengymnastische Übungen mit regelmäßigen Gelenkbewegungen vervollständigen diese Maßnahmen.

4. Nierenfunktion

Die *stündliche Mindestmenge an Urin* ist bei Kindern mit 1 ml/kg KG anzusetzen. Bei *zurückgehender oder gar fehlender Urinausscheidung* hat der Volumenersatz, insbesondere mit gleichzeitiger Zufuhr genügend freien Wassers, vor medikamentöser Therapie Vorrang. Nach ausgedehnten Traumen, vor allem bei gleichzeitiger Muskulatur- und Weichteilverletzung, sollte man eine mäßig forcierte Diurese anstreben, d.h. eine etwas überschießende Flüssigkeitszufuhr bei gleichzeitig überschießender Urinausscheidung. Die *Bilanz* muß *kontinuierlich überprüft* werden. Verringert sich trotz ausreichender Flüssigkeitszufuhr die Urinmenge, kann eine Diurese durch Furosemid (Lasix) erzielt werden (Einzeldosis nach Wirkung, zwischen 3 und 30 mg). Die tägliche Gesamtdosis kann bis zu 200 mg im ersten Lebensjahr gesteigert werden, später liegt die Grenze bei 15–20 mg/kg KG/die. Steigt unter dieser Therapie der Harnstoff-N über 100 mg-% an, muß der Patient einer Dialyse-Behandlung zugeführt werden. Ein Ansteigen von Harnstoff-N auf Werte über 100 mg-% abzuwarten ist nicht empfehlenswert, da dann mit gastrointestinalen Blutungen gerechnet werden muß (der entsprechende Harnstoffwert würde über 200 mg-

% liegen). Eine weitere Indikation zur Dialyse-Behandlung besteht in einem Kalium-
anstieg (über 6–7 mVal/1). Die Kreatinin-
werte schwanken zu stark, als daß sie den
Ausschlag geben könnten.

Eine *osmotische Diurese* kann bis zu einer Menge von 100–150 ml Mannit 10–
20% probeweise versucht werden. Bei Vorliegen einer Hypervolämie kann allerdings
rasch eine kardiale Insuffizienz durch plötzliche Volumenvermehrung eintreten.

5. Temperaturregulation

Der *physiologische Temperaturbereich* des
Menschen ist mit $37 \pm 0,5°$ C relativ eng.
Abweichungen nach oben (Hyperthermie)
und nach unten (Hypothermie) von je etwa
$2°$ C werden toleriert und kompensiert.
Weitere Entgleisungen nach oben führen
rasch zu irreversibler Schädigung, Tempe-
ratursenkungen werden dagegen besser ver-
tragen, sie können therapeutisch genützt
werden.

In der *Hyperthermie* ist eine erhebliche
Stoffwechselsteigerung mit acidotischer
Stoffwechsellage, ein möglicherweise insu-
linrefraktärer Diabetes mellitus, Erhöhung
des peripheren Widerstandes, später Vaso-
motorenlähmung, Minderung des Schlag-
und Minutenvolumens sowie der Kontrak-
tionskraft des Myokards festzustellen. Volumenzunahme des Gehirns und akute Einklemmung führen zu Decerebrierung und
Tod.

Klinisch fallen eine heiße, trockene und
gerötete Haut, gesteigerte Atmung, spärli-
cher und hochgestellter Urin, schließlich
Krämpfe (erhöhter Strecktonus, Streckau-
tomatismen) mit weiterer Wärmeproduktion auf. Eine isolierte Erhöhung der Kerntemperatur läßt die äußeren Zeichen der
Hyperthermie vermissen.

Ursachen der Hyperthermie können
sein: Wärmestauung (Heizkissen, Wolldek-
ken, Aluminiumplanen ohne ausreichende

Luftzirkulation, Atropinwirkung), Infektionen, Schädel-Hirntraumen [vor allem bei
Zwischenhirnbeteiligung (Thalamus-Hy-
pothalamus)] und nach Schädigung im Bereich des 4. Ventrikels, Zustand nach cerebraler Hypoxie, Zustand nach Narkose
(maligne Hyperthermie).

In *Hypothermie* ist eine Reduktion des
Stoffwechsels (der Sauerstoffverbrauch des
Gehirns ist bei $30°$ C auf 50% erniedrigt),
Senkung von Blutdruck, Pulsfrequenz,
Myokarddurchblutung und Kontraktions-
kraft zu beobachten, das Herz-Minutenvo-
lumen vermindert sich trotz Konstanz oder
leichter Steigerung des Schlagvolumens.
Das zirkulierende Blutvolumen nimmt
durch Zunahme der Blutviscosität ab, die
Atmung wird deprimiert, Sauerstoff und
Kohlensäure gehen vermehrt in Lösung.
Das Gerinnungspotential des Blutes ist erniedrigt, die Leber verarmt an Glykogen
und die Glucoseutilisation sinkt ab. Zwischen 26 und $28°$ C muß mit Herzkammerflimmern, mit Vorhofflimmern schon bei
etwa $30°$ C gerechnet werden. Eine Schwä-
chung der Konzentrationsfähigkeit der
Niere ist erst bei tieferen Temperaturen relevant.

Bei zunehmender Hypothermie ist die
Funktionszeit vieler Organe wesentlich
kürzer als ihre Wiederbelebungszeit, auch
Strukturerhaltungszeit genannt. Dies bedeutet, daß ein klinisch tot erscheinendes
Kind im Zustand der Auskühlung eine längere Ischämiezeit verträgt als bei Normal-
temperatur, was z.B. bei Herzoperationen
ausgenützt wird.

Beobachtet wird eine akzidentelle Tem-
peratursenkung z.B. als Unfallfolge (nach
Ertrinken, Sport- oder Verkehrsunfall),
nach langdauernden operativen Eingriffen
ohne ausreichende Temperaturkontrolle,
nach Massivtransfusionen ohne Vorwär-
mung.

*Technik der Abkühlung und Aufwär-
mung:* Die *therapeutische Indikation* wird

heute sehr eng gestellt. Nach cerebraler Ischämie, etwa bei Kreislaufstillstand, kann aber selbst 6–8 Std nach einem Zwischenfall mit mäßiger Unterkühlung (2–3° C unter Norm) noch ein positiver Effekt erreichbar sein.

Zur *exogenen Beeinflussung der Körpertemperatur* muß das Kind aus der physiologischen homoiothermen Regulationsweise in die poikilotherme Reaktionsart überführt werden. Dies kann *pharmakologisch* mittels ganglionärer Blockade erreicht werden. Da zur ausreichenden Blockierung hohe Dosen nötig sind, muß meist relaxiert und beatmet werden. Mit diesen Maßnahmen wird der bei Gegenregulation bis auf 400% des Normwertes ansteigende Sauerstoffverbrauch unterbunden.

Technisch wird folgendermaßen vorgegangen:

Sedierung (mit Pethidin, Barbituraten, letztere besonders bei Krämpfen).

Vegetative Blockade mit Unterbindung jeder Frierreaktion (Droperidol, Promazin, Promethazin, Hydergin).

Abkühlung: Relaxation und Beatmung (Vorsicht vor Succinylcholin bei maligner Hyperthermie).

Physikalischer Wärmeentzug [Kompressen, die in Alkohol-Wasser-Eisgemisch (Alkohol 30% + Wasser zu gleichen Teilen, vermischt mit feingemahlenem Eis) getaucht wurden oder damit überspült werden, auf Stamm, Extremitäten und Hals (Carotiden?), eventuell zusätzlich Ventilatoreinsatz]. Die Kompressen werden ausgetauscht, sobald sie warm werden. Eisbeutel oder Frostoformpäckchen wirken langsamer.

Bei Hyperthermie zusätzlich Antipyretica, pro Grad Temperaturerhöhung sind weitere 10–15 ml/kg/24 Std Flüssigkeit mehr zu geben. Kein Kalium!

Aufwärmung: Relaxation und Beatmung ist nur bei Temperaturen unter 34° C erforderlich, oberhalb davon jedoch nicht ungünstig. In Hypothermie wird ein geringeres Atemminutenvolumen benötigt, anhaltsweise sind bei 30° C 75% der Norm ausreichend.

Wärmezufuhr über Heizdecken, Heizkissen (Cave Verbrennungen!), eventuell Wasserbad [Wassertemperatur zu Beginn 1–2° oberhalb der aktuellen Körpertemperatur, langsame Steigerung auf maximal 40° C, Vorsicht vor sogenanntem „Wärmekollaps" (Kreislaufdysregulation)] bei zu rascher Erwärmung.

Wegen der Steigerung der Glucoseutilisation während Erwärmung 10%ige Glucoselösung intravenös. Blutdruckwerte um 80 mm Hg systolisch sind in Hypothermie ausreichend, deshalb keine überschießende Volumenzufuhr notwendig, keine Vasoconstrictoren! Kontrolle der Urinausscheidung und des zentralen Venendrucks.

Bei Hyper- und Hypothermie Temperaturmessung und -dokumentation alle 5–10 min, Absetzen der physikalischen Maßnahmen 1–2° vor der angestrebten Endtemperatur, da sonst eine überschießende Reaktion befürchtet werden muß.

Sorgfältigste Lagerung, Augen- und Hautpflege.

Die bewußte *Ausschaltung körpereigener Funktionen* ließ in den vergangenen Jahren Wege finden, gleichartige, ungewollt und unkontrolliert aufgetretene Ausfälle zu überbrücken und zu überwinden. Gleichgültig, ob am Unfallort, in der Praxis, im Operationssaal oder auf klinischer Station begonnen wird, ob es sich um ein akutes Ereignis oder um eine anhaltende Grenzsituation handelt, die Begriffe Wiederbelebung, Schocktherapie, Vitalgefährdung, Dauerbeatmung und sogenannte Intensivtherapie beinhalten eine Tätigkeit, die häufig symptomatisches Bemühen bleiben muß. Die kausale Therapie bildet ihre Ergänzung.

V. Spezielle und kausale Maßnahmen

1. Anaphylaktischer Schock

Sofortige intravenöse Zufuhr hochdosierter Corticoide (Methylprednisolon 250–500–1000 mg, eventuell mehrfach wiederholt), kann Rettung bringen, bevor andere Maßnahmen (Calcium, Antihistaminica, Infusionstherapie) wirksam werden. Die Corticoide beeinflussen neben peripherer Vasodilatation und positiv inotroper Wirkung vermutlich direkt Mediatorsubstanzen (Kinine, Serotonin, Histamin). In bedrohlicher Situation muß künstlich beatmet werden!

2. Kardiogener Schock

Er wird im Kindesalter selten beobachtet, ist aber in der Traumatologie möglich nach Thoraxtrauma mit Contusio cordis, Elektrounfällen, eventuell auch Wiederbelebungsmaßnahmen. Primär gesunde Herzen erholen sich oft erstaunlich schnell ohne weitere Therapie. Eine intensive Überwachung, ausgeglichene Volumenbilanz und Digitalisierung [günstig β-Methyldigoxin (Lanitop)] sind wünschenswert. Erhöhung des peripheren Widerstands mit vermehrter Druckarbeit dagegen kontraindiziert.

3. Septischer Schock

Ursache sind oft okkulte Infektionen meist gramnegativer Erreger. Temperaturerhöhung, Tachykardie, langsame, oft nicht erklärbare Verschlechterung des Allgemeinzustands führt manchmal über Tage, seltener binnen Stunden in einen desolaten Zustand mit Somnolenz, hoher Pulsfrequenz, zuweilen Hyperthermie mit oder ohne Schüttelfrost, Cyanose, Oligurie.

Die Therapie ist meist nur bei frühzeitigem Beginn erfolgversprechend:

α-Receptoren-Blockade zur Eröffnung der Peripherie (Hydergin 0,3–0,9 mg/dosi)

und Volumenausgleich, Heparinisierung (12 IE/kg/Std), hochdosiert Corticoide (Methylprednisolon 30 mg/kg alle 4–6 Std bis zur klinischen Besserung, längstens 2–4 Tage), hochdosiert Antibiotica (falls Erreger unbekannt, bactericide Therapie mit Cephalosporinen + Gentamycin), γ-Globuline, speziell IgM, Digitalisierung (β-Methyldigoxin, Digoxin), Temperaturnormalisierung, bei Ateminsuffizienz künstliche Beatmung, mehrfach Wund- oder Trachealabstrich und Blutentnahme zur Erreger- und Resistenzbestimmung.

4. Erbrechen, Regurgitation, stille Aspiration, Magensaftinhalation

Erbrechen ist eine aktive, abrupte, durch abdominelle Muskelkontraktion ausgelöste Magenentleerung, Regurgitation geschieht passiv, häufig verbunden mit zunächst nicht bemerkter stiller Aspiration, d.h. Eindringen von Mageninhalt in die Luftwege. Erbrechen ist vermeidbar durch Druck des Ringknorpels (durch Daumen und Mittelfinger) in Richtung Wirbelsäule (Vorsicht vor Oesophagusruptur bei Vorverletzung), Aspiration durch Schräg-Seitenlage bei Kopftieflagerung.

Aspiration nach Erbrechen zeigt sich klinisch durch Husten, Stridor, Dyspnoe, eventuell Cyanose bei mittel- bis grobblasigen Rasselgeräuschen, Giemen und Brummen, röntgenologisch durch fein- bis grobfleckige Verschattung vorwiegend der Mittel- und Unterfelder mit streifigen Atelektasen. Die Regurgitation ist besonders bei Aspiration von Magensaft heimtückisch: Erste Zeichen sind — meist erst einige Stunden später — Tachykardie, Blutdruckabfall, Blässe, Cyanose, beschleunigte, oft spastische Atmung, Schock. Nach einer scheinbaren Erholungsphase plötzliches Lungenödem. Röntgenologisch finden sich jetzt wolkige bis homogene, transparente Verschattungen, meist zentral betont, nicht selten schmetterlingsflügelartige Verteilung unter Aussparung der Oberlappen.

Die *Soforttherapie nach Erbrechen und Aspiration* besteht aus Reinigung der Mundhöhle (Auswischen, Absaugen), Freilegen der Atemwege, eventuell Intubation. Künstliche Beatmung zunächst mit niedrigem Druck, um Verschleppung des Fremdmaterials in die Peripherie zu verhindern. Absaugen des Bronchialsystems, vor allem nach Magensaftaspiration Spülung mit Kochsalzlösung, Plasma oder Albuminlösung. Pufferlösungen (z.B. Bicarbonat) sind weniger empfehlenswert, da eine Schädigung primär nicht beteiligter Lungenbezirke nicht ausgeschlossen werden kann. In schweren Fällen muß bronchoskopisch unter Sicht gespült und abgesaugt werden, um nachhaltige Schäden, histologisch faßbar als ödematöses, mit Blutungen durchsetztes Alveolargewebe, das über Entzündung in Fibrosierung mündet, zu vermeiden.

Röntgenkontrolle und Gabe von Antibiotica vervollständigen die Maßnahmen. Bei erheblicher Diffusionsstörung (Lungenödem) muß bis zu 24–48 Std beatmet werden. Die Prognose ist bei rechtzeitiger Therapie meist gut.

5. Fremdkörperaspiration

Kinder aspirieren anläßlich einer tiefen Inspiration mit weiter Öffnung der Stimmritzen z.B. bei Husten, Niesen, Lachen, Weinen, Schreien oder Erbrechen leicht Fremdkörper wie Erdnüsse, Bonbons, Kaugummi, Spielzeugteile, Milchzähne, Hülsenfrüchte, Büroklammern etc. Im Kehlkopfbereich oder in der oberen Trachea steckenbleibende größere Fremdkörper können zu akuter Erstickung durch Atemwegsverlegung führen, kleine lösen Reizhusten, in- und exspiratorischen Stridor, Dyspnoe, Fremdkörpergefühl, eventuell paradoxe Atmung, möglicherweise Erbrechen aus. Nur selten wird dabei der Fremdkörper ausge-

hustet, meist wird er in einem Bronchus fixiert, die Erscheinungen klingen ab und das Kind bleibt für Wochen, Monate, schlimmstenfalls sogar Jahre im sogenannten symptomfreien Intervall. Vermehrte Expectoration, Dysphagien, Appetitlosigkeit, rezidivierende Pneumonien, asthmoide Bronchitiden, Hustenanfälle, eventuell mit blutigem Sputum, können diskrete Zeichen sein, deren Häufung schließlich die sogenannte Sekundärkrankheit aufdeckt, die in Lungenabsceß oder -gangrän münden kann.

Im akuten Ereignis ist die *Diagnose* leicht. Später wird man fehlgeleitet, das primäre Ereignis ist von Kind und Eltern längst vergessen, die Intervallerscheinungen klingen mit antibiotischer und sekretolytischer Therapie rasch ab. Erst die häufigen Rezidive geben Anlaß zu erneuten diagnostischen Bemühungen.

Solange der Fremdkörper noch nicht durch meist entzündliches Granulationsgewebe fixiert ist, findet sich ein typischer wandernder Befund, d.h. die Symptomatik (Überblähung oder Atelektase des betreffenden Segmentes, Rassel- oder Stenosebzw. Ventilgeräusche, Schallverkürzung, Hypersonorik, variierende Zwerchfellhöhe) wechselt von Lungenlappen zu Lungenlappen bzw. von rechts nach links, ebenso der röntgenologische Befund. Viele organische Fremdkörper (in letzter Zeit zunehmend auch Plastikmaterial) sind nicht schattengebend, sie können nur indirekt durch Störung der Bronchuskontinuität auf Schichtaufnahmen oder nach Bronchographie lokalisiert werden.

Therapeutisch müssen bei Erstickungsgefahr nach Austastung von Mundhöhle und Kehlkopfeingang Mund-zu-Mund-Beatmung, Notintubation, eventuell sogar eine sonst kaum mehr nötige Nottracheotomie eingesetzt werden. Kann der Fremdkörper nicht entfernt werden, gelingt vielleicht unter Überdruck die Verlagerung nach peripher und ein Teil der Luftwege wird wieder frei. In der Klinik (ein Transport sollte immer unter ärztlicher Aufsicht stattfinden, da jederzeit ein erneuter Erstickungsanfall eintreten kann) muß auch im Verdachtsfall bronchoskopiert werden.

Die Bronchoskopie wird in Narkose mit einem Beatmungsbronchoskop durchgeführt. Die in der Notsituation erwünschte Beatmung unter hohem Druck hat zu unterbleiben, um eine weitere Verlagerung der Fremdkörper in die Peripherie zu verhindern. Es hat sich bewährt, zunächst in Apnoe die nicht betroffene Seite aufzusuchen, dann zu hyperventilieren und schließlich wieder in Apnoe auf der anderen Seite den oder die Fremdkörper zu sichten, zu fassen und zu entfernen. Sind beide Seiten betroffen (z.B. Erdnußkernteile), wird die Seite mit den größeren Partikeln zur primären Beatmung gewählt. Das Verfahren ist diffizil, es erfordert Übung und ein hohes Maß an Abstimmung zwischen Beatmungstechnik und Extraktionsversuch bei sorgfältigster Patientenüberwachung.

Der geringste Verdacht auf Fremdkörperaspiration sollte hartnäckige und wiederholte diagnostische Versuche auslösen. Ein übersehenes Corpus alienum bedeutet für den Patienten jahrelanges Leiden, eventuell sogar den Tod, für den Arzt möglicherweise juristische Konsequenzen, während eine Extraktion selbst nach Monaten noch zum Erfolg führen kann, notfalls sogar eine Thorakotomie, die nicht unbedingt zu Lungenteilresektion führen muß.

6. Ertrinkungsunfall

Beim Eintauchen in Wasser kommt es zu Vasoconstriction und Überwiegen des Vagustonus. Reflektorisch kann vorwiegend nach Nahrungsaufnahme eine vagusbedingte Asystolie eintreten, oder eine refraktäre Vasodilatation nach Sonnenbad und Überhitzung führt in den Kreislaufzusammenbruch. Hyperventilation vor Sprung ins Wasser läßt den Atemreiz vermissen, so daß ohne Übergang eine Hypoxie zur Bewußtlosigkeit führen kann. Eine Hypoxie nach Laryngospasmus ohne Wasseraspiration ist relativ selten. Derartige Unfälle mit primärem Versinken sind von den echten Ertrinkungsunfällen, bei denen es direkt zu Flüssigkeitsaspiration kommt, zu unterscheiden.

Süßwasseraspiration in die Lunge führt nach Flüssigkeitsresorption durch die Alveolarmembran innerhalb weniger Minuten zu akuter Hydrämie, die Hypervolämie löst Kreislaufversagen mit mechanisch und kardial bedingtem Lungenödem aus. Hypoxie, Acidose und Hyperkaliämie verursachen Kammerflimmern mit Kreislaufstillstand. Die relative Minderung der Natrium- und Chloridkonzentration mit Veränderung der osmotischen Bedingungen und dadurch hervorgerufener Hämolyse ist klinisch nicht relevant, bei Überleben der akuten Phase ist die Elektrolytverschiebung rasch reversibel. Bei der häufig beobachteten Atelektasebildung spielt vermutlich eine Funktionsstörung des Antiatelektasefaktors eine Rolle.

Nach *Salzwasseraspiration* kann bis zu 1/4 des Blutvolumens in die Lungen verlagert werden und ein hyperosmolares Lungenödem nach sich ziehen. Intravasal resultiert eine Hämokonzentration mit genereller Elektrolyterhöhung, die sich nach Rettung rasch normalisieren kann.

Aspiration von Mageninhalt während Asphyxie vermag bei Wasserunfällen zusätzliche Schwierigkeiten verursachen.

Gelingt eine rechtzeitige Bergung und Rettung des Patienten, droht nach mehrstündigem Intervall das sogenannte sekundäre Ertrinken, unabhängig ob der Unfall in Süß- oder Salzwasser stattgefunden hatte. Hauptsymptom ist ein Lungenödem, entstanden auf dem Boden einer Alveolarwandschädigung durch Hyperosmolarität nach Salzwasser- oder Magensaftaspiration, durch Eindringen von Schlamm oder durch Hypoxie. Klinische Anfangssymptome sind retrosternale Schmerzen, Cyanose, Dyspnoe, Fieber. Auffallend ist die Diskrepanz zwischen eher diskretem Auskultationsbefund gegenüber massiver röntgenologischer Verschattung.

7. Therapie

Die einzig sinnvolle Maßnahme ist der sofortige Versuch einer Wiederbelebung mittels Mund-zu-Mund-Beatmung und Herzdruckmassage. Die Maßnahmen müssen möglichst schon während der Bergung einsetzen. Scheinbar sicherer klinischer Tod sollte Bemühungen nicht verhindern. Wiederbelebungsmaßnahmen, die frühestens 32 min nach Ertrinken im winterlich kalten Wasser begonnen hatten, haben (allerdings unter günstigen Umständen) zur Rettung eines 5jährigen Kindes geführt.

Die weiterführende Therapie besteht in: Intubation und Sauerstoffbeatmung.

Absaugen der Ödemflüssigkeit aus dem Tracheobronchialsystem.

Schutz vor weiterer Auskühlung.

Intravenöse Infusion: Nach Süßwasserunfall NaCl-reiche Lösung, nach Salzwasserunfall Expanderlösungen (niedermolekulares Dextran, Humanalbumin 20% ig).

Eventuell Dauerbeatmung, Infusionstherapie, Ausscheidungskontrolle, Temperaturregulation zur Korrektur der Vitalgefährdung. Bei erfolgreicher Wiederbelebung mindestens 24–48 Std Intensivüberwachung, die das sekundäre Ertrinken frühzeitig zu erkennen und zu behandeln erlaubt.

8. Zustand nach Herz-Kreislauf-Stillstand

Cerebrale Hypoxie bzw. Anoxie verursacht Hirnschwellung und Hirnödem. Je frühzeitiger Gegenmaßnahmen einsetzen, desto eher ist mit einem Erfolg zu rechnen. Bewährt hat sich folgendes Vorgehen:
Intubation und Sauerstoffbeatmung,
Dehydrierung (Sorbit 40% + Furosemid, eventuell Mannit 20%,
zusätzlich Humanalbumin 20% intravenös),
Einlegen eines Blasenkatheters zur Ausscheidungskontrolle,
Panthesin-Hydergin zur Förderung cerebraler Durchblutung,
Acidose-Ausgleich mit Natriumbicarbonat oder THAM,
Temperaturregulation auf ca. 34–35° C,
EEG und EKG-Kontrolle,
Fortführung der Maßnahmen über 12–24–48 Std.

VI. Tetanus

Pathogenese: Die *Erreger des Wundstarrkrampfes* (Clostridium tetani) sind anaerobe sporenbildende Stäbchen, deren Toxine (i.e. Tetanospasmin) nach Ausbreitung entlang der motorischen Nerven und lympho-hämatogen an spezifischen Receptoren, den Gangliosiden, im Rückenmark fixiert werden. Sie hemmen die gesteuerte Reizbeantwortung und führen dadurch zu regelloser motorischer Reizbeantwortung. Nach etwa 3–4 Wochen hört ihre Wirkung auf.

Klinik: Ein Wundstarrkrampf ist *Folge einer Verletzung.* Zwischen Verletzung und Infektion und ersten klinischen Symptomen (Unruhe, Weinerlichkeit, Schluckstörungen, muskuläre Verspannung) liegt die Inkubationszeit, zwischen Beginn der Symptomatik und erstem Krampfanfall die Anlaufzeit. Vor allem letztere ist zur *Prognose* heranzuziehen: Je kürzer sie ist, desto schwerer wird in der Regel der Verlauf.

Zunehmender muskulärer Hypertonus führt zu *Trismus* (typisch ist die vom vestibulum oris aus tastbare beidseitige harte Masseterkante), *Opisthotonus*, Lordose und schließlich brettharte Bauchdecken, der „Risus sardonicus" tritt im Krampf deutlicher hervor. Schließlich löst jeder geringste akustische, optische oder taktile Reiz vorwiegend tonische Krampfanfälle aus, die in akuter Hypoxie jederzeit den Tod verursachen können, oder der Patient verstirbt an Pneumonie, Hyperthermie, Aspiration oder cerebraler Schädigung durch Hypoxie, falls nicht rechtzeitig behandelt wird. Gibbusbildung als Folge von Wirbelkörperserienfrakturen waren früher häufig Zeichen überstandenen Wundstarrkrampfes.

Die *Diagnose* ist klinisch meist leicht zu stellen, zu Verwechslungen führen entzündliche Prozesse des Mund- und Rachenraumes oder Intoxikationen mit Tranquilizern. In Zweifelsfällen kann die Elektromyographie helfen, ein verbreitertes und vergrößertes Reflexpotential sowie die Verkürzung der "Silent period" sind typisch für Tetanus.

Eine spezifische *Therapie* gibt es nicht. Humanes Antitetanusgammaglobulin (500–1000 mg intramuskulär, eventuell als Tropfinfusion in Elektrolytlösung über mehrere Stunden intravenös), Wundexcision (verstümmelnde Eingriffe sind heute nicht mehr gerechtfertigt!) und Antibiotica zeigen keinen sicheren Effekt. Tetanustoxoid *ohne* Adsorbat (Nativtoxoid) scheint erfolgreicher zu sein und möglicherweise bereits im Organismus fixiertes Toxin, das nach bisheriger Vorstellung nicht mehr auslösbar erschien, durch kompetitive Blockierung der Receptoren zu verdrängen. Ein Versuch mit Nativtoxoid (0,5 ml tgl. über einige Tage) ist nach heutiger Erkenntnis gerechtfertigt.

Die sicherste *Therapie* ist nach wie vor die *symptomatische Behandlung* entsprechend dem *Schweregrad der Erkrankung.*

Schweregrad I: (leichter Tetanus): Optisthotonus, Trismus, Lordose, Schluckbeschwerden, allgemeine Muskelrigidität.

Therapie: Sedierung ausreichend.

Schweregrad II: (mittelschwerer Tetanus): Erhebliche Muskelrigidität bis zur Grenze der Ateminsuffizienz, leichte Krampfneigung.

Therapie: Sedierung, sorgfältige Überwachung.

Schweregrad III: (schwerer Tetanus): Starke Muskelrigidität, Ateminsuffizienz, generalisierte Krämpfe, Kreislauflabilität.

Therapie: Sedierung, Relaxation, künstliche Beatmung, sog. Intensivtherapie.

Jeder Verdachtsfall muß unverzüglich in ein kompetentes *Beatmungszentrum* verlegt werden, eine Zunahme der Symptomatik ist jederzeit möglich. Das therapeutische Risiko durch krankheitsbedingte Komplikationen und technische Schwierigkeiten ist extrem hoch. Dennoch werden heute Erfolgsquoten bis zu 80% erreicht.

Prophylaxe: Die *aktive Schutzimpfung* vor einer Infektion ist eine der sichersten Schutzimpfungen überhaupt. Sie erfolgt mittels Tetanustoxoid (entgiftetes Tetanustoxin) und läßt sich von der Geburt bis ins Alter lückenlos fortsetzen.

Das *Neugeborene* ist im ersten Trimenon durch mütterliche Antikörper geschützt, wenn während der zweiten Hälfte der Gravidität eine Schutzimpfung durchgeführt wurde. Schon im ersten Trimenon kann die auch später jederzeit durchführbare Grundimmunisierung erfolgen, die nach der 3. Toxoidgabe abgeschlossen ist: Erstinjektion von 0,3–0,5 ml Tetanustoxoid, nach (2–) 4 (–6) Wochen Zweitinjektion von 0,3–0,5 ml Tetanus-Toxoid. Die dritte Injektion von 0,3–0,5 ml wird spätestens nach einem halben Jahr gegeben, da nach zwei Injektionen für das zweite Halbjahr kein sicherer Schutz vorliegt. Spätestens nach 5 Jahren (Schulanfang!) Auffrischung des Impfschutzes durch erneute Toxoidinjektion (0,5 ml), weitere Auffrischung 10 Jahre danach.

Die Grundimmunisierung erfolgt heute praktischerweise als Simultanimmunisierung gleichzeitig gegen Poliomyelitis, Pertussis, Diphtherie und Masern.

Die *Prophylaxe im Verletzungsfall* bleibt immer unsicher, obwohl die Wundexcision innerhalb der ersten 4 Std und die Zufuhr von Tetanusantitoxinen z. B. 250–500 mg Tetagam bei gleichzeitiger aktiver Immunisierung an anderer Körperstelle gemäß dem obigen Schema einen gewissen Erfolg verspricht. Tetanusantitoxin ist um so wirksamer, je früher die Schutzschwelle im Organismus aufgebaut ist, je früher es also gegeben wurde. Die Applikation möglichst vor, spätestens während der Wundversorgung ist dringend anzuraten.

Die Anwendung früher verwendeter tierischer *Tetanusantitoxine* (Pferd, Rind, Hammel) ist heute nicht mehr zulässig (zu kurze Wirkungsdauer, Allergiegefahr).

Im *Verletzungsfall* ist die Impfanamnese meistens unklar. In Zweifelsfällen und nach früherer, einmaliger Injektion von Tetanustoxoid muß passiv (Tetanusantitoxin) und aktiv (Tetanustoxoid) immunisiert werden. Zwei frühere Toxoidinjektionen mit Intervall von mehr als 6 Wochen sind ebenfalls unsicher und als nicht ausreichend anzusehen.

Als Grundsatz sollte gelten: Im Zweifelsfall Behandlung des Verletzten wie bei Ungeimpften mit aktiver und passiver Schutzimmunisierung, eine Kontraindikation gegen ein solches Vorgehen besteht nicht. Bei — sehr seltenen, nach excessiv häufigen (und dann unnötigen) Auffrischinjektionen — auftretenden Unverträglichkeitsreaktionen auf Toxoid kann man auf Nativtoxoid ausweichen. Die Unverträglichkeit beruht meist auf dem beigegebenen Aluminiumadsorbat. Als minimale Auffrischdosis sind 0,2 ml Adsorbatimpfstoff und 0,5 ml Fluid-(Nativ)-Toxoid erforderlich. Intramuskuläre Injektion sollte der subcutanen gegenüber bevorzugt werden, da sie zu geringerer Komplikationsquote führt.

VII. Narkose und Lokalanaesthesie

Dem Arzt stehen auch für das Kind heute differente Narkoseverfahren zur Verfügung. Nach wie vor ist aber die *Narkosesicherheit* mehr vom Können und der Erfahrung des Ausübenden als von den angewandten Medikamenten abhängig.

Jede Narkose beginnt mit der *Voruntersuchung*. Sie kann ausführlich sein, angefangen von der Anamnese bis zur körperlichen Inspektion und Einsicht in vorliegende Befunde, muß sich aber u. U., wie in der Traumatologie nicht selten, auf kurze Orientierung über den aktuellen Zustand des Patienten beschränken. Trotzdem sollte die Frage nach der Narkosefähigkeit gestellt werden. Zu ihrer Beantwortung sind die am Anfang dieses Kapitels aufgestellten Punkte heranzuziehen. Das Risiko zwischen sofortigem Narkosebeginn mit nachfolgender Operation muß gegenüber dem Gewinn oder auch Nachteil längerer Vorbereitungszeit von Fall zu Fall abgewogen werden. Die Entscheidung wird vielfach zugunsten sofortiger Narkose ausfallen.

Viele unmittelbar notwendige, mit Schmerzen verbundenen Notmaßnahmen wie das Anlagen einer Thoraxdrainage oder eine Venae sectio lassen sich in einer, wegen der vorliegenden Verletzung (z.B. Blutung im Abdominalraum) sowieso notwendigen Narkose leicht durchführen. Auch die Steuerbarkeit moderner Narkosen erlaubt den Entschluß leichter zu finden. Andererseits kann die „Demaskierung des Kreislaufs" bei Narkosebeginn etwa nach Barbiturateinleitung zu bedrohlicher Situation führen, die fatal endet, wenn nicht rechtzeitig eine intravenöse Volumenzufuhr gewährleistet ist. So wird sich die Reihenfolge des Geschehens nach dem Zustand des Patienten, Geschick, Erfahrung und örtlichen Gegebenheiten richten.

Zur *Narkosevorbereitung* gehört die Überprüfung der Funktionen des Narkoseapparates, der Sauerstoffreserven und der Reserve an Narkosegasen bzw. -dämpfen. Medikamente und Infusionen für den Notfall, Tuben, Laryngoskope, Absauggeräte und Absaugkatheter müssen griffbereit liegen.

Welche Laryngoskope und welche Tuben verwendet werden, wird von der Erfahrung des einzelnen abhängen. Günstig ist, wenn bei technisch erschwerter Intubation auf mehrere verschieden gebogene und gerade Spatel zurückgegriffen werden kann. Tuben sollten einen möglichst kleinen Totraum, Knicksicherheit und Schutz vor Wirbelbildung der Atemgase bieten. Blockbare Tuben werden erst etwa ab dem 5.–6. Lebensjahr benützt, bei kleineren Kindern wird eine Abdichtung bei richtiger Wahl der Tubusgröße (Lebensjahr + 20) auch ohne Cuff erreicht.

Früher häufig verwendete Kindersysteme (Stephen-Slater, Jackson Rees, To and fro-System mit Absorber u.ä.) sind in Deutschland durch ein inzwischen vielfach bewährtes Gerät ersetzt, das auf dem Prinzip des offenen Systems als modifiziertes T-Stück konstruiert wurde (Narkoseausrüstung für Kleinkinder nach Dr. KUHN, Fa. Dräger; Lübeck). Bei einem gegenüber dem erforderlichen Atemminutenvolumen um das 2,5–3fache erhöhten zufließenden Gasvolumen wird die anfallende Kohlensäure genügend ausgespült. Das System kann von Neugeborenen an bis zu etwa 4–6jährigen Kindern eingesetzt werden. Größere Kinder werden wie Erwachsene mittels absorberhaltigen Kreissystemen beatmet.

Zur Vorbereitung der Kinder gehört die *Prämedikation*. Obwohl manche Narkotica (z.B. Halothane) eine vagolytische Komponente besitzen, sollte auf eine Vagusdämpfung nicht verzichtet werden, um Speichelsekretion und kardiale Effekte durch den in Narkose überwiegenden Vaguseffekt zu verhindern (Atropin 0,01 mg/kg KG). Bei fiebernden Kindern wird besser auf Atropin verzichtet, um einen zusätzlichen Wärmestau zu vermeiden. Zur Sedierung haben sich Promethazin, Triflupromazin, Chlorprothixen oder Droperidol, zur Analgesie Pethidin oder Fentanyl bewährt. Unter Zeitdruck und bei schlechten Kreislaufverhältnissen ist die intravenöse Gabe günstiger (etwa 1/3–1/2 der Normdosis).

Für den Einzelfall sind die *Vor- und Nachteile der verschiedenen Narkoseverfahren* abzuwägen. Prinzipiell ist bei Kindern der *Intubation und künstlichen Beatmung* der Vorrang zu geben (kleiner Totraum, Schutz vor Aspiration, kein Energieverlust). Eine Narkoseeinleitung mit Barbiturat (Thiopental als 2,5%ige Lösung oder Methohexital, Dosierung streng nach Wirkung, Vorsicht im Schock) ist grundsätzlich möglich, bleibt aber meist älteren Kindern vorbehalten. Ketamin führt zu rascher Analgesie mit Bewußtseinsverlust, schützt aber nicht absolut vor Erbrechen und Atemwegsverlegung. Die Neuroleptanalgesie im Kindesalter hat sich vor allem wegen der etwas schwierigen Dosierung nicht generell durchsetzen können.

Die *Inhalationsnarkotica* sind ausgezeichnet steuerbar. Einem Basisgemisch von Lachgas-Sauerstoff (bei kleinen Kindern im Verhältnis $N_2O : O_2 = 4000 : 2000$ ml, bei größeren $N_2O : O_2 = 2000 : 1000$ ml) wird Halothane (0,5–1,5 Vol.-%) zugegeben. Kinder schlafen damit rasch und ruhig ein und können nach einer kurzen Phase assistierter Beatmung kontrolliert beatmet werden. Cyclopropan, früher viel verwendet, halten wir wegen der Explosionsgefahr für ungeeignet.

Erst wenn sicher feststeht, daß künstlich beatmet werden kann, wird relaxiert (1 mg/kg KG Succinylcholin intravenös oder $1\frac{1}{2}$–2fache Dosis intramuskulär) und intubiert.

Da der kindliche Ringknorpel im vorderen Trachealbereich prominent ist, dreht man bei Einführungsschwierigkeiten die abgeschrägte Seite der distalen Tubusöffnung zur vorderen Trachealwand, der Tubus kann in der Regel dann leicht vorgeschoben werden.

Die *nasale Intubation* (vor allem zur Langzeitbeatmung oder bei Gesichtsverletzungen) gelingt leichter, wenn die vorangehende Spitze des Tubus medial am Nasenseptum entlang geführt wird, die distale Abschrägung also nach lateral zeigt. Nach Erreichen des Rachenraums wird der Tubus um 90° gedreht, so daß die Schräge nach oben zeigt und das Tubusende zwanglos in den hinteren Rachenraum führt. Von dort läßt sich der Tubus nach erneuter Drehung um 90°

blind oder unter Sicht (mit Laryngoskop und Magill-Zange) in die Trachea einführen.

Kinder mit vollem Magen läßt man vor Narkosebeginn reinen Sauerstoff atmen und unter Spontanatmung einschlafen, relaxiert (langsame Succinylcholininjektion, um Druckerhöhung im Abdomen während der Depolarisationsphase zu vermeiden!) und intubiert ohne vorherige Beatmung, um Lufteinblasung in den Magen mit nachfolgender Regurgitation zu vermeiden. Das Verfahren sollte Geübten vorbehalten bleiben!

Die intraoperativ notwendige *Relaxation* wird mit dem Mittel der Wahl durchgeführt: Succinylcholin (bei Repetierdosen Bradykardien oder tachykarde Reaktion, die kontrolliert werden müssen), Alcuronium (Alloferin), Hexcarbacholin (Imbretil) oder Curare.

Succinylcholin setzt bei schwer Traumatisierten (besonders Verbrennungsverletzte, Polytraumatisierte mit Sekundärinfektionen) etwa ab der 3. bis zur 9.–10. Woche akut Kalium-Ionen frei (Anstieg im Blut bis fast 10 mVal/l!), mehrere Fälle von Herz-Kreislaufstillstand sind bekannt.

Die *Extubation* nach Beendigung des Eingriffs darf nur bei ausreichender Spontanatmung erfolgen, wenn die Kinder wach und ansprechbar im Vollbesitz ihrer Reflexe sind. Erbrechen mit noch liegendem Tubus ist unangenehm, aber harmlos, ohne Tubus kann eine Aspiration möglich sein. In Zweifelsfällen wird der Tubus belassen und angefeuchtete, eventuell mit Sauerstoff angereicherte Luft zugeleitet.

Nach Intubationsnarkosen (oder Langzeitintubation) kann sich — oft erst nach Stunden — ein *Stridor* entwickeln, der bis zu Cyanose und schwerer Dyspnoe führen kann, bedingt durch technisch schwierige Intubation, Druckläsion der Trachea, auch latente Infekte. Eine gewisse Prophylaxe bietet die Wahl eines eher kleineren als stramm sitzenden Tubus. Die Therapie besteht in Sedierung, angefeuchteter Atemluft,

eventuell Corticoide (Decortin 30–50 mg 2–3 × täglich, 1–2 Tage lang) und Antihistaminica, u.U. lokal Otriven o.ä. Bei schwerer Atemnot muß erneut (mit kleinem Tubus) intubiert werden, meist kann nach 24–48 Std die endgültige Extubation erfolgen.

Die *Überwachung der körpereigenen Regulationen* muß ebenso sorgfältig erfolgen wie die Kontrolle der in Narkose bewußt ausgeschalteten Körperfunktionen. Atmung, Kreislauf, Nierenfunktion, Körpertemperatur, Augen und Haut dürfen keine zusätzliche Schädigung erleiden. Insoweit ist beim traumatisierten, vital gefährdeten Kind kein prinzipieller Unterschied der Betreuung in Narkose gegenüber der Zeit zuvor und danach. Kontrollgeräte (Monitoren für EKG, Pulsfrequenz, Temperatur, Atmung (Receptoren für Thoraxbewegung, URAS zur CO_2-Kontrolle), Druckmonitoren für den Respirationstrakt und den Kreislauf) erleichtern die Überwachung, führen aber möglicherweise zu verminderter Aufmerksamkeit dem Patienten gegenüber.

Narkosezwischenfall: Auch bei völlig unauffälligem Narkoseverlauf können plötzliche, oftmals unerwartete Komplikationen auftreten, deren Genese zunächst unklar bleiben kann. Nicht selten sind sie technischer Art: Überdosierung von Narkosegasen, Störungen der Sauerstoffversorgung bzw. Kohlensäureelimination, Verlegung der Atemwege, Abgang von Konnektoren, Sekretborken im Tubus, Abknickung oder Dislokation des Tubus. Läßt sich die Situation nicht sofort klären und bereinigen, wird der Tubus entfernt, der Patient über Maske beatmet und neu intubiert. Bei unklarer Cyanose des Patienten oder sonstwie gestörter Sauerstoffzufuhr muß *sofort* die Verbindung Apparat-Patient getrennt werden, der Patient wird Mund-zu-Tubus beatmet, bis die Störung erkannt und beseitigt ist. Bei drohendem oder eingetretenem Kreislaufstillstand sofortiges Absetzen aller

Narkotica, Beatmung mit reinem Sauerstoff, eventuell Herzdruckmassage und sonstige Wiederbelebungsmaßnahmen.

Lokalanaesthesie: Verfahren örtlicher Betäubung wie *Infiltrations- oder Leitungsanaesthesie* werden in der Kindertraumatologie, abgesehen von kleinen Eingriffen wie Venae sectio, zunehmend durch die vielfältigen und heute sicheren Narkosemöglichkeiten verdrängt. Leitungsanaesthesien werden von den kleinen Patienten tapfer ertragen, eine Narkose ist in der Regel für alle Beteiligten aber angenehmer. Nach Substanzen wie Prilocain (Xylonest), Lidocain (Xylocain) oder Mepivacain (Scandicain) sind allergische und toxische Komplikationen möglich, die Hämiglobinbildung darf bei regelrechter Dosierung klinisch vernachlässigt werden.

Für *Zwischenfälle mit Lokalanaesthetica* gilt: Bei Krämpfen Barbiturate, in bedrohlicher Situation Beatmung, eventuell nach Relaxation. Nach Überdosierung sind besonders bei Lidocain Asystolien zu befürchten.

VIII. Klinischer Tod und Bestimmung des Todeszeitpunktes

Durch die Möglichkeiten heutiger *Wiederbelebungsmethoden* sind die *Grenzen des Lebens* und der *Beginn des Todes* unklar und unsicher geworden. Als *„klinischer" Tod* wird heute jener Zustand bezeichnet, in dem ein funktioneller Stillstand von Herztätigkeit und Atmung während eines Zeitabschnittes besteht, in dem eine Wiederbelebung grundsätzlich noch möglich erscheint. Sind einzelne Organsysteme funktionslos, kann dieser Zustand mit Begriffen „Individualtod", „Organtod", „Partialtod" bezeichnet werden. Unter diesen Aspekten wird es zunehmend schwieriger, unter den Bedingungen einer akuten oder chroni-

schen Wiederbelebung den Todeszeitpunkt genau zu definieren, zumal eine verbindliche gesetzliche Regelung nicht vorliegt. Als entscheidendes Kriterium wird zunehmend der *Hirntod* gefordert, dessen Feststellung folgende klinische Symptome erlauben:
Atemstillstand,
erloschene Eigen- und Fremdreflexe, beidseitige Mydriasis,
isoelektrisches EEG trotz angemessener Verstärkung,
Fortdauer der Kriterien über 12–24 Std.

Zur weiteren Absicherung kann die Carotisangiographie, besser beidseitige Carotis- und Vertebralisangiographie herangezogen werden.

Erst wenn ein Krankheitsverlauf so weit fortgeschritten ist, daß mit Sicherheit eine desolate *Irreversibilität* vorliegt, ist — heute auch nach mehrheitlicher juristischer Übereinstimmung — der behandelnde Arzt berechtigt, eine Respiratortherapie zu beenden, obwohl es ärztliche Grundforderung bleibt, Leben unter allen Umständen zu erhalten.

Literatur

DINES, D. E., TITUS, J. L., SESSLER, A. D.: Aspiration pneumonitis. Mayo Clin. Proc. **45**, 347–360 (1970).

DOESEL, H.: Fremdkörperaspiration im Kindesalter, 1. u. 2. Fortschr. Med. **90**, 61–64, 92–96 (1972).

EWERBECK, H.: Die parenterale und enterale Ernährung des Säuglings und Kleinkindes bei chirurgischen Erkrankungen. Chirurg **43**, 393–397 (1972).

EYRICH, K.: Die Klinik des Wundstarrkrampfes im Lichte neuzeitlicher Behandlungsmethoden. Anaesth. u. Wiederbel., Bd. 43. Berlin-Heidelberg-New York: Springer 1969.

GRAY, T. C., NUNN, J. F.: General Anaesthesia. Vol. 2, Clinical Practice 3 rd ed. London: Butterworths 1971.

GREUEL, H.: Das Krankheitsbild der Magensaftinhalation (Mendelson-Syndrom). Dtsch. med. Wschr. **95**, 1728–1731 (1970).

HABERMANN, E.: Pharmakokinetische Besonderheiten des Tetanustoxins und ihre Beziehungen zur Pathogenese des lokalen bzw. generalisierten Tetanus. Naunyn-Schmiedebergs Arch. Pharmak. exp. Path. **267**, 1–19 (1970).

HARDER, H. J., WEINER, C.: Fremdkörperaspiration im Kindesalter. Chir. Praxis **9**, 363–369 (1965).

HEGENDÖRFER, U., DIETZEL, W., STOECKEL, H.: Pathophysiologie und Therapie bei Ertrinkungsunfällen. Prakt. Anästh. Wiederbel. **5**, 260–272 (1970).

KUCHER, R., STEINBEREITHNER, K.: Intensivstation, -pflege, -therapie. Stuttgart: Thieme 1972.

KÜGLER-PODELLEK, J., RODEWALD, G., HORATZ, K., KÜGLER, S., MÜLLER-BRUNOTTE, P.: Erfolgreiche Wiederbelebung bei Ertrinken im Eiswasser. Dtsch. med. Wschr. **90**, 74–80 (1965).

LAUSBERG, G.: Posttraumatische zentrale Hyperthermie und Hypothermie. Act. Chir. **5**, 353–358 (1970).

LUNSGAARD-HANSEN, P.: Sauerstoffversorgung und Säure-Basenhaushalt in tiefer Hypothermie. Anaesth. u. Wiederbel., Bd. 12. Berlin-Heidelberg-New York: Springer 1966.

MAYRHOFER, O.: Die Anaesthesie beim Neugeborenen und Säugling. Anästh. Prax. **3**, 101–107 (1968).

MÖSE, J. R., DOSTAL, V.: Die immunologischen Reaktionen bei manifestem Tetanus. Wien. med. Wschr. 504–507 (1972).

RACENBERG, E., SEWALD, M. E., BÜCH, U.: Anästhesieprobleme bei neurochirurgischen Eingriffen im Säuglingsalter. Klin. Päd. **184**, 350–357 (1972).

RACKOW, H., SALANITRE, E.: Modern concepts in pediatric Anesthesiology. Anesthesiology **30**, 208–234 (1969).

SCMIDT, G.-W.: Komplette Stickstoff-Bilanzen und Aminosäuren-Analysen bei Säuglingen. Fortschr. Med. **89**, 351–356 (1971).

SCHROEDER, H. G., FORBES, A. R.: Massive blood replacement in neonates and children. Brit. J. Anaesth. **41**, 953–961 (1969).

SMITH, R. M.: Anaesthesia for infants and children. St. Louis: Mosby 1959.

SMITH, R. M.: The critically ill child: Respiratory arrest and its sequelae. Pediatrics **46**, 108–116 (1970).

STUCKI, P., JOST, P., MÜHLEMANN, W.: Der Ertrinkungsunfall. Schweiz. Rundschau Med. (Praxis) **51**, 1573–1579 (1972).

WÀHLIN, À., WESTERMARK, L., van der VLIET, A.: Intensivpflege, Intensivtherapie. Berlin-Heidelberg-New York: Springer 1972.

WEISSAUER, W., OPDERBECKE, H. W.: Tod, Todeszeitbestimmung und Grenzen der Behandlungspflicht. Anästh. Inform. **14**, 2–19 (1973).

Beurteilung und Behandlung akuter Vergiftungen

F. Borbély, J. P. Lorent und J. Velvart

I. Beurteilung der quantitativen Toxicität bei der Giftaufnahme

Erste Aufgabe des bei tatsächlicher oder vermuteter Giftaufnahme angerufenen Arztes ist die Einschätzung der quantitativen Gefährdung. Grundsätzlich liegt eine der drei folgenden Situationen vor:

Falscher Alarm (Art und Menge der aufgenommenen Noxe für Pat. subtoxisch oder Symptome bzw. Latenzzeit nicht dem Wirkungsspektrum der angeschuldigten Noxe entsprechend).

Vergiftung in der symptomfreien Latenzperiode (Art und Menge der aufgenommenen Noxe für Pat. toxisch).

Manifeste Vergiftung (Symptome entsprechen dem Wirkungsspektrum der aufgenommenen Noxe).

Auch die Existenz von Giftinformationszentralen kann dem gerufenen Arzt die Erhebung einer sorgfältigen Anamnese unter Berücksichtigung der örtlichen Umstände nicht ersparen. Die Verantwortung für das Los des Patienten bleibt beim örtlichen, über die bestmögliche Einsatzbereitschaft verfügenden Arzt, bis der Pat. entlassen oder hospitalisiert ist.

1. Telefonische Erhebungen des Arztes

Was und wieviel? Markennamen von Handelsprodukten sind mit all ihren Zusatzbezeichnungen (z.B. „Neu" oder „Fertigköder") buchstabieren zu lassen. Der Name des Herstellers und der genaue Verwendungszweck der inkriminierten Mittel können die Beurteilung der Toxicität erleichtern. Falls die Zusammensetzung des oder der Mittel nicht bekannt ist, kann die Giftinformationszentrale[1] helfend eingreifen. Das gleiche gilt für Mittel, die nicht verpackt, nicht beschriftet oder falsch verpackt sind. Auch bei Pflanzen, Tieren und fraglichen Nahrungsmittelvergiftungen kann die Giftinformationszentrale anhand einer guten Beschreibung wertvolle Identifikationshilfe leisten.

Quantitative Angaben von Laien sind mit größter Vorsicht aufzunehmen: Meist sind gezielte Rückfragen erforderlich (hat der Anrufer die Einnahme beobachtet, welche Menge war schätzungsweise vor dem Ereignis im Behälter, wieviel verbleibt darin usw.). In vielen Fällen läßt sich dadurch die maximal mögliche eingenommene Menge in unerwarteter Weise präzisieren.

Nicht näher definierbare Mengenangaben von Laien können wie folgt gewertet werden:

Schluck	0,3 ml/kg Körpergewicht
Tropfen	0,05 ml
Kaffeelöffel	4,5 ml
Eßlöffel	15 ml
Likörglas	25–50 ml
Wasserglas	200 ml
Bierglas	300 ml

Wer? Entscheidend für die Beurteilung der Gefährdung ist die Erhebung von Körpergewicht und Alter des Patienten. Vorbestehende Krankheiten können zu einer veränderten Empfindlichkeit führen. Nach einer eventuellen Prämedikation ist zu fragen.

---

[1] Telefon-Nummern von Giftinformationszentralen im deutschen Sprachraum s. S. 62/63.

Wie? In der Praxis lassen sich bei vielen Stoffen die letalen Dosen je nach Aufnahmeweg mit folgenden Faktoren dividieren: peroral Faktor 1, subcutan Faktor 3, intravenös Faktor 10, percutan Faktor 0,1–0,5. Per rectum und per vaginam liegt die Toxicität ähnlich wie per os. Besonders bei Unfällen mit Flüssigkeiten ist zu beachten, daß der Anrufer angesichts der peroralen Aufnahme vergessen kann, mögliche Augenspritzer zu erwähnen.

Wann? Präzise zeitliche Angaben erleichtern die Beurteilung wesentlich. Während lokale Reizwirkungen, vor allem bei Ätzstoffen, in der Regel binnen einiger Minuten auftreten, folgen die resorptiven Wirkungen von Giftstoffen nach sehr unterschiedlichen symptomfreien *Latenzzeiten*[1] (bei Nahrungsmittelvergiftungen vor allem auch diagnostisch wichtig).

Was noch? Sind schon Symptome aufgetreten? Wann, welche, in welcher Reihenfolge? Wurde schon erste Hilfe geleistet? Wie? Sind noch Packungs- oder Giftreste bzw. Erbrochenes vorhanden?

Sind die verantwortlichen Wirkstoffe genau und die verantwortlichen Mengen ungefähr abgeklärt, so sind Angaben über deren Toxicität zu beschaffen. Ausgehend von den in der Literatur genannten *harmlosen oder therapeutischen Dosen* einerseits, und von den *letalen Dosen* (LD, bzw. MLD für minimale letale Dosis) andererseits, kann der Grad der Gefährdung — unter Berücksichtigung des Körpergewichtes des Patienten — grob abgeschätzt werden. Fehlen solche Angaben, so ist die Giftinformationszentrale geeignet, sie zu beschaffen. Häufig liegen dort aufgrund zahlreicher ärztlicher Berichte auch praktische Erfahrungen über die *minimalen toxischen Dosen* vor.

In Kenntnis des Wirkungsspektrums[2] der verantwortlichen Noxen können nun die ersten Maßnahmen eingeleitet werden.

---

[2] Im Zweifel toxikologische Werke oder Giftinformationszentrale konsultieren.

2. Telefonische Anordnungen des Arztes

Unabhängig davon, ob sich der Arzt — wegen fortbestehenden Unklarheiten über die örtliche Situation bzw. wegen des Zustandes des Pat. — zu einem persönlichen Besuch entscheidet, oder ob er das Kind in seine Praxis bestellt, wird er vorher schon telefonisch nützliche Anweisungen erteilen können:

Bei eingenommenen Stoffen

Ätzstoffe: sofortiges Trinkenlassen von Wasser oder Milch (konzentrierte Säuren wenigstens 100fach, Laugen 60fach verdünnen). *Kontraindikation:* chemischer Neutralisationsversuch.

Nicht-ätzende Stoffe: bei klarem Bewußtsein Brechversuch (Salzwasser + mechanische Reizung). *Kontraindikationen:* Krampfgifte, Lösungsmittel und Petroldestillate, Detergentien und andere Schaumbildner. Bei gestörtem Bewußtsein Bauchlage, Kopf seitlich, Freihaltung der Atemwege.

Bei Einatmung von Gasen und Dämpfen

frische Luft, Patient warm zudecken. Bewegung vermeiden;

bei gestörtem Bewußtsein Lagerung wie oben, bei Atemstörungen Beatmung mit der am besten beherrschten Methode.

Bei Hautkontakt

Entfernung der Kleider, Waschung (nur mit Wasser), dann Patient zudecken;

bei Ätzstoffen 10minütige Wasserspülung (zum Schutz des Helfers evtl. Gummihandschuhe empfehlen).

Bei Augenspritzern

Augen unter mäßig fließendem lauwarmem Wasserstrom spülen; mit der freien Hand Augenlider offenhalten;

bei Ätzstoffen 10 min lang (!) spülen lassen. Erfolgt die Spülung nicht sofort (schon durch den Laien) und anhaltend, so droht bei einem pH $< 2,5$ oder $> 11,5$ eine irreversible Hornhautschädigung.

Warnung vor zusätzlichen Schädigungen

bei lipoidlöslichen Stoffen[3] vor Milch warnen;

bei bewußtlosen Patienten vor dem Einflößen von Flüssigkeiten (z. B. Alkoholica) warnen;

bei Krämpfen oder Delirien Selbstschädigung des Patienten verhüten;

bei Erbrechen adäquate Lagerung zur Verhinderung der Aspiration;

Abkühlung oder Überhitzung des Patienten vermeinden;

den Patienten vor Aufregung, Streß, unnötiger Bewegung und schmerzhaften Reizen schützen.

Giftreste asservieren lassen

aufgenommene oder verdächtige Stoffe, Packung, Erbrochenes, Stuhl und Urin.

3. Persönlicher Augenschein

Zusammen mit der Untersuchung des Patienten liefert der persönliche Augenschein am Ort des Ereignisses die optimalen Voraussetzungen zu einer adäquaten Beurteilung der Gefährdung. In klar übersehbaren Fällen wird dagegen die Untersuchung oft in der Praxis erfolgen. Anhand der gemachten Feststellungen ist jetzt zu entscheiden, ob es sich um einen falschen Alarm (keine Behandlung), um eine mögliche oder gesicherte Vergiftung in der Latenzperiode (prophylaktische Anbehandlung) — oder um eine manifeste Vergiftung (erste ärztliche Sofortmaßnahmen) handelt.

Fällt der Entscheid einer Hospitalisation, so ist der dazu notwendige Zeitbedarf abzuschätzen. Diese Zeit vor dem Transport (und wenn nötig während des Transports) ist für die wichtigsten ersten ärztlichen Maßnahmen zu nützen.

Im Vordergrund stehen Dekontamination, Giftadsorption, Förderung der Ausscheidung — und wenn nötig Stützen der Vitalfunktionen. In wenigen Fällen kann in dieser Phase bereits auch eine antidotale Therapie eingeleitet werden.

II. Grundsätze der Behandlung akuter Vergiftungen

Eine Reihe ausschlaggebender Maßnahmen kann größtenteils in der Praxis durchgeführt oder wenigstens eingeleitet werden:

1. Allgemeine Grundsätze

a) Dekontamination

Bei Verunreinigung der Haut sind die vom Laien durchgeführten Maßnahmen zu überprüfen und zu ergänzen.

Bei Augenspritzern ebenfalls; sterile Fluoresceintropfen sind geeignet zur Sichtbarmachung von Hornhautschädigungen.

Bei Inhalation von Gasen und Dämpfen sind frische Luft, warme Bekleidung und Ruhe wichtig; Bekämpfung des Reizhustens; wenn nötig Aufrechterhaltung der Atmung (s. S. 49).

Bei subcutaner und intramuskulärer Injektion proximal abschnüren, umspritzen mit 1 ml einpromilliger Adrenalinlösung, evtl. als Vorbereitung einer Excision. *Paravenös injizierte Stoffe*, die infolge ihrer Konzentration lokale Gewebsschäden verursachen können, aber keine gefährliche systemische Wirkung haben[4], können mit Hyaluronidase 150–400 IE in physiologischer NaCl-Lösung durch Infiltration lokal verdünnt werden.

Bei anal eingeführten Giften ist ohne Zeitverlust ein hoher Einlauf durchzuführen.

Bei peroraler Aufnahme von Wirkstoffen ist die rechtzeitige Entleerung des Magens

---

[3] Im Zweifel toxikologische Werke oder Giftinformationszentrale konsultieren.

[4] Im Zweifel toxikologische Werke oder Giftinformationszentrale konsultieren.

(vor der Hospitalisation!) für die Prognose entscheidend:

Die Magenspülung: Sie ist indiziert in denjenigen Fällen, wo sie ohne Zeitverlust durch ein geübtes Team durchgeführt werden kann, und insbesondere bei folgenden Situationen:

1. Aufnahme einer als bedrohlich zu betrachtenden Giftmenge nach erfolglosem Brechversuch,
2. Metaldehyd und andere Stoffe, die an der Magenwand haften,
3. semikomatöse oder komatöse Patienten unter gleichzeitiger Intubation,
4. eine wiederholte Magenspülung ist bei recyclisch resorbierten Stoffen (z. B. Antipyrin, Arsen, Blei, Eisenverbindungen, Formaldehyd, Morphin und Verwandte, Quecksilbersalze, Salicylate) indiziert.

Die Magenspülung ist *kontraindiziert* bei:

1. korrosiven Stoffen (starke Säuren und Laugen) bei Zeichen lokaler Wirkung im Rachen (wenige Minuten nach der Einnahme besteht noch keine Kontraindikation),
2. Petroldestillaten und anderen Lösungsmitteln bei deutlich subletalen Mengen (unter 1 ml/kg Körpergewicht für Petroldestillate),
3. manifesten oder imminenten Krämpfen (zuerst Sedierung durchführen),
4. schwerem Schock (zuerst diesen korrigieren) oder schweren kardiopulmonalen Erkrankungen.

Methodik: 1 Glas Wasser trinken lassen, Tubus einführen (bei hartnäckiger Mundtrockenheit eingeölt), linksseitige leichte Trendelenburg-Lage, Gesicht nach unten, dann Mageninhalt mit Spritze aspirieren. 100–150 ml Wasser oder physiologische NaCl-Lösung (bei Säuglingen von 1–6 Monaten 60–130 ml) einflößen. Patienten um Längsachse rotieren, absaugen und Prozedur wiederholen, bis Flüssigkeit klar zurückkommt (in der Regel ca. 20 Wiederholungen). *Die Magenspülung mit Leitungswasser (bei Kleinkindern mit physiologischer NaCl-Lösung) in den ersten 10 min ist wirksamer als später mit dem besten lokalen Antidot!* Als *Lokalantidote* (Zusätze zur Magenspülflüssigkeit) kommen in Frage:

bei aliph. Kohlenwasserstoffen	Paraffinöl (nach Spülung 3 ml/kg im Magen hinterlassen)
bei Alkohol	Natriumbicarbonatlösung 2–5 %
bei Bariumsalzen	Natriumsulfat 10 %
bei Blei	Natriumsulfat 3 %
bei Detergentien	Paraffinöl, Dimethylpolysiloxan
bei Fluoriden	Calcium (Kalkwasser) oder 15 bis 30 g Calciumgluconat in 100 ml Wasser
bei Formaldehyd	1 % Ammoniumcarbonat und 2 % Natriumcarbonat
bei Javelle-Wasser	Natriumthiosulfat 2–5 %
bei Jod	Stärke oder Natriumthiosulfat 1 %
bei Kupfer	Kaliumferrocyanid 0,1 %
bei Laugen	Fruchtsäfte
bei Metaldehyd	Natriumbicarbonatlösung 2–5 %
bei Oxalsäure	Calcim (Kalkwasser) oder 15–30 g Calciumgluconat in 100 ml Wasser
bei Paraquat	7 % Bentonit
bei Phenol	Paraffinöl (nach Spülung 3 ml/kg im Magen hinterlassen)
bei Phosphor (weiß)	Kupfersulfat 0,2 %
bei Quecksilberverbindungen	Na-Formaldehydsulfoxylat 5 %
bei Säuren	Milch, Al-hydroxyd
bei Silbernitrat	Physiologische Kochsalzlösung
bei Strychnin	Kaliumpermanganat 1 : 5000 frisch zubereitet und filtriert
bei Thallium	Natriumjodid 1 %

Die Emesis: Ihre Indikationen werden bei den einzelnen Methoden aufgeführt. *Kontraindiziert* ist jede Art von Emesis bei den folgenden Situationen:

1.–4. wie bei der Magenspülung angeführt,
5. antiemetisch wirkende Stoffe (außer in den allerersten Minuten),
6. Metaldehyd und andere Stoffe, die an der Magenwand haften,
7. Detergentien und andere schaumbildende Stoffe,
8. manifeste ZNS- und Atemdepression.

Die mechanisch induzierte Emesis führt selten zum Ziel und hat meist eine ungenügende Wirkung. Sie kommt als 1. Hilfeversuch bei fehlenden Hilfsmitteln in Frage. Es sollte damit jedoch nicht zuviel Zeit verloren werden. Das gleiche gilt für

die Salzwasser-Emesis, die bei kooperativen Kindern unter mechanischer Nachhilfe versucht werden kann. Dosierung: 1 Teelöffel bis 1 Eßlöffel Kochsalz in 1 Glas warmen Wassers (37 bis 40 Grad).

Die Apomorphin-Emesis ist ausgesprochen indiziert bei der Notwendigkeit einer sofortigen Magenentleerung (sicheres, ausgiebiges Erbrechen nach 4–5 min) oder bei Stoffen, gegen die sofort Adsorptivkohle verabreicht werden sollte. Dosierung: 0,1 mg/kg i.m. (Nachtrinkenlassen von 1–2 Glas Wasser). Etwa 1–2 min nach Einsetzen des Erbrechens Nalorphin (0,1 mg/kg) oder Lorfan (0,02 mg/kg) nachspritzen.

Kontraindiziert ist Apomorphin in folgenden Fällen:
1.–8. wie für jede Art von Emesis,
9. drohende ZNS-Depression,
10. *Kinder unter 1 Jahr.*

Die Ipecacuanha-Emesis ist empfehlenswert, sofern aufgrund der Umstände eine 15–20 min dauernde Wartefrist in Kauf genommen werden kann. Ihre Wirksamkeit ist mit derjenigen der Magenspülung zu vergleichen, wobei die Möglichkeit, Teile des Duodenalinhaltes zutage zu fördern, als Vorteil zu werten ist.

Wird die Ipecacuanha-Emesis ausnahmsweise durch Laien durchgeführt, so ist genaue ärztliche Instruktion erforderlich (Dosisbestimmung, Nachtrinkenlassen von Wasser, mechanische Nachhilfe in der Zeit der erwarteten Wirkung, Kopftieflage oder "spank position" über dem Knie, besonders während des Transportes).

Bei Mißerfolg der Ipecacuanha-Emesis sollte eine Magenspülung durchgeführt werden. Ein wiederholter Versuch mit Ipecacuanha ist in der Praxis kaum sinnvoll (Zeitverlust, Resorptionsgefahr). Dosierung: 10–15 ml bei Kindern bis zu 2 Jahren (Ipecac Syrup USP XVIII, mit einem Wirkstoffgehalt von 0,14%), 15–20 ml bei Kindern über 2 Jahren. Nachtrinkenlassen von 1–2 Gläsern Wasser oder Fruchtsaft.

Kontraindiziert ist die Ipecacuanha-Emesis in folgenden Fällen:
1.–9. wie bei den anderen Arten von Emesis angeführt,
10. Giftstoffe, bei denen sofort Adsorptivkohle verabreicht werden sollte (z.B. Salicylate), wobei die Kohle durch die Adsorption des Sirups dessen Wirkung aufheben würde,
11. Blausäure und andere schnellwirkende Stoffe.
12. Situationen, bei denen die Giftaufnahme längere Zeit zurückliegt (Resorptionsgeschwindigkeit und Wirkungseintritt berücksichtigen).

Die Colonirrigation und Duodenalspülung stellen eine nützliche Ergänzung zur Magenentleerung nach Aufnahme von Stoffen mit recyclischer Resorption dar.

Als Abführmittel eignet sich am besten Natriumsulfat (5–10 g in einem Glas Wasser aufgelöst). Rizinusöl ist bei Phenol-, Strychnin- oder Thalliumaufnahme indiziert.

Tierkohle ist nützlich zur Verlangsamung der Resorption. Folgende Substanzen werden durch Tierkohle gut adsorbiert (nach Arena, J.M: Modern Treatment. New York: Harper & Row, 1971):

Organische Substanzen

Aconitin	Methylenblau
Alkohol	Morphium
Antipyrin	Muscarin
Atropin	Nicotin
Barbiturate	Opium
Cantharidin	Oxalate
Chinin	Parathion
Cocain	Penicillin
Coniin	Phenol
Delphinin	Phenolphthalein
Digitalis	Salicylate
Elaterin	Strychnin
Ipecacuanha	Sulfonamide
Kampfer	Veratrin

Anorganische Substanzen

Antimon
Arsen
Jod
Kaliumpermanganat
Phosphor
Quecksilberchlorid
Silber
Titan

b) Aufrechterhaltung der Atmung

Obstruktion der Luftwege und Atemstörungen: Behandlung nach klassischen Prinzipien.

Prophylaxe des toxischen Lungenödems: Ruhe, Hochlagerung des Oberkörpers, evtl. leichte Sedation mit Phenobarbital s.c., Membranabdichtung mit Calciumgluconat i.v., O_2-Einatmung, Hydrocortison i.v. evtl. i.m. hochdosiert am 1. Tag, dann abnehmend. Antibiotische Abschirmung.

Manifestes toxisches Lungenödem: Zusätzlich Überdruckbeatmung, Furosemid hochdosiert, Verminderung der kreisenden Blutmenge durch abwechslende Stauung der Extremitäten, evtl. Aderlaß, Calciumgluconat wiederholt, hypertone Glucose i.v. oder Peritonealdialyse zur raschen Dehydrierung; Absaugen der Tracheal- und Bronchialsekrete; bei Schaumbildung 20%igen Aethylalkohol in O_2-Befeuchter. Bei Verdacht auf Herzbeteiligung zusätzlich Strophosid; O_2 bis zum Verschwinden der Cyanose; kein Cortison.

Verminderte O_2-Transportfähigkeit des Blutes: O_2-Dauerbeatmung, evtl. unter Überdruck, Austauschtransfusion

bei Kohlenoxidvergiftung mit Bildung von CO-Hb: möglichst hyperbarische O_2-Einatmung.

Methämoglobinämie: bei leichter Akrocyanose keine Therapie. Bis 40% Met-Hb: Bettruhe. Über 40% Met-Hb: Methylenblau oder Vitamin C i.v., dann mindestens 2 Std lang O_2-Einatmung oder (noch wirksamer) Frischbluttransfusion, evtl. partielle Austauschtransfusion.

Gewebeanoxie: Behandlung siehe bei „Blausäure".

Erhöhter O_2-Anspruch der Gewebe: zusätzliche Krampf- und Fieberbekämpfung.

c) Aufrechterhaltung des Kreislaufs

Schock (hypovolämischer, vasogener, kardiogener) und *Herzversagen* (Herzblock, Kammerflimmern, Herzstillstand): Behandlung nach klassischen Prinzipien.

d) Zentralnervöse Manifestationen

Schmerzen, Delirien, Krämpfe: Behandlung nach klassischen Prinzipien.

e) Allergische Manifestationen

Bei allergischen Krisen (anaphylaktischer Schock, Bronchialspasmen, Glottisödem) Adrenalin, Hydrocortison i.v., Sandosten.

f) Förderung der Ausscheidung unter Aufrechterhaltung des Milieu intérieur

Die Förderung der Diurese durch perorale Flüssigkeitszufuhr ist wenig wirksam. Erfolgreicher ist eine osmotische Diurese. Bei gewissen Stoffen (namentlich schwachen organischen Säuren) kann durch Alkalinisierung, bei anderen (namentlich

Wirksamkeit verschiedener Methoden zur Förderung der Ausscheidung (+ = bisher in mehreren Fällen wirksam, + + = ausgezeichnet wirksam)

	Alkalinisierung des Urins	Ansäuerung des Urins	Osmotische Diurese	Dialyse		Alkalinisierung des Urins	Ansäuerung des Urins	Osmotische Diurese	Dialyse
Aethylalkohol	+		+	+ +	Jodide				+
Aethylenglykol			+	+	Kaliumchlorat				+
Amanita phalloides			+ +	(36 Std.)	Kaliumdichromat				+
Amobarbital	+		+	+	Kampfer				+
Amphetamine		+	+	+	Lithium			+ +	+ +
Anilin			+	+	Mao-Hemmer				+
Arsen				+	Meprobamat			+	+
Barbital	+		+	+ +	Methaqualon				+
Blei				+	Methylalkohol	+		+	+ +
Borsäure, Borate				+ +	Methyprylon			+	+
Bromide			+ +	+ +	Natriumchlorat				+ +
Butabarbital	+			+	Nitrofurantoin				+
Chinidin		+	+	+	Paraldehyd			+	+
Chinin		+	+	+	Penicillin			+	+
Chloralhydrat			+	+	Pentobarbital	+			+
Cyclobarbital	+			+	Phenacetin			+	+
Digoxin				+	Phenobarbital	+		+	+ +
Dinitro-orthokresol				+	Primidon			+	+
Diphenylhydantoin				+	Quecksilber (lösl. Salze)				+ (+ BAL)
Eisensalze				+	Salicylate			+ +	+ +
Ergotamin				+	Secobarbital	+			+
Eucalyptusöl				+	Streptomycin			+	+
Fluoride		+		+ +	Sulfonamide			+	+ +
Glutethimid				+ +	Tetrachlorkohlenstoff				+
Heroin				+	Thallium				+
Isoniazid				+	Thiocyanate				+
Isopropylalkohol	+		+	+	Trichloräthylen				+

schwachen organischen Laugen) durch Ansäuerung des Urins die renale Ausscheidung gefördert werden.

Als *Kontra-Indikationen* müssen gelten: Schock, kardiovasculäre Dekompensation ungenügende Nierenfunktion und Vergiftung durch Stoffe, welche ein Lungenödem hervorrufen[5].

In schweren Fällen ist oft die Dialyse am besten geeignet, die Ausscheidung zu

beschleunigen, wobei die Hämodialyse mehrfach wirksamer als die Peritonealdialyse ist. Bei Kindern ist die extrakorporale Dialyse oft nicht durchführbar — dann ist die Möglichkeit einer Austauschtransfusion zu erwägen.

Das Milieu intérieur kann bei Vergiftungen primär oder sekundär gestört sein. Dehydration, Acidose, Alkalose, Hypochlorämie, Hypocalcämie, Hypokaliämie, Hyperkaliämie und Hypoglykämie müssen nach den üblichen Methoden bekämpft werden.

---

[5] Im Zweifel toxikologische Werke oder Giftinformationszentrale konsultieren.

g) Nieren- und Leberinsuffizienz

Im Schockzustand kann bei jeder Vergiftung eine unspezifische Nierenläsion entstehen. Gewisse Stoffe wirken primär *nephrotoxisch*[6]. Hier muß versucht werden, das Nierenversagen mit allen Mitteln zu verhüten und zu bekämpfen. Die peritoneale und extrakorporale Dialyse leistet in vielen Fällen und vor allem bei eingetretener Niereninsuffizienz gute Dienste.

Bei *hepatotoxischen Stoffen*[7] ist die Prophylaxe (Bettruhe, kohlenhydrat- und proteinreiche, fettarme Diät, Vitamin B- und C-Zufuhr angezeigt. Bei Zeichen der Leberinsuffizienz muß versucht werden, diese mit allen Mitteln zu bekämpfen, da eine Restitution der Funktion möglich ist. Deshalb Vitamin K_1, Corticosteroide, Elektrolyte, Spironolakton und gezielte Substitution verminderter Gerinnungsfaktoren. Neomycin hemmt die Ammoniakproduktion im Darm und ist geeignet, eine sekundäre Ammoniakvergiftung bei Leberinsuffizienz zu verhüten. Die hyperbarische O_2-Beatmung und die Austauschtransfusion haben sich in einigen Fällen schwerer Leberinsuffizienz bewährt. Die peritoneale oder extrakorporale Dialyse ist geeignet, Metaboliten, die bei ungenügender Lebertätigkeit entstehen, zu entfernen.

h) Blutschädigungen

Bei Aufnahme *hämolysierender Stoffe*[8] sind Alkalinisierung, Frischbluttransfusion, partielle Austauschtransfusion und Corticosteroide in Erwägung zu ziehen. Bei *Hypothrombinämie* Vitamin K_1, aber nur unter Kontrolle des Quick-Wertes. *Methämoglobinämie*: siehe unter „Atmung: verminderte O_2-Transportfähigkeit des Blutes".

[6–11] Im Zweifel toxikologische Werke oder Giftinformationszentralen konsultieren.

i) Sekundäre Infektionen

Bei schweren Vergiftungen (im Schock und Koma) ist die Widerstandsfähigkeit gegen Infektionen herabgesetzt. Bei Aspiration *oberflächen-aktiver Stoffe*[9], bei *lungenfähigen Stoffen*[10] und bei Reizgasen[11] droht eine sekundäre Infektion. In solchen Fällen ist eine wirksame antibiotische Prophylaxe angezeigt.

2. Antidota

Die folgende Liste der wichtigsten Antidota soll zur Ergänzung der Praxis-Apotheke dienen:

Aethylalkohol: bei Methylalkohol und Glykolen.

Amylnitrit: bei Blausäure.

Antidotum Thallii-Heyl: bei Thallium.

Atropinsulfat: bei Phosphorsäureestern.

B.A.L. (Boots): bei As, Sb, Hg, Gold. Verwendung: in leichten Fällen 2,5 mg/kg, 6 Injektionen am 1. Tag, 4 am 2. Tag, 2 am 3. Tag und 1 bis zum 10. Tag oder bis zur Besserung. — In schweren Fällen 3 mg/kg, 6 Injektionen am 1. und 2. Tag, 4 am 3. Tag und 2 bis zum 10. Tag. — Nicht prophylaktisch verabreichen (Eigentoxicität).

Bentonit: bei Paraquat.

Botulismusantitoxin: bei Botulismus.

CaNa$_2$-EDTA: bei Blei, Mn, Cu, Uran, Radium und radioaktiven Stoffen — Intravenös: 15–20 mg/kg in 5%iger Dextrose über 1–2 Stunden 2mal täglich, maximal 50 mg/kg/die, während 5 Tagen. — Intramuskulär, wenn i.v. kontraindiziert. In leichten Fällen per os.

Desferrioxamin (Desferal Ciba): bei Eisen.

Dimethylpolysiloxan: bei Schaumbildnern, durch die Magensonde.

Kelocyanor (Laroche Navarron): bei Blausäure.

Lorfan (Sauter): bei Opiaten.

Mestinon (Roche): bei Atropin.

Methylenblau: bei Aminoderivaten des Benzols.

Monoazetin: bei Fluoracetat.

Na$_2$-EDTA: bei Digitalis.

Nalorphin (Janssen): bei Opiaten.

Natriumnitrit: bei Cyan.

Natriumthiosulfat: bei Blausäure i.v., bei Javelle-Wasser p.o.

d-Penicillamin: bei Blei, Gold, Kupfer, Hg, Zink.

Physostigminum salicylicum: bei Atropin.

Prostigmin: bei Atropin.

Schlangenserum, polyvalentes: bei Schlangenbissen. Verwendung siehe dort und nach Packungsanleitung. Die Depotstellen sowie die Art der Seren und deren Ablauftermine sind bei der Giftinformationszentrale zu erfahren.

Toxogonin (Merck): bei einzelnen Phosphorsäureestern.

Vitamin B_6: bei Crimidin.

Vitamin K_1: bei Cumarinderivaten.

III. Die häufigsten Noxen (mit therapeutischen Hinweisen)

Die Verteilung der verantwortlichen Mittel sieht beim Kind ganz anders aus als beim Erwachsenen. Zur allgemeinen Orientierung diene die Aufstellung der Mittel, die im Jahr 1971 zu mehr als 50 Anrufen beim Schweiz. Tox-Zentrum Zürich geführt haben:

Pflanzen (meist deren Früchte, Beeren), Tabak, Brennstoffe, Farben, Lösungsmittel, Düngemittel, Kosmetika, Pflegemittel für Holz und Leder, Geschirrwaschmittel, Mehrzweckreiniger, Waschpulver und diverse andere Reinigungsmittel, Toilettenartikel, Trockenbrennstoff-Tabletten, WC-Deodorantien, diverse Insecticide, Mottenkugeln, Rodenticide, Schneckenvertilger, Einreibemittel, Analgetica, Antiallergica (Antihistaminica), Antitussiva, Desinficientia und Antiseptica, Contraceptiva, Lutschtabletten, Laxantia, diverse Neurovegetativa, Oto-Rhinologica, Neuroleptica, Tranquillizer, Hypnotica.

Von vorneherein als harmlos sind folgende, durch Kinder recht häufig verschluckte Mittel zu betrachten:

Babyöle, Kerzen, Kreide, Bleistifte (ausgenommen Tintenstifte), Schulfarben, Tinte, Nähmaschinenöl, Lippenstifte, Sikkative (Zusätze zu Brausetabletten), Seife, Süßstoffe (Cyclamate), metallisches Quecksilber (Thermometerinhalt) p.o.

Auf die wichtigsten übrigen Mittel sei im folgenden kurz eingegangen:

Äthylalkohol: Letale Dosis für 5–6 jährige Kinder schon bei 30 g Alkohol (Moeschlin). ZNS-Depression evtl. ohne initiale Excitation. Kreislauf und Atmung werden früh beeinträchtigt. Hypoglykämie mit Krämpfen.

Therapie: Magenspülung mit 2–5% iger Natriumbicarbonatlösung. Coffein s.c. Cave Aspiration, Korrektur der Acidose und der Hypoglykämie. Vorsichtige Bekämpfung von Krämpfen und Delirien. Lebenswichtig ist die Aufrechterhaltung von Kreislauf und Atmung. In schweren Fällen (Blutalkohol um 4 Promille), kann die Hämodialyse lebensrettend sein.

Amphetamin und ähnlich wirkende Stoffe: Minimale letale Dosis beim Kind bis 2 Jahre schon um 20 mg (Naphazolin 10 mg, Tetryzolin 5 mg). Erste Symptome ca. 30 min nach der Aufnahme: psychomotorische Erregung, Tachykardie, Krämpfe und Fieber. Blutdruck erhöht sich krisenhaft, sinkt aber später auf Schockniveau.

Therapie: Energische Dekontamination und Förderung der Ausscheidung durch forcierte Diurese bei angesäuertem Urin; in schweren Fällen wenn möglich Dialyse. Fieberbekämpfung physikalisch. Bei krisenhafter Blutdruckerhöhung Regitin langsam i.v. unter monitoring wegen raschem Blutdruckabfall. Bei Erregungszuständen Valium. Nach ca. 6 Std Prognose quo ad vitam gut.

Bei *Kombination von Amphetamin und Barbituraten* (gewisse Appetitzügler) folgt nach der Erregung eine ZNS-Depression; dementsprechend Vorsicht bei der Behandlung von Erregungszuständen.

Anilin: s. Aromatische Nitro- und Aminoverbindungen.

Anticoagulantia: Meist cumarinhaltige Rattengifte. Bei einmaliger Überdosierung selten kritische Beeinflussung der Prothrombinkonzentration. Bei Vergiftungen Blutungen ins Gehirn, ins Augeninnere und in den Gastrointestinaltrakt, mit Hämaturie und Hauthämatomen. Abfall der Quick-Werte erst nach 12–36 Std.

Therapie: Bei 10facher Überschreitung der therapeutischen Dosis von Anticoagulantien ist Dekontamination angezeigt. Vitamin K$_1$ 5–10 mg p.o. oder i.m., unter Kontrolle der Prothrombinzeit evtl. alle 3–4 Std wiederholen. Bei schweren Vergiftungen Frischbluttransfusionen, Vitamin K$_1$ i.v. unter Kontrolle des Prothrombinspiegels.

Antihistaminica: Letale Dosis bei den meisten A. 25–250 mg/kg, toxische Dosis gemäß unseren Erfahrungen 1–2 mg/kg. ZNS-Depression, nach Mundtrockenheit und Tachykardie. Bei Kindern nicht selten Erregungszustände und Halluzinationen, Fieber, Nystagmus, Ataxie, Krämpfe und Urinretention.

Therapie: Magenspülung meist angezeigt (keine Emesis bei antiemetisch wirkenden Substanzen). Künstliche Beatmung, Krampfbekämpfung, physikalische Behandlung des Fiebers bei schweren Vergiftungen nötig.

Aromatische Nitro- und Aminoverbindungen: Minimale letale Dosis für 2jähriges Kind ca. 200 mg. Cyanose, Blutdruckabfall, Koma, Krämpfe.

Therapie: Nach Dekontamination hauptsächlich Bekämpfung der Methämoglobinämie (s.S. Atmung: Verminderte O$_2$-Transportfähigkeit des Blutes). Cave Milch, Rizinusöl oder Alkohol.

Arsen: Minimale letale Dosis für 2jährige Kinder ca. 20 mg. Erbrechen, choleraartige Durchfälle, schwerer hypovolämischer Schock, Anurie.

Therapie: Sofort erbrechen lassen. Magenspülung mit reichlich Kohle und Magnesiumoxidzusatz. Beide Stoffe auch nachher mit Milch nachtrinken lassen. B.A.L.-Therapie (Dosierungsplan s.S. Antidota). Bekämpfung von Schock, Exsiccose und Bauchkrämpfen. Bei Anurie kann B.A.L. und gleichzeitige Hämodialyse lebensrettend sein.

Atropin und synthetische Anticholinergica: Minimale letale Dosis für 2jähriges Kind etwa 10 mg. Mydriase, Mundtrockenheit, Hautrötung, Tachykardie, Verwirrung, Delirium, Urinretention, Fieber, Krämpfe.

Therapie: Bei starker Mundtrockenheit Magenspülung mit gut eingeöltem Tubus. Sedation mit Valium oder Luminal. Physostigminum salicylicum i.v., wenn nötig wiederholt. Falls nicht vorhanden, Mestinon oder Prostigmin bis zur Rückkehr der Mundfeuchtigkeit. Hyperthermie physikalisch bekämpfen. Cave Harnretention.

Benzin und andere flüchtige Erdölprodukte: Minimale letale Dosis für 2jähriges Kind ca. 10 ml. Erbrechen, Bronchopneumonie- und Lungenödemgefahr, ZNS-Depression, Krämpfe.

Therapie: Initial Paraffinöl geben. Bei Mengen über 1 ml/kg vorsichtige Magenspülung in Trendelenburg-Lage. Gefahr der Aspirations- oder Ausscheidungspneumonie groß. Abschirmung mit Antibiotica.

Benzodiazepinderivate (z.B. Chlordiazepoxid, Diazepam, Medazepam, Nitrazepam): Diese Schlaf- und Beruhigungsmittel verursachen Schläfrigkeit, Schwindel, Muskelhypotonie, Ataxie, verwaschene Sprache, Hypotension. Koma und Atemdepression nur bei extremen Mengen.

Therapie: Nach Dekontamination Plasma bei Hypotension; Akineton bei lange anhaltender Ataxie.

Blausäure und Cyanide: Minimale letale Dosis für 2jähriges Kind ca. 8 mg. Schwindel, Kopfschmerzen, Palpitation, Dyspnoe, Bewußtlosigkeit.

Therapie: Bei Apnoe sofort künstliche Beatmung. Solange Spontanatmung vorhanden, Inhalation von Amylnitrit, dann beim Kleinkind 1,5–5 ml 3%iger Natriumnitritlösung sowie Kelocyanor als 1,5%ige Lösung rasch i.v., gefolgt von hypertonischer Glucose. Anschließend 10 ml 25%ige

Natriumthiosulfatlösung sehr langsam i.v. Falls vorrätig, kann anstatt Kelocyanor Vitamin B_{12} i.v. gespritzt werden.

Blei (lösliche Salze): Minimale letale Dosis für 2jähriges Kind ca. 800 mg. Bei akuter Vergiftung metallischer Mundgeschmack, Bauchschmerzen, Brechdurchfall, Olig-Anurie, Koma.
Therapie: Magenspülung mit 3%iger Natriumsulfatlösung unter Zusatz von reichlich Tierkohle. Danach $CaNa_2EDTA$ (s. S. 51 Antidota). Bei chronischer Vergiftung auftretende Bleikoliken reagieren gut auf Calciumgluconat.

Borsäure und Borate: Kinder besonders empfindlich! Als gefährlich gilt schon eine Menge von 0,1 g/kg. Brechdurchfall, Erythrodermie, Lethargie, Krämpfe, Fieber, Kollaps, Anurie, Koma.
Therapie: Dekontamination schon bei Verdacht angezeigt. Aufrechterhaltung der Nierentätigkeit unter Kontrolle des Milieu intérieur. Bei Nierenschädigung peritoneale oder extrakorporale Dialyse. Krampfbekämpfung.

Botulismus: Letale Dosis für den Menschen p.o. wahrscheinlich ca. 1/100 mg! Initial oft uncharakteristische Zeichen wie Nausea, Erbrechen, Durchfälle. Nach einer Latenzzeit von 12–36 Std, Akkomodationsstörungen, Mundtrockenheit, Dysphagie, Schwindel, Ptose, bulbäre Lähmung, schnappende Atmung, Atemlähmung.
Therapie: Frühzeitige und wiederholte Magen-Darmentleerung mit allen Hilfen. Antidotum: Polyvalentes Botulismus-Antitoxinserum (Behringwerke), nach Empfindlichkeitsprüfung gemäß Packungsanleitung. Antiserum erst bei den ersten signifikanten Symptomen (Doppeltsehen) anwenden. Im übrigen symptomalische, wenn nötig Intensivbehandlung.

Bromide und andere bromhaltige Medikamente: s. Schlafmittel.

Chinidin: Kann bei Überempfindlichkeit schon in therapeutischen Dosen schwere Störungen verursachen. Im Vordergrund stehen Herzrhythmusstörungen, Kammerfibrillation und evtl. Herzstillstand.
Therapie: Gegen die Herzschädigung hat sich Natriumlactat bewährt (wenn nötig wiederholt). Schockbekämpfung und Aufrechterhaltung der Grundfunktionen.

Chinin: Überempfindlichkeiten wie bei Chinidin; letale Dosis für Kleinkinder 1–2 g. Ohrensausen, verwaschene Sprache, BD-Abfall, Herzrhythmusstörungen, Oligurie.
Therapie: Nach Dekontamination forcierte saure Diurese. Sauerstoff-Inhalation. Ständige EKG-Kontrolle. Gegen Amblyopie werden Priscol, Vit. A, Vit. B_1 und tägliche Lumbalpunktionen empfohlen.

Chlorierte Insecticide (Chlorkohlenwasserstoffe wie Chlordan, DDT, Dieldrin, Lindan): Im Vordergrund stehen Erbrechen, Durchfall und Tendenz zu Krämpfen.
Therapie: Nach Dekontamination Paraffinöl (wegen der vorhandenen Lösungsmittel), Calciumgluconat. Krampfbekämpfung, wenn nötig Atemhilfe. Bei Acidose Alkalinisierung nach Bedarf. Kontraindiziert ist Adrenalin.

Chlorpromazin: s. Phenothiazinderivate.

Codein: s. Opiate.

Crimidin (Castrix): Mäusegift. Letale Dosis für 2jähriges Kind schon bei 8 mg erreicht. Nach etwa 1 Std Nausea, Brechdurchfall, motorische Unruhe und tonisch-klonische Krämpfe.

Therapie: Magenspülung, Krampfbekämpfung. Spezifisches Antidot: Vit. B_6, 25 mg/kg parenteral.

Cumarin: s. Anticoagulantia.

DDT: s. Chlorierte Insecticide.

Detergentien: s. Waschmittel.

Dieldrin: s. Chlorierte Insecticide.

Digitalis und andere Herzglykoside: Letale Dosis entspricht der 20–50fachen Erhaltungsdosis. Erbrechen, Grün- und Gelbsehen, Delirium, Herzrhythmusstörungen, Kammerfibrillation.
Therapie: Um den Vaguseffekt zu blokkieren, Atropinsulfat verabreichen. Fortlaufende Sedation. Kaliumchlorid (außer bei AV-Block) bis zu einem Serumkaliumwert von 5 mAeq/L; nicht mehr als 10 mAeq Kalium pro Stunde infundieren. Edetat-Lösung per Infusion setzt die Toxicität durch Senkung des Calciumspiegels herab. Bei Herzrhythmusstörungen, die auf Kaliumtherapie nicht ansprechen, Propanol 3- bis 4mal 0,25–0,5 mg/kg KG p.o. oder i.v. unter Monitoring. Bei Kammerarrhythmien Diphenylhydantoin 1 mg/kg i.v. unter monitoring.

Diquat: s. Paraquat.

Eisensalze: 3 g können für Kleinkinder tödlich sein. Initialsymptome sind Lethargie, Erbrechen, schwarze Stühle, BD-Abfall, evtl. Koma. Nach scheinbarer Besserung kommt es innerhalb 12–48 Std zu Cyanose, Kollaps, Lungenödem.
Therapie: Schon bei der Magenspülung kann das spezifische Antidot Desferrioxamin (Desferal) der Spülflüssigkeit beigegeben werden (5–10 g durch die Magensonde), danach 1000 mg/Tag im Dauertropf als Anfangsdosis, dann 500 mg/Tag (nicht mehr als 15 mg/kg/Std; maximale 24-Std-Dosis: 80 mg/kg). Schockbekämpfung, vor allem

in der zweiten Phase der Vergiftung (nach 24 Std).

Fluoracetat: Minimale letale Dosis für 2jähriges Kind etwa 8–16 mg. Hauptsymptome: Erbrechen und schwere Krämpfe, Koma, Myokardschaden.
Therapie: Prophylaktische Dekontamination schon bei Einnahmeverdacht angezeigt. Antidotum: Monoazetin 0,1–0,5 ml/ kg 60%ige Lösung, verdünnt mit 5mal soviel physiolog. NaCl-Lösung i.v. (im Tierversuch bewährt).

Fluoride (z.B. Natriumfluorid): Ab etwa 6 mg/kg ist mit Vergiftungserscheinungen zu rechnen. Fluoride führen initial zu Salivation, Erbrechen, Durchfall und Bauchschmerzen, später zu allg. Schwäche, Tremor und Krämpfen.
Tabletten zur Cariesprophylaxe mit dem üblichen Gehalt von 0,56 mg NaF haben auch in Mengen von 50 Tabletten bei Kleinkindern keine Störungen verursacht; bei solchen Dosen keine Therapie.
Therapie der Fluorvergiftung: Neben Dekontamination intensive Calciumtherapie p.o. und parenteral.

Glykole (Äthylenglykol, Diäthylenglykol): Beim Kleinkind schon nach 1 Schluck Nierenschädigung möglich. Erbrechen, Muskelschwäche, Cyanose, Lungenödem, Anurie, Koma, Krämpfe.
Therapie: Nach der Dekontamination Äthylalkohol (50%ig, z.B. Cognac) 1 ml/kg KG, später 0,5 ml/kg alle 2 Std während 4 Tagen. Calciumgluconat i.v. forcierte Diurese; Dialyse kann versucht werden.

Haschisch: s. Marihuana.

Insecticide: Am häufigsten sind noch immer chlorierte Insecticide und Phosphorsäureesterabkömmlinge (s.d.). Bei den übrigen Stoffen toxikologische Werke oder Giftinformationszentrale konsultieren.

Javelle-Wasser: Letale Dosis für Kleinkinder etwa 15–30 ml. Das Mittel führt zu Reizung oder auch Ätzung durch freiwerdendes Chlor.

Therapie: Natriumthiosulfat in 2,5%iger wäßriger Lösung p.o. Magenspülung. Cave Fruchtsaft oder Säuren. Milch kommt hier als 1. Hilfe in Frage.

Kohlenmonoxid (Kochgas; Autoabgase; CO bildet sich auch bei unvollständiger Verbrennung von organischem Material, z.B. Flüssiggasen): Hohe Konzentrationen führen rasch zu Verwirrung, Erbrechen und Koma, Acidose.

Therapie: Frischluftzufuhr, wenn nötig Aufrechterhaltung der Atmung mit allen Mitteln. Nur so ist es in schweren Fällen möglich, das Gas zu entfernen und eine schwere Gehirnanoxie zu vermeiden. Solange Spontanatmung vorhanden, hilft die Einatmung eines Gemisches von 95% O_2 und 5% CO_2. Gehirnödem mit osmotischer Therapie bekämpfen. Analeptica womöglich vermeiden (nur wenn Beatmung nicht möglich, Versuch mit Micoren). Acidosebekämpfung.

Laugen: führen bei peroraler Aufnahme zu Kolliquationsnekrosen.

Therapie: Sofortiges Trinkenlassen von Fruchtsaft oder Wasser. Magenspülung nur solange keine lokale Ätzwirkung eingetreten ist. Schock- und Schmerzbekämpfung, Corticosteroide, womöglich frühzeitige Ösophagoskopie. Behandlung von Haut und Augenveränderungen s. S. 45, 70ff. Ausführliche Darstellung bei SCHÄRLI, s. S. 64ff.

LSD: verursacht Mydriase, Tremor, Fieber, psychotische Störungen, erhöhte suicidale oder homicide Gefahr.

Therapie: Überwachung; "talking down" (auf Realität fixieren). Sedation (mit Valium p.o., nötigenfalls i.m., bei Bedarf wiederholen).

Marihuana: führt zu Erbrechen, Halluzinationen, Sehstörungen, Ataxie, Stupor, Koma.

Therapie: Überwachung. Bei Blutdruckabfall Novadral retard p.o., wenn kein Erfolg Akrinor i.m., evtl. Micoren. Beim path. Rausch Gly-Coramin, evtl. Seresta forte, Largactil.

Metaldehyd („Meta"): Schon 2 g können für Kinder tödliche sein. Nach Erbrechen und Bauchschmerzen kommt es zu Fieber, Muskelsteifigkeit, schweren Krämpfen, Koma und Acidose. Die klebrigen Tabletten bleiben lange im Magen und werden langsam resorbiert (Latenzzeit bis 8 Std).

Therapie: Die Magenspülung ist auch 12 Std nach Aufnahme evtl. wiederholt durchzuführen, am besten mit Natriumbicarbonatlösung. Krampfbekämpfung.

Methylalkohol: Minimale letale Dosis für 2jähriges Kind etwa 10 ml, aber auch niedrigere Dosen können zu bleibenden Sehstörungen führen. Schwindel, Erbrechen, Cyanose, schwere Acidose, Sehstörungen, Koma.

Therapie: Magenspülung, frühzeitige Alkalinisierung. Antidot: Äthylalkohol (50%ig, z.B. Cognac) 1 ml/kg KG, später 0,5 ml/kg alle 2 Std während 4 Tagen. Calciumgluconat i.v. Forcierte Diurese wirksam; Hämodialyse in Extremfällen. Pat. in verdunkeltem Zimmer halten.

Mottenkugeln: Heute meist Naphthalin oder Paradichlorbenzol (s. d.).

Naphthalin: Minimale letale Dosis für 2jähriges Kind ca. 1,3–2 g. Erbrechen, Excitation, Koma, Krämpfe. Bei Glucose-6-phosphatdehydrogenase-Mangel kommt es zu Hämolyse mit Gelbsucht, Anämie, Anurie.

Therapie: Dekontamination, dann Alkalinisierung mit Natriumbicarbonat p.o.

oder per infusionem. Bei Hämolyse Prednison, Bluttransfusionen.

Opiate: Minimale letale Dosis für 2 jähriges Kind bei Codein etwa 130 mg, bei Dihydrocodeinon etwa 15 mg und bei Morphin etwa 30 mg. Alle diese Stoffe führen zu Miosis, flacher und verlangsamter Atmung, Cyanose, Spastizität, Muskeltremor, Koma.

Codein, Meperidin, Oxymorphin, Apomorphin führen außerdem zu Krämpfen.

Therapie: Opiate werden recyclisch resorbiert, deshalb wiederholte Magenspülung und Catharsis (auch bei parenteraler Aufnahme). Aufrechterhaltung der Grundfunktionen. Spezifisches Antidotum (deblockiert das Atemzentrum): Lorfan 0,5 mg i.v. oder i.m. beim Kleinkind. Falls ohne Erfolg, kann 1/3 der Initialdosis nach 15–30 min wiederholt werden.

Oxalsäure: Letale Dosis für 2 jähriges Kind 1–2,5 g. Starke Ätzwirkung, gefolgt von Muskeltremor, Krämpfen, Kreislaufkollaps. Der Tod kann innerhalb weniger Minuten eintreten. Bei Überleben Gefahr des Nierenversagens.

Therapie: Als Antidot sofort Calcium in jeder möglichen Form: Milch, Kreide, Kalkwasser, Calciumgluconat oder -lactat (wenn nötig auch i.v.). Bei akutem Nierenversagen Hämodialyse.

Paradichlorbenzol: Minimale letale Dosis für 2 jähriges Kind etwa 4 g. Erbrechen, Bauchschmerzen, Kollaps, Cyanose (Methämoglobinämie), Koma.

Therapie: Behandlung der Methämoglobinämie nach allg. Grundsätzen, Leberschutztherapie. Cave Fette und Rizinusöl.

Paraquat: Herbicid, das zu lokalen Verätzungen, Durchfällen, Leber- und Nierenschaden sowie progredienter tödlicher Lungenfibrose führt.

Therapie: Bentonit p.o. Frühzeitige Dekontamination, dann Corticosteroide, forcierte Diurese, Leberschutztherapie, Hämodialyse bei Nierenversagen.

Pflanzen:
Lokale Reizwirkung im Vordergrund: Alle oberirdischen und unterirdischen Pflanzenteile von nicht eßbaren Pflanzen sowie unreife Früchte verursachen eine lokale Reizung (Gastroenteritis) und evtl. eine Ausscheidungsnephritis (Hämaturie). Zu dieser Gruppe gehören u.a. folgende verbreitete Pflanzen: Aesculus hippocastanum (Roßkastanie), viele Amaryllidaceae (z.B. Amaryllis, Clivia, Narzisse, Schneeglöckchen), Arum-Arten (Aronstab), Dieffenbachia-Arten (Schweigrohr), Euphorbiaceae (z.B. Zypressen-Wolfsmilch und Weihnachtsstern), Ilex aquifolium (Stechpalme), Lonicera-Arten (Geißblatt), Philodendron-Arten, Rhus toxicodendron (Giftsumach), Sorbus aucuparia (Vogelbeere), Viburnum-Arten (Schneeball).

Asarum europaeum (Haselwurz) und Daphne-Arten (Seidelbast) sind fähig, außer den lokalen Reizerscheinungen auch auf das Zebtralnervensystem einzuwirken.

Therapie: Bei Verdacht Dekontamination und unspezifische Therapie, wenn notwendig.

Herzmuskelschädigung im Vordergrund: Neben den obenerwähnten Reizwirkungen beherrscht die Herzfunktionsstörung das klinische Bild: Convallaria maialis (Maiglöckchen), Digitalis-Arten (Fingerhut), Nerium Oleander (Oleander), Scilla-Arten (Meerzwiebel).

Therapie: „Digitalis und andere Herzglykoside".

Pflanzen mit Atropinwirkung (die Reizwirkung ist auch hier zu beachten): Atropa belladonna (Tollkirsche), Datura strammonium (Stechapfel), Hyoscyamus niger (Bilsenkraut).

Therapie: s. „Atropin".

Aconitum-Arten (Eisenhut): Schon 150–200 mg der Wurzelknolle von Aconitum napellus können für ein Kleinkind gefährlich sein.

Therapie: Sofortige Dekontamination schon bei Verdacht. Bei Bradykardie Atropin. Bei Muskelzuckungen Calciumgluconat (Vorsicht: Gefahr einer späteren Kammerfibrillation). Bei Atemmuskellähmung künstliche Dauerbeatmung.

Phenothiazinderivate: Die letale Dosis dieser Stoffe liegt zwischen 15 und 150 mg/kg. ZNS-Depression und schwere posturale Hyptension, Tachykardie, Mundtrockenheit, Ataxie, Muskelsteifigkeit, Koma, evtl. Krämpfe.

Therapie: Nach Dekontamination Aufrechterhaltung des Kreislaufes (Plasmainfusion bei guter Nierenfunktion ausreichend). Krampfbekämpfung mit Pentobarbital. Bei Dyskinese Akineton, evtl. Benadryl. Cave Adrenalin und verwandte Stoffe.

Phosphorsäureesterabkömmlinge: Diese cholinesterasehemmenden Stoffe können als Kampfstoffe und Schädlingsbekämpfungsmittel verwendet werden. Todesfälle wurden schon nach 0,1 mg/kg Parathion bei Kindern beobachtet. Bei Einatmung ist die Latenzperiode kurz, bei peroraler Aufnahme kann sie 1/2 Std und bei percutaner Aufnahme bis zu 8 Std betragen. Bei leichter Vergiftung Nausea, Salivation, abdominale Krämpfe, Schwitzen, Bradykardie und Muskelfasciculationen. In schweren Fällen auch Lungenödem, Cyanose, Krämpfe und Herzblock.

Therapie: Die Dekontamination und die prophylaktische Verabreichung von Atropin müssen gleichzeitig, noch vor der Hospitalisation, erfolgen. Im Spital kann die Anwendung von Cholinesterasereaktivatoren beginnen.

Atropinisierung: Atropinsulfat 0,5–3 mg i.m. oder i.v. als Initialdosis beim Kleinkind, dann alle 15–30 min wiederholen bis zur deutlichen Atropinisierung, die bei Vergiftungserscheinungen mehrere Tage aufrechtzuerhalten ist (Kontrolle anhand der Mundtrockenheit und der Tachykardie; Pupillenzustand unzuverlässig).

Reaktivierung der Cholinesterase: Unter Weiterführung der Atropintherapie mittels *Toxogonin* 4–8 mg/kg KG, langsam i.v., und nur falls deutliche Besserung eintritt, 1–2mal 2stündlich wiederholen (Kontraindikation bei Dimethoat, Perfekthion, Rogor, Roxion sowie Carbamaten wie Sevin und Pantrin). Wegen der Möglichkeit einer Leberschädigung sollte Toxogonin nur so kurzfristig wie nötig verwendet werden. Sicherung der Atmung (bei schweren Vergiftungen spielt die künstliche Beatmung eine wichtige Rolle und sollte schon auf dem Transport stattfinden). Krampfbekämpfung mit Valium oder kurzwirkenden Barbituraten, wenn Krämpfe trotz Atropinisierung und Toxogonin anhalten. Aufrechterhaltung des Milieu interieur (auf Hypokaliämie achten). Lungenödemprophylaxe.

Cave Milch, Rizinusöl, Morphin und Verwandte, Muskelrelaxantia, Aminophyllin, Alkohol.

Pilze:
Auch „eßbare" Pilze können durch ihre Zersetzungsprodukte Nahrungsmittelvergiftungen verursachen.

Therapie: Magenspülung, Carbo medicinalis, salinische Abführung, Korrektion der Dehydration sowie Calcium i.v. und zur Beruhigung Chlorpromazin i.m. sind geeignet, solche selbstlimitierte Erkrankungen zu behandeln.

Coprinus atramentarius (Faltentintling) entfaltet bei gleichzeitiger Alkoholeinnahme eine antabus-ähnliche Wirkung.

Therapie: Als Schockbekämpfung Infusion mit Noradrenalin. Eine günstige Wirkung ist von hohen Dosen Vitamin C p.o. und i.v. zu erwarten.

Amanita muscaria (Fliegenpilz) und *Amanita pantherina:* Neben Gastroenteritis steht oft eine atropinartige Vergiftung im Vordergrund, welche zu zentralnervöser Erregung und Muskelzuckungen führt (selten im Gegenteil Vagusreizung; s. Inocybe-Arten).
Therapie: Dekontamination und Bekämpfung der Erregung mit Chlorpromazin oder mit langwirkenden Barbituraten.

Inocybe-Arten: Hier steht Vagusreizung mit Speichelfluß und Pupillenverengung im Vordergrund.
Therapie: Neben allgemeinen Maßnahmen ist Atropin die Therapie der Wahl.

Amanita phalloides, virosa und verna (Knollenblätterpilz): Im Vordergrund steht eine hepatotoxische Wirkung, welche sich erst nach 8–24 Std manifestiert und eine schwere, oft jedoch reversible Leberinsuffizienz verursacht.
Therapie s. allg. Grundsätze S. 46. Bei manifesten Symptomen ist die Dekontamination meist verspätet. Solche Maßnahmen sind aber angezeigt, wenn ein Verdacht auf Einverleibung derart gefährlicher Pilze besteht. In schweren Fällen ist die Störung des Milieu intérieur (Dehydration, Hypochlorämie, Hypokaliämie usw.) zu korrigieren. Zur Bekämpfung der Hypothrombinämie Vitamin K_1 (Konakion). Verabreichung von Medikamenten, die in der Leber abgebaut werden, z.B. Barbituraten, ist zu vermeiden. In einigen Fällen scheinen die hyperbarische Sauerstoffbeatmung und die Austauschtransfusion oder die frühzeitige Hämodialyse eine ausgezeichnete Wirkung ausgeübt zu haben.

Quecksilber:
Metallisches Hg, verschluckt (z.B. Thermometerinhalt), wird bei intaktem Magendarmkanal und normaler Peristaltik nicht resorbiert.

Mercurochlorid (Calomel) kann schon in therapeutischer Dosis, vor allem bei Obstipation, resorbiert werden (sog. Calomelkrankheit). Subakut kann es zur Feerschen Akrodynie kommen.
Leichtlösliche Hg-Salze, wie *Mercurichlorid* (Sublimat) sowie *Quecksilberoxycyanid* („Oxycyanat"), werden rasch resorbiert.
Organische lipoidlösliche Hg-Verbindungen (*Saatbeizmittel*) können per os, percutan und per inhalationem zu Vergiftung führen. Organische wasserlösliche Hg-Verbindungen (*Hg-Diuretica*) können durch Kumulation bei schlechter Diurese Vergiftungen verursachen, bei rascher intravenöser Einspritzung droht Herzmuskelschädigung.
Hg-Desinfektionsmittel (Phenylquecksilberacetat, -chlorid, -borat) werden langsam resorbiert und führen nur in großen Mengen zu Vergiftungen.
Therapie: Nach peroraler Aufnahme toxischer Mengen Emesis. Da Stoff recyclisch resorbiert wird, wiederholte Magenspülung mit 5%iger Natriumbicarbonatlösung, Colonirrigation, Tierkohle und Natriumsulfat. Zur Linderung der lokalen Reizwirkung Milch oder Eiereiweiß. Antidot: B.A.L. (bei Aufnahme sicher toxischer Mengen schon prophylaktisch, aber auch in späteren Stadien der Vergiftung). Schockbekämpfung unter Aufrechterhaltung des Milieu intérieur. Verhütung und Bekämpfung der Niereninsuffizienz.

Rattengifte: Heute meistens Anticoagulantia, seltener auch Fluoracetat, Thallium oder Crimidin (s. d.).

Säuren führen nach peroraler Aufnahme zu Koagulationsnekrosen und Schorfbildung.

Therapie: Sofortiges Trinkenlassen von Wasser, Milch, Magnesia usta. Acidosebekämpfung. Übrige Therapie s. „Laugen". Ausführliche Darstellung bei SCHÄRLI, s. S. 64.

Salicylate: Die letale Dosis wird in der Literatur mit 0,4–0,5 g/kg angegeben, doch starb ein $2^{1}/_{2}$ jähriges Kind schon nach 3 g Salicylat. Im Vordergrund der Vergiftung steht eine bei Kindern kurze respiratorische Alkalose, die in eine metabolische Acidose übergeht. Fieber, Ohrensausen, Schwitzen, Delirium, Kreislaufschwäche, Hypoglykämie, Anurie mit Urämie.

Therapie: Magenspülung noch 12 Std nach Einnahme wegen recyclischer Resorption indiziert. Ständige Kontrolle des Blut-pH. Herstellung des acido-basischen Gleichgewichtes. Ferner Korrektion der Dehydratation und Hypokaliämie. Anregung der Diurese nach Alkalinisierung. Bei hohem Blutsalicylatspiegel ist die Dialyse zu erwägen. Bei Kleinkindern Austauschtransfusion.

Schlafmittel *und andere ZNS-Depressiva:*

Barbiturate: Letale Dosis der meisten langwirkenden Barbiturate zwischen 30 und 60 mg/kg, die der kurzwirkenden B. zwischen 30 und 300 mg/kg. Die absteigende Depression des ZNS vom Cortex zur Medulla verursacht Somnolenz und Koma. Daneben Hypothermie und evtl. Myokardschaden. Excessive capillare Exsudation und venöse Stauung in den unteren Extremitäten führen zu Hypovolämie und Schock. Depression und Lähmung des Atem- und Vasomotorenzentrums werden besonders bei kurzwirkenden Barbituraten beobachtet.

Therapie: Nach Dekontamination und Catharsis alkalische forcierte Diurese einleiten (bei kurzwirkenden B. weniger erfolg-

versprechend). Eine Hämodialyse ist indiziert bei Blutwerten von 10 mg-% (Aprobarbital, Amobarbital, Talbutal und Allobarbital) bzw. 15 mg-% (Barbital, Phenobarbital).

Bromide: Letale Dosis etwa 150–200 mg/kg. Erbrechen, Somnolenz, Koma, Unruhe, Atemdepression, Myokardschaden, evtl. Verbrauchskoagulopathie.

Therapie: Antidotum: In Frühfällen stündlich 1 g Kochsalz p.o.; wenn nicht mehr möglich, physiologische NaCl-Lösung per infusionem im Rahmen der forcierten Diurese. Dialyse wirksam.

Chloralhydrat: Letale Dosis zwischen 30 und 80 mg/kg. Erbrechen, rasches Eintreten von Koma mit initialer Apnoe. Sonstige Wirkung wie bei Barbituraten.

Therapie: Forcierte Diurese indiziert. Hämodialyse erfolgreich.

Glutethimid: Letale Dosis zwischen 80 und 300 mg/kg. Ähnliche Wirkung wie Barbiturate. Häufig wird ein Atemstillstand durch erhöhten intrakranialen Druck verursacht. Schwere Vergiftungen bei Blutwerten von 3 mg-%.

Therapie: Nach der Spülung 50 ml Rizinusöl im Magen hinterlassen. Acidose bekämpfen. Mit Mannitol kann dem erhöhten intracranialen Druck vorgebeugt werden. Bei schwerer Vergiftung Hämodialyse. Forcierte Diurese wirkungslos. Die evtl. erfolgversprechende Lipid-Dialyse ist klinisch noch nicht eingeführt.

Methaqualon: Letale Dosis zwischen 80 und 300 mg/kg. Neben ZNS-Depression mit Koma treten Muskelhypertonie und Myoklonien auf. Papillenödeme und Krämpfe sind häufig. Myokardschaden, Lungenödem und Blutungstendenz können auftreten.

Therapie: Die Infusionstherapie ist wegen Lungenödemgefahr und möglichem

Myokardschaden kontraindiziert. Hämodialyse wenig erfolgreich, sollte erst bei Blutwerten über 10 mg-% versucht werden.

Methyprylon und *Pyrithyldion:* Letale Dosis etwa bei 80 mg/kg. Koma, Atemdepression.
Therapie: Forcierte Diurese und Hämodialyse bei Methyprylon wirksam.

Schlangenbisse: Von Bedeutung sind in Europa nur Vipernarten. Tödlicher Verlauf meist nur bei Kindern und älteren Leuten. Lokaler Schmerz, Ödem, bläuliche Verfärbung, Schock, selten Lähmungserscheinungen.
Therapie: Immobilisation des gebissenen Körperteils und proximale Stauung, Beruhigungsmittel, Schocktherapie, Abschirmung mit Antibiotica und Tetanusantiserum. Schlangenbißantiserum erst nach Sensibilitätsprüfung oder Desensibilisation und nur bei signifikanten Symptomen verwenden. Kinder benötigen im Vergleich zu Erwachsenen *umgekehrt proportional* zu ihrem Körpergewicht besonders hohe Mengen Antiserum. Bei anaphylaktischen Erscheinungen Hydrocortison, bei Hämolyse Alkalinisierung und Bluttransfusionen. Die früher übliche Alkoholdarreichung ist nicht zu empfehlen.

Schneckenkörner: s. Metaldehyd.

Strychnin: Minimale letale Dosis für ein Kleinkind kann schon bei 2,5 mg liegen. Extensorenspasmen, dann schwerste Krämpfe, Opisthotonus und Atemversagen.
Therapie: Magenspülung mit reichlich Tierkohleaufschwemmung nur in der kurzen symptomfreien Latenzperiode. Beim ersten Anzeichen von Krämpfen mehrstündige Dauernarkose (Therapie der Wahl — lebensrettend!).

Thallium (-sulfat, -acetat): Schon 0,8 mg/ kg KG können schwere Vergiftungserscheinungen verursachen. Die erste Phase der Vergiftung ist durch gastrointestinale und zentralnervöse Erscheinungen, wie Delirium, Krämpfe, Kollaps, charakterisiert. Erst nach etwa einer Woche Latenzzeit treten die polyneuritischen Erscheinungen und Haarausfall auf.
Therapie: Frühzeitige oder auch prophylaktische Dekontamination bei vermutlicher Einnahme unbedingt nötig (Magenspülung, wenn vorhanden mit 1%iger Natriumjodidlösung, Tierkohle, Rizinusöl und später Colonirrigation) angezeigt. Frühzeitige Hämodialyse kann bei schweren Fällen lebensrettend sein. Antidot: Antidotum Thallii-Heyl (chem. Eisen-hexacyanoferrat) in Gelatinekapseln p.o. Bei Vorliegen einer perakuten Vergiftung kann die ganze Tagesdosis auf einmal — in warmem Wasser aufgelöst — eingegeben werden. Forcierte Diurese wirksam. Bekämpfung der Obstipation, Analgetica, Krampfbekämpfung. In der zweiten Phase Vitamin B_1.

Thymoleptica: Toxische Dosis für Kinder bei den meisten Th. (wie Amitriptylin, Imipramin, Nortriptylin) 5 mg/kg, bei Dibenzepin 10 mg/kg. Anticholinergische Wirkung, gefolgt von ZNS-Depression, Koma, epileptiformen Krämpfen. Herzrhythmusstörungen treten bei Blutwerten von 100 γ-% häufig auf.
Therapie: Wiederholte Magenspülung. Bei Reizleitungsstörungen Natriumlactat per infusionem. Bei atropinähnlichen Wirkungen Mestinon. Krampfbekämpfung mit Valium. In vereinzelten Fällen war eine extrakorporale Dialyse erfolgreich.

Waschmittel (für Geschirr und Textilien): Synthetische, anionische oder kationisches Detergentien stehen im Vordergrund. Brechdurchfall, daneben kommt es nicht selten zu Schaumaspiration.

Therapie: Vorerst Paraffinöl oder sili-
conhaltige Stoffe (Dimethylpolysiloxan) zur
Schaumhemmung. Weitere Therapie symptomatisch. Polyphosphathaltige Wasch-

mittel können zu Hypocalcämie und Teta-
nie führen, deshalb schon prophylaktisch
Calcium verabreichen.

Zyanide: s. Blausäure.

Giftinformationszentralen im deutschen Sprachraum (mit durchgehendem Betrieb)		Tel. Durchwahl	Zentrale
BRD			
Berlin	Städt. Kinderklinik Berlin-Charlottenburg Beratungsstelle für Vergiftungserscheinungen im Kindesalter	(0 30) 30 73 03 1/32/33	
	I. Medizinische Klinik der Freien Universität im Klinikum Westend Reanimationszentrum	(0 30) 30 50-466/215	30 35 1
Bonn	Universitäts-Kinderklinik Bonn Informationszentrale für Vergiftungen	(0 22 21) 22 01 08	22 70 61
Braunschweig	Medizinische Klinik des Städt. Krankenhauses	(05 31) 62 290	61 071
Bremen	Zentralkrankenhaus Bremen Allg. Anaesthesie-Abteilung	(04 21) 44 92 34 12	44 92 54 46
Freiburg	Universitäts-Kinderklinik Freiburg Informationszentrale für Vergiftungen	(07 61) 20 14 3 61	201 1
Göttingen	Universitäts-Kinderklinik und Poliklinik		(05 51) 3 96 2 10/11
Hamburg	II. Medizinische Abteilung des Krankenhauses Barmbek Giftinformationszentrale	(0 40) 63 85 346/345	
Homburg-Saar	Universitäts-Kinderklinik Homburg–Saar Informationszentrale für Vergiftungen	(0 68 41) 16 22 57 16 28 46	
Kiel	I. Medizinische Universitätsklinik Kiel Zentrale zur Beratung bei Vergiftungsfällen	(04 31) 59 73 268	597 1
Koblenz	Städt. Krankenanstalten Kemperhof Medizinische Abteilung	(02 61) 46 021, App. 324	
Ludwigshafen	Städt. Krankenanstalten Ludwigshafen Entgiftungszentrale	(06 21) 50 34 31	50 31
Mainz	II. Medizinische Universitätsklinik	(06 1 31) 19 27 41 19 24 18/16	
München	II. Medizinische Klinik rechts der Isar der Technischen Universität	(0 89) 41 40 22 11	41 401
Münster	Medizinische Klinik und Poliklinik	(02 51) 498 667 49 82 201/02	49 81
Nürnberg	II. Medizinische Klinik der Städt. Krankenanstalten Nürnberg Toxikologische Abteilung	(09 11) 39 82 4 51	

	Tel. Durchwahl	Zentrale
DDR		
Berlin	Institut für Pharmakologie Berlin Toxikologischer Beratungsdienst	22 54 10
Leipzig	Toxikologischer Auskunftsdienst Leipzig	20 00 32
Magdeburg	Institut für Pharmakologie Toxikologischer Beratungsdienst	4 82 01
Rostock	Universitäts-Kinderklinik	39 67 85
	nach 19.00 u. feiertags	39 67 85
Österreich	Med. Universitätsklinik Wien	00 43 32 22/4 38 200
Schweiz		
Zürich	Schweiz. Toxikologisches Informationszentrum am Gerichtlich-Medizinischen Institut der Universität Zürich	(0 51) 32 66 66

Literatur

(Empfehlenswerte Handbücher)

ARENA, J. M.: Poisoning. Springfield: Thomas 1970.

BRAUN, W., DÖNHARDT, A.: Vergiftungsregister. Stuttgart: Thieme 1970.

BRUGSCH, H., KLIMMER, O.: Vergiftungen im Kindesalter. Stuttgart: Enke 1966.

DREISBACH, R. H.: Handbook of Poisoning. Los Altos: Lange 1971.

FRÉJAVILLE, J. P. et al.: Toxicologie Clinique et Analytique. Paris: Flammarion 1971.

GLEASON, M. N. et al.: Clinical Toxicology of Commercial Products. Baltimore: Williams & Wilkins 1969.

GOODMAN, L. S., GILMAN, A.: The Pharmacological Basis of Therapeutics. London: Macmillan 1970.

LUDEWIG, R., LOHNS, K. H.: Akute Vergiftungen. Jena: VEB Gustav Fischer Verlag 1970.

MARTINDALE: Extra Pharmacopoeia. London: Pharmaceutical Press 1972.

MATTHEW, H., LAWSON, A. A. H.: Treatment of Common Acute Poisonings. Edinburgh: Livingstone 1970.

MOESCHLIN, S.: Klinik und Therapie der Vergiftungen. Stuttgart: Thieme 1972.

WIRTH, W., HECHT, G., GLOXHUBER, CH.: Toxikologie-Fibel. Stuttgart: Thieme 1971.

Verätzungen von Speiseröhre und Magen

A. F. Schärli

Isolierte Verätzungen der Speiseröhre und des Magens sind im Kindesalter fast immer die Folge von versehentlich getrunkenen starken Laugen oder Säuren, die in ungenügend gekennzeichneten, oft farbig ansprechend bemalten Gefäßen oder gar Trinkflaschen in Werkstätten oder im Haushalt herumstehen.

Während Laugen besonders die Schleimhaut und Muskelwand des Oesophagus angreifen, werden sie im Magen rasch neutralisiert. Anders verhält es sich mit den Säuren. Die Mundschleimhäute können zwar eine Koagulationsnekrose erleiden, infolge der raschen Passage bleibt die Einwirkungszeit der Säure auf die Speiseröhre kurz. Die schwersten Schädigungen betreffen den Magen, der ohne Pufferungsmöglichkeit einer besonders intensiven Säureeinwirkung ausgesetzt ist.

I. Klinischer Verlauf

Säure- und Laugeverätzungen zeigen zwar einen örtlich unterschiedlichen, klinisch und histologisch jedoch ähnlichen Verlauf, der in drei Stadien abgegrenzt werden kann.

1. Initialphase

Sofort nach dem Unfall bereiten die Verätzungen der Mund- und Pharynxschleimhäute die meisten Beschwerden. Es besteht eine intensive Schmerzhaftigkeit von Mund und Rachen sowie eine Schluckunfähigkeit. Die Anschwellung der Epiglottis führt zu Dyspnoe, eventuell zu Stridor und Cyanose. Nach Säureeinnahme klagen die Patienten über Bauchschmerzen und Brechreiz. Das Erbrochene riecht faulig und ist bräunlich-trüb gefärbt. Nach wenigen Tagen bessert sich die Dysphagie, und flüssige oder pürierte Kost kann wieder eingenommen werden. Diese Besserung kann jedoch nur scheinbar und trügerisch sein und erübrigt niemals eine genaue Beobachtung des Patienten. Ein Temperaturanstieg zwischen dem 2. und 3. Tag weist auf einen tiefen Gewebszerfall der Speiseröhre oder des Magens hin und kann bereits Ausdruck einer Perioesophagitis, Mediastinitis oder gar einer Perforation des Magens mit Peritonitis sein.

2. Latenzstadium

Nach der Abschwellung der Schleimhäute und dem Verschwinden der initialen Fieber ist der Patient oft wieder in der Lage, etwas festere Nahrung aufzunehmen. Außer leichten Schluckbeschwerden und Oberbauchschmerzen nach dem Essen bestehen kaum mehr Symptome.

3. Stadium der Striktur- und Narbenbildung

Gegen Ende der zweiten oder dritten Woche setzt wiederum eine Störung der Schluckfähigkeit, unter Umständen auch ein allmählich progredientes Erbrechen ein. Eine Hypersalivation und vermehrter Speichelauswurf deuten auf die beginnende Strikturierung des Oesophagus hin. Die Patienten werden exsikkotisch und verlieren an Gewicht. Durch Überdehnung des

Oesophagus entstehen retrosternale Schmerzen, durch Blähung des Magens abdominelle Beschwerden. Die Unfähigkeit, Flüssigkeit und Nahrung aufzunehmen, führt zu einer erneuten Hospitalisation.

II. Pathologische und histologische Befunde

Der klinische Verlauf mit seinen drei Stadien geht mit dem Ablauf der histologischen Gewebsschädigung und der Gewebsreparation parallel. Die Intensität der Organschädigung ist jedoch von der Art des getrunkenen Ätzmittels, von der Menge und Konzentration und besonders von der Einwirkungsdauer auf das Gewebe abhängig.

1. Initialphase

Unter der Säure- oder Laugeneinwirkung entsteht zunächst eine akute Nekrose der Schleimhaut, eventuell gar der tiefen Wandschichten von Speiseröhre und Magen. Nekrose- und Fibrinbeläge entstehen und eine entzündliche lokale Reaktion tritt ein. Durch Koagulationsnekrose oder Thrombose können auch weitere Gewebsbezirke durch Ischämie geschädigt werden. In den Nekroseflächen setzt bald eine bakterielle Besiedlung und eine lokale Infektion ein, die sich rasch ausbreitet und einer Organperforation Vorschub leistet.

2. Latenzstadium

Innerhalb der ersten zwei Wochen nach dem Unfall wird das nekrotische Gewebe abgestoßen und es bleiben Ulcera mit entzündlichem Grund zurück. Deshalb sind gerade in diesem Stadium der klinischen Besserung akute Perforationen möglich. Gewebsdefekte werden schließlich durch Granulationsgewebe repariert, das aus den Randbezirken der Ulcera auswächst.

3. Stadium der Striktur- und Narbenbildung

Die Schrumpfung des Granulationsgewebes erfolgt nach Schrumpfung der geschädigten Wandbezirke oder der narbigen Verwachsung des Lumens. Eine rasche Reepithelisierung und Heilung erfolgt nur, wenn die tiefen Wandschichten von der Verätzung verschont blieben.

III. Abklärungsbefunde

1. Oesophagoskopie

Eine Oesophagoskopie kurz nach dem Unfall wird die Schleimhautnekrosen von Rachen, Speiseröhre und Magen erkennen lassen. Die Braunverfärbung der verätzten Oberfläche, die leichte Verletzlichkeit und Blutung, sowie die weißlichen Fibrinbeläge werden sehr früh festzustellen sein. Auf diese Weise läßt sich das Ausmaß und ungefähr auch der Schweregrad der Verätzung feststellen. Bei diesem Stadium besteht eine große Gefahr einer Perforation; die Oesophagoskopie darf deshalb nur sehr vorsichtig und mit feinen Instrumenten vorgenommen werden. Andernfalls ist es besser, die Initialphase abzuwarten und Schwere und Ausdehnung der Verletzung erst nach einigen Tagen zu überblicken. Im Stadium der Strikturierung werden das leicht blutende Granulationsgewebe, Schleimhautdefekte und Constrictionen der Speiseröhre mit ihren weißlichen und zerreißbaren Narbenringen deutlich erkennbar sein.

2. Röntgenbefunde

Röntgenbilder in der Initialphase der Verätzung sind wenig aufschlußreich. Bei mehreren unserer Patienten wurde die Passage mit Bariumbrei in den ersten Tagen nach dem Unfall als normal befunden, obwohl später ein massiver Verätzungsbefund erhoben werden mußte.

Leerbilder des Thorax und Abdomens sind aber besonders indiziert, damit frühzeitig eine Mediastinitis, Oesophagusperforation oder eine Magenperforation diagnostiziert werden können. Die Aufnahmen sind zu wiederholen, wenn immer Symptome einer Dysphagie oder Dyspnoe, eventuell gar peritonitische Zeichen auftreten. Dringlich wird eine Magen-Darmpassage, wenn sich nach einer Erholungsphase Erbrechen wieder einstellt oder die Nahrungspassage erschwert wird. Im Stadium der Strikturierung sind Röntgenzeichen verläßlich, die Untersuchung ist schonungsvoller als eine Oesophagoskopie. Im Bereiche der Speiseröhre werden ringförmige oder gar Streckenstenosen deutlich zur Darstellung kommen, im Magen wird eine Schrumpfung des Organs oder eine präpylorische Strikturierung dargestellt werden können.

IV. Therapie

1. Notfall-Maßnahmen in der Initialphase

Hat ein Kind Säure oder Lauge getrunken oder besteht mindestens der Verdacht dafür, so muß sofort eine Neutralisierung der Lauge oder Säure erreicht werden. Wegen der Schmerzhaftigkeit des Mund-Rachenraumes ist jedoch die Zufuhr von Milch, Eiweiß oder Tierkohle zur Säureneutralisation oder einer leichten Säure und Wasser zur Laugenneutralisation meist nicht möglich. Im Zweifelsfalle ist es daher besser, den Kindern etwas Wasser zur Spülung der Schleimhäute und Verdünnung des Verätzungsmittels zu geben. Mit einer Magenaushebung und Spülung wird man sehr oft zu spät kommen, da die Ätzmittel rasch und intensiv wirken. Bei der Hospitalisation geht es darum, durch Sauerstoffzufuhr, Feuchtigkeit, Steroide oder gar eine Tra-

cheotomie die Atmung zu erleichtern oder sicherzustellen. Der drohenden Schocksituation ist durch intravenöse Zufuhr von Elektrolytlösungen oder Plasma zu begegnen. Alle Patienten erhalten ein Breitspektrum-Antibioticum und Prednison in einer Dosierung von 3 mg/kg Körpergewicht pro Tag. Die Überwachung erfolgt unter Intensivpflegebedingungen.

2. Maßnahmen in der Latenzperiode

Obwohl eine Magenperforation bereits in den ersten Stunden möglich ist, besteht die Hauptgefahr dafür aber in den folgenden Tagen. Daher ist es notwendig, die Ausdehnung der Gewebsschädigung durch Bariumpassage, eventuell durch Oesophagoskopie abzuschätzen. In dieser Periode ist es besonders wichtig, nach peritonitischen oder mediastinalen Entzündungszeichen zu fahnden. Zur Verhütung von Strikturen der Speiseröhre wird die Steroidmedikation fortgesetzt. Für die Behandlung der Magenverätzung scheint uns der Einsatz dieser Mittel aber zu gefährlich. Ebenso sind Breitspektrum-Antibiotica über die Latenzperiode hinaus zu verabreichen, um der bakteriellen Besiedlung der Gewebsdefekte oder einer Durchwanderungsinfektion zu begegnen.

3. Behandlung von Strikturen

a) Konservativ

Sobald sich das Gewebe in der Speiseröhre etwas gefestigt hat (2. bis 3. Woche) wird eine Bougierungsbehandlung durchgeführt. Bei langen Streckenstenosen empfiehlt sich eine Gastrostomie und das Einlegen eines endlosen Fadens zur retrograden Bougierung. Die Dehnungsbehandlung des Oesophagus ist über Wochen oder Monate fortzusetzen, bis eine völlige Elastizität der Speiseröhrenwand und die Reparation der Schleimhautdefekte erfolgt ist. Die lokale

Injektion von Triamcinolon-Acetat, die mit einer speziell langen Nadel durch das Oesophagoskop durchgeführt werden kann, hat sich besonders bewährt (z.B. Ledercort 10 mg in 1 ml pro inj.).

b) Operative Maßnahmen

Bei kurzen Streckenstenosen, die sich nicht aufbougieren lassen oder bei bereits erfolgten Oesophagusperforationen wird es oft genügen, eine Teilresektion des Oesophagus und End-zu-End-Anastomose durchzuführen. Falls die gesamte Wand des Oesophagus unter der Verätzung zu Grunde gegangen und durch Narbengewebe ersetzt worden ist, kann die Nahrungspassage nur noch durch eine Colontransplantation wiederhergestellt werden (Abb. 1). Nach adäquater Vorbereitung des Patienten durch

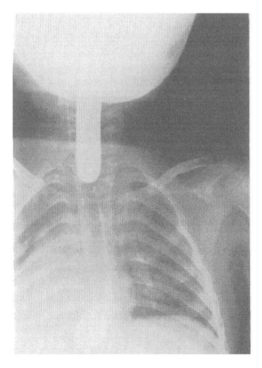

Abb. 1. Laugenverätzung des Oesophagus mit Streckenstenose der Speiseröhre. Behandlung durch Colon-Interposition

Ernährung via Gastrostomie oder parenteraler hochcalorischer Ernährung, wird die Transplantation je nach Fall und klinischer Erfahrung des Chirurgen etappenweise oder einzeitig durchführbar sein.

Da Säurenverätzungen vorwiegend den Magen schädigen, treten Strikturkomplikationen besonders in diesem Organ auf:

Ins Duodenum übergetretene Säure bewirkt einen intensiven Pylorospasmus. Aus diesem Grunde bewirken die Verätzungsschädigungen vorwiegend Strikturen im Antrum oder Pylorusbereich, größere Säuremengen setzen allerdings Nekrosen im gesamten Magenbereich.

Eine radikale Operation im Frühstadium der Verätzung ist hier kontraindiziert. Auch bei erfolgter Magenperforation muß möglichst konservativ operiert und zur Ernährung eine Jejunostomie angelegt werden.

Chirurgische Verfahren sind dann angezeigt, wenn unter der Narbenbildung ein völliger Passagestop sich eingestellt hat. Betraf die Narbenbildung lediglich das Antrum oder den Pylorus, so ist eine Pyloroplastik, eventuell eine Anastomose nach Billroth I zu wählen. Narbiges oder chronisch entzündliches Gewebe ist dabei zu resezieren, um eine spätere maligne Entartung zu vermeiden.

Auch bei ausgedehnter Magenresektion ist im Kindesalter eine Gastro-Duodenostomie anzustreben. Die narbige Schrumpfung des Magens bewirkt oft einen derartigen Zug am Duodenum, daß eine Anastomose mit der Kardia erleichtert wird.

In andern Fällen wird eine Roux-Y-Anastomose mit dem Magenrest von den meisten Autoren gewählt. Andere haben vorgeschlagen, den fehlenden Magenteil durch eine Colontransplantation zu überbrücken. Bei einem eigenen Falle mußten wir eine totale Gastrektomie wegen völliger Schrumpfung und Perforation des Magens vornehmen und konnten die Nahrungspassage durch eine doppelläufige Jejunumschlinge wieder herstellen (Abb. 2, 3 u. 4).

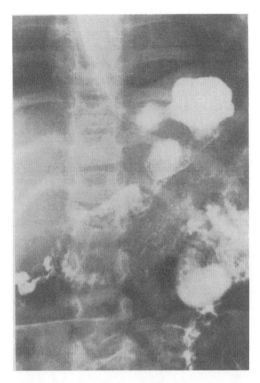

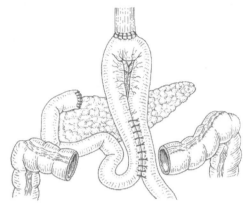

Abb. 3. Eine vollständige Nekrose des Magens macht eine Gastrektomie und Oesophago-Jejunostomie mit Braunscher Anastomose zwischen Duodenum und Jejunumschenkel notwendig

Abb. 2. Schwerste Schrumpfung und Nekrose des Magens 3 Wochen nach Säureverätzung

c) Postoperative Behandlung

Ein transplantiertes Colon ist niemals ein idealer Ersatz für eine Speiseröhre. Aus diesem Grunde sind nach der Ersatzoperation Schluckbeschwerden, fauliges Aufstoßen, Drucksymptome im Thorax usw. häufig. Das transplantierte Colon besitzt zudem keine peristaltische Aktivität. Aus diesem Grunde müssen die Kinder angehalten werden, im Sitzen zu essen und nach der Nahrungsaufnahme zur Spülung des Colonabschnittes reichlich Flüssigkeit aufzunehmen. Fistelbildungen an der Anastomose zwischen Oesophagus und Magen sind häufig und verlangen gelegentlich wiederholte operative Interventionen.

Bei Oesophagus- und ausgedehnten Magen-Resektionen wird in der Regel eine

Vagotomie erfolgen. Symptome, die sich von der Vagotomie herleiten lassen, erlebten wir in der Form von Meteorismus, gelegentlichen Durchfällen und Inappetenz. Nach Monaten verschwinden diese Beschwerden jedoch spontan. Die Verabreichung häufiger kleiner Mahlzeiten und eine ausgewogene Diät lassen auch das Dumping-Syndrom nach Gastrektomie vermei-

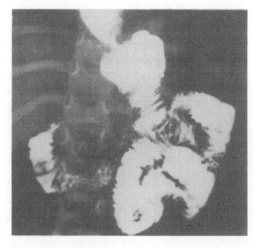

Abb. 4. Barium-Passage nach Gastrektomie und Oesophago-Jejunostomie

den. Einer Eisenmangelanämie kann durch orale Eisengabe begegnet werden. Im Falle einer Gastrektomie sind regelmäßige Gaben von Vitamin B_{12} unerläßlich, da im Kindesalter kaum eine perniziöse Anämie, sondern vielmehr ein Wachstumsstillstand zu erwarten ist.

Literatur

REHBEIN, F., REITMANN, B.: Speiseröhren- und Magenverätzungen bei Kindern. Langenbecks Arch. Chir. **311**, 100 (1965).

SCHÄRLI, A., KUMMER, M.: Über Säureverätzungen des Magens im Kindesalter. Z. Kinderchir. Suppl. **11**, 493 (1972).

Verbrennungen

P. R. ZELLNER und K. A. BRANDT

Alter und Geschlecht des Patientengutes einer Spezialabteilung stehen in Abhängigkeit vom Krankenhausträger, klimatischen und sozialen Faktoren. Über die größten Erfahrungen bei der Behandlung des brandverletzten Kindes unter optimalen Bedingungen verfügen die Shriner's Burn Units in den Vereinigten Staaten, die ausschließlich für Patienten bis zu einem Alter von 12 Jahren bestimmt sind. In den übrigen modernen Brandstationen werden im allgemeinen Patienten aller Altersgruppen aufgenommen.

Im Vergleich zum Erwachsenen hat man es bei der *Behandlung des brandverletzten Kindes* vorwiegend mit organ-gesunden Individuen zu tun und die *Prognose* ist daher weit günstiger, wobei das Auftreten von Komplikationen und die Mortalität wesentlich niedriger sind. Die leichtere Handhabung des Kindes bei allen pflegerischen Maßnahmen dürfte dabei eine nicht unwesentliche Rolle spielen.

Unter den ersten 1000 Brandverletzten der Abteilung für Verbrennungen, plastische und Handchirurgie, der Berufsgenossenschaftlichen Unfallklinik Ludwigshafen-Oggersheim befanden sich 130 Patienten im Alter von 0–14 Jahren, davon starben 6 an den Folgen ihrer Verletzung.

I. Die Allgemeinbehandlung

Die *Schwerpunkte bei der Therapie* des Brandverletzten sind die *Flüssigkeitssubstitution* direkt nach der Verletzung, die sich daran anschließende *Infektionsbekämpfung* und die *Transplantation* der drittgradig zerstörten Haut. Die Flüssigkeitssubstitutionen in Form von Plasmaexpandern, PPL-Lösungen oder Humanalbumin haben beim Kinde besonders exakt zu erfolgen, da es gegenüber Dosierungsfehlern sehr empfindlich ist. Die zu verabreichende Menge darf nicht lediglich eingeschätzt werden, sondern ist exakt mit einer Formel zu errechnen, wobei betont werden muß, daß auch die damit gefundenen Daten selbstverständlich nur Leitlinien sind und neben dem klinischen Bild durch laufende Laborkontrollen und die Urinausscheidung kontrolliert werden müssen.

Die tägliche Bestimmung des Gewichtes der Patienten und Messung des Venendrucks durch einen Subclavia-Katheter sind wünschenswert. Zur Errechnung der Volumensubstitution hat sich die Formel von MUIR u. BARCLAY seit vielen Jahren bewährt, und die Erfahrungen haben gezeigt, daß lediglich bei ausgedehnten zweitgradigen Verletzungen durch den größeren Flüssigkeitsverlust an der Körperoberfläche eine Korrektur im Sinne einer höheren Dosierung durchgeführt werden muß (Tabelle 1). Neben der Verabreichung von *Plasma oder Plasmaexpandern*, die lediglich den durch die Verbrennung entstandenen *Volumenverlust* aus den Gefäßen substituieren, müssen dem Patienten in Abhängigkeit von der Körperoberfläche, zusätzlich Mengen von *Elektrolytlösungen* zur Deckung des metabolischen Flüssigkeitsbedarfes verabreicht werden.

Obwohl es auch bei zweitgradigen Verbrennungen durch eine nicht beherrschbare *Infektion* zu einer Zerstörung der in der Tiefe liegenden Hautanteile zur sekundären

Tabelle 1. Schema zur Volumensubstitution mit PPL-Lösungen (Berufsgenossenschaftliche Unfallklinik Ludwigshafen a. Rh., Abteilung für Verbrennungen, plastische und Handchirurgie)

Infusionsschema
Verbrannte Körperoberfläche × kg Körpergewicht × 0,5 = Xml PPL

1. Periode	4. Periode
4 Stunden	6 Stunden
2. Periode	5. Periode
4 Stunden	6 Stunden
3. Periode	6. Periode
4 Stunden	12 Stunden

Entstehung einer drittgradigen Verletzung kommen kann, ist die Bekämpfung der vorwiegend auf der Brandwunde befindlichen gramnegativen Keime in erster Linie bei den drittgradigen Verletzungen von Bedeutung. Hier ist die Körperoberfläche nicht mehr in der Lage, die Ansiedlung oder Invasion pathogener Keime mit der körpereigenen Abwehr zu beherrschen. Die Abschirmung des Patienten gegen eine *Allgemeininfektion* durch die ihrer physiologischen Abwehr beraubten Haut ist nach wie vor ein Problem.

Von seiten des Organismus stehen uns neben einer gezielten *hochcalorischen Ernährung* mit Einbeziehung von Nahrungskonzentraten, die *Antibiotica* und in jüngster Zeit auch die *aktive und passive Immunisierung* zur Verfügung. Im Hinblick auf die prophylaktische Verabreichung von Penicillin oder Penicillinase-resistenten Antibiotica sind die Ansichten nach wie vor geteilt. Neben dem lokalen Befund muß aber die Anamnese mit berücksichtigt werden. Bei Bränden in geschlossenen Räumen wird man im Hinblick auf die zu erwartenden *Lungenkomplikationen* durch Raucheinwirkung eine prophylaktische Gabe von Penicillin vertreten können. Es besteht aber weitgehende Einigkeit darüber, daß ein *Breitband-Antibioticum* nur gezielt nach Erstellung eines Antibiogramms verabreicht werden soll.

Die *Therapie mit der aktiven und passiven Immunisierung* ist im größeren Rahmen von FELLER und in jüngster Zeit auch von MAC MILLAN in den USA erprobt worden. Es darf nicht übersehen werden, daß ein Impfstoff selbstverständlich nur dann wirk-

Tabelle 2. Serotypisierung der Pseudomonaskulturen

Wundabstriche bei Brandverletzten 1971

Gesamtzahl der Patienten: 192   Gesamtzahl der Wundabstriche: 6397

1. Halbjahr 1971
Gesamtzahl der Wundabstriche: 2904
Gesamtzahl der positiven Kulturen mit Pseudomonas aeruginosa: 1248 = 42,9%
Häufigkeit der Pseudomonas-Serotypen von 1248

Serotyp	1	2	3	4	5	6	7	8	9	10	11	12	13	Polyagg.
Prozent	3%	1,0%	10%	4%	30%	0,7%	8,5%	0,6%	—	—	0,2%	—	32%	11%

2. Halbjahr 1971
Gesamtzahl der Wundabstriche: 3493
Gesamtzahl der positiven Kulturen mit Pseudomonas aeruginosa: 1373 = 39,3%
Häufigkeit der Pseudomonas-Serotypen von 1373

Serotyp	1	2	3	4	5	6	7	8	9	10	11	12	13	Polyagg.
Prozent	1,6%	—	4,2%	7,4%	47,2%	0,2%	5,7	—		0,8%	—	—	32,9	—

sam ist, wenn er gegen die auf der Brandwunde am häufigsten vorkommenden Pyo-
ceaneus-Untergruppen wirksam, also poly-
valent ist (Tabelle 2). Die serologische Typisierung des Pseudomonas aeruginosa nach
LANYI hat sich in der Routineanwendung
als zuverlässig erwiesen.

Neben der aktiven Immunisierung bei
Brandverletzten besteht auch die Möglichkeit einer *passiven Immunisierung*. Dieses
Verfahren, bei dem die Antikörper bereits
systemisch verabreicht werden, könnte in
Anbetracht der von führenden Laborato-
rien geäußerten Ansicht, daß die Brandver-
letzung eine immunosuppressive Wirkung
hat, einen besseren Infektionsschutz als eine
aktive Immunisierung darstellen.

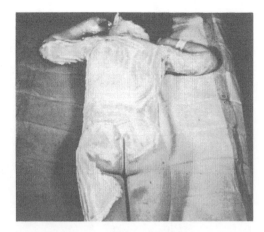

Abb. 1. Versorgung einer drittgradigen Brandverlet-
zung mit Oberflächenbehandlungsmittel

II. Die lokale Behandlung

1. Die Infektionsbekämpfung

Die *Möglichkeit der lokalen Infektionsbekämpfung* ist durch *aseptische, antiseptische*
und *chirurgische Maßnahmen* gegeben. Die
Isolierung des Patienten im Sinne einer pro-
phylaktischen Maßnahme gegen die Keim-
verschleppung erfordert neben baulichen
Voraussetzungen eine überdurchschnittli-
che Ausbildung und gute Disziplin des Pfle-
gepersonals. Obwohl diese Pflegetechnik in
Einzelzimmern aufgrund psychologischer
Faktoren zum Teil kritisiert wird, ist sie die
einzige Möglichkeit, eine Überimpfung von
pathogenen Keimen zu vermeiden. Sterile
Einmalkittel, Maske, Mütze und Über-
schuhe sowie das Tragen von Handschuhen
bei der Handhabung des Patienten sind
eine weitere Voraussetzung.

Obwohl die gramnegativen Erreger
nicht durch die Luft, sondern durch Kontakt übertragen werden, ist eine *Klimaan-
lage* eine wesentliche technische Voraussetzung. Sie hält nicht nur die Zimmerluft
keimfrei, sondern sorgt auch für die, bei der
offenen Wundbehandlung erforderliche

Temperatur- und Luftfeuchtigkeit. Von allen technischen Einrichtungen hat sich der
lineare Luftstrom im Hinblick auf die
Wundflora am besten bewährt. Die von
WALLACE erneut propagierte *offene Behandlung der Brandwunde* hat im Vergleich zu
der geschlossenen Methode, die wie eine
feuchte Kammer wirkt, zu einem Rückgang
der Allgemeininfektionen geführt. Mit Ein-
führung der *bakteriostatischen und bactericiden Creme* konnte, in Verbindung mit einem täglichen Duschbad, die Mortalität
durch Septicämie weiterhin merklich ge-
senkt werden. Diese offene Behandlung der
Wunde erfordert eine gewissenhafte und
schonende Pflegetechnik vom Personal, wobei Opiate nur in Ausnahmefällen erforderlich sind (Abb. 1).

Bei Kindern wird man aufgrund der
motorischen Unruhe nicht selten dazu
übergehen müssen, das Abwischen der
Creme durch einen leichten Mull oder Ela-
sto-Fixverband zu vermeiden. Über gute
Ergebnisse mit Napaltan und Refobacin-
Creme ist in zahlreichen Publikationen be-
richtet worden, wogegen die Silbernitrat-
Lösung weitgehend verlassen worden ist.
Die Napaltan-Creme muß sofort nach der
Verletzung eingesetzt werden, da sie in er-
ster Linie prophylaktisch wirkt.

pH-Verschiebungen, besonders bei ausgedehnten zweitgradigen Verletzungen, machen eine laufende Kontrolle des Säurenbasen-Status erforderlich. Als Vorteil des Napaltans muß die gute Tiefenwirkung bei drittgradigen Verletzungen angesehen werden. Die Gentamycin-Creme sollte in erster Linie therapeutisch, entsprechend dem Antibiogramm, eingesetzt werden, da es andernfalls zur Züchtung resistenter Stämme kommen kann.

2. Die Hauttransplantation

Der Schwerpunkt unserer therapeutischen Bemühungen, auch im Hinblick auf die Infektionsbekämpfung, ist selbstverständlich die *Wiederherstellung der deckenden Haut*, mit den Methoden der *freien Transplantation*. Über den Zeitpunkt der Nekrosenentfernung bei drittgradigen Verletzungen ist immer wieder diskutiert worden. Ein *chirurgisches Vorgehen* sollte im Interesse einer gezielten Prophylaxe gegen eine Allgemeininfektion so *frühzeitig wie möglich* erfolgen. Da aber die vorwiegende Zahl der Patienten, sowohl zweit- als auch drittgradig zerstörte Hautpartien aufweisen, kann bei der Frühexcision am 3. oder 4. Tage die Abtragung oft nur unter tangentialer Schnittführung mit dem Humby- oder Blairmesser ausgeführt werden, um durch schichtweises Abtragen der Nekrosen kein vitales Gewebe zu opfern. Es darf bei diesem Vorgehen neben dem großen Zeitaufwand nicht übersehen werden, daß der Blutverlust besonders durch die gefäßreiche Cutis ganz erheblich sein kann und oft schwer zu stillen ist. Weiterhin wird man bei ausgedehnten Verletzungen nicht mehr als 20% der Körperoberfläche in einer Sitzung ausschneiden.

Wir wenden die *Primärausschneidung* mit senkrechter Schnittführung nur bei folgenden Indikationen an:

1. *Bei elektrischen Verbrennungen.*
2. *Bei Verletzungen*, die eindeutig *3. Grades* sind.
3. Bei *Thoraxverbrennungen*, um die Atemexkursion zu verbessern.
4. Bei *ausgedehnten Verletzungen* zur Verkleinerung der verbrannten Körperoberfläche.
5. Bei *Verbrennungen im Bereich der Hände*, um es nicht durch die fortschreitende Infektion von seiten der verbrannten Haut zu einer Zerstörung des Streckapparates kommen zu lassen.

Die *ausgedehnte Primärexcision*, wie sie von einigen Autoren sogar in, oder kurz nach der Schockphase empfohlen wird, ist für ausgesuchte Fälle vorbehalten und gehört nur in die Hand des Erfahrenen. In den übrigen Fällen warten wir die Ausheilung der zweitgradig verletzten Körperoberfläche ab und entfernen die verbleibenden Nekrosen operativ in der 2. und 3. Woche.

Eine allzu konservative Einstellung mit abwartender Haltung bis zur spontanen Nekrosenlösung und Granulationsbildung ist nicht zu empfehlen, da hierdurch nicht nur eine vermehrte Infektionsgefahr, sondern auch eine Verlängerung der Morbidität eintritt.

Als Ausnahme kann die *Gesichtsverbrennung* angesehen werden, da durch die Dicke der Haut auch bei klinisch drittgradig erscheinenden Verbrennungen oft noch eine spontane Regeneration eintritt und man bei einer frühzeitigen Excision Gefahr läuft, vitale Gewebsanteile zu entfernen, deren Opferung auch für die ästhetische Spätkorrektur von Nachteil sein könnte.

Im *Bereich des Rumpfes und der Extremitäten* sollte man das subcutane Fettgewebe mit entfernen, da die darunterliegende Fascie ein besseres Transplantatbett ist als das unregelmäßige Fettgewebe.

Nach der Nekrosenlösung wird man in Abhängigkeit von der *Ausdehnung der Verletzung*, der *Dauer des Eingriffes* und der *Qualität des Empfängerbezirkes* die *günstig-*

ste Form der Wundabdeckung wählen müssen. Gerade durch eine optimale Infusionstherapie und gezielte Infektionsbekämpfung haben sich die Überlebenschancen bei ausgedehnten Verbrennungen gebessert und das Problem der Defektdeckung ist in den letzten Jahren in den Vordergrund gerückt. Bei ausgedehnten Nekrosenentfernungen erscheint ein zusätzliches Trauma in Form der *Eigenhautentnahme* kontraindiziert.

Textilverbände sind die schlechteste Wundversorgung, da sie weder den Verlust an Proteinen und Elektrolyten noch die Gefahr einer Infektion beseitigen. Obwohl die Schweinehaut von der Industrie bezogen werden kann, muß man sagen, daß die menschliche Haut diesem Ersatz vorzuziehen ist. Der physiologischste Verband wird also die *Abdeckung der Wunde mit Fremdhaut* sein, die man von den Eltern entnehmen kann.

Die Fremdhaut kann direkt übertragen werden, oder nach Konservierung bei −30° oder −190° Verwendung finden. Ein signifikanter Unterschied der Verweildauer bei den unterschiedlichen Konservierungsverfahren besteht mit Ausnahme der bei −190° aufbewahrten typisierten Haut nicht. Die untypisierten Fremdhauttransplantate werden am 6. oder 7. Tage entfernt, um es nicht zu einer völligen Zerstörung durch die Antigen-Antikörperreaktion und einer damit erhöhten Infektionsgefahr kommen zu lassen (Abb. 2). In Abhängigkeit von den Spenderbezirken wird man zu diesem Zeitpunkt eine Abdeckung der Wunde mit Eigenhaut vornehmen oder, wenn das aufgrund der Ausdehnung

nicht möglich ist, einen Teil des Hautdefektes erneut mit Fremdhauttransplantaten abdecken.

Das Prinzip der *Hautverpflanzung nach Typisierung* ist vorwiegend im McIndoe Burn Center in East Grinstead erprobt worden. Es bringt den Vorteil mit sich, daß durch *Verminderung der Antigen-Antikörperreaktion* die Fremdhaut länger auf der Wunde verweilen kann und damit das Auswechseln der Transplantate bei einer günstigen Abstimmung von Spender und Empfänger nicht erforderlich ist.

In der Abteilung für Verbrennungen, plastische und Handchirurgie der Berufsgenossenschaftlichen Unfallklinik Ludwigshafen-Oggersheim wird das Verfahren, die Brandwunde nach der Nekrosenentfernung zunächst mit Fremdhaut zu decken, routinemäßig durchgeführt. Bisher liegen Erfahrungen über 350 Fremdhauttransplantationen vor. Neben Kürzung der OP-Zeit und Verminderung des Traumas muß die Vorbereitung des Wundbettes durch das Fremdhauttransplantat als ein wesentlicher Vorteil angeführt werden. Wo die Fremdhaut reizlos auf der Wunde haftet, heilt die Eigenhaut fast 100%ig an. Nicht mehr verwenden sollte man die Methode nach MOWLEM u. JACKSON, bei der ein Streifen Eigen- und ein Streifen Fremdhaut abwechselnd aufgelegt werden. Der von der Fremdhaut vorübergehend gedeckte Defekt wird durch Epithelsprossung der Eigenhaut sekundär geschlossen und dabei entsteht eine ungünstige Narbenbildung.

Ein weiteres wertvolles Verfahren, das besonders in den USA Verwendung findet, ist die *Mesh-Graft-Methode*. Hier wird das Spalthauttransplantat durch zwei Walzen so präpariert, daß man aus einem schmalen Streifen ein breites ausgespanntes Netz erhält und mit einem kleinen Spenderbezirk eine große Wunde abdecken kann (Abb. 3). Es ist nur zu bedenken, daß die Haut dazu

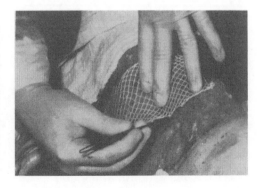

Abb. 2. Entfernung der Fremdhaut   Abb. 3. Verpflanzung von Netzhaut

verhältnismäßig dick entnommen werden muß, und somit die Spenderstellen nicht wie bei der üblichen Methode nach 10–12 Tagen wieder verwendet werden können. Es scheint daher nur in Fällen angezeigt zu sein, wo man bei einmaliger Eigenhautentnahme und Verpflanzung unter Anwendung der Mesh-Graft-Methode die Brandwunde in einer Sitzung decken kann. Die *funktionellen und kosmetischen Resultate* sind trotz der spontanen Heilung in den Netzmaschen zufriedenstellend.

Für die Deckung von Defekten im Bereich des Gesichtes dürfte sich dieses Vorgehen jedoch nicht eignen.

Nach Auflegen der Transplantate kann ein *deckender Verband* angelegt oder die *Spalthaut offen* versorgt werden. Die verbandslose Methode vermeidet das Verrutschen und ermöglicht die ständige Überwachung und Pflege der Transplantate.

Nach Abheilung der Brandwunde wird man zur *funktionellen* und auch zur *ästhetischen Rehabilitation* übergehen. Hierzu gehören an erster Stelle neben physikalischen Maßnahmen weitere Transplantationen zur Beseitigung von Bewegungseinschränkungen an den Gelenken durch Kontrakturen und später die Durchführung ästhetischer Korrekturen. Bei Funktionseinschränkung mit Beteiligung des Gesichtes hat die Beseitigung von Narben im Bereich der Augenlider selbstverständlich den Vorrang. Zur konservativen Nachbehandlung der transplantierten Bezirke hat sich der Druckverband mit Schaumstoff und elastischen Binden ausgezeichnet bewährt. Diese Methode, die auch in den amerikanischen Zentren geübt wird, ergibt bessere Spätresultate im Hinblick auf hypertrophierende Narben.

Literatur

FELLER, I.: The use of Pseudomonas Vaccine and Hyperimmune Plasma in the treatment of seriously burned patients., in Research in Burns, A. B. WALLACE and A. W. WILKINSON, eds., 470–473. Edinburgh and London: E. & S. Livingstone, Ltd. 1966.

LÁNYI, B.: Serological Properties of Pseudomonas Aeruginosa. Acta microbiol. Acad. Sci. hung. **13**, 295–318 (1966/67).

MACMILLAN, ALEXANDER: Vortrag Tagung Immuno Symposium. Wien: Sept. 1973.

MOWLEM, R.: Management of Burns. Lancet (London) **266**, 306–308 (1954).

MUIR, I. F. K., BARCLAY, T. L.: Burns and their Treatment. Chicago: Yearbook Medical Publishers, Inc. 1962.

WALLACE, A. B.: Management of Burns. London: The Lancet, Ltd. 1954.

Verletzungen durch Strom- und Niederspannungsunfälle

P. R. Zellner und K. A. Brandt

Die *Verletzungen durch elektrischen Strom* im *Kindesalter* stellen in der Gesamtzahl der Brandverletzten nur einen relativ geringen Prozentsatz dar. Überwiegend handelt es sich dabei um *häusliche Unfälle*, nur im Ausnahmefall um Hochspannungsverletzungen.

So gut wie immer sind mangelhafte elterliche Aufklärung bzw. fehlende Umsicht und der natürliche Forschungsdrang des Kindes, dem der zunehmende Einfluß von Technik und Elektronik im Haushalt mannigfaltige Möglichkeiten bietet, ursächlich verantwortlich zu machen. Leider wird immer noch viel zu wenig von dem durch den VdE empfohlenen Steckerschutz Gebrauch gemacht. So konnten wiederholt schwere Verbrennungen an den Händen beobachtet werden, weil Kinder die Bananenstecker der Fernsehantennen in ungesicherte Steckdosen schoben.

Die Pathogenese
und die Auswirkungen des Stromes
auf den Organismus

1. Allgemeine Auswirkungen

Der *Elektrounfall* kann sowohl eine *Verbrennung* durch Umwandlung der elektrischen Energie in *Joulesche* Wärme hervorrufen, wie auch zu *schwersten Funktionsbeeinträchtigungen* bestimmter Organe, besonders des *Herzens* und des *Zentralnervensystems*, ohne nennenswerte Wärmeentwicklung lediglich infolge elektrischer Durchströmung führen.

Art und Ausmaß der Stromschädigung werden durch das unterschiedliche Zusammenspiel von Stromstärke, Spannung, Kontaktzeit, Stromdichte, Gewebswiderstand, Übergangswiderstand gegen Erde sowie durch den Stromweg im menschlichen Organismus bestimmt. Entsprechend steht im Augenblick des Geschehens gegebenenfalls eine akut reanimative mehr anästhesistisch-internistische Therapie vor der eigentlichen überwiegend chirurgischen bzw. plastisch-chirurgischen Verbrennungsbehandlung. Die den Elektrounfall oft begleitende thermische Verbrennung, beispielsweise durch Entflammen der Kleidung, wurde bereits besprochen und soll im folgenden unberücksichtigt bleiben.

Kommt im Körper ein *Wechselstromfluß* mit der bei uns üblichen Frequenz von 50 Hertz zustande, so können nach Köppen vier Stromstärkenbereiche mit unterschiedlicher elektrischer *Wirkung besonders auf das Herz*, wenn dieses im Stromkreis liegt, unterschieden werden. Die Stromstärkenbereiche 1 (bis 25 mA), 2 (25–75 mA) und 3 (80 mA bis 3–5 A) treten üblicherweise im Bereich der Niederspannung nach VdE unter 1000 V auf, der Stromstärkenbereich 4 (über 5 A) wird dagegen bei Hochspannungen über 1000 V gefunden.

Während bei kurzer Kontaktzeit die *Stromstärkenbereiche 2 und 4* im allgemeinen nur zu einem kurzzeitigen *reversiblen Herzstillstand* mit nachfolgender Arrhythmie führen, kommt es bei den *Niederspannungsunfällen im Stromstärkenbereich 3* in der Regel zum *tödlichen Herzkammerflimmern*. Die kardial bedingten Todesfälle bei Hochspannungsunfällen finden unter Zugrundelegung der *Köppenschen* Stromstärkenbereiche ihre Erklärung darin, daß der Verletzte nicht von der vollen Stromstärke getroffen wurde, sondern sich unter der Spannung eines Nebenstromkreises befand und nur ein Stromanteil entsprechend dem Stromstärkenbereich 3 nach KÖPPEN das Herz durchfloß.

Ein ähnliches Phänomen ist beim *Lichtbogen* bekannt, einer typischen Begleiterscheinung des Hochspannungsunfalles. Hier kann es über die ionisierte Luft ebenfalls zu einem *tödlichen Stromfluß* kommen, während die hohen Temperaturen von etwa 3000° C tiefgreifende rein thermische Verbrennungen hervorrufen. Da die *Köppenschen* Stromstärkenbereiche jedoch auf Erkenntissen aus Tierversuchen beruhen, sollten sie nicht zu engherzig ausgelegt und nur mit einer gewissen Zurückhaltung auf den Menschen übertragen werden.

Neben der kardialen Irritation können *Verkrampfungen der Muskulatur* auftreten, so daß ein umfaßter Leiter eventuell nicht mehr losgelassen werden kann oder die Atemexkursionen unmöglich werden. Der *Stromdurchfluß durch das Gehirn* führt zur *Bewußtlosigkeit, tonisch-klonischen Krämpfen, Atemlähmung* und bei gleichzeitiger Wärmeentwicklung mit *Zerstörung der Hirnsubstanz*, falls die Schädigung überlebt wird, zu entsprechenden *Herdsymptomen*. Nicht zu vergessen sind Commotionen oder kontusionelle Hirnschädigungen infolge sekundären Sturzes. Es bedarf daher keiner besonderen Erwähnung, daß *bei jedem Stromverletzten* sobald wie möglich ein *EKG* geschrieben werden und die *Allgemeinuntersuchung* eine *neurologische* und gegebenenfalls encephalographische *Befunderhebung* einschließen sollte.

2. Die lokale Behandlung

Im Vordergrund der *chirurgischen Therapie* steht die Behandlung der im allgemeinen immer drittgradigen elektrischen *Ver-*brennung. Nach dem *Jouleschen* Gesetz $Q = I^2 \times R \times t$ wird diese abgesehen von der Stromstärke um so ausgedehnter und tiefer sein, je höher der Hautwiderstand an der Eintrittsstelle bzw. der Körperwiderstand im Verlauf des Stromweges und je länger die Kontaktzeit ist. Andererseits besteht aber zwischen dem im Körper zustandekommenden Stromfluß und dem Hautwiderstand nach dem Ohmschen Gesetz $I = U/R$ eine umgekehrte Proportionalität. Je nachdem, ob die Haut dünn und feucht oder trocken, dick und schwielig ist, schwankt ihr Widerstand zwischen einigen 100 Ohm und einigen 1000 Ohm. Der Widerstand der zarten kindlichen Haut ist also im allgemeinen wesentlich geringer als beim Erwachsenen. Während man bei *Niederspannungsunfällen* in der Regel nur *Strommarken* an den Eintrittsstellen sieht, können *Hochspannungsunfälle* infolge der größeren umgesetzten Energie auch *Verkochungen entlang der Strombahn* und an der *Austrittsstelle* hervorrufen.

Fast alle *Stromverletzungen im Kindesalter* sind häusliche *Niederspannungsunfälle* von 220 V, und die *Eintrittsstellen*, die oft nur streichholzkopfgroß oder manchmal auch gar nicht feststellbar sind, werden überwiegend an den Händen gefunden. Wiederholt sahen wir jedoch gerade bei Kindern auch ausgedehnte dritt- und viertgradige *Handverbrennungen* zum Teil mit Verkohlungen mehrer Finger (Abb. 1a). Als Grund muß hier ein besonders langes *Haftenbleiben* des Kindes *an der Stromquelle* angenommen werden, da es sich infolge Schreck, Unwissenheit über Entstehung der plötzlichen Mißempfindung und fehlender Kraft bei Muskelverkrampfungen nicht schnell genug vom stromführenden Leiter befreien kann. Außerdem geht der um die Gefahr wissende Erwachsene im allgemeinen mit echtem Fingerspitzengefühl bei der Durchführung elektrischer Arbeiten vor, während das Kind den Kontaktgegenstand eher festumschlossen in der Hand hält.

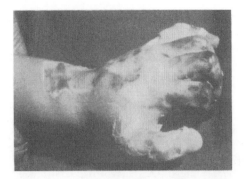

a

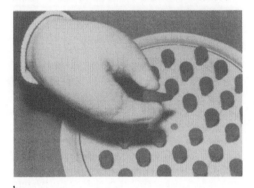

b

Abb. 1. (a) Dritt- und viertgradige Handverbrennung nach Niederspannungsunfall mit 220 V. (b) Zustand nach Primärversorgung mit Bauchhautlappenplastik

Diese Verbrennungen stellen immer eine absolute *Indikation für ein* möglichst *frühes operatives Vorgehen* dar. Die Excision der Nekrosen in Vollnarkose und selbstverständlich in Blutleere muß sicher im Gesunden erfolgen. Klinisch läßt sich ihre Tiefe nie im voraus genau bestimmen, lediglich motorische oder sensible Ausfälle können gewisse Anhaltspunkte geben, und oft erstaunt die weitreichende Zerstörung der subcutanen Gebilde unter einer noch intakten Hautoberfläche. *Kriterien für eine ausreichende Excision* sind zunächst das makroskopische Aussehen sowie eine ausreichende Blutung nach Öffnung der Blutleere. Koagulierte und mit geronnenem Blut gefüllte Gefäße dienen als weiterer Anhaltspunkt. In Zweifelsfällen kann die *Vital-*

färbung oder die histologische Schnellschnittuntersuchung randständiger Probeexcisionen herangezogen werden. G. LECHNER u. H. MILLESI haben durch Bestimmung der *Fermentaktivität* — sie bestimmten die DPN-D (Diphosphopyridinnucleotid-Diaphorase) — eine weitere Möglichkeit zur Prüfung der Gewebevitalität geschaffen.

Im Gegensatz zu den thermischen Verbrennungen wird man bei diesen elektrischen Verletzungen nur in seltenen Fällen die entstandene Wunde mit einem freien Hauttransplantat schließen können. So gut wie immer müssen *gestielte Hautlappen* verwendet werden, um Gelenke, Sehnen, Nerven und Knochen sowie auch das übrige freiliegende, klinisch unauffällige, möglicherweise aber doch teilgeschädigte Gewebe mit einer gut durchbluteten belastungsfähigen Weichteildecke vor Infektion zu schützen (Abb. 1b). In Abhängigkeit von Lokalisation und Größe kommen vom gekreuzten Fingerlappen bis zum Bauchhautlappen alle Möglichkeiten der Fernlappenplastik zur Anwendung. Lokale Verschiebeplastiken sollten aufgrund der möglichen, nicht sichtbar in Erscheinung tretenden Teilschädigungen des strommarkenbenachbarten Gewebes vermieden werden, denn schon geringe Durchblutungsstörungen können zu einer Lappennekrose und damit zu einem doppelten Mißerfolg führen. Wartet man bei diesen zunächst auch oft harmlos aussehenden elektrischen Verbrennungen bis zur *Spontanabstoßung der Nekrosen*, so führt die unvermeidliche *Infektion* zu weiterer Schädigung (Abb. 2). Eine *langdauernde Ruhigstellung* ist unvermeidlich, und zusätzliche Funktionsstörungen sind die Folge, die sich auch durch spätere operative und konservative Maßnahmen nicht oder nur unvollkommen korrigieren lassen. Gerade bei Kindern ist man immer wieder erstaunt, welche Geschicklichkeit und Selbständigkeit selbst bei erheblichen *Verstümmelungen der Hände* entwickelt werden, wenn durch rechtzeitige und richtige Therapie auch nur

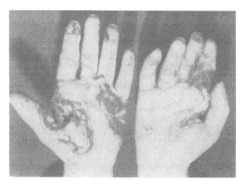

Abb. 2 Infizierte, nicht primär versorgte, elektrische Verbrennung beider Hände mit 220 V

ein *Mindestmaß an Funktion* erhalten werden kann. Eine seltenere, für das Kindesalter aber als typisch zu bezeichnende elektrische *Niederspannungsverletzung* sieht man an *Zunge und Lippen*, wenn unter Strom stehende Stecker oder defekte Steckdosen mit dem Mund berührt werden. Tiefe und scharf begrenzte Brandwunden an den Lippen können ebenfalls frühzeitig excidiert werden, wobei Defekte bis zu einem Drittel der Lippe meist ohne größere spätere Korrektur primär verschlossen werden können. Die Verbrennungen der Zunge wird man praktisch immer der Spontanheilung überlassen.

Hochspannungsunfälle gehören im Kindesalter zur Seltenheit. Sieht man von den zusätzlichen meist ausgedehnten und praktisch auch immer drittgradigen Oberflächenverbrennungen durch Lichtbogen oder Entflammen der Kleider ab, so besteht die operative Behandlung der eigentlichen Hochspannungsverletzung leider nur allzuoft in hohen Amputationen, da entlang des Stromweges an den Extremitäten, Muskulatur, Nerven und Gefäße unter einer oft intakten Hautoberfläche weit bis in die proximalen Abschnitte verkocht sind. Eine Indikation zur primären Stiellappenplastik ist wegen der Ausdehnung dieser Verletzungen und der unsicheren Beurteilung ihrer Begrenzung fast nie gegeben, so daß die De-

fektdeckung nach möglichst frühzeitiger Entfernung der nekrotischen Gewebe im allgemeinen den Richtlinien der freien Hauttransplantation folgt. Sind bei erhaltungsfähiger Extremität Entlastungsschnitte wegen der Gefahr einer Durchblutungsstörung notwendig, so muß meistens die Fascie ebenfalls gespalten werden, da das Ödem entsprechend der Tiefe der Gewebsschädigung und im Gegensatz zu den Oberflächenverbrennungen im wesentlichen subfascial liegt.

Nicht selten werden *Niereninsuffizienzen* infolge des reichlich anfallenden Hämo- und Myoglobins bei diesen Verletzungen beobachtet. Es kann hier nicht auf die diesbezüglichen umfangreichen wissenschaftlichen Arbeiten eingegangen werden. Die Praxis hat jedoch gezeigt, daß eine sofortige ausreichende Volumensubstitution, eine zusätzliche reichliche Flüssigkeitszufuhr mit forcierter Diurese sowie Alkalisierung entsprechend der zunächst meist acidotischen Stoffwechsellage die beste Prophylaxe darstellt. Im übrigen gelten therapeutisch dieselben Gesichtspunkte wie bei einer thermischen Verbrennung.

Die Tatsache, daß die *Mortalität bei Kindern geringer* ist als bei Erwachsenen, darf nicht im positiven Sinne überbewertet werden. Die Morbidität bei den ausgedehnten Brandverletzungen kann ganz erhebliche Ausmaße annehmen. Der Erwachsene kann wieder in sein früheres Milieu zurückkehren. Das Kind muß sich seinen sozialen Rahmen erst später im Leben schaffen. Selbst kleine *Vernarbungen bei weiblichen Patienten* können zu einer unüberwindlichen Hürde in der Intimsphäre werden. *Soziologische Faktoren* müssen daher beim Kinde ganz besonders betont werden, da der Erfolg einer Behandlung nicht nur von einer niedrigeren Mortalität gesehen werden darf, sondern auch im Hinblick auf die *Wiedereingliederung des Kindes* gewertet werden muß.

Literatur

BAUR, E., BISSIG, H.: Tödliche Elektrounfälle an Hochspannungsanlagen. Elektromedizin **7**, 150–159 (1960).

BIEGELMEIER, G., ROTTER, K.: Elektrische Widerstände und Ströme im menschlichen Körper, E und M, 88. Jahrgang (Heft 3) 104–114 (1971).

BUNNELL, M. D., BÖHLER, J.: Die Chirurgie der Hand. Wien-Bonn-Bern: Maudrich.

DIEBOLD, O., JUNGHANNS, H., ZUKSCHWERDT: Klinische Chirurgie für die Praxis. Stuttgart: Thieme 1961.

FLYNN, J. E.: Hand Surgery. Baltimore: Williams & Wilkins 1966.

HAUF, R.: Beiträge zur Ersten Hilfe und Behandlung von Unfällen durch elektrischen Strom. Bericht über die wissenschaftliche Tagung der Ärztlichen Forschungsstelle für elektrische Unfälle 1959, 1961 Heft 2, 1963 Heft 3, 1965 Heft 4, 1967 Heft 5, 1970 Heft 6.

HIRSCHMANN, J.: Hirn- und Rückenmarkschäden durch Elektrizität. Med. Welt **22**, 443–446 (1971).

HUESTON, J. T.: Transactions of the fifth International Congress of Plastic and Reconstructive Surgery 1971. London: Butterworth 1971.

Institut zur Erforschung elektrischer Unfälle der Berufsgenossenschaft Feinmechanik und Elektrotechnik, Köln-Bayenthal: Bericht über die Auswertung von 10000 Fragebogen über elektrische Unfälle 1971.

JELLINEK, ST.: Elektropathologie. Stuttgart: Enke 1903.

JENNY, F.: Der elektrische Unfall. Bern: Huber 1945.

KOEPPEN, S.: Erkrankungen der inneren Organe nach elektrischen Unfällen. Hefte zur Unfallheilkunde, Heft 34. Berlin: Springer 1942.

KOEPPEN, S., EICHLER, R., FÖLZ, G., HOPPE, D., HOSANG, W., KOSRKA, F., OSKYKA, P.: Der elektrische Unfall. Elektromedizin, **6**, Nr. 4, 215–251 (1961); **7**, Nr. 1, 35–59 (1962).

KOEPPEN; S., OSYPKA, P.: Beurteilung von Herz- und Nervenerkrankungen und Schädigungen der inneren Organe nach elektrischen Unfällen, Heft 3/4 der Zeitschrift „Die Berufsgenossenschaft", März/April 1962.

LECHNER, G., MILLESI, H.: Prüfung der Gewebsvitalität durch Bestimmung der Fermentaktivität im Rahmen der Verbrennungsbehandlung. Bulletin de la Sciété Internationale des Chirurgie, **6**, 554–561 (1967).

REHN, J., KOSLOWSKI, L.: Praktikum der Verbrennungskrankheit. Stuttgart: Enke 1960.

SKOOG, T.: Electrical Injuries. The Journal of Trauma. **10**, 816–830 (1970).

UGLAND, O. M.: Electrical Burns. Scandinavian Journal of Plastic and Reconstructive Surgery. Supplement 1967.

Weichteilverletzungen

J. Rehn

Die *Ursachen der Verletzungen* in den verschiedenen Lebensaltern des Kindes, die *Tätigkeiten*, bei denen die Unfälle sich ereignen und die Häufigkeit wurden von GÄDEKE abgehandelt (S. 1). Die Entstehung und die Arten der Wunden unterscheiden sich — bis auf wenige Ausnahmen — im Grundsatz nicht von denen Erwachsener.

Die *Zahl der Bagatellverletzungen* gerade der Haut ist hoch. So erleiden Kinder sehr oft *Hautabschürfungen* vor allem im Kniegelenkbereich durch Sturz. Auch andere Verletzungsursachen und Orte kommen beim Kind häufiger vor. Die häufigsten Verletzungen finden sich bis zum 13. Lebensjahr am Kopf, gefolgt von den unteren Extremitäten und der Hand (EHALT, 1961). Mit zunehmendem Alter nimmt die Zahl der Kopftraumen ab. Die Kinder auf dem Land und in der Stadt werden bei unterschiedlichen Tätigkeiten ihre Unfälle erleiden. Damit finden sich auch verschiedenartige Verletzungsfolgen.

I. Verletzungsursachen und Formen

1. Haushalt

Die *Verletzungsmöglichkeiten* für das Kind sind hier mannigfaltig. Die *Zahl der Unfälle im Haus* liegt am höchsten bei den Kindern, die sich aufgrund ihres Alters vorwiegend noch in der Wohnung aufhalten. Das Herunterziehen heißer Flüssigkeiten vom Herd oder Tisch führt zu *Verbrühungen*.

Verbrennungen können am Gasherd, beim Spielen mit Kerzen, Streichhölzern und brennbaren Flüssigkeiten auftreten.

Auch beim Spielen mit den zahlreichen elektrischen Geräten können sich thermische Hautschäden ereignen.

Durch Sturz aus der Höhe (Wickelkommode) ereignen sich *Platzwunden am Kopf* beim Säugling und Kleinkind. Auf Zungenwunden *durch Biß ist* besonders zu achten.

Schnitt- und Stichverletzungen an den Händen wie an anderen Körperteilen mit herumliegenden Messern und Scheren sind weitere Folgen der Unkenntnis, des Tätigkeitsdranges und der mangelnden Aufsicht oder Aufklärung Erwachsener, die um weitere Beispiele erweitert werden könnten.

Die Unfallmöglichkeiten in landwirtschaftlichen Betrieben sind innerhalb des gesamten Hofgeländes für das spielende Kind vielfältig und anders geartet. An Futterschneidemaschinen, Kreissägen oder anderen Geräten sind es vor allem *Finger- und Handverletzungen*, z. T. mit traumatischen Amputationen und zerfetzten Wunden.

Beim *Spielen mit Tieren* — wie Hunden und Katzen — wird auch in der Stadt deren Geduld überfordert. Biß- und Kratzwunden, stumpfe Quetschungen durch Tritte vom Pferd können erhebliche Ausmaße erreichen.

2. Verkehr

Die Traumafolgen im Verkehr gleichen im Grundsatz denen Erwachsener. *Verletzungen durch Radspeichen* an Kindern, die auf Fahrrädern — selten Mopeds oder Motorrädern — mitfahren, sind dagegen typisch für dieses Alter. Der Fuß des auf der Längsstange oder dem Gepäckträger sitzenden Kindes wird mangels entsprechender

Schutzvorrichtungen von den Speichen erfaßt und mit der Drehung des Rades in die Gabel gezogen. Durch die plötzliche Abbremsung ereignen sich zusätzliche Stürze. *Ausgedehnte Hautquetschungen und Rißwunden* der tangential einwirkenden Gewalt mit zusätzlichen Knochenverletzungen betreffen vor allem die Gegend des äußeren Knöchels, des Fersenbeines, u.U. mit Verletzung der Achillessehne, den äußeren Fußrand und die Zehen.

Die *Frakturen* reichen vom Knöchelbruch bis zu kompletten Unterschenkelbrüchen (BECK u. ENGLER, 1970; WILLE, 1962).

Als Beispiel für Unfälle an Transportmitteln seien an dieser Stelle Verletzungen an *Personenaufzügen und Rolltreppen* genannt. Die Kinder bleiben mit Hand, Fuß oder Kleidungsstücken hängen. Neben schweren Riß-Quetschwunden mit meist offenen Frakturen im Extremitätenbereich beobachtete BLENCKE (1970) eine traumatische Oberarmexartikulation und eine Strangulation.

Der Sturz nach hinten führt zu abscherenden und quetschenden Verletzungen am Gesäß. Von diesen Unfällen sind vor allem Kinder zwischen 4 und 8 Jahren betroffen. *Fehlende Kenntnis der Gefahren, mangelhafte Aufsicht* der Erwachsenen und *unzulängliche technische Schutzvorrichtungen* sind die Ursachen.

3. Sport und Spiel

Die häufigsten *Schürfwunden* ereignen sich bei Stürzen. Bei Spielen mit im Verhältnis zu schweren Bällen können sich durch Überdehnung subcutane Strecksehnenrisse oder andere Fingerverletzungen ereignen. Für die *einzelnen Sportarten* gelten im wesentlichen die gleichen *Verletzungsmechanismen* wie beim Erwachsenen, zumal die echte sportliche Betätigung zumeist erst um das 10. Lebensjahr und später beginnt.

Beim *Spielen* sind es wegen des Fehlens ausreichender Spielplätze vor allem die *Umgebungsgefahren*, die, wie z.B. das Hereinlaufen in ein Auto, zum Unfall führen. Beim Klettern auf Bäume oder an Zäunen kann es durch Sturz zu *Pfählungsverletzungen* kommen.

II. Diagnostik

1. Hautverletzungen

Die *Erkennung* der verschiedenen Formen der reinen Weichteilschäden wird keine Schwierigkeiten bereiten. Dagegen ist es mitunter primär kaum möglich, die *Flächen- und Tiefenausdehnung* der nicht seltenen *quetschenden Traumen* festzulegen. Auch die Frage, ob *Fremdkörper* in die Wunde eingedrungen sind, kann von den kleinen Patienten häufig nicht oder nicht ausreichend sicher beantwortet werden. Kontrastgebende *Fremdkörper* können mit dem *Röntgenbild* dargestellt werden.

2. Zusammengesetzte Verletzungen der Sehnen, Gefäße, des Knochens, der Gelenke und anderer Gebilde

Die Erkennung von *Mitverletzungen* der *Sehnen* und *Nerven* kann beim Kind erhebliche Schwierigkeiten bereiten, da die Mitarbeit bei der Untersuchung wie die subjektiven Angaben schwierig oder nicht zu verwerten sind.

Zum *Ausschluß von Frakturen*, besonders am Schädel, sind *Röntgenaufnahmen* die alleinige Objektivierungsmöglichkeit.

Gefäßtraumen werden in der Erkennung, vor allem an den Extremitäten, keine Schwierigkeiten bereiten.

Auf *Gelenkeröffnungen*, Verletzungen der Schleimbeutel, wie überhaupt anderer Gebilde, muß besonders bei der Wundversorgung geachtet werden.

3. Infizierte Wunden

Gerade beim Kind werden häufiger *infizierte Wunden*, auch in Spätstadien, beobachtet. Bei den scheinbar *banalen Verletzungen* halten die Eltern den Gang zum Arzt für überflüssig und die Behandlung erfolgt aus dem reichen Schatz der „Hausapotheke" mit unzureichenden Mitteln.

Die typischen *Entzündungszeichen* — lokal und allgemein — lassen die Diagnose leicht stellen. Bei dieser Komplikation ist besondere Sorgfalt auf die Erkennung tieferreichender Verletzungen, wie z.B. der Gelenke, zu legen. Auf nicht entfernte *Fremdkörper* als Ursache der Eiterung ist zu achten.

In den Frühstadien der *akuten hämatogenen Osteomyelitis* wird immer wieder wegen der anamnestischen Angaben eines Traumas fälschlicherweise eine Weichteilentzündung vermutet, was für den weiteren Weg der Therapie nachteilige Folgen hat, zumal Veränderungen im Röntgenbild zunächst fehlen.

III. Therapie

1. Erste Hilfe

Die ersten *Maßnahmen* am Unfallort werden bei Verletzungen der Kinder durch die Gesamtsituation beeinflußt. Der schreiende, blutende Verletzte, die verwirrten Eltern — häufig wegen mangelnder Aufsicht von Schuldgefühlen belastet (s. MENZEL, S. 14) — ergeben eine schlechte Ausgangssituation für sinnvolle konsequente Maßnahmen. Das Anlegen der üblichen sterilen Verbände und sonstige Maßnahmen können erhebliche Schwierigkeiten bereiten. Der Weg zum *Arzt oder Krankenhaus* — aufgrund falscher Aufklärung des Kindes häufig Schreckgespenste — unterbleibe.

2. Allgemeine Maßnahmen

Die *operative Versorgung* von Verletzungen wird zumeist in *Allgemeinnarkose* erfolgen müssen, da in *örtlicher Betäubung* oder *Plexusanaesthesie* eine Operation in Ruhe kaum möglich ist oder für die kleinen Patienten die psychische Belastung mangels der Möglichkeit einer vernünftigen Argumentation groß ist. *Operative* Maßnahmen werden daher am besten im Krankenhaus durchgeführt.

Die *aktive Tetanusimmunisierung* sollte heute bei den häufigen unbehandelten Bagatellverletzungen des Kindes eine Selbstverständlichkeit sein. Bei einem geimpften Verletzten ist gegebenenfalls eine Wiederauffrischungsimpfung und beim nicht Immunisierten die Einleitung einer vollständigen Impfung angezeigt.

Antibioticagaben unterliegen strengen Indikationen und sollten offenen Gelenkverletzungen, offenen Schädel-Hirntraumen wie tiefergreifenden Infektionen nach Testung der Erreger vorbehalten bleiben.

Ausgedehnte Weichteilverletzungen können zu erheblichen *Blutverlusten* führen. Die Prophylaxe bzw. Behandlung eines eingetretenen Schocks hat den Vorrang vor allen anderen Maßnahmen. Beim Kind können dem Blutvolumen entsprechend für den Erwachsenen belanglose Blutungen zum Schock führen.

3. Lokale Therapie

Die *Wundausscheidung* mit Naht sollte möglichst innerhalb der 6–8-Std-Grenze erfolgen. Aufgrund der hervorragenden Durchblutung des kindlichen Gewebes kann diese Grenze überschritten werden. Die *Wunden* sollten genauso wie beim Erwachsenen *kosmetisch* bestmöglich, besonders im Gesicht, versorgt werden. Einige Subcutannähte vermeiden Spannungen. Verbleibende Defekte müssen plastisch gedeckt werden.

Besonderes Augenmerk ist, wie bereits erwähnt, den Verletzungen von Sehnen oder weiteren tieferliegenden Gebilden zuzuwenden. Bei ausgedehnten *Quetschungen* kann die Unmöglichkeit, die Nekrosenausdehnung primär zu erkennen, zu einem zweizeitigen Vorgehen zwingen. Nach — soweit erkennbarer — Excision im Gesunden wird der Defekt nach einigen Tagen plastisch mit Spalthaut gedeckt. Falls nötig, werden jetzt sichtbare Nekrosen zusätzlich excidiert.

Fremdkörper sollten entfernt werden. *Schürfwunden* werden nach Besprühen mit einem milden Antisepticum und Abtrocknung möglichst offen behandelt. Bei Verbandbehandlung wird Fettgaze auf die Wunde gelegt, um das schmerzhafte Entfernen des Verbandes zu vermeiden.

Aufgrund der *guten Vascularisation* und erstaunlichen Regenerationskraft können beim Kind Erhaltungsversuche, wie z. B. Quetschungen durch Einklemmung von Fingerendgliedern in Autotüren, eher riskiert werden als beim Erwachsenen.

Wegen des Bewegungsdranges der Kinder, die nicht immer gegenüber den gegebenen Vorschriften die nötige Einsicht aufbringen, sind ausgedehntere Gliedmaßenverletzungen durch *Gipsschienen ruhigzustellen*. Die Immobilisation spielt für die Erhaltung der Funktion keine Rolle.

Die gesamte Behandlung hat mit der größtmöglichen Sorgfalt, wenn nötig mit plastischen Maßnahmen, zu erfolgen. Die verbleibenden Narben begleiten das Kind auf seinem gesamten Lebensweg.

IV. Komplikationen

Die *infizierten Wunden* werden in üblicher Weise behandelt, wobei besonders auf eine exakte *Ruhigstellung* im Gliedmaßenbereich durch Gipsschienen zu achten ist.

Durch *übermäßige Narbenbildung*, die u. U. bis zum Keloid reicht, können sich kosmetisch oder in Gelenknähe funktionell störende Narben entwickeln. Die plastischen Maßnahmen entsprechen denen der Erwachsenenchirurgie.

Das gleiche gilt für *Handverletzungen*, die unzureichend versorgt oder bei denen Sehnenverletzungen übersehen wurden. Gerade beim Kind, das noch ein langes Leben vor sich hat, ist eine bestmögliche Versorgung anzustreben. Die Hand ist ein so wertvolles Organ, daß auch mehrfache Eingriffe zur Wiederherstellung der Funktion indiziert sind. Die *Nachbehandlung* kann bis zum 6. bzw. 8. Jahr unter Anleitung sich schwierig gestalten. Durch die spielerische Tätigkeit der kleinen Patienten wird dieser Nachteil aber zumeist ausgeglichen.

Literatur

BECK, E., ENGLER, J.: Fahrradspeichen-Verletzungen bei Kindern. Münch. Med. Wschr. **112**, 236 (1970).

BLENCKE, B.: Rolltreppen- und Aufzugsverletzungen bei Kindern. Mschr. Unfallheilk. **73**, 367 (1970).

BOLKENIUS, M.: Rolltreppenverletzungen im Kindesalter. Dtsch. Med. Wschr. **95**, 321 (1970).

ECKSTEIN, H. B.: Minor Injuries in Childhood. In: REHBEIN, F.: Der Unfall im Kindesalter. Z. Kinderchir. **11**, 147 (1972).

EHALT, W.: Verletzungen bei Kindern und Jugendlichen. Stuttgart: Enke 1961.

ENGLER, J.: Die Unfälle im Kindesalter. Z. Kinderchir. **4**, 48 (1967).

HECKER, W. CH., DAUM, R.: Zur Wiederherstellungschirurgie unfallverletzter Kinder. Die Kapsel **24**, 867 (1969).

REHN, J.: Besonderheiten kindlicher Verletzungen. Vortrag Med. Ges. Freiburg 1961.

WILLE, F.: Über Radspeichenverletzungen im Kindesalter. Mschr. Unfallheilk. **65**, 21 (1962).

Die Mehrfachverletzung

J. REHN

I. Begriffsbestimmung

Die *Mehrfachverletzung*, der *Polytraumatisierte* sind allgemein bekannte und gültige Begriffe in der Unfallchirurgie. Topographisch-anatomisch sind verschiedene Körperregionen von Traumen betroffen. Bei den *Verletzungen mehrerer Körperabschnitte* sind mindestens zwei so schwer betroffen, daß jede einzelne eine klinische Behandlung erforderlich macht oder zwei Traumafolgen den klinischen Verlauf entscheidend beeinflussen. Einmal kann die Vielzahl ausschließlicher *Gliedmaßenverletzungen* in der Gesamtheit zu einem *Blutverlust* führen, der unbehandelt im Schock mündet. Zum anderen liegen Traumafolgen in Körperregionen und an Organen vor, die vordergründig das gesamte Geschehen beherrschen.

Hier sind beispielhaft aufzuführen das schwere *Schädel-Hirntrauma*, die hohe Halsmarklähmung, Thorax- und Abdomenverletzungen mit Organ- oder Gefäßverletzungen. Allgemein wird unter der *Mehrfachverletzung* ein *schweres Zustandsbild* mit multiplen Traumafolgen verstanden.

II. Diagnostik

Grundlage einer zweckentsprechenden Therapie ist eine *schnelle, aber genaue Diagnostik*. Die häufigen *lebensbedrohlichen Situationen* sind nur zu beherrschen oder in Frühstadien zu vermeiden, wenn sofort nach der Aufnahme im Krankenhaus eine umfassende, aber schonende Diagnostik beginnt. Hierbei ist daran zu denken, daß *mehrfache schwere Traumafolgen*, wie z.B. eine Milzruptur, mit einer schweren Thoraxverletzung, kombiniert sind. An erster Stelle steht die Feststellung sofort *behandlungs- oder operationsbedürftiger Verletzungsfolgen* der Körperhöhlen, die einen Schock oder Atembeschwerden verursachen, also Störungen des Gasaustausches unterhalten oder anderweitige lebenswichtige Funktionen beeinträchtigen. Erst wenn die therapeutischen Maßnahmen, die der Lebenserhaltung dienen, Erfolge zeigen oder die Operationen durchgeführt sind, kann und muß die weitere Diagnostik durchgeführt und die sich daraus ergebende Therapie erwogen und vorgenommen werden.

Besondere Schwierigkeiten bei der gesamten Diagnostik bereitet der tief *bewußtlose* kleine *Patient* oder das Kind ohne die Möglichkeit der Anamneseerhebung, der schweren Verwertbarkeit subjektiver Angaben und mit der erschwerten klinischen Untersuchung.

Die *Röntgendiagnostik* ist nur dann sofort vorzunehmen, wenn sie entweder für die dringende Diagnostik unumgänglich oder ohne Risiko für die Feststellung der Frakturen möglich ist. Für eine schonende und schnelle Untersuchung ist der sogenannte *„Unfallarbeitsplatz"* mit zusätzlicher Fernseheinrichtung eine wertvolle Hilfe.

Die häufigen *schweren Schädel-Hirntraumen* erfordern eine sofortige neurologische oder neurochirurgische Konsiliaruntersuchung. Nach Stabilisierung der Funktionen des Gesamtorganismus und Erholung des Patienten muß besonders nach in der akuten Phase *übersehenen Frakturen* gesucht werden. Gerade Wirbel- und hüftgelenksnahe Frakturen werden mitunter erst später bei beginnender Belastung festgestellt.

III. Therapie

1. Erste Hilfe

Alle konservativen Maßnahmen, die der *Lebenserhaltung* dienen, wie z.B. Volumenersatz, Freimachen oder Freihalten der Atemwege mit nötigenfalls künstlicher Beatmung, sollten frühestmöglich eingeleitet werden. Neben der auch vom ausgebildeten Laien durchzuführenden Ersten Hilfe muß diese Therapie am Unfallort von einem Arzt vorgenommen werden, der diese Diagnostik und Behandlung beherrscht.

Der Einsatz von *Notarztwagen* hat sich nach anfänglichen, vorwiegend organisatorischen Schwierigkeiten bewährt. Die *Überlebenschancen* Schwerverletzter konnten verbessert werden. HOFMANN et al. (1972) (1972) stellten in einem 1/4 der von auswärts überwiesenen oder von der Unfallstelle abtransportierten Verletzten eine *schlechte oder fehlende Erstversorgung* fest. Der Transport wurde nicht überwacht.

2. Behandlung im Krankenhaus

Absoluten Vorrang hat die Therapie, die der *Stabilisierung der lebenswichtigen Funktionen* dient. Gerade beim Kind muß der *Volumenersatz* besonders sorgfältig erfolgen. Alle den Schock auslösenden oder unterhaltenden Verletzungsfolgen, wie z.B. eine Milzruptur, sind baldmöglichst operativ anzugehen.

Nach der Häufigkeit steht die Versorgung *operationsbedürftiger Verletzungen* der

Schädel-Hirntraumen an erster Stelle. Erst dann werden Weichteilverletzungen oder Frakturen versorgt, die vorher durch Schienung oder Lagerung ruhiggestellt wurden. Diese *Dringlichkeitsskala* läßt sich nicht schematisieren.

Nach der konservativen oder operativen *lebenserhaltenden Behandlung* beginnt die *übrige Therapie* in dem Stadium, in dem ein geringstmögliches Risiko für den Patienten erreicht ist.

Beim Patienten, der einer *längeren Intensivpflege* bedarf, wie z.B. dem schweren Schädel-Hirntrauma mit Bewußtlosigkeit oder dem Querschnittsgelähmten, wird zur Erleichterung der Pflege auch beim Kind die *Indikation zur übungsstabilen Osteosynthese* der Frakturen weiter zu stellen sein.

IV. Prognose

Neben den Verletzungen, bei denen infolge der Schwere des Traumas keine Überlebensaussichten gegeben sind, wie z.B. bei einer Aortenzerreißung, ist die *Prognose der Mehrfachverletzung* um so besser, je früher, gezielter und lückenloser die Behandlung vom Unfallort bis zur Intensivstation abläuft.

Die *Letalität* ist in den ersten Stunden und Tagen am höchsten, wobei schwerste und schwere Schädel-Hirntraumen im Vordergrund stehen. Nach KUHNL et al. (1972) und HOFMANN et al. (1972) liegt die Letalität bei 13,8%. HOFMANN et al. sahen in der *Kombination von Schädel- und Thoraxverletzungen* ein häufiges und gefährliches Zusammentreffen. Die Potenzierung der Störungen der Bewußtseinslage bei dem primären Hirnschaden mit der sekundär pulmonalen Hypoxydose stellen ein hohes Risiko dar.

64,8% der schweren Mehrfachverletzungen *heilten vollständig* aus. Die *verblei-*

benden schweren Defekte mit Dauerschäden beschränkten sich auf das ZNS und die Extremitäten. Die Folgezustände schwerer und schwerster Schädel-Hirntraumen überwogen (HOFMANN et al. 1972).

Neben einer entsprechenden Organisation sind für die Behandlung des unfallverletzten Kindes besondere pathophysiologische Kenntnisse und eine unfallchirurgische Ausbildung, die auf der Allgemeinen Chirurgie basiert, erforderlich.

Literatur

KUHNL, P., GÖGLER, E., DAUM, R.: Schwere und multiple Verletzungen im Kindesalter. In: REHBEIN, F.: Der Unfall im Kindesalter. Z. Kinderchir. Suppl. 11, 124 (1972).

HOFMANN, S., REISMANN, D., DICK, W., VOTH, D., EMMRICH, P., LILL, G.: Probleme der Mehrfachverletzungen beim Kind. In: REHBEIN, F.: Der Unfall im Kindesalter. Z. Kinderchir. Suppl. 11, 345 (1972).

HEISS, W., DIETZ, R., DAUM, R., KRUMHAAR, D.: Mehrfachverletzungen beim stumpfen Bauchtrauma im Kindesalter. In: REHBEIN, F.: Der Unfall im Kindesalter. Z. Kinderchir. Suppl. 11, 372 (1972).

Schädel-Hirntraumen

K. Schmidt

Das Bild des Schädel-Hirntraumas beim Neugeborenen, Säugling und Kleinkind zeigt gegenüber dem Jugendlichen und Erwachsenen zum Teil wesentliche Besonderheiten, die sich aus den Größenverhältnissen zwischen Schädel und übrigem Körper sowie der anatomischen und physiologischen Unterschiedlichkeit gegenüber dem Erwachsenen erklären lassen. *Die erste Frage beim Vorliegen eines kindlichen Schädel-Hirntraumas lautet nach dem Alter des verletzten Kindes.* Da vom Schädel-Hirntrauma das Zentralorgan betroffen wird, besteht stets die Gefahr deletärer Folgezustände des Schädel-Hirntraumas durch Versagen zentraler Funktionen oder Regulationen. *Die zweite bei der Erstuntersuchung und im Verlauf zu stellende Frage ist auf die Dringlichkeit, d.h. auf das Drohen oder Vorhandensein (irreversibler) Schädigungen von wichtigen Funktionen und zentralen Regulationsmechanismen im Vitalbereich, gerichtet. Die dritte Frage lautet: Operative oder konservative Behandlung?*

A. Pathogenese

I. Definition des Schädel-Hirntraumas

Als Schädel-Hirntrauma bezeichnet man die Folgen von Gewalteinwirkungen, die den Schädel treffen und sofort oder im Verlauf zu Funktionsstörungen des Gehirns führen.

Die Gewalteinwirkungen können verschiedener Art sein.

1. Arten der Gewalteinwirkung beim Schädel-Hirntrauma

a) Stumpfe Schädel-Hirntraumen

Breitflächig angreifende Beschleunigungsverletzungen durch Druck-Sogwellen verschiedener Stärke.

b) Lokalisierte stumpfe, scharfe oder spitze Schädel-Hirntraumen

Kleinflächig direkt einwirkende Gewalten durch kleinflächigstumpfe, scharfe oder spitze Gegenstände in verschiedener Stärke.

2. Folgen der Gewalteinwirkung auf die Hüllen des Gehirns

Die Folgen von Gewalteinwirkungen auf den Gesichts- oder Hirnschädel für das von der Schädelkapsel umschlossene Gehirn hängen von der Art der Gewalteinwirkung ab.

a) Gedecktes Schädel-Hirntrauma

Die das Gehirn umschließenden Hüllen (Kopfschwarte, Knochen, Dura mater) bleiben alle oder zum Teil uneröffnet: Gedecktes Schädel-Hirntrauma ohne oder mit offener Verletzung der Kopfschwarte und/oder der Schädelkalotte (Schädelfraktur) und/oder der Dura mater, wobei mindestens 1 Hülle unverletzt erhalten bleibt: *Keine Verbindung zwischen Liquorraum und Gehirn und der Außenwelt.*

b) Offenes Schädel-Hirntrauma

Eröffnung aller Hüllen des Gehirns: Offenes Schädel-Hirntrauma: *Verbindung zwischen Liquorraum bzw. Gehirn und der Außenwelt.* Schmale spaltförmige Eröffnung: Liquorfistel; breite Eröffnung: Hirn liegt sichtbar frei oder tritt aus.

3. Folgen der Gewalteinwirkung für das Gehirn

Die Folgen eines Schädel-Hirntraumas können für das Gehirn verschieden sein:

a) Gedecktes, stumpfes Schädel-Hirntrauma

Gehirnerschütterung (Commotio cerebri): Durch mäßige akute Beschleunigung des Schädels (über etwa 8 m/sec) können Druck- und Sogwellen im Schädelinneren entstehen, die *ohne anatomisch faßbare Veränderungen zu kurzzeitigen und voll reversiblen Hirnfunktionsstörungen führen.*

Hirnquetschung (Contusio cerebri): Durch stärkere akute Beschleunigung des Schädels können im Bereich der Gewalteinwirkung (Coup) und häufig stärker durch die Sogwelle im Bereich der gegenüberliegenden Schädelseite (Contrecoup) *anatomisch faßbare Verletzungen des Gehirns,* in der Regel bei der oberflächlichen Lage der Verletzungen mit Blutaustritt in den Liquor cerebrospinalis entstehen. Die Hirnquetschung führt zum *traumatischen Hirnödem* im Bereich der Verletzung. Im Hirnödem bestehen Hirnstoffwechselstörungen und Zirkulationsstörungen. Die Raumforderung durch das Hirnödem bewirkt eine allgemeine *intrakranielle Druckerhöhung (Verminderung des effektiven intrakraniellen Blutdruckgefälles, lokale Veränderungen des Gewebeinnendruckes und Hirnmassenverschiebungen durch Raumforderung, Gefahr der Hirnstammeinklemmung).*

Nichtraumfordernde basale Blutungen: Insbesondere im Bereich eines *Contrecoup* können nichtraumfordernde ausgedehntere *subarachnoidale* oder *subdurale Blutungen* entstehen, bei Lage des Contrecoup im Bereich der Schädelbasis in unmittelbarer Nachbarschaft der vitalen Funktionsareale des Hirnstammes. Subarachnoidalblutungen führen zu Funktionsstörungen der benachbarten Hirnzellen.

Raumfordernde intrakranielle Blutungen: Raumfordernde intrakranielle Blutungen steigern den intrakraniellen Druck *(Verminderung des effektiven intrakraniellen Blutdruckgefälles, Verminderung der Hirndurchblutung)* und verschieben das Gehirn *(Massenverschiebung, lokale Drucksteigerung durch Anpressen des Gehirns an feste Strukturen, Scherwirkungen am Hirngewebe, Hirnstammeinklemmung am Tentoriumschlitz und Foramen magnum).*

Epiduralhämatom: Durch Verletzung der Arteria meningica media oder deren Äste, häufig durch quer zum Verlauf liegende Kalottenfrakturen temporoparietal, kommt es zur arteriellen Blutung zwischen Schädelkalotte und harter Hirnhaut mit typischem temporo-basalem Sitz. Da nur in diesem Bereich ausreichend große Duraarterien vorhanden sind, sind andere Lokalisationen selten (A. meningica posterior).

Subduralhämatom: Durch Blutungen aus großen Contusionsherden oder durch Abrisse von ascendierenden oder descendierenden Pia- oder Brückenvenen oder durch Zerreißungen der großen Blutleiter können in der Regel ausgedehnte raumfordernde Blutergüsse zwischen Dura mater und Gehirn entstehen. Die Folgen sind die gleichen wie beim Epiduralhämatom; wegen der nicht ganz so starken und schnellen Druckzunahme (venöse Blutung) und der größeren Ausdehnung pflegt ihr Verlauf protrahierter zu sein als beim Epiduralhämatom.

Intracerebralhämatom: Durch Zerreißen intracerebraler, arterieller, mehr oder minder großer Blutgefäße können uni- oder multiloculär verschieden große intracerebrale Hämatome entstehen. Sie erhöhen lokal und allgemein den intrakraniellen und intracerebralen Druck und führen gleichfalls zur Massenverschiebung. Das zerfallende Blut wirkt histotoxisch.

Schädelimpressionsfraktur: Lokalisierte stumpfe Gewalteinwirkung beim Schädel-Hirntrauma kann beim Kleinkind zur dellenförmigen *Grünholz-Impressionsfraktur* ohne scharfkantige Verlagerung der Tabula interna nach innen, beim älteren Kind zur *Verlagerung von Knochenteilen mit scharfem Frakturrand* nach innen führen, nicht selten mit Verletzung von Dura und Gehirn neben der lokalen Hirnkompression.

b) Offenes Schädel-Hirntrauma

Schlag-, Hieb-, Stich-, Schuß- und andere perforierende Verletzungen sowie schwere offene Trümmerbrüche können eine breite Eröffnung des Liquorraumes von außen, zugleich mit Verletzung des Gehirnes, hervorrufen.

Äußere und innere Liquorfisteln: Äußere und innere Liquorfisteln: Äußere Liquorfisteln entstehen in der Regel durch Zerreißen der relativ fest anhaftenden basalen Dura bei Schädelbasisbrüchen mit Liquoraustritt in den Nasen-Rachenraum und/oder aus dem äußeren Gehörgang. Innere (geschlossene) Liquorfisteln kommen zur Orbita hin vor und verursachen ein Lidödem.

c) Sinus cavernosus-Fisteln

Bei Schädelbasisbrüchen und basalen Contusionen kann es zum Einriß einer Arteria carotis interna an der Schädelbasis und zur Fistelbildung zum Sinus cavernosus hin kommen.

d) Traumatische Hirnnervenschädigungen

Durch Schädelbasisfrakturen mit Verschiebungen der Fragmente können durch knöcherne Kanäle ziehende Nerven durch Abscherung (bes. die Nerven II, V, VII, VIII und häufiger durch Contusion und Kompression besonders N. I, N. III und N. VI) geschädigt werden.

e) Spätfolgen und Komplikationen

Nach offenen Schädelverletzungen können insbesondere bei *Rhino-* und *Otoliquorrhoe Meningitis und epi-, subdurale und intracerebrale Abscesse* auftreten. Bei erheblicher Rhinoliquorrhoe kann sich eine *Pneumatocele* im Frontalbereich mit Hirnkompression ausbilden. Meningitis und Hirnabsceß bei offenen Verletzungen im Bereich der Konvexität sind seltener, kommen jedoch vor. Bei tief perforierenden und Schußverletzungen können tiefliegende Abscesse durch verschleppte infizierte Partikel entstehen. Größere *Defekte der Hirnhüllen* können eine plastische Operation im Bereich von Kopfschwarte, Knochen und Dura erforderlich machen. Bei Kleinkindern kann es zum Auftreten einer *wachsenden Fraktur* kommen, die operativer Behandlung bedarf. Die vielfältigen Folgen substantieller Hirnschädigung sind dagegen nicht Ziel dieser Darstellung und sollen nur erwähnt sein.

Kombinationen der verschiedenen Verletzungsformen sind möglich und häufig.

B. Pathophysiologie

Einige Grundbegriffe der Pathophysiologie des Schädel-Hirntraumas sollen im folgenden kurz skizziert werden. (Wegen der Komplexität des Themas wird auf die weiterführende Literatur verwiesen.)

Schädel-Hirntraumen können Hirnfunktionsstörungen hervorrufen, die im Sinne eines Circulus vitiosus sekundäre und tertiäre Störungen, insbesondere im Bereich der Vitalfunktion nach sich ziehen *(neurogenes Schocksyndrom)*. Diese *sekundären und tertiären Störungen im Bereich von Kreislauf, Atmung und Stoffwechsel* verstärken im Sinne eines *feed back-Mechanismus* bestehende oder in Rückbildung befindliche Hirnfunktionsstörungen, möglicherweise deletär. *Eine sinnvolle und erfolgversprechende Therapie des Schädel-Hirntraumas ist ohne ausreichende Kenntnis der Pathophysiologie des Schädel-Hirntraumas nicht denkbar.*

I. Gehirnerschütterung

Akute Beschleunigung des Schädels (von etwas mehr als 8 m/sec) erzeugt eine den Schädelinhalt durchbebende Druck-Sogwelle, die die Hirnfunktion schlagartig, aber nur kurzfristig zu stören vermag. Möglicherweise kommt für diese Funktionsstörungen eine Änderung des Sol-Gelzustandes des Zellplasmas nach der Hypothese von HALLERVORDEN über die Thixotropie in Frage. Zumindest läßt die Gehirnerschütterung kein pathologisch-anatomisches Korrelat erkennen; die Hirnfunktionsstörungen sind im wesentlichen in Minuten bis zu einer halben Stunde reversibel. Diese primäre Phase können einzelne Symptome möglicherweise als Folge von Durchblutungs- und Stoffwechselstörungen überdauern (z.B. Nystagmus, Schwindel, Erbrechen, Kreislaufdysregulation, allgemeine Benommenheit). Bei Kleinkindern und Säuglingen bedarf die Sekundärphase besonderer Aufmerksamkeit, da nicht selten nach relativ geringfügigen Traumen mit kurzem oder sogar fehlendem Bewußtseinsverlust eine halbe oder eine Stunde nach dem Trauma Apathie, Blässe, Erbrechen und Krampfanfälle auftreten können, Symptome, die die Differentialdiagnose zu schwerwiegenden Folgen eines Schädel-Hirntraumas dringlich machen können.

II. Substantielle Hirnschädigung und Hirnkompression

1. Autoregulation der Hirndurchblutung

Die angepaßte Versorgung und Entsorgung der Gehirnzellen erfolgt beim Gesunden durch die *Autoregulation der Hirndurchblutung* (s. auch SCHMIDT, 1972). Über den sog. *Baylyss-Effekt* wird das Druckgefälle in den arteriellen extra- und intrakraniellen Hirngefäßen durch Änderung der Gefäßwandspannung und Gefäßweite so angepaßt, daß stets mit hoher Sicherheitsreserve der Druck vor den kleinen Widerstandsgefäßen den Bedürfnissen optimal angepaßt wird, auch wenn sich der Systemblutdruck und das Herzzeitvolumen ändern. So erweitern sich die arteriellen Hirngefäße, wenn der Systemblutdruck abfällt oder der periphere Strömungswiderstand der kleinen Hirngefäße abfällt und vice versa.

Die *Anpassung der Hirndurchblutung an den Hirnstoffwechsel* regelt sich über den pH an der Oberfläche der Gefäßwandmuskelzellen der Widerstandsgefäße. Sinkt der Gewebs-pH durch Steigerung des Hirnstoffwechsel (Mehrproduktion an sauren Stoffwechselprodukten, beim Hirngesunden an Kohlensäure) oder sinkt der pH durch verminderten Abtransport von sauren Stoffwechselprodukten (Durchblutungsstörung) oder durch Acidose des Blutes (respiratorische oder metabolische Acidose), dann sinkt auch die Wandspannung der Widerstandsgefäße, die Hirndurchblutung steigt (regional oder global) an und vice versa. Über beide Mechanismen wird die Hirndurchblutung praktisch verzögerungsfrei dem örtlichen Stoffwechselbedürfnis auch unter ungünstigen Umständen (Orthostase, System-Blutdruckabfall, Änderung der Ventilation und des intrakraniellen Druckes) in weiten Bereichen angepaßt.

2. Traumatisches Hirnödem

Contusionelle Schädigungen oder direkte Verletzungen der Hirnsubstanz führen zum *konsekutiven Hirnödem* als Folge der *traumatischen Mikrozirkulationsstörung*. Als wesentlicher Parameter für unsere Betrachtung resultiert als Folge der Ver- und Entsorgungsstörung der Hirnzellen ein *Energieverlust der Zellen* mit Austritt von Kalium aus den Zellen und Eintritt von Wasser und Natrium in die Zellen. Neben dem vasculär bedingten extracellulären kommt es also zum *intracellulären Ödem*. Hirnödem bedeutet auch *Hirnvolumenzunahme*. Die in ihrer Versorgung gestörten Hirnzellen müssen ihren Energiebedarf auf dem Wege der anaeroben Glykolyse, die pro Glucosemolekül nur $^{1}/_{16}$ der Energieausbeute liefert, aber zu schwer diffusiblen sauren Stoffwechselprodukten führt, decken. Es entsteht eine *Gewebsacidose*, die noch funktionstüchtigen Gefäße werden über den Autoregulationsmechanismus dilatiert, was wiederum bedeutet, daß sie *druckpassiv* durchblutet werden. In diesen Gebieten ändert jede Veränderung des auf den Gefäßen lastenden intrakraniellen und Gewebsdruckes die Durchblutung, d.h. intrakranielle Drucksteigerung senkt die Gewebsdurchblutung im Hirnödembereich. Da das Gehirn von seinen Hüllen fest umschlossen ist, bewirkt jede intrakranielle Raumforderung, wie sie auch das Hirnödem beim Schädel-Hirntrauma darstellt, eine intrakranielle Drucksteigerung.

3. Intrakranielle Blutung

In gleicher Weise wirkt eine intrakranielle Blutung (Epidural-, Subdural-, Intracere-bralhämatom) oder eine Hirnkompression durch Impressionsfraktur *raumfordernd* und erhöht den *intrakraniellen Druck*. Bei sehr schneller Volumenzunahme (arterielle Blutung: Epiduralhämatom, intracerebrale Blutung) kann bis zur deletären Durchblutungsdrosselung durch intrakraniellen Druckanstieg nur ein geringes Volumen durch Auspressen von Blut aus den Gefäßen des Schädelinnenraumes kompensiert werden, geringfügig auch durch Abpressen von Liquor in den Spinalkanal. Langsamer verlaufende Raumforderungen (protrahierte Epidural- und Intracerebralblutungen, Subduralhämatome) werden besser toleriert, da neben Blut auch Liquor durch Verquellung der Cisternen (sog. Komplementärräume) zur Raumgewinnung abgedrängt werden kann.

4. Intrakranielle Drucksteigerung

Intrakranielle Drucksteigerungen durch *Raumforderungen* (Blutungen, Hirnödem) *vermindern das effektive intrakranielle Blutdruckgefälle*. Bis zu etwa 30 Torr intrakraniellen Druckes kann über die Autoregulation beim gesunden, nicht ödematösen Gehirn durch nachlassende Gefäßwandspannung die Hirndurchblutung voll aufrechterhalten werden, darüber hinaus sinkt die Durchblutung *druckpassiv* ab. Bei etwa *35–40 Torr effektiven Blutdruckgefälles erlischt der Funktionsstoffwechsel*. Bis in die Nähe des Verschlußdruckes von etwa 20 Torr kann der *Strukturstoffwechsel* noch aufrechterhalten werden. Über den sog. *Cushing-Reflex* kommt es bei Durchblutungsstörung zur *reaktiven Blutdrucksteigerung*, insbesondere des diastolischen Blutdruckes, der die Toleranzgrenze gegenüber intrakraniellen Drucksteigerungen durch Erhöhung des Systemblutdruckes nach oben verschiebt. Allerdings wird der Cushing-Reflex erst bei erheblichen Versorgungsstörungen des Hirnstammes ausgelöst, garantiert keine normale Hirndurchblutung und schützt nicht vor lokalen Durchblutungs-störungen in Hirnbereichen außerhalb der ergotropen Zonen des Hirnstammes. *Diastolische Blutdrucksteigerungen* im Sinne des Cushing-Reflexes sind deshalb als *Zeichen ernsthafter Versorgungsstörungen des Gehirns* zu werten.

5. Massenverschiebung

Raumfordernde Prozesse wie Blutungen oder Hirnödem sind häufig einseitig im Gehirn lokalisiert. Die Volumenzunahme führt zur *Massenverschiebung*, und damit zur Anpressung von Hirnteilen an prominente und scharfkantige Strukturen, wie Falxrand, Clivuskante, Tentoriumschlitz, Foramen magnum. In diesen Hirnpartien addiert sich der allgemeinen intrakraniellen Drucksteigerung der lokale Druck auf das Hirngewebe hinzu und stört die Hirndurchblutung entsprechend. Im Tentoriumschlitz kann die Massenverschiebung zusätzlich zur Anpressung des Hirnstammes an die gegenseitige Tentoriumschlitzkante zum Vorfall des Uncus in die hintere Schädelgrube und *Einklemmung* desselben durch Blutabflußbehinderung mit nachfolgender *Hirnstammkompression* führen. Ähnlich wirkt die Einklemmung der Tonsillen im Foramen magnum auf die Medulla oblongata.

6. Kreislaufinsuffizienz

Eine Verringerung des effektiven intrakraniellen Blutdruckgefälles kann weiterhin erfolgen:

a) Durch Senkung des arteriellen Blutdruckes über ein Versagen der zentralen Regulation im akuten traumatischen Schock.

b) Durch Senkung des arteriellen Blutdruckes an der Schädelbasis über eine Vasoconstriction der extrakraniellen Hirngefäße bei Blutvolumenmangel (Entblutungsschock).

c) Durch Steigerung des venösen Blutdruckes bei Rechtsherzinsuffizienz, Lungenödem, Kopftieflagerung usw.

Nach dem oben Gesagten kann ein geringes Absinken des Systemblutdruckes bei starker intrakranieller Drucksteigerung bereits einen cerebralen Kreislaufstillstand hervorrufen.

7. Ateminsuffizienz

Eine Ateminsuffizienz nach Schädel-Hirntrauma (mechanische Atembehinderung, Aspirationspneumonie, neurogene Schocklunge, Störung der zentralen Atemregulation usw.) kann:

a) Durch arterielle Hypoxämie eine bereits bestehende Hirngewebshypoxidose noch verstärken,

b) Durch verminderte Kohlendioxidabgabe über eine Steigerung der Gewebsacidose und Senkung des Blut-pH zur Dilatation der noch reaktionsfähigen Hirngefäße außerhalb vom Hirnödem und damit zur intrakraniellen Drucksteigerung mit akuter Einklemmungsgefahr führen,

c) Durch Dilatation der Hirngefäße im gesunden Bereich und der damit verbundenen Strömungswiderstandsenkung dem druckpassiv durchbluteten Hirnödembereich Blut entziehen (intracerebral steal-Syndrom).

Über die Senkung des Blut- und Gewebs-pH geht das pH-Optimum für die Fermentaktivität des Zellstoffwechsels verloren. Bei sehr starker Acidose können z. B. die Atmungsfermente durch Ausfällung irreversibel geschädigt werden.

8. Neurogener Schock

Bei allen schweren Schädel-Hirntraumen muß mit einem *neurogenen (zentrogenen) protrahierten Schocksyndrom* gerechnet werden. Irritation der vegetativen Regula-

tionsareale des Hirnstammes durch intrakranielle Drucksteigerung und Hirnödem
können vegetative Regulationsstörungen
im Sinne eines neurogenen Schocksyn-
droms auslösen.

a) Kreislauf

Zentrogene Kreislaufregulationsstörungen
können zu einer reflektorischen Blutdrucksteigerung im Sinne des Cushing-Reflexes
mit hohen Katecholaminspiegeln und *Blut-
verteilungsstörungen* im Sinne der Zentralisation führen. Dabei werden in der Regel
im Magen-Darmtrakt durch Verschluß der
Anastomosen zwischen submukösem und
muköbem Plexus als Folge der hohen Kate-
cholaminspiegel mit der zugrundegehenden
Darmschleimhaut große Blutmengen se-
questriert (bis 20% des Gesamtblutvolumens und mehr). Die zentrogenen Kreislaufstörungen und der *Blut- und Plasmavo-
lumenmangel* im neurogenen Schock lassen
das Herzzeitvolumen stark absinken und
*vermindern die Perfusion des Gehirns und der
inneren Organe.*

b) Atmung

Durch verminderte Ansprechbarkeit der
Atemregulation — als Folge der Hirn-
stammschädigung — kann die Lungenven-
tilation unzureichend werden. Das nicht
selten zu beobachtende *Hyperventilations-
Syndrom* ist Ausdruck einer erheblichen
Hirn- und Liquoracidose im Bereich der
Regulationszentren in der Medulla oblongata und dient der teilweisen Kompensa-
tion dieser Acidose über eine Blutalkalose.
Die Lungenfunktion ist in der Regel im
neurogenen Schock durch hohe *arterio-ve-
nöse Shuntblutmengen und Störungen des
Durchblutungs- und Belüftungsverhältnisses*
(regionale Verteilungsstörungen) gekennzeichnet.

c) Leberfunktion

Schwere *Leberfunktionsstörungen* sind im
neurogenen Schock durch arterielle und venöse Hypoxämie und durch Autointoxika-
tion vom Darm her häufig. Die durch Leberfunktionsstörungen entstehende *Hyper-
ammoniakämie* wirkt insbesondere im Gehirn histotoxisch.

d) Hyperthermie

Mit Hyperthermie durch Wärmetransport-
störung — als Folge von Zentralisation und
Herzzeitvolumenmangel — muß im neurogenen Schock gerechnet werden.

c) Nierenfunktion

Im schweren neurogenen Schock können
auch Nierenfunktionsstörungen auftreten.

Diese und weitere Folgen des neurogenen Schocks wirken sich im Circulus vitiosus ungünstig auf die bereits geschädigte
Hirnfunktion aus und können einen protrahierten neurogenen Schock unterhalten
und verstärken.

C. Diagnostik

Die Diagnostik des Schädel-Hirntraumas
ist in jedem Stadium des Verlaufs, sei es am
Unfallort, sei es an der erstversorgenden
Krankenhausabteilung oder bei der Frage
der weiterführenden Diagnostik in der Spezialabteilung, vor allem auf zwei Fragen gerichtet:

Bestehen *Anzeichen der Dringlichkeit*
oder der aufgeschobenen Dringlichkeit
oder nicht? Der Begriff der Dringlichkeit ist
beim Kleinkind und Säugling noch weiter
zu fassen als beim Erwachsenen, da wohl infolge der unfertigen und weichen Schädelkalotte — intrakranielle Blutungen durch

Gefäßzerreißungen häufig sind, die primär larviert verlaufen können und zu recht plötzlichen Dekompensationen der Funktion durch intrakraniellen Druckanstieg führen können. Darüber hinaus ist das junge Gehirn (höherer Stoffwechsel!) ödembereiter als das des Erwachsenen, so daß häufiger, unerwarteter und schwerer voraussehbar, Zeichen der Dringlichkeit auftreten können. Die Erkennung von diagnostischen Zeichen der Dringlichkeit kann wegen der in diesem Alter noch unzureichenden Kommunikationsmöglichkeit und Mitarbeit erschwert sein. Herdzeichen lassen sich schwerer erkennen. Schon die Messung des systolischen und diastolischen Blutdruckes (Präkollaps, Cushing-Reflex) kann technisch schwierig sein. Auch leichtere Schädel-Hirntraumen beim Säugling und Kleinkind sollten deshalb zumindest im Frühstadium unter den Begriff der aufgeschobenen Dringlichkeit eingeordnet und kontinuierlich oder kurzfristig intermittierend überwacht und untersucht werden. Dies bedingt stationäre Beobachtung durch geschultes Arzt- und Pflegepersonal.

Die zweite Frage lautet: *Konservative Beobachtung, Behandlung oder Intensivbehandlung einerseits oder operative Behandlung?* Im Schnitt ist die Diagnostik und die differentialdiagnostische Entscheidung bei Säugling und Kleinkind schwieriger als beim Heranwachsenden oder Erwachsenen und sollte dem erfahrenen Arzt vorbehalten bleiben.

I. Diagnostische Maßnahmen beim frischen Schädel-Hirntrauma

1. Anamnese

Die möglichst genaue Anamnese im Hinblick auf Unfallhergang und den Verlauf zwischen dem Unfall und der ersten weiterführenden Untersuchung, kann wichtige diagnostische Hinweise erbringen, insbesondere beim Bewußtlosen und beim Kleinkind und Säugling. Nichtärztliche und vor allem ärztliche Zeugen des Unfalles und des folgenden Geschehens sollten möglichst genau Auftreten und Verlauf von psychischen, neurologischen und allgemeinen Krankheitszeichen sehen und weitergeben. Nicht selten gehen wichtige Informationen dadurch verloren, daß der erst- oder zweituntersuchende, weiterleitende Arzt zwar für sich diagnostisch wichtige Beobachtungen macht, sie aber nicht fixiert und lediglich mit der Diagnose: „Dringliche neurochirurgische Behandlung" weiterleitet.

2. Untersuchung

Jedes frische Schädel-Hirntrauma sollte in folgenden drei Bereichen untersucht werden:

a) Allgemeinuntersuchung

In völlig entkleidetem Zustand auf Mehrfach- oder Nebenverletzungen (stumpfes Thorax- oder Bauchtrauma mit inneren Blutungen, Frakturen und Luxationen, große Hämatome).

b) Untersuchung des Schädels auf Verletzungen der Schädeldecke

(Kopfschwarten-, Galea-, Cephalhämatom, Impression, bei offener Fontanelle Palpation des intrakraniellen Druckes, Auftreffrichtung anhand von Schürfungen oder Rißquetschwunden, Monokel- oder Brillenhämatom, Kopfschwartenverletzungen mit und ohne Defekt, offenes Schädel-Hirntrauma mit Liquor- und Hirnbreiaustritt, Schuß- und Perforationsöffnungen, Rhino- und Otoliquorrhoe o. ä.) Gerade bei Kleinkindern und Säuglingen mit ihren zum Gesamtkörpergewicht relativ großen Kopf und der starken peripheren Durchblutung, können Blutungen aus Kopfschwartenverletzungen und in Kopfhämatome zur Kreislaufdekompensation durch Blutvolumen-

mangel führen, insbesondere, wenn noch
zusätzliche Blutungsquellen aus Nase- oder
Rachenschleimhaut, Frakturen oder
stumpfes Bauchtrauma hinzukommen.
Kleiner oder fehlender peripherer Puls
beim Kleinkind und Säugling auch dann,
wenn auskultatorisch noch systolische
Blutdrücke in der Nähe des Normbereiches
zu messen sind, sind stets als Zeichen des
Blutvolumenmangels zu werten.

c) Neurologische Untersuchung

Die neurologische Untersuchung ist insbesondere auf *Zeichen der vitalen Bedrohung*
und auf *Herdzeichen* (Halbseitenzeichen)
gerichtet.

Als vitalbedrohliche Zeichen sind Herdsymptome des Hirnstammes und seiner
nächsten Umgebung zu werten:

Bewußtseinsstörungen: Motorische Unruhe und Verwirrtheit, Somnolenz, Sopor,
Koma, prüfbar durch verminderte Reaktion auf Anrufe, leichte oder stärkere
Schmerzreize.

Wiederholtes, insbesondere *Nüchterner-
brechen* (Anamnese), starke *Kopfschmerzen*, vor allem Nackenkopfschmerzen mit
Kopfzwangshaltung nach einer Seite. *Nak-
kensteifigkeit, Opisthotonus*, vorwiegend mit
Reflexsteigerung oder *Streckspasmen* (Ten-
toriumschlitz- oder Foramen magnum-Ein-
klemmung mit Meningealreiz und partieller
Decerebration) Krampfanfälle.

Störungen der Pupillenmotorik, wie einseitige oder beidseitige Pupillenerweiterung
oder Pupillenverengerung mit verminderter
oder aufgehobener Lichtreaktion. *Frische
Stauungspapillen*, ggf. mit Blutungen.

Störungen der Vitalfunktionen, wie reak-
tive Blutdrucksteigerung im Sinne des
Cushing-Reflexes (insbesondere diastolische
Blutdrucksteigerung über 120 mm Hg), extreme *Tachykardie; Hyperventilationssyn-
drom*, Störungen des *Atemrhythmus*, wie periodische Atmung, unregelmäßige Atmung,
Atemfrequenz unter 10/sec, flache Atmung

mit Cyanose; Erbrechen oder Regurgitation von schwärzlichem, stark hämatinhal-
tigem sauren Magensaft *(Magenatonie)* mit
Gefahr der Aspiration und Lungenverätzung.

Körperkernhyperthermie bei kalter flek-
kig-cyanotischer Körperoberfläche (Zentralisation, Blutvolumenmangel).

Zu den Symptomen einer Dringlichkeit
ohne akute vitale Bedrohung gehören alle
schnell *progredienten fokalen Ausfallserscheinungen* der Großhirn- und Kleinhirn-
funktionen: motorische und sensible Halb-
seitensymptomatik, motorische und senso-
rische Sprachstörungen, akute und sub-
akute fortgeschrittene Hirnnervenausfälle
in Verbindung mit weiteren Symptomen,
wie Kopfschmerzen, Nystagmus und ähnli-
chem; Kleinhirnzeichen: Koordinations-
störungen, insbesondere mit Zeichen der
Hirnstammbeteiligung, wie Erbrechen,
Kopfschmerzen, Kopfzwangshaltung.

3. Röntgenologische Untersuchungen ohne Kontrastmittel

Schädelleeraufnahmen in a.-p. — und seitlicher Richtung, halbaxiale Aufnahmen, Aufnahmen nach Rhese (Opticusverletzungen),
Schüller und Stenvers (Felsenbeinfrakturen
mit Oto-Rhinoliquorrhoe und Facialislähmung), Tangentialaufnahmen (Impressionsfrakturen), Schädeltomographie in verschiedenen Ebenen, z. B. bei Fronto-Basal-
verletzungen. Suche nach Nebenverletzungen im Bereich des übrigen Skeletsystems.
Die Frakturlinien können Hinweise auf
mögliche Blutungsquellen geben (Arteria
meningea media-Blutungen temporo-parie-
tal, Frakturen im Bereich der hinteren
Schädelgrube und des Hinterhauptes bei
Verdacht auf Hämatom der hinteren Schädelgrube usw.). Außerdem läßt die Schädel-
leeraufnahme schattengebende Fremdkörper innerhalb der Schädelkapsel erkennen
(Schußverletzungen und andere Fremdkör-
perperforationen, Knochensplitter usw.).

4. Echoencephalographie

Besonders beim Kleinkind mit seinen noch dünnen Schädelknochen kann die temporo-temporale Echoencephalographie Hinweise auf Mittellinienverschiebungen oder ein Hämatomecho bringen. Die schnelle, schmerzlose und wiederholt anwendbare Echoencephalographie kann insbesondere für Verlaufskontrollen wertvolle Hinweise bieten (anhaltende Hämatomblutung, einseitiges progredientes Hirnödem). Beim Fehlen ausreichender Seitenhinweise kann sie die Wahl für die zur Carotisangiographie vorzusehende Seite erleichtern. Das Echoencephalogramm ist nicht als Ersatz für die Arteriographie der Hirngefäße zu werten.

5. Kontrastdarstellung der Hirngefäße

Das Mittel der Wahl für die Differentialdiagnose im Hinblick auf Dringlichkeit und operative Indikation ist die *Serienangiographie der Hirngefäße*, insbesondere die Carotisangiographie. Die direkte Punktion der extrakraniellen Hirngefäße (Carotis, Vertebralis) ist in der Regel in Lokalanaesthesie für den Geübten auch bei Säuglingen und Kleinkindern problemlos, schnell und sicher durchführbar. Häufig ist es möglich, sofern notwendig, durch Kompression der gegenseitigen Arteria carotis über den Circulus Willisii die Gefäße der gegenseitigen Hirnhemisphäre darzustellen. Stets sollte eine Serienangiographie von mindestens 8 in einer Sekunde Abstand geschossenen Aufnahmen vorgenommen werden, um auch noch die venöse Phase zu erfassen (Verlagerung der inneren Hirnvenen, Abdrängung ascendierender und descendierender Venen, besonders in Bereichen, die in der arteriellen Phase schlecht darstellbar sind, Abdrängung und Verlagerung der großen Blutleiter. Kompression großer Blutleiter, Kontrastmittelaustritte bei Verletzungen). Die Carotisangiographie erlaubt mit großer Sicherheit die Diagnose von Epidural- und Subduralhämatomen, sichtbar an der Verlagerung der arteriellen Gefäße und der Abdrängung des Gehirns in der capillären oder auch venösen Phase und die Differentialdiagnose zur Contusio cerebri mit verlagerten, im Gefäßraum gespreizten, aber nicht in typischer Weise abgedrängten arteriellen Gefäßen und entsprechender Mittellinienverschiebung. Auch typisch gelegene Intracerebralhämatome können in der Regel wahrscheinlich gemacht werden. Mittellinienverschiebungen und Durchbiegung der Arteria posterior im Uncusbereich lassen auf mögliche Hirnstammeinklemmung im Tentoriumschlitz, eine Ausspannung der Arteria cerebri anterior, im Sinne eines akuten Hydrocephalus occlusus, läßt auf eine Abflußbehinderung durch Raumforderung im Bereich der hinteren Schädelgrube schließen. Weiterhin kann ein cerebraler Kreislaufstillstand durch Abbruch der Kontrastmittelsäule an der Schädelbasis sowie eine traumatische Thrombose einer Arteria carotis interna im extrakraniellen Bereich arteriographisch diagnostiziert werden. Bei Raumforderungen in der hinteren Schädelgrube kann die Vertebralisangiographie — durch Direktpunktion hinter dem Warzenfortsatz — wertvolle Hinweise bieten.

Zeichen einer *einseitigen Raumforderung* im Carotisangiogramm ohne adäquate Mittellinienverschiebung (Arteria cerebri anterior, innere Hirnvenen) weisen darauf hin, daß auf der Gegenseite ebenfalls eine Raumforderung (Contusionsherd oder Hämatom) Gegendruck ausübt.

6. Liquorpunktion

In Fällen ohne Hinweise auf stärkere intrakranielle Drucksteigerung und auf Einklemmung des Hirnstammes, kann durch Lumbalpunktion, anhand des blutigen Liquors, eine substantielle Hirnschädigung verifiziert werden (Cave: Einklemmung durch Liquorabfluß!).

Für die Sicherung der Diagnose Subduralerguß oder Subduralhämatom beim Säugling und Kleinkind — mit noch offener großer Fontanelle — ist die direkte Punktion des Subduralraumes von der Fontanelle aus zur Gewinnung des blutigen oder xanthochromen Ergusses und im positiven Falle die weitere diagnostische Abklärung durch Eingeben von Luft in den Subduralerguß das Mittel der Wahl. Bei großen Ergüssen muß die Abpunktion in kleinen Portionen und vorsichtig erfolgen (nicht stark saugen).

II. Diagnostische Maßnahmen bei Zuständen nach Schädel-Hirntrauma (Spätphase)

1. Pneumencephalographie

Die Pneumencephalographie durch Lumbalpunktion oder durch direkte Punktion des Vorderhornes über die noch offene Fontanelle ist in der Regel keine Maßnahme bei akutem Schädel-Hirntrauma. Dagegen leistet sie wertvolle Hilfe in der Spätphase zur Feststellung von Konfigurationsveränderungen des Ventrikelsystems (posttraumatische Hirnatrophie, Verlagerung durch chronisch subdurale Hämatome und Ergüsse).

2. Elektroencephalogramm

Auch das Elektroencephalogramm ist keine diagnostische Maßnahme für das akute dringliche Schädel-Hirntrauma. Seine Aussagen sind zu unsicher und können die Arteriographie nicht ersetzen. In der Regel wird damit im akuten Fall nur Zeit verloren. Wertvolle Hilfe leistet das EEG in Spätpha-

sen nach Schädel-Hirntrauma zur Beurteilung von Herdbefunden und diffusen Hirnschädigungen und Krampffoci. Auch dient es als Hinweis auf den irreversiblen Hirntod, zeigt aber nur das Erlöschen des Funktionsstoffwechsels, nicht des Strukturstoffwechsels an, schließt also eine reversible Störung nicht sicher aus.

3. Röntgenaufnahmen des Schädels

Auch in der Spätphase können Röntgenleeraufnahmen wertvolle diagnostische Hinweise bieten (wachsende kindliche Schädelfraktur, Pneumatocele bei Rhinoliquorrhoe, mangelhafte Knochendefektdeckung und Notwendigkeit zur plastischen Deckung der Schädelkalotte).

4. Szintigraphie

Bei Rhinoliquorrhoe-Verdacht kann die Schädelszintigraphie nach Eingaben eines Radio-Isotops (Technetium oder Jod[131]-Albumin) in die Cisterna magna und Auffangen eines dann radiomarkierten Liquors durch Tamponade beider Nasenlöcher und Aktivitätsmessung dieser Tamponade, die Diagnose Rhinoliquorrhoe rechts oder links oder beidseits sichern. Für das akute Schädel-Hirntrauma und seine Differentialdiagnose ist die Szintigraphie zu zeitraubend und unsicher.

5. Elektromyographie

Bei traumatischer Facialislähmung kann elektromyographisch kontrolliert werden, inwieweit eine Reinnervation einsetzt; beim Fehlen von Reinnervationszeichen nach Ablauf von etwa 6–8 Wochen ist die Indikation zur Freilegung des Nervus facialis im Felsenbein und die Wiedervereinigung durch Verlagerung oder Interponat von autologen Nerven indiziert.

D. Therapie

I. Behandlung des leichten Schädel-Hirntraumas

Liegt nur eine Commotio cerebri vor (kurze Bewußtlosigkeit, retrograde Amnesie, Übelkeit, Erbrechen, Schwindel, Nystagmus) mit schnellem Wiederaufklaren des Bewußtseins und relativem Wohlbefinden, so sind keine besonderen therapeutischen Maßnahmen notwendig. Andererseits gehört auch das *leichte Schädel-Hirntrauma* gerade des Kleinkindes und des Säuglings *unter klinische Beobachtung und Überwachung*, da wieder mit einer Verschlechterung des cerebralen und allgemeinen Zustandsbildes und Auftreten von Zeichen der Dringlichkeit — wie sie oben geschildert worden sind — gerechnet werden muß. In stündlichen, halbstündlichen oder auch kürzeren Abständen ist durch Wecken und Anrufen, insbesondere zwischen Schlaf und Bewußtseinsstörung zu differenzieren und die Pupillenreaktion zu prüfen (vor allem auch nachts). Im Zweifelsfalle, z. B. bei geringfügigen Mittellinienverschiebungen, sollte zusätzlich wiederholt echoencephalographiert werden, um eine zunehmende Massenverschiebung frühzeitig zu erkennen. Bei noch beeinträchtigtem Wohlbefinden und nicht völlig aufgeklartem Bewußtsein ist stets das Anlegen einer Dauerinfusion ratsam, um bei akuter Verschlechterung sofort einen venösen Zugang für Osmo-Onkotherapie als erste Maßnahme zu haben.

Bei noch offener und gut palpapler Fontanelle kann der Palpationsbefund Hinweise auf die intrakraniellen Druckverhältnisse liefern.

Neben der Kontrolle der cerebralen Verhältnisse sollten stets auch die Vitalwerte Blutdruck, Pulsfrequenz, Atemfrequenz und Rectaltemperatur in kurzen Abständen (halbstündlich) kontrolliert werden. Alle diese Beobachtungen müssen in einem fortlaufenden Protokoll, das auch ggf. therapeutische Maßnahmen sowie Urinausscheidung und enterale und parenterale Zufuhr enthalten soll, protokolliert werden.

II. Behandlung des schweren Schädel-Hirntraumas

Liegen Zeichen der vitalen Bedrohung oder Herdbefunde vor, wie sie oben geschildert worden sind und wie sie durch kurze gezielte Befragung über Anamnese und bisherigen Verlauf sowie eine orientierende Untersuchung sehr schnell festgestellt werden können, so sind vor weiterer Diagnostik folgende Maßnahmen zur *Sicherung der vitalen Funktionen* so früh wie möglich, was Atmung und Kreislauf anbetrifft möglichst schon am Unfallort, vorzunehmen.

1. Dringliche Erstversorgung zur Sicherung der vitalen Funktionen

a) Sicherung eines guten intravenösen Zuganges durch großkalibrige Plastikkanüle, entfernt von den Gelenken oder durch oberen Cavakatheter, bei kleineren Kindern auch durch „Kopftropf" in eine Kopfschwartenvene, der eingegipst wird.

b) Sicherung des Gasaustausches und Vermeidung von Aspiration bei stärkerer Bewußtseinsstörung, Schnarchatmung, Gefahr des Erbrechens, ungenügenden Rachen- und Hustenreflexen, durch transnasale oder transorale intratracheale Intubation oder ggf. durch primäre Tracheotomie an der nächstgelegenen Stelle, die zur Erstversorgung in der Lage ist, besonders vor längeren Transporten in die Spezialabteilungen. Bei zentralen Atemstörungen und pulmonaler oder kardialer Insuffizienz zusätzlich Sauerstoffgabe, ggf. assistierte Beatmung oder Hyperventilation zur intrakraniellen Drucksenkung. Lungenspülung bei

Aspiration von Mageninhalt mit Humanalbumin- oder Kochsalzlösung.

c) Magenverweilsonde mit leichtem Dauersog, womöglich zuerst mit Spülung des Magens, zur Diagnose einer Magenatonie und zur Ableitung des sauren Magensaftes (Vermeidung der Regurgitation in die Speiseröhre, Vermeidung von Aspiration mit Lungenverätzung).

d) Blasendauerkatheter bei Blasenentleerungsstörungen, zur Ausscheidungskontrolle und wegen Diuresesteigerung durch Osmotherapie.

e) Bei Blutverlusten (Kopfschwartenwunde, Galeahämatome, intrakraniellen Blutungen, Blutungen in die Körperhöhlen und in Frakturbereiche oder Weichteilquetschungen und bei Sequestrierung von Blut im neurogenen Schock) kann eine erhebliche Blutvolumenauffüllung zur Wiederherstellung ausreichender Kreislaufverhältnisse in Mengen bis in die Nähe des rechnerischen Gesamtblutvolumens (65–70 ml pro Kilogramm Körpergewicht) notwendig sein. Im weiteren Verlauf sollte von der Venendruckmessung und der Blutvolumenbestimmung mit radiochrom-markierten Erythrocyten, die auch bei Säuglingen und Kleinkindern gut durchführbar ist, Gebrauch gemacht werden. Ein sog. *normaler Blutdruck ist kein ausreichend sicheres Zeichen für ein normales Blutvolumen und Herzzeitvolumen.*

f) Bei Hyperthermie: Vegetative Dämpfung, Volumenauffüllung des Kreislaufs und Oberflächenkühlung.

g) Keine stark wirkenden Beruhigungsmittel wegen der Verschleierung der Symptomatik, keine Morphine, keine Morphinoide wegen der Gefahr der intrakraniellen Drucksteigerung durch Atemdepression, es sei denn bei assistierter oder kontrollierter Beatmung.

h) Osmotherapie mit schneller Infusion in 5–15 min von $1–1\frac{1}{2}$ g/kg Körpergewicht Sorbit als 40%ige Lösung oder 0,5 g/kg Mannit als 15%ige Lösung bewirkt eine schnelle *Plasmavolumenzunahme* und *Viscositätssenkung* durch Hämodilution. Die daraus resultirende erhebliche *Herzzeitvolumensteigerung* erreicht ihr Maximum am Ende der Infusion und klingt innerhalb einer 3/4 Std ab. Danach können durch Hämokonzentration die Kreislaufverhältnisse gegenüber der Ausgangssituation verschlechtert sein. Die osmotische *intrakranielle Drucksenkung* hält beim Sorbit etwa 2 Std, beim Mannit etwa 6 Std an und ist vom Rebound-Effect begleitet, d. h. einem Ansteigen des intrakraniellen Druckes über den Ausgangswert durch Wasserrückstrom in das Gewebe. Bei äußerster vitaler Gefährdung kann die Osmotherapie auch bei frischem Schädel-Hirntrauma lebensrettend wirken. Durch Hämodilution, Steigerung der Durchblutung und intrakranielle Drucksenkung kann es jedoch zur Nachblutung mit Vergrößerung des raumbeschränkenden Prozesses (intrakranielle Hämatome) kommen, so daß mit abklingender Wirkung der Osmotherapie eine verstärkte Hirnkompression und Massenverschiebung eintreten kann. Auch Blutungen nach außen und nach innen in die übrigen Körperhöhlen können wieder in Gang kommen. *Osmotherapie sollte beim frischen Schädel-Hirntrauma nur dann angewendet werden, wenn entweder eine intrakranielle Blutung ausgeschlossen ist oder wenn innerhalb der Wirkungszeit der Osmotherapie eine wirksame operative Dekompression des Hirns vorgenommen werden kann.*

i) Onkotherapie: Herzzeitvolumensteigerung durch Plasmavolumenvermehrung und Viscositätssenkung *ohne wesentliche intrakranielle Drucksenkung* kann mit isoonkotischen oder hyperonkotischen Lösungen, am besten vom Humanalbumin (etwa 10–25% des Plasma- bzw. Albuminnormvolumens bzw. -bestandes) oder durch Gabe von 10%igem niedermolekularem Dextran in der Größenordnung von 10–20% des Gesamtblutvolumens erreicht werden. Auch bei dieser Maßnahme nimmt die Blutungsneigung zu. Ein optimales Ery-throcytenvolumen ist durch Bluttransfusion aufrechtzuerhalten.

Corticosteroide in hohen Dosen (z. B. $^1/_4$–$^1/_2$ mg pro kg Körpergewicht i. v. Dexamethason tägl. in 4stündlichen Einzelportionen) können als wirksame Maßnahme gegen die Entwicklung eines posttraumatischen Hirnödems angewendet werden.

Diuretica sollten beim frischen Schädel-Hirntrauma nicht verordnet werden, da sie den Blutvolumenmangel und die Hämokonzentration verstärken, ohne nennenswert den intrakraniellen Druck und das traumatische Hirnödem zu vermindern.

Im neurogenen Lungenödem stellen sie dagegen neben Fußtieflagerung und Überdruckbeatmung und Corticoiden das Mittel der Wahl dar.

Gegen die vegetativen Regulationsstörungen im neurogenen Schock hat sich die Dauerinfusion einer *„lytischen Mischung“*, ggf. verstärkt durch intermittierende intravenöse Gabe einer „lytischen Mischspritze" bewährt. Die Infusion soll über einen vorgelegten Durchflußbegrenzer gegen zu schnelles intravenöses Einfließen gesichert sein. Pro 50 kg Körpergewicht und 24 Std können 0,6 mg Hydergin, 2 Ampullen pH 203 (1 Amp. enthält 200 mg Panthesin und 0,3 mg Hydergin) und 100 mg Dolantin einer Basis-Infusionslösung zugesetzt werden (= eine lytische Lösung). Eine „Mischspritze" kann pro 50 kg Körpergewicht enthalten: 2 × 0,3 mg Hydergin, 50 mg Dolantin, 50 mg Atosil. Sie sollte unter genauer Kontrolle des Patienten in Einzelportionen von $^1/_4$ Mischspritze pro 50 kg Körpergewicht mit Abständen, die die Beobachtung der Wirkung erlauben intravenös gegeben werden, bei ausreichender Wirkung entsprechend weniger. Bei starker vegetativer Entgleisung (Hyperthermie!) kann bei gleichzeitiger kontrollierter Beatmung eine Vollnarkose mit Lachgas-Halothane-Barbiturat unter starker Kreislaufauffüllung mit Osmo-Onkotherapie, Blut-

plasma und Blut zur Durchbrechung der Zentralisation mit Hyperthermie führen.

2. Weiterführende konservative Therapie

beim schweren Schädel-Hirntrauma mit und ohne neurochirurgische Intervention.

Die weiterführende konservative Behandlung des schweren Schädel-Hirntraumas folgt den Grundsätzen der Intensivbehandlung Schwerstkranker. Neben der kontinuierlichen Überwachung von cerebralem und allgemeinem Zustand (Blutdruck, Pulsfrequenz, Atmung, Temperatur, Wasserbilanz, Laborwerte über Blut- und Plasmavolumen, Hämoglobingehalt, Leberfunktion, Nierenfunktion, Blutgasanalyse, Blutzucker usw.), kontinuierliche parenterale Ernährung mit Zuckergemischen (Glucose, Lävulose, Xylit, Sorbit) in den Energiebedarf deckenden Mengen (Cave: Aminosäuregemische bei Leberfunktionsstörungen; Ammoniakvergiftung), vollbilanziertem Elektrolyt- und Wasserhaushalt, Corticoidgaben, regelmäßigem Ersatz der Plasma- und Blutverluste im neurogenen Schock, Sicherstellung der Atmung und des Gasaustausches, notfalls durch assistierte und kontrollierte Beatmung und Lungenpflege, kontinuierlichem Absaugen des atonischen Mageninhaltes, Blasendauerkatheter mit intermittierendem Ablassen des Urins (soweit eine Entleerung durch Expression nicht möglich ist) sowie allgemeiner Pflege und spezieller Wundpflege.

E. Diagnose und Therapie spezieller Krankheitsbilder nach Schädel-Hirntrauma

I. Schädel-Hirntrauma bei der Geburt

Schädel-Hirnverletzungen bei der Geburt — bei Anwendung von Instrumenten, bei engem Becken usw. — sind häufig. Überwiegend kommt es zu Contusionen und zu Blutungen, nicht selten mit tödlichem Ausgang.

Subdurale Hämatome sind wegen ihrer Symptomarmut meist schwer zu diagnostizieren. Kopfumfangszunahme über die Norm, gespannte Fontanelle, Trink- und Atemschwierigkeiten, Dysphorie und verzögerte Entwicklung lenken den Verdacht auf ein Subduralhämatom oder einen Subduralerguß.

Die Diagnose wird durch Punktion des Subduralraumes gesichert.

Führt die Punktionsbehandlung mit fraktioniertem Absaugen der Flüssigkeitsansammlung nicht zum Ziel, sollte zum Neurochirurgen zur operativen Behandlung überwiesen werden. (Kopfschwartenhämatome sollten konservativ behandelt werden.)

Die Differentialdiagnose gegenüber dem Hydrocephalus erfolgt mittels Pneumencephalographie durch direkte Ventrikelpunktion im Bereich des Vorderhornes, ggf. mit anschließender lumbaler Gegenfüllung zur Prüfung der Passage in die Hirnkammern.

II. Commotio und leichte Contusio cerebri

Nur kurze Bewußtlosigkeit und schnelle Rückbildung innerhalb weniger Stunden von allgemeinen Zeichen wie Blässe, Apathie, Dysphorie, Nahrungsverweigerung und Erbrechen sowie das Fehlen von Zeichen der Dringlichkeit im späteren Stadium, lassen die Diagnose einer Commotio cerebri zu. Die Lumbalpunktion kann beim Vorliegen blutigen Liquors die Diagnose Contusio cerebri sichern, auch wenn neurologische Herdsymptome fehlen (Contusion stummer Zonen). Bei größeren Kindern kommen Angaben über retrograde Amnesie und abklingende Kopfschmerzen als Hinweise auf eine Commotio cerebri hinzu.

Die Therapie folgt den oben angegebenen Grundsätzen.

III. Schweres gedecktes Schädel-Hirntrauma

Sind Zeichen der Dringlichkeit, d. h. der vitalen Bedrohung oder Herdzeichen zu beobachten, so ist in jedem Fall die neuroradiologische Differentialdiagnose notwendig und gerechtfertigt. Lassen sich bei der Palpation des Schädels bei kleinen Kindern große Hämatome feststellen (Galeahämatom, Cephalhämatom), ist auch an den Blutvolumenmangel zu denken und ggf. Blut zu transfundieren.

Fühlt man eine Schädelimpression, so ist röntgenologisch Art und Ausmaß der Fraktur und der Verlagerung der Fragmente zu klären. Spitze, trichterförmige, mehr als halbe Kalottendicke verlagerte Impressionsfrakturen sind mit aufgeschobener Dringlichkeit operativ zu behandeln, desgleichen die Grünholzfrakturen der Schädelkalotte. Röntgenologisch feststellbare Schädelfrakturen bedürfen keiner besonderen Therapie, es sei denn, es handelt sich um schwere fronto-basale Trümmerfrakturen mit oder ohne Liquorrhoe, die stets wegen der Infektionsgefahr vom Nasen-Rachenraum her neurochirurgisch operativ zu versorgen sind. Die Seriencarotisangiographie läßt mit großer Sicherheit intrakranielle Hämatome erkennen. Die typische temporale Anhebung der Mediagruppe spricht, insbesondere wenn eine die Meningea-Äste kreuzende Fraktur vorliegt, für ein Epiduralhämatom.

Epiduralhämatome pflegen sich nicht selten mit sog. freiem Intervall Stunden, wenige Tage bis zu etwa 3 Wochen nach dem Unfall klinisch zu manifestieren, in der Regel mit den Zeichen der allgemeinen intrakraniellen Druckerhöhung und Halbseitenzeichen.

Subduralhämatome pflegen das Gehirn großflächiger abzudrängen und sind besonders gut in der capillären Phase des Serienangiogramms erkennbar. Intracerebrale

Hämatome wirken lokal raumfordernd mit typischer Gefäßverlagerungskonfiguration.

Alle intrakraniellen Blutungen sind mit höchster Dringlichkeit der operativen Behandlung zuzuführen; sie sollte in der Regel vom Neurochirurgen, der mit diesen Operationstechniken vertraut ist, ausgeführt werden.

Beim sich schnell entwickelnden Epiduralhämatom dagegen sollte sofort durch temporale Trepanation entlastet werden, ohne daß durch Transport in eine Spezialabteilung Zeit verloren wird. Sollte der erstbehandelnde Chirurg nicht genügend Erfahrung in der Versorgung von Epiduralhämatomen haben, genügt in der Regel die Teilentfernung des Epiduralhämatoms zur Druckentlastung des Gehirns und der Patient sollte dann mit locker abgedeckter offener Wunde, die den Abfluß der Blutung nach außen gewährleistet, mit den Erstmaßnahmen zur Sicherung der Vitalfunktion versehen, in eine neurochirurgische Klinik verlegt werden.

Der Contusionsherd mit kleinen Blutungen und Perifocalödem läßt sich in der Regel von der intrakraniellen Blutung durch seine diffusere Raumforderung mit Auseinanderspreizen der Gefäßbäume unterscheiden. In manchen Fällen, auch bei kombinierten Verletzungen von Contusio cerebri mit Blutung, kann die Probetrepanation mit großer Lappenbildung indiziert sein. Die Behandlung des schweren Schädel-Hirntraumas mit und ohne Operation eines intrakraniellen Hämatoms folgt dann den oben angegebenen Grundsätzen.

IV. Verletzungen der Hüllen der Schädelkapsel

Kopfschwartenverletzungen mit und ohne Substanzverlust sind nach chirurgischen Grundsätzen mit Wundausscheidung, primärem Verschluß oder plastischer Deckung zu versorgen. Stets ist sowohl bei der Operation wie röntgenologisch genau nachzuprüfen, welche Schichten durchtrennt und ob der Liquorraum eröffnet ist. Gleichzeitig kann und soll bei tiefergehenden Verletzungen durch Erweiterung des Zuganges das Ausmaß der Verletzung der Hirnoberfläche festgestellt, evtl. eine Trümmerzone und Fremdkörper entfernt und ein intrakranielles Hämatom ausgeräumt werden. Größere Knochendefekte sollten erst in der 2. Sitzung durch Palavitplastik oder heterologen Knochen gedeckt werden.

Bei kombinierten Verletzungen, d. h. Kopfschwartenverletzungen oder offenem Schädel-Hirntrauma mit Zeichen der Dringlichkeit oder Herdsymptomen, sind die gleichen diagnostischen und therapeutischen Maßnahmen anzuwenden, wie sie beim schweren Hirntrauma beschrieben sind.

V. Sekundärfolgen von Schädel-Hirntraumen

Substantielle Hirnschädigungen können sich im Spätstadium in verschiedensten Formen der Defektheilung manifestieren, von leichtesten Graden bis zu schweren Zuständen wie dem apallischen Syndrom, durchgehenden Halbseitenstörungen (Little-Wernicke-Mann-Syndrom, Verluste höherer geistiger Funktionen in der dominanten Hemisphäre).

Die Rhinoliquorrhoe bedarf in der Regel der möglichst frühzeitigen operativen Versorgung, sobald es der cerebrale Zustand des Patienten erlaubt, um einer Pneumatocele oder aufsteigenden Meningitis, möglicherweise mit Abszeßbildung, vorzubeugen. Die Otoliquorrhoe dagegen pflegt sich einige Tage nach der Verletzung selbst zu verschließen. Bis dahin ist der betroffene Gehörgang vorsichtig zu reinigen und auszutupfen mit Nebacetin-Lösung oder Puder zu versorgen und insbesondere bei Durchnässen häufig neu steril abzudecken, um aufsteigende Infektionen zu verhindern. Otogene Hirnabscesse bieten die Symptomatik eines raumfordernden entzündlichen Prozesses und können durch Szintigraphie und Angiographie neben dem klinischen Bild und der Liquorpunktion diagnostiziert werden. Sie sollten möglichst lange konservativ behandelt werden, um aus dem phlegmonösen Stadium herauszukommen. Der blande, abgekapselte Abszeß hat bei der Operation eine sehr günstige Prognose, während die Letalität im phlegmonösen Stadium sehr hoch ist. In Frage kommen die Punktion mit Spülbehandlung, die offene Operation oder eine Kombination von beiden.

Die sog. *wachsenden Frakturen* bei Kleinkindern sind operativ zu versorgen.

Am pulsierenden Exophthalmus ist die Carotis-Sinus-Cavernosus-Fistel klinisch zu erkennen. Sie ist operativ am gebräuchlichsten durch Verschluß der Carotis interna proximal und distal von der Fistel zu behandeln.

Nach Hirncontusionen ist eine *Anfallsprophylaxe* bis zum Ausschluß einer traumatischen Spätepilepsie durchzuführen.

Literatur (eine Auswahl)

BISCHOF, W.: Zur Entstehung des neurogen ausgelösten akuten Lungenödems und der akuten Magen-Darmblutungen. Berlin-Heidelberg-New York: Springer 1965.

DECKER, K.: Klinische Neuroradiologie. Stuttgart: Thieme 1960.

FROWEIN, R. A.: Zentrale Atemstörungen bei Schädel-Hirnverletzungen und bei Hirntumoren. Berlin-Göttingen-Heidelberg: Springer 1963.

GÄNSHIRT, H.: Die Sauerstoffversorgung des Gehirns und ihre Störungen bei der Liquordrucksteigerung und beim Hirnödem. Berlin-Göttingen-Heidelberg: Springer 1957.

GÄNSHIRT, H.: Der Hirnkreislauf. Stuttgart: Thieme 1972.

GERLACH, J., JENSEN, H. P., KOSS, W., KRAUS, H.: Pädiatrische Neurochirurgie. Stuttgart: Thieme 1967.

INGRAHAM, F. D., MATSON, D. D.: Neurosurgery of infancy and childhood. Springfield (Ill.): Thomas 1954.

KATZENSTEIN, E.: Das Schädel-Hirntrauma. Basel: Schwabe 1956.

KEMPE, L. G.: Operative neurosurgery. Berlin-Heidelberg-New York: Springer 1968.

KESSEL, F. K., GUTMANN, L., MAURER, G.: Neurotraumatologie mit Einschluß der Grenzgebiete. München-Berlin-Wien: Urban u. Schwarzenberg 1969.

KIENLE, G.: Notfalltherapie neurologischer und psychiatrischer Erkrankungen. Stuttgart: Thieme 1968.

KLINGLER, M.: Das Schädel-Hirntrauma. Stuttgart: Thieme 1961.

MERREM, G., GOLDHAHN, W. E.: Neurochirurgische Operationen. München: Barth 1966.

PIA, H. W.: Die Schädigungen des Hirnstammes bei den raumfordernden Prozessen des Gehirns. Acta neurochir. (Wien) Suppl. VI (1957).

SCHMIDT, K.: Probleme der parenteralen Ernährung in der Neurochirurgie. In: Bilanzierte Ernährung und Therapie, Internationales Symposium in Nürnberg, 10.–12. April. 1970. Stuttgart: Thieme 1971.

SCHMIDT, K.: Hirndurchblutung bei intrakranieller Drucksteigerung und beim Hirnödem. In: Der Hirnkreislauf (Hrsg. GÄNSHIRT, H.), Abschn. 13. Stuttgart: Thieme 1972.

SCHMIDT, K.: In: Niedner, Notfälle Fischer 1973.

SCHMIDT, K., SCHUBERT, G. M.: Über das Verhalten des Kreislaufs bei der zentrogenen Blutdrucksteigerung („Cushingreflex") als Folge von Hirndruck und Hirnödem. Neurochirurgia (Stuttg.) 10, 142–158 (1967).

SEEGER, W.: Atemstörungen bei intrakraniellen Massenverschiebungen Acta neurochir. (Wien) Suppl. XVIII (1968).

TÖNNIS, W. et al.: Organisation der Behandlung schwerer Schädel-Hirn-Verletzungen. Arbeit und Gesundheit, Sozialmedizinische Schriftenreihe aus dem Gebiet des BM für Arbeit und Sozialordnung. Neue Folge, Heft 79. Stuttgart: Thieme 1968.

TÖNNIS, W., SCHIEFER, W.: Zirkulationsstörungen des Gehirns im Serienangiogramm. Berlin-Göttingen-Heidelberg: Springer 1959.

Verletzungen des Gesichtsschädels (Augen)

F. SÖLLNER und R. JAHNKE

I. Besonderheiten von Augenverletzungen im Kindesalter

Die Verletzungen des kindlichen Auges weisen gegenüber den Verletzungen des Erwachsenenauges einige Besonderheiten auf. So ist das kindliche Auge, dessen Wachstum erst mit dem Eintritt der Pubertät abgeschlossen ist, infolge der relativen Zartheit seiner Gewebe, besonders der Hornhaut und Lederhaut, leichter verletzlich. Es werden daher auch Traumen, die beim Erwachsenen wenig Schaden anzurichten vermögen, beim Kinde ernste Verletzungen verursachen können.

Über die unmittelbaren Verletzungsfolgen hinaus drohen, besonders bei Kleinkindern, die Ausbildung einer Amblyopie des verletzten Auges, dauernder Verlust des binocularen Sehens und Auftreten von Strabismus. Ein Verlust des verletzten Auges vermag sich ungünstig auf das Wachstum des Schädels und besonders der Orbita auszuwirken. Neben diesen lokalen Verletzungsfolgen bedeutet das Zurückbleiben dauernder Schäden aber auch eine negative Beeinflussung der gesamten physischen, psychischen und sozialen Entwicklung des Kindes.

Besonders kennzeichnend für die Augenverletzungen im Kindesalter ist jedoch die Feststellung, daß sie sehr häufig ein Ereignis darstellen, das bei entsprechender Vorsorge und Aufsicht vermeidbar gewesen wäre. Es muß daher auf die Dringlichkeit einer Prophylaxe hingewiesen werden, die vor allem in der Aufklärung der Eltern und Erziehungsberechtigten über die möglichen Gefahren zu bestehen hat. Es erscheint deshalb wichtig, zunächst auf die hauptsächlichsten Verletzungsvorgänge und die dabei benutzten Verletzungsinstrumente hinzuweisen.

II. Verletzungsursachen

Wie sich aus einer Zusammenstellung von 8547 augenverletzten Kindern aus 21 Augenkliniken (SÖLLNER) ergeben hat, sind Jungen etwa viermal so häufig von Augenverletzungen betroffen wie Mädchen. Es ist dies auf das aktivere und gefährlichere Spiel der Jungen und ihren rauheren und aggressiveren Umgang mit ihren Spielkameraden zurückzuführen.

Die Verteilung nach dem *Lebensalter* zeigt einen Gipfel der Augenverletzungen im 7. Lebensjahr für beide Geschlechter zusammen. Der Verletzungsgipfel der Mädchen liegt jedoch im 4. und 5. Lebensjahr, während die Jungen eine annähernd gleich hohe Verletzungszahl zwischen dem 7. und 13. Lebensjahr erkennen lassen.

Ob die Kinder mehr durch das eigene Verhalten oder durch die Einwirkung anderer gefährdet sind, zeigt die Verteilung *Selbst-* zu *Fremdverletzung*. Durch das eigene Verhalten sind vor allem die Kinder in den ersten vier Lebensjahren gefährdet, während vom 6. Lebensjahr an die Gefährdung durch andere höher ist, als die durch eigene Taten. Gering ist die *Gefährdung durch die eigene Brille*. Nur in weniger als 1% wäre eine Augenverletzung ohne das Tragen einer Brille wahrscheinlich nicht erfolgt.

Die *Hauptverletzungsvorgänge* sind Stich- und Schnitt-, Schlag-, Wurf- und Schußverletzungen. Bei den Jungen dominiert die Schußverletzung, bei den Mädchen dagegen die Stich- und Schnittverletzung.

Von besonderer Wichtigkeit für die Prophylaxe von Augenverletzungen im Kindesalter ist die Kenntnis der bei den einzelnen Verletzungsvorgängen verwendeten *Verletzungsinstrumente.* Aus der bereits erwähnten Zusammenstellung ergab sich folgendes Bild: Bei den *Stich-* und *Schnitt*verletzungen überwogen die spitzen und schneidenden Haushalts- und Gebrauchsgegenstände. Bei den Verletzungen durch *Stoß* und *Schlag* standen Stöcke und stockähnliche Gegenstände im Vordergrund. Als *Wurf*geschosse dienten vor allem Steine, Stöcke und im Winter Schneebälle. Die *Schuß*verletzungen erfolgten vor allem durch Pfeile, dann durch Luftgewehre, Schleuderschüsse, Kindergewehre und Katapulte. Bei den *Splitter*verletzungen überwogen Glas- und Porzellan- sowie Metallsplitter. Die *Explosions*verletzungen erfolgten hauptsächlich durch Fundmunition, Feuerwerkskörper spielten dagegen eine geringere Rolle. Die *Verätzungen* traten in 75% durch Kalk ein. Eine auffallend geringe Rolle spielten Verletzungen durch echtes *Spielzeug*. Sie betrugen in der erwähnten Statistik nur 3,7%.

III. Verletzungsfolgen und ihre Behandlung

Für die Beurteilung der lokalen Folgen von Augenverletzungen im Kindesalter sind zunächst einige allgemeine Gesichtspunkte hervorzuheben.

Erstens ist in jedem Falle, soweit irgend möglich, eine genaue *Anamnese*, also die Klärung des Verletzungsvorganges herbeizuführen, da sich häufig schon daraus Rückschlüsse auf die zu erwartende Verlet-

zungsart und ihr Ausmaß ziehen lassen. So ist aus der Tabelle 1 ersichtlich, daß Verletzungen durch spitze und schneidende Gegenstände ebenso wie die Explosions- und Splitterverletzungen bevorzugt Bulbusperforationen verursachen. Stumpfe Gewalt wie Stoß, Schlag, Wurf oder Schuß zieht dagegen eher eine Prellung des Augapfels oder eine oberflächliche Verletzung nach sich. In der Tabelle 1 sind aus der großen Anzahl der Verletzungsmöglichkeiten nur einige der wichtigsten Vorgänge und Folgen herausgegriffen. Bei der Kenntnis dieser Verletzungsabläufe lassen sich jedoch andere gut rekonstruieren. So wird man bei den selteneren Verletzungen durch *Tiere* als Folge eines Schnabelhiebes eher eine perforierende Verletzung, als Folge eines Hufschlages eher eine Contusio bulbi oder eine — vielleicht gedeckte — Skleraruptur suchen. Bei den im Rahmen der *Geburtshilfe* auftretenden Augenverletzungen sollte man seine Aufmerksamkeit auf die speziell bei Zangengeburten möglichen Lid-, Hornhaut- und Orbitaverletzungen lenken. Die Kenntnis über das jeweils bei einer Augenverletzung verwendete Instrument ist also von größter Wichtigkeit.

Zweitens ist bei allen Augenverletzungen eine *genaue Untersuchung* erforderlich. Eine solche ist vor allem bei Kleinkindern meist sehr schwer durchführbar; sie muß häufig in *Narkose* erfolgen. Bei älteren und einsichtigen Kindern kann man auf eine Narkoseuntersuchung im allgemeinen verzichten, insbesondere wenn man durch die Applikation eines Lokalanaestheticums in Tropfenform zunächst für Schmerzfreiheit sorgt. Als besonders geeignet haben sich Novesin und Chibro-Kerakain erwiesen. Eine Dauerbehandlung mit einem Lokalanaestheticum ist jedoch verboten, da dieses selbst dann schwere Folgekrankheiten an der Hornhaut auslöst.

Ehe nach einer solchen Untersuchung die Entscheidung gefällt wird, daß die Hinzuziehung eines Ophthalmologen nicht er-

Tabelle 1

	Verletzungsvorgänge							
	Stich Schnitt	Stoß	Schlag	Wurf	Schuß	Splitter	Ex-plosion	Verätzung Ver-brennung
Verletzungsarten								
Sklera-, Hornhaut-Perforation	▼84,2	32,3	21,9	27,5	33,9	▼77,3	50,0	4,8
Contusio bulbi	4,4	36,0	▼55,4	▼58,1	51,4	11,5	19,3	0,3
nicht perf. Hornhaut-verletzung	2,6	8,4	4,8	7,6	6,3	19,6	19,4	27,4
Conjunktivaverletzung	0,9	3,1	1,9	1,4	2,8	0,8	0,2	▼47,4
Lidverletzung	6,5	13,9	13,6	3,3	1,8	2,3	4,9	20,0
Begleiterscheinungen Irisverletzung	43,4	41,7	42,8	43,0	37,1	38,4	33,1	0
Linsenverletzung	35,2	31,2	32,4	28,3	31,2	26,7	26,1	1 x
Ablatio retinae	2,2	3,5	5,7	5,9	4,1	2,9	5,3	0
Aderhautriß Maculaschaden	0,8	3,5	4,2	6,2	6,5	1,8	3,2	0
Intraoculare Blutung	1,8	3,8	3,5	3,8	5,1	2,9	4,1	0
Sekundär-Glaukom	2,4	4,0	6,0	6,6	4,3	1,6	2,3	0
Intraocularer Fremdkörper	0,8	1,5	1,7	0,2	1,9	▼15,4	▼15,1	0

forderlich sein wird, sollten zumindest die in der Tabelle 2 aufgeführten Kriterien überprüft sein. Große Hilfe leisten dabei vergrößernde Untersuchungsgeräte mit binocularer Beobachtungsmöglichkeit. Schon eine Lupenbrille mit 2–2$\frac{1}{2}$facher Vergrößerung kann unter Verwendung eines focussierten Lichtstrahles gute Dienste leisten. Das focussierte Licht, z.B. in Form einer *Handspaltlampe*, ist für bestimmte Untersuchungen wie die Beurteilung der Vorderkammertiefe oder den Ausschluß einer Linsenluxation sogar unerläßlich (Abb. 1 a–c). Das gleiche gilt für die Verwendung eines Ophthalmoskops zur Untersuchung des Augenhintergrundes und zur Beurteilung des Auges im *regredienten Licht*: Beim Blick durch das Ophthalmoskop aus ca. 50 cm Entfernung leuchtet die Pupille des normalen Auges rot auf, im Falle einer stärkeren Medientrübung, wie sie z.B. bei einer Glaskörperblutung vorliegt, bleibt sie schwarz. Zur gründlichen Untersuchung gehört in sehr vielen Fällen auch eine *Röntgenaufnahme* der Orbitae, um einen eventuellen metallischen Fremdkörper nicht zu übersehen. Dabei wird sich in vielen Fällen ein negativer Röntgenbefund ergeben. Dies ist jedoch viel besser, als im Einzelfalle einen Splitter im Auge zu übersehen und dann einige Wochen später das Vorliegen eines eisenhaltigen Fremdkörpers an einer Siderosis bulbi zu erkennen.

Läßt sich eine Augenverletzung nicht sicher ausschließen, sollte möglichst umgehend ein *Augenarzt* zugezogen werden, da diesem neben seiner Erfahrung auch spezielle Untersuchungsgeräte, wie Hornhautmikroskop, Spaltlampe und indirektes

Tabelle 2. Einfache Untersuchungen zum Ausschluß von Augenverletzungen

	Verletzungsart	Diagnose durch	vgl. S. 109 ff.
	Visusherabsetzung	Lesetafel, Bilderbuch, Zeitung Jede Visusherabsetzung muß geklärt werden	
Tränenwege	Abriß, Fistel	Sondierung, Spülung	
Hornhaut	Erosio, Perforation	Spiegelbild, Lupe, Rö., Tonometrie (Tonometer, vergleichende Palpation beider Bulbi)	
Vorderkammer	Aufhebung, Blutung	Handspaltlampe	
Pupille	Traumatische Mydriasis, Sphinktereinriß (Contusio), Irisprolaps (Perforation)	Lichtreaktion, Lupe, Lupenbrille	
Bindehaut	Rötung, Blutung, Dehiszenz, Skleraruptur, Fremdkörper	Lupe, Wundinspektion, Tono- metrie, Ektropionieren: nicht bei gesicherter Perf.: Prolapsgefahr	
Augeninnendruck	Contusio Verätzung – sek. Glaukom, Perf.-Hypotonie	Tonometrie (s. o.)	
Linse	Trübung Luxation	regredientes Licht, Handspaltlampe, Schlottern des nicht mehr durch die Linse gestützten Irisdiaphragmas	
Glaskörper	Blutung	regredientes Licht	
Fundus	StP, A.-Verschluß, M. Purtscher, Maculaschaden	Ophthalmoskop	
Exophthalmus	Retrobulb. Fremdkörper, Hämatom	Exophthalemometer, Seitenvergleich bei Blick nach unten und Anheben der Lider	
Motilität	Herdsymptom, Orbitafraktur, retrobulb. Fk., Hämatom	Blick- u. Führungsbewegungen, Frage nach Doppelbildern, Rö.	

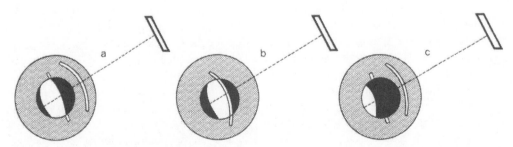

Abb. 1 a–c. Vorderkammeruntersuchung durch Handspaltlampe. (a) Normaler Befund, (b) aufgehobene Vorderkammer, (c) luxierte Linse

Ophthalmoskop zur Beurteilung peripherer Netzhautabschnitte zur Verfügung stehen. Die erste Hilfe des Nichtaugenarztes sollte sich dann lediglich auf das Anlegen eines *sterilen* Augen*verbandes*, die *Tetanusprophylaxe* nach den üblichen Richtlinien und die recht schnelle Einleitung der augenärztlichen Behandlung beschränken, da der *Zeitfaktor* für den Behandlungserfolg gerade bei perforierenden Augenverletzungen von großer Bedeutung ist. Im einzelnen sind folgende Richtlinien entsprechend den jeweils festgestellten Verletzungsarten zu beachten.

1. Oberflächliche Verletzungen

a) Lidverletzungen

Sie bedürfen einer sehr sorgfältigen Versorgung, besonders wenn eine Durchtrennung oder ein Einriß der Lidkante vorliegt, um wieder einwandfreie anatomische und funktionelle Verhältnisse herzustellen (Stellung der Lider zum Augapfel, insbesondere der inneren Lidkante, Lidschluß). Hierbei sind vor allem *4 Gesichtspunkte* zu beachten:
1. Unterlassung jeder Wundrandexcision, da sonst die Gefahr eines Narbenektropiums besteht.
2. Verwendung von feinem atraumatischem Nahtmaterial (6-0 Perma-Hand Seide G-6 Ethicon). Durch Nadeln mit Öhr und durch grobes Nahtmaterial kommt es zu zusätzlicher Schädigung und Verletzung des Lidgewebes, was sich vor allem an den leicht zerreißlichen Lidkanten sehr ungünstig auswirkt.
3. Außer der sorgfältigen Adaptation der Wunden im Bereich der Lidhaut sind vor allem die vordere und hintere Lidkante gesondert zu versorgen und auch die Wunden im Bereich der Conjunctiva tarsi sorgfältig zu nähen (7-0 Catgut G-6 Ethicon).
4. Nach der Wundversorgung bedarf es besonders bei Mitverletzung der Lid-

kanten einer mehrtägigen Ruhigstellung durch ein-, bei ausgedehnteren Verletzungen auch beidäugigen sanften Druckverband (sterile eye-pads Fa. Johnson & Johnson New Brunswick, N.J. 08903, zusätzlicher Mullbindenkopfverband).

Ist es bei Lidverletzungen zu Geweberverlust gekommen, so ist durch entsprechenden primären plastischen Ersatz der Defekt zu decken. Die hierbei in Frage kommenden plastischen Maßnahmen richten sich jeweils nach dem Einzelfall. Sie dürften zweckmäßigerweise dem Ophthalmochirurgen überlassen werden.

b) Verletzungen der Tränenwege

Bei Lidverletzungen im Bereich des inneren Lidwinkels sind Durchtrennung oder Zerreißung der Tränenkanälchen eine häufige Begleiterscheinung. Zur Diagnosestellung bedarf es spezieller Instrumente (Abb. 2), nämlich einer konischen Sonde zur Erweiterung des Tränenpünktchens (a), einer Bowman-Sonde zur Verfolgung des Kanälchenverlaufes in der Tiefe (b) und einer stumpfen Kanüle (c) zwecks Spülung der Tränenwege mit einer Farbstofflösung (Fluorescein-Na 10%) zum Ausschluß einer Fistel. Instrument b und c sind auch kombiniert als *Bangerter-Sonde* erhältlich. Wegen der Feinheit der Verhältnisse ist zur opera-

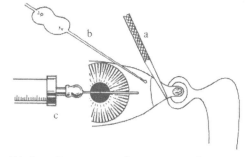

Abb. 2 a–c. Tränenwegsondierung. (a) Erweiterung des Tränenpünktchens mit konischer Sonde, (b) Sondierung mit Bowman-Sonde, (c) Spülung mit Fluorescein-Lösung

tiven Versorgung der Tränenkanälchen die
Verwendung von vergrößernden Sehhilfen,
am besten eines Operationsmikroskopes,
erforderlich.

Die bei der Versorgung von Lidverletzungen genannten Gesichtspunkte gelten
hier erst recht, wenn die Wiederherstellung
eines befriedigenden Tränenabflusses gewährleistet werden soll. Häufig muß ein
Plastikfaden oder Plastikröhrchen für längere Zeit eingeführt werden, um die Entstehung von Strikturen zu verhindern. Da das
hierfür erforderliche Instrumentarium nur
dem operativ tätigen Augenarzt zur Verfügung steht, sollte die Versorgung von Trä-
nenkanälchenverletzungen diesem überlassen bleiben. Dies gilt auch für Verletzungen
des Tränensackes und des Tränennasen-
ganges.

c) Bindehautverletzungen

Bei jeder Verletzung der Conjunctiva bulbi
bedarf es einer genauen Inspektion des
Wundbettes und der darunterliegenden
Sklera, um einen Fremdkörper oder eine
gleichzeitige Verletzung der Bulbuswand
nicht zu übersehen (Lederhautverletzungen
s. 2b und 3). Ist es bei der Bindehautverletzung nicht zu einem Substanzverlust gekommen, wird die Wunde mit feinem Catgut (7-0 G-6 Ethicon) genäht. Dies gilt nicht
nur für die locker mit der Unterlage verbundene Conjunctiva bulbi, sondern auch
für die *Conjunctiva tarsi*, da sonst bei Zurückbleiben einer unregelmäßigen Narbe
eine Traumatisierung der sehr empfindlichen Hornhautoberfläche, zumindest aber
ein störendes Fremdkörpergefühl resultieren.

Liegt ein *Substanzverlust* der Bindehaut
vor, so ist dieser entweder durch entsprechende Lappenverschiebung (Abb. 3 zeigt
ein Beispiel), oder durch ein freies Transplantat zu decken. Letzteres sollte möglichst aus der Conjunctiva bulbi des anderen Auges genommen werden (obere

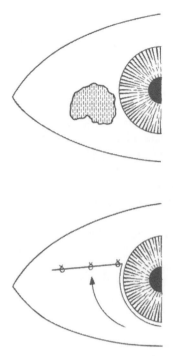

Abb. 3. Deckung einer größeren Bindehautwunde

Hälfte). Anderes Material, so die noch häufig verwendete Mundschleimhaut, heilt
zwar ohne weiteres ein, hebt sich aber auch
bei feinster Präparation von der Umgebung
deutlich ab und bedingt dadurch meist eine
entstellende Narbenbildung.

Stets sollte, auch bei weniger ausgedehnter, umschriebener Bindehautverletzung, an die Möglichkeit einer *Pfählungsverletzung* der Orbita gedacht und durch
entsprechende Untersuchungen, wie Moti-
litätsprüfung, Sondierung der Wunde und
Röntgenaufnahme eine eindeutige Klärung
herbeigeführt werden.

Auch bei Bindehautverletzungen gilt die
Regel, keine Wundrandexcisionen vorzunehmen.

Sind Conjunctiva tarsi *und* bulbi verletzt, so ist zur Vermeidung einer Symble-
pharon-Bildung eine Schalenprothese aus
Glas oder Kunststoff (Illig-Prothese) für 8–
10 Tage einzulegen.

d) Verätzungen

Grundsätzlich ist bei Verätzungen jeder Art das schädigende Agens möglichst schnell und vollständig aus dem Bindehautsack zu entfernen. Dies hat als Notmaßnahme schon am Unfallort zu erfolgen. Die *Spülung* erfolgt mit einer neutralisierenden Flüssigkeit, Borwasser, physiologischer Kochsalzlösung oder einfach mit Leitungswasser. Von Wichtigkeit ist auch die Entfernung aller festen Partikel aus dem Bindehautsack, die wir besonders nach Kalkverätzungen häufig vorfinden. Unumgänglich ist hierzu das *Ektropionieren* des Oberlides (Abb. 4): Das Oberlid wird an den Wimpern leicht nach unten gezogen und dann über einen unmittelbar oberhalb des Tarsus auf das Lid gelegten Stab (Glasstab, Streichholz) geklappt. Fremdkörper und feste Krusten lassen sich dann leicht von der Conjunctiva tarsi superior, durch zusätzliches Aufwärtsdrängen des Bulbus durch leichten Druck von unten auch aus der oberen Umschlagfalte der Bindehaut mittels eines feuchten Watteträgers oder einer anatomischen Pinzette entfernen. Leichter gelingt die Darstellung der oberen Übergangsfalte

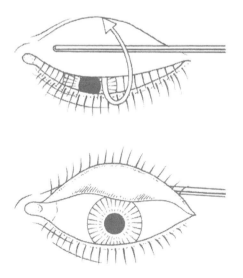

Abb. 4. Ektropionieren

durch Verwendung eines Desmarreschen Lidhakens.

Nach dieser vorläufigen Notbehandlung werden weitere Maßnahmen erforderlich, die am besten vom Augenarzt ausgeführt werden:

1. Entfernung des oft auftretenden toxischen Ödems der Bindehaut mit begleitender *Ischämie*. Hierzu dient die von Passow angegebene Operation in Abwandlung: Es werden in den muskelfreien Quadranten radiäre Schnitte in die Bindehaut gelegt, etwa 2 cm lang und bis auf die Sklera reichend. Das Ödem wird ausgestrichen. Danach erfolgt Weiterbehandlung mit Priscol- und Bepanthen-Augensalbe, eventuell mit subconjunctivalen Priscol-Injektionen.

2. Nach *Kalkverätzungen* mit starker Weißfärbung der Cornea sind Spülungen mit *EDTA* (Äthylendiamintetraessigsäure), als *Titriplex III* in 0,37% iger Lösung in Apotheken erhältlich, über 30 min auszuführen. Titriplex geht mit Calcium eine lösliche Komplexverbindung ein, so daß das Calcium, soweit es noch nicht zur Eiweißfällung benutzt wurde, aus dem Hornhautparenchym herausgelöst wird. Die Aufbewahrung des Titriplex erfolgt in Kunststoffgefäßen, da Glas Schwermetalle enthält, die das Titriplex inaktivieren. Die Einwirkung des Titriplex auf die Hornhaut wird intensiviert, indem ein *Zeisscher* Doppeltrichter zwischen die Lider gesetzt wird, der einen ständigen Flüssigkeitsspiegel über der Hornhaut ermöglicht (Abb. 5). Da die Titriplexspülung schmerzhaft ist, ist die gleichzeitige Applikation eines Lokalanaestheticums erforderlich.

3. Bei *Kopierstiftverätzungen* werden die verfärbten Bindehautanteile durch mit Ascorbinsäure getränkte Watteträger mechanisch gereinigt, wobei stärkeres Reiben unerläßlich ist. Außerdem emp-

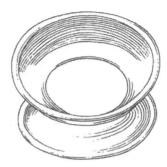

Abb. 5. Zeisscher Doppeltrichter zur Hornhautspülung

fiehlt sich die allgemeine Spülung des Bindehautsackes mit Ascorbinsäure und deren subconjunctivale Injektion.

4. Bei allen anderen Verätzungen mit *Säuren* oder *Laugen* erfolgte eine Spülung mit *Phosphatpuffer*, der als Isogutt im Handel ist.

Die Nachbehandlung von Verätzungen ist oft langwierig, da auch nach zunächst günstigem Verlauf Spätdystrophien der Hornhaut und sekundäres Glaukom auftreten können. Die Spätdystrophien sind nicht selten medikamentös unbeeinflußbar und stellen dann eine Indikation zur Keratoplastik dar. Solche ungünstigen Verläufe werden besonders nach Tintenstift-, Ammoniak- und Tränengasverätzungen beobachtet. Die *Tränengasverätzungen* komplizieren das Bild ohnehin oft dadurch, daß nebenher eine Übersplitterung der Hornhaut mit Teilchen aus der Pulverladung besteht (Th. s. S. 113).

e) Verbrennungen

Auch hier gilt der Grundsatz, alle in Bindehautsack und Hornhaut befindlichen Fremdpartikel zu entfernen. Anschließend wird unter Verbänden mit Antibiotica- und Bepanthen-Salbe die Heilung abgewartet. Bei Verbrennungen der tarsalen und epibulbären Bindehaut können auch hier Illig-Schalenprothesen zur Vermeidung von Verklebungen notwendig sein. Bei Verbren-

nungen im Bereich der Tränenpünktchen genügt deren Erweiterung mit der konischen Sonde (Abb. 2) zur Verhinderung einer Obliteration. Operative Sofortmaßnahmen, wie die Keratoplastik, sind nur in seltenen Fällen mit größerem Substanzverlust von Hornhaut oder Lederhaut notwendig.

f) Verblitzungen (Keratitis photoelektrica)

Die Verblitzung ist Folge einer Ultraviolettschädigung des Hornhautepithels. Sie wird gelegentlich bei Kindern nach Zuschauen bei elektrischem Schweißen, nach Höhensonnenbestrahlung ohne genügenden Augenschutz oder nach Gletscher- und Schneewanderung ohne geeignete Brille beobachtet. Sie bedingt meist massive Schmerzzustände und Fremdkörpergefühl. Die Gabe eines Lokalanaestheticums beseitigt zwar den Schmerz sofort, ist jedoch besonders als wiederholte Anwendung ein Kunstfehler. Das Lokalanaestheticum bewirkt eine Auflockerung des Hornhautgewebes, eine Blockierung der für die Trophik notwendigen Nervenfasern und eine Hemmung der Epithelisierung. Das geeignete Vorgehen nach Verblitzungen ist ein beidäugiger Augenverband mit Bepanthen- oder Antibiotica-Augensalbe. Am nächsten Tag ist die Erkrankung dann fast immer ausgeheilt.

2. Nicht-perforierende Bulbusverletzungen

a) Contusio bulbi

Die Bulbusprellung ist, wie Tabelle 1 zeigt, vor allem Folge von stumpfen Gewalteinwirkungen auf das Auge. Ihre Begleitsymptome sind mannigfaltig: Bei genauer Beobachtung auch mit einfachen Hilfsmitteln meist erkennbar sind *Irisverletzungen* in Form von Vorderkammerblutung, traumatischer Mydriasis, Sphincter-pupillae-Einriß (entrundete Pupille), Iridodialyse (entrundete Pupille, basales „Kolobom") und

Linsenbeteiligung als Contusionscataract, Subluxatio und Luxatio lentis (s. auch Tabelle 2). Starke Augeninnendrucksteigerungen sind u. U. palpatorisch erkennbar, geringerer *Druckanstieg* wird nur durch Tonometrie diagnostiziert werden können. Ein *Netzhautloch*, das den Ausgangspunkt für eine bei Jugendlichen manchmal erst Monate oder Jahre später auftretende Netzhautablösung bildet, ein Aderhautriß oder eine traumatische Maculaschädigung werden nur durch einen geübten Untersucher mittels direkter und indirekter Ophthalmoskopie erkannt werden können.

Die *erste Hilfe* sollte in Ruhigstellung des Patienten in Form von Bettruhe und speziell beider Augen mit Hilfe einer Lochbrille bestehen. Zuvor hat man sich zu überzeugen, daß der Bindehautsack frei von Fremdkörpern ist (Ektropionieren). Nicht selten liegt zusätzlich eine oberflächliche Hornhautverletzung vor, erkennbar an einem matten und verzerrten Spiegelbild. Dann ist ein steriler Augenverband mit einer Antibiotica- oder Sulfonamid-Augensalbe erforderlich. Ein Mydriaticum sollte grundsätzlich nicht gegeben werden, einerseits wegen der Gefahr einer weiteren Augeninnendrucksteigerung, andererseits wegen zusätzlicher Schädigung der Irismuskulatur bei traumatischer Mydriasis.

b) Nicht-perforierende Hornhaut- und Skleraverletzungen

Sie können durch eine große Zahl von Instrumenten erzeugt werden und reichen im Bereich der Hornhaut von der einfachen oberflächlichen Erosio bis zur tiefen, fast alle Schichten durchsetzenden, oft lamellierenden Wunde. Sie sind häufig begleitet von einzelnen Fremdkörpern oder — besonders nach Explosionsverletzungen — von Übersplitterungen. Erkennbar sind diese Verletzungen durch die Umwandlung des sonst makellosen Spiegelbildes in ein mattes Zerrbild.

Oberflächliche Erosionen der *Hornhaut* heilen unter einem Salbenverband, am besten unter beidäugigem Verband, meist innerhalb von 24 Std. ab. Tiefere Wunden müssen meist genäht werden, um eine gute Adaptation herzustellen. Dies ist vor allem im optisch wichtigen Zentrum der Hornhaut wichtig, weil jede tiefergehende Verletzung undurchsichtige Narben zurückläßt, und weil diese Narben um so zarter sind, je besser die Adaptation der Wundränder durchgeführt wird. Es ist selbstverständlich, daß nur feinstes atraumatisches Nahtmaterial (10-0 Mersilene GS-8 Ethicon) verwendet werden darf, da sonst die Nähte ihrerseits störende Narben hinterlassen. Einzelne Hornhautfremdkörper lassen sich meist ohne Mühe mit feuchtem Watteträger oder Fremdkörpernadel entfernen. Bei Übersplitterungen sind die Fremdkörper nur so weit zu entfernen, wie sie im Epithel gelegen sind oder über die Oberfläche hinausragen. Tiefer im Parenchym sitzende Fremdkörper sollten belassen werden, da sie reizlos einheilen und der Versuch, sie zu entfernen, stärkere Narbenbildung nach sich zöge.

Oberflächliche *Sklera*verletzungen bedürfen außer der sie begleitenden Bindehautverletzung keiner gesonderten Versorgung. Tiefergehende Skleraverletzungen, meist erkenntlich an der in der Tiefe dunkel durchscheinenden Uvea, bedürfen der Nahtversorgung (6-0 Seide weiß G-6 Ethicon), da infolge der Wundrandretraktion sonst ein verdünntes Skleraareal zurückbleibt, das sich infolge des Augeninnendruckes zum Staphylom entwickeln kann.

3. Perforierende Bulbusverletzungen

Alle den Bulbus eröffnenden Verletzungen gehören zu den ernstesten und auch heute noch die Sehfunktion, ja den Erhalt des Auges gefährdenden Traumen. Folgende Gründe sind dafür verantwortlich:

Erstens droht hier die Gefahr einer intraocularen *Infektion*. Schon aus diesem Grunde ist eine *umgehende* optimale Wundversorgung oberstes Gebot.

Zweitens treten neben der Eröffnung der äußeren Augenwand auch *Nebenverletzungen* von Iris, Linse, Aderhaut und Netzhaut auf; Vorfall dieser Gewebe nach außen ist möglich und stärkere intraoculare Blutungen kommen vor.

Drittens gehören in diese Gruppe die Verletzungen durch *intraoculare Fremdkörper*. Ihre Extraktion bedingt ein zusätzliches Operations-Trauma.

Viertens tritt in etwa 0,8% der Fälle im späteren Verlauf eine *sympathische Ophthalmie*, eine entzündliche Erkrankung des gesunden Auges auf allergisch-hyperergischer Basis auf, die bei rechtzeitigem Erkennen nur durch die Entfernung des verletzten Auges gestoppt werden kann, andernfalls aber nur unter intensiver immunsuppressiver Behandlung mit allen ihren Konsequenzen für den Gesamtorganismus in Schranken gehalten werden kann.

Aus all dem geht hervor, daß die perforierende Verletzung einer optimalen Behandlung in einer Augenklinik bedarf. Schon für die Feststellung des Ausmaßes der Verletzung sind spezielle Untersuchungsgeräte notwendig. Für die operative Versorgung sind Operationsmikroskop und mikrochirurgisches Instrumentarium notwendig. Fremdkörperlokalisatoren und geeignete Magneten zur Extraktion stehen nur dort zur Verfügung. Intra operationem kann sich die Notwendigkeit einer Keratoplastik oder einer Linsenablassung ergeben.

Dem ophthalmologisch nicht geschulten Arzt obliegt die verantwortungsvolle Aufgabe, die perforierende Verletzung rechtzeitig zu erkennen und die richtigen Konsequenzen daraus zu ziehen.

Die Diagnosestellung erleichtern Hinweise in Tabelle 2. Hervorzuheben ist, daß eine Perforationsstelle auch sehr unscheinbar sein kann. Eine kleine Wunde am Oberlid nach einem Scherenstich kann der Eingang zu einem Stichkanal in den Bulbus sein, ohne daß dabei Hornhaut und Vorderkammer besondere Veränderungen aufweisen. Deshalb ist es gut, zumindest eine Bulbushypotonie auszuschließen und nach Ektropionieren die epibulbäre Bindehaut zu inspizieren. Wird durch die Röntgenaufnahme der Orbitae ein schattengebender intraorbitaler Fremdkörper nachgewiesen, so ist durch die *Rö-Lokalisation* nach COMBERG festzustellen, ob es sich um einen harmlosen extraoculären oder um einen intraoculären Fremdkörper handelt.

Der *intraoculare Fremdkörper* ist deshalb besonders gefährlich, weil er eine erhebliche *Infektionsquelle* darstellt und zudem als Eisensplitter eine *Siderosis*, als Kupfersplitter eine *Chalkosis* des Auges hervorruft, wenn er längere Zeit liegenbleibt. Die Lokalisation nach COMBERG wird durchgeführt, indem eine Spezialhaftschale auf die Hornhaut aufgesetzt wird, die in Höhe des Limbus corneae eine Metalleinlage in Form eines Ringes sowie einen im Zentrum aufgesetzten Metallstift besitzt. Ring und Stift sind einerseits die Kontrolle für die Korrektheit von Röntgenaufnahmen in zwei Ebenen und bilden andererseits die Bezugspunkte für die in mm ausgedrückte Entfernung des Fremdkörpers von Augenachse und Limbus corneae (vgl. Abb. 6a–c, Gerät von Medical Workshop Groningen).

Die *Bulbusruptur* ist Folge einer erheblichen stumpfen Gewalteinwirkung und erfolgt an einem vorher gesunden Auge am häufigsten im Bereich des Trabeculum corneosklerale und des Schlemmschen Kanals. Die Ruptur ist häufig von intakter Bindehaut gedeckt. Leitsymptome sind eine stärkere subconjunctivale Blutung, Durchschimmern der dunklen Uvea am Limbus und eine ausgeprägte Hypotonie des Bulbus. Die Ruptur bedarf wie die anderen bulbuseröffnenden Verletzungen der sofortigen operativen Versorgung. Ihr Ausgang ist stets sehr unsicher, da meist auch eine

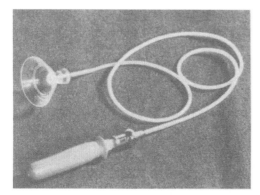

a

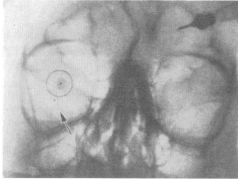

b

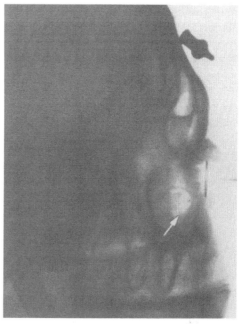

c

Abb.6a–c. Röntgen-Lokalisation nach COMBERG, (a) Low-vacuum-Kontaktschale, (b) und (c) Röntgen-Befund mit Metallmarkierungen und Fremdkörper

Durchblutung des Glaskörpers vorliegt, deren Resorption im allgemeinen sehr langsam oder überhaupt nicht erfolgt, und deren bindegewebige Organisation dann zu einer dauerhaften Undurchsichtigkeit des Glaskörpers führt.

In Fällen von *Zertrümmerung des Bulbus* mit Fehlen jeder Lichtwahrnehmung ist die operative Versorgung der Rupturstellen sinnlos und deshalb die primäre Entfernung des zertrümmerten Bulbus angezeigt. Diese Maßnahme sollte jedoch nicht ohne vorherige Stellungnahme eines Augenarztes erfolgen.

4. Sonstige Verletzungen

a) Orbitaverletzungen

Wie schon bei der Besprechung der Bindehautverletzungen erwähnt, ist bei umschriebenen Verletzungen im Orbitabereich und besonders dann, wenn die Erforschung des Verletzungsvorganges darauf hinweist, an die Möglichkeit einer Pfählungsverletzung der Orbita zu denken. Gerade bei Kindern können dann Mitverletzungen der Nachbarschaft, auch des Gehirns, vorkommen. Neben Röntgenaufnahmen des Schädels, der Orbitae und der Nasennebenhöhlen ist deshalb auch eine vorsichtige Sondierung der Wunde und beim Auffinden von zurückgebliebenen Fremdkörpern deren Entfernung erforderlich. Hinweise auf größere intraorbitale Fremdkörper geben auch *Motilitätseinschränkung* und einseitiger Exophthalmus. Die differentialdiagnostisch wichtige Abklärung eines *retrobulären* oder *subperiostalen Hämatoms* erfolgt sicher durch die *Echographie*. Unter den isoliert im Orbitabereich auftretenden Frakturen ist in

erster Linie die durch von vorn auf die Orbita einwirkende Traumen hervorgerufene
Blow-out-Fraktur des Orbitabodens hervorzuheben. Verursacht diese Fraktur Funktionsstörungen, die sich als Enophthalmus
und Motilitätseinschränkung bei Hebung
und Senkung des Bulbus äußern, ist eine
baldige Orbitaboden-Plastik erforderlich.
Kleinere Frakturen, die Verbindungen zu
den Nasennebenhöhlen herstellen, können
ein bisweilen erhebliches *Luftemphysem* der
Lider verursachen, erkenntlich am Gekni-
ster beim Betasten der geschwollenen Lider.
Das Luftemphysem ist harmlos und bedarf
aus ophthalmologischer Sicht keiner besonderen Behandlung.

Die *Evulsio nervi optici*, der Ausriß des
Sehnerven nach Schuß- und Stichverletzungen, läßt sich aufgrund sofort eintretender
Amaurose vielleicht vermuten. Die schwarze Papille, die die Ausrißstelle markiert,
bleibt bei der ophthalmoskopischen Untersuchung jedoch meist hinter einer intraocularen Blutung verborgen.

b) Augenmitbeteiligung
bei Schädel- und Hirntraumen

Die Sehbahn und die für Pupillenreaktion
und Augenmuskeln zuständigen Nervenfasern haben intrakraniell und intracerebral
einen weitgestreckten Verlauf. Umschriebene Ausfälle an ihren Erfolgsorganen können als Herdsymptome zur Lokalisation
von Contusionsherden und umschriebenen
Blutungen von Bedeutung sein (V. MÁR-
TON u. ACSAY). Eine eingehende Darstellung würde hier zu weit führen (WALSH).
Hier seien nur die Veränderungen genannt,
die für das Auge selbst hinsichtlich therapeutischer Maßnahmen von Interesse sind.

Augenmuskelparesen bedingen durch die
damit verbundene Motilitätsstörung Doppelbilder. Als vorübergehende Maßnahme
kommt die alternierende Okklusion zur
Ausschaltung der Doppelbilder infrage.
Dadurch wird eine Amblyopie vermieden,

die bei längerer Abdeckung ein- und desselben Auges auftreten würde. Eingriffe an den
Augenmuskeln selbst sollten nicht vor Ablauf von 6 Monaten erfolgen, da bis dahin
noch mit einer Spontanheilung zu rechnen
ist. Ein eventuell eingetretener Verlust des
beidäugigen Sehaktes bedarf der orthopti-
schen Behandlung. Diese Richtlinien gelten
auch für die Ptosis des Oberlides. Eine
Schädigung des *Nervus facialis* kann wegen
des mangelhaften Lidschlusses eine Kerati-
tis e lagophthalmo auslösen. Als vorübergehende Maßnahme kann ein Uhrglasver-
band zur Bildung einer feuchten Kammer
angelegt werden. Bei dauerndem Funk-
tionsverlust des Musculus orbicularis oculi
kommen plastische Maßnahmen an den Li-
dern oder am Muskel selbst in Betracht.

Ein *arteriovenöses Aneurysma im Sinus
cavernosus* führt zum pulsierenden Exophthalmus. Hier ist die Unterbindung der Arteria carotis interna notwendig. Differentialdiagnostisch ist der als Folge einer
Fraktur auftretende Verschluß der *Fissura
orbitalis superior* auszuschließen. Er bedingt eine komplette Parese aller Augenmuskeln und Stauung der Vena ophthal-
mica, aber keine Pulsation.

Orbitale Hämatome infolge von Frakturen können Exophthalmus und Motilitätseinschränkung verursachen. Zusätzliche
Kompression des Sehnerven, mit dem Ophthalmoskop am Verschluß der Zentralarterie erkennbar, verlangt die Ausräumung des
Hämatoms, um irreversiblen Schaden an
Sehnerv und Netzhaut zu vermeiden.

c) Augenmitbeteiligung
bei allgemeinen körperlichen Traumen

Bei schweren Traumen des Thorax kann es
als Fernwirkung zu Gefäßschäden im Bereich der Netzhaut kommen: Retinale, prä-
retinale und Corpus-Blutungen, Angiopa-
thia retinae traumatica Purtscher. Auch
beim Battered-baby-Syndrom, dem klinischen Erscheinungsbild des mißhandelten
Kindes, werden neben den Folgen stumpfer

Traumen an Orbita und Auge selbst die beschriebenen Netzhautveränderungen auch
nach Thoraxkompressions- und Schleuder-
traumen beobachtet (HARCOURT u. HOP-
KINS). Sie können einseitig und doppelseitig
vorkommen und zu erheblicher Visusbeein-
trächtigung führen. Neben diesen Blutungen finden sich beim Battered-baby-Syndrom peripapilläre Hämatome, fortgeleitet
von einem subduralen Hämatom, chorioreti-
nale Atrophie, Cataract und Lidverletzungen.

Literatur

HARCOURT, B., HOPKINS, D.: Ophthalmic manifesta-
tions of the battered-baby-syndrom, Brit. med. J.
1971 III, 398–401.

v. MÁRTON, D., ACSAY, M.: Die Bedeutung der oph-
thalmologischen Untersuchungen in der Traumatologie. Klin. Mbl. Augenheilk. **156**, 720–724 (1970).

SÖLLNER, F.: Über Augenverletzungen im Kindesalter und ihre Verhütung. J. Soc. Ophthal. **37**, 47–87
(1966).

WALSH, F. B., HOYT, W. F.: Clinical Neuroophthalmo-
logy. 3. ed. Baltimore: Williams & Wilkins 1969.

Verletzungen des Gesichtsschädels: Kiefer und HNO

H. M. Tschopp, J. Prein und B. Spiessl

A. Notversorgung bei Gesichtsschädelverletzungen

I. Versorgung der Weichteilwunden

Es gilt der Grundsatz, von innen nach außen vorzugehen, klaffende Wunden zu verschließen und Höhlen offenzuhalten (Ganzer, 1943).

Dem erstbehandelnden Arzt in einem allgemeinen Krankenhaus gilt die Empfehlung, vor der Überweisung des verletzten Kindes in eine Kieferchirurgische Klinik oder ein Unfallkrankenhaus die klaffenden Wundränder durch Situationsnähte zu vereinigen. Andernfalls ist der Kieferchirurg genötigt, entweder eine sorgfältig angelegte Naht wieder aufzutrennen, um die Kieferfrakturen zu versorgen, oder diese Versorgung aufzuschieben, bis die Wundheilung erfolgt ist.

Ist das Kind in absehbarer Zeit nicht transportfähig, sind die Kieferfrakturen provisorisch und die Weichteilwunden endgültig zu versorgen. Die Friedrichsche Wundausschneidung ist selten angezeigt. Bei der Wundtoilette dürfen keinesfalls ausgesprengte Knochenteile und -splitter, die noch mit dem Weichteilgewebe zusammenhängen, entfernt werden. Die Revision hat wegen der möglichen Fremdkörpereinsprengungen (Glassplitter, Asphaltsplitt, Holzstücke und Lackpartikel) besonders sorgfältig zu erfolgen. Kieferhöhlenperforationen läßt man am besten offen und sorgt für eine Drainage. Massive Blutungen aus Mund und Nase als Begleiterscheinung schwerer Mittelgesichtszertrümmerung sind die Folge einer Verletzung der A. maxillaris. Nasopharyngeale Tamponaden (z. B. die Bellocqsche Tamponade) bleiben hier ohne Erfolg.

Als gezielte Maßnahmen kommen die Trepanation der Kieferhöhle und eine feste Tamponade des latero-dorsalen Sinuswinkels in Frage. Daraufhin läßt die Blutung merklich nach, so daß in Ruhe Kiefer- und Mundhöhle abgesaugt und exploriert werden können. Es hat wenig Sinn, in dieser Situation das blutende Gefäß darstellen und ligieren zu wollen. Die blutende Stelle wird mit einer inzwischen ausgewechselten Tamponade für 10 min fest komprimiert. Erst wenn diese Maßnahme zwei- bis dreimal erfolglos wiederholt wurde, ist die Unterbindung der A. carotis externa bzw. A. maxillaris angezeigt.

Den Schnitt legt man zwei Querfinger unterhalb des Kieferwinkels. Die Arterie verläuft medial zum Kieferwinkel. Man legt den oberen Rand des M. digastricus frei und gelangt unmittelbar dahinter auf den kräftigen Gefäßstamm der A. maxillaris, der im Durchschnitt 3 mm dick ist.

Die Infektionsprophylaxe muß gleichzeitig mit der Notversorgung einsetzen. Da sich bei Kieferfrakturen mit einfachen Untersuchungsmitteln nicht immer feststellen läßt, ob eine offene oder geschlossene Fraktur vorliegt, ist im Zweifelsfalle eine Prophylaxe mit Antibiotica gerechtfertigt.

II. Notversorgung bei Kieferfrakturen

Ziele der Notversorgung sind Linderung der Schmerzen, Eindämmung der Hämatom- und Ödembildung sowie Verhinderung einer manifesten Infektion. Wichtigste Maßnahme: provisorische Ruhigstellung der Fragmente.

Stark dislozierte Unterkieferbrüche oder Trümmerfrakturen stellt man mit intermaxillären Ligaturen ruhig. Meist erübrigt sich dann das Anlegen eines Capistrums.

Bei mobiler Oberkieferfraktur ist ein elastischer Kopf-Kinn-Verband angezeigt. Der Oberkiefer wird durch Adduktion des Unterkiefers fixiert. Man verwendet die übliche elastische Binde oder neuerdings eine 3-M-Binde, die um die Kinn-, Lippen- und Stirnpartie modellierend angelegt werden kann.

III. Tracheotomie und Coniotomie

1. Tracheotomie

Als erste und wichtigste Notfallmaßnahme zur Freihaltung der Atemwege gilt die oro- oder nasoendotracheale Intubation (vgl. Kapitel „Anaesthesie"). Nur wenn diese nicht möglich ist, wird man sich zur Notfalltracheotomie entschließen müssen.

Die Eröffnung des Atemweges im Trachealabschnitt erfolgt durch eine Längsincision der Vorderwand auf Höhe des 3. und 4. Trachealringes (Abb. 1). Dieser Eingriff ist besonders beim Kleinkind mit großer Sorgfalt durchzuführen, weil er häufiger als im Erwachsenenalter von Komplikationen während oder nach der Operation begleitet ist. Es empfiehlt sich deshalb, folgende topographisch-anatomischen Besonderheiten des kindlichen Halses zu beachten:

1. Ventral bzw. über der Trachea liegt ein gut vascularisiertes dickes Fettpolster, das das Aufsuchen der Luftröhre erschwert (Abb. 2).

2. Beim Kleinkind mit kurzem Hals und faßförmigem Thorax sind die Pleurakuppen, das Herz und die großen Gefäße etwas

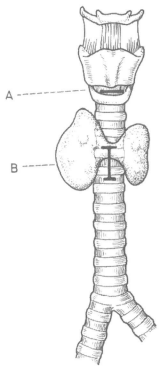

Abb. 1. Vereinfachte Darstellung der oberen Luftwege: A = Coniotomie bzw. intercricothyreoidale Laryngotomie. Die Incision zwischen Ring- und Schildknorpel erfolgt unmittelbar über dem Cricoid in querer Richtung. B = Tracheotomie auf Höhe des 3. und 4. Trachealringes. Die Incision erfolgt in Längsrichtung der Trachea, wobei die topographische Beziehung zum Schilddrüsenisthmus in diesem Bereich dargestellt ist

Tabelle 1. Länge der Trachea in Abhängigkeit vom Alter (THOMSON, ST. C., NEGUS, V. E., BATEMANN, G. H.: Diseases of the Nose and Throat, 6th Ed., London: Cassel & Co. Ltd. 1955)

Jahre	Länge in cm
3— 5	4
6— 8	5
9—11	6
12	7

höher gelegen als beim Erwachsenen. Dadurch können in vielen Fällen bei der Darstellung der Trachea der Truncus bracheo-

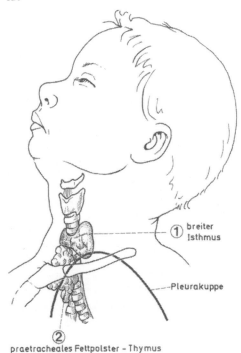

① breiter
Isthmus

-Pleurakuppe

②
praetracheales Fettpolster - Thymus

Abb. 2. Halbseitenansicht der kindlichen Trachea, mit
der topographischen Beziehung zur oberen Thorax-
apertur. Gestrichelte Linie: Pleurakuppe. 1. Schilddrüse mit breitem Isthmus. 2. Prätracheales Fettpolster und Thymus

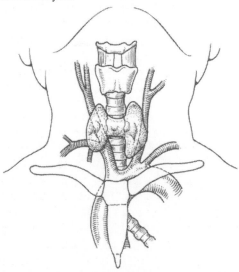

Abb. 3. Vorderansicht des kindlichen Halses bei Kopfstreckstellung. Die topographische Beziehung zur
Schilddrüse (1) und zur Aorta ascendens bzw. Truncus
bracheocephalicus (2) ist dargestellt

cephalicus und die Pleura sichtbar werden
(Abb. 2 und 3).

3. Die kindliche Luftröhre ist kurz, weich
und kollabiert leicht (s. Tabelle 1). Sie kann
unter Umständen bei paramedianer Präparation mit der A. carotis communis verwechselt werden.

a) Indikation

Die Indikation zur Tracheotomie als Not-
falleingriff oder als Wahloperation ist dadurch eingeschränkt worden, daß ein nasal
oder oral eingeführter Endotrachealtubus
beim Kinde ohne größere Gefahren über
mehrere Wochen belassen werden kann.

Die Notfalltracheotomie kommt in jenen seltenen Fällen in Frage, bei denen die
oro- oder nasoendotracheale Intubation
primär nicht durchführbar ist, wie bei
1. Gesichtsverletzungen mit Blutungen im
Nasen-Rachenraum,
2. Kieferzertrümmerungen und Verletzungen des Kehlkopfes.

Die Tracheotomie als Wahleingriff muß
dann in Erwägung gezogen werden, wenn
zur besseren Überwachung der Atmung
eine über Wochen oder sogar Monate dauernde Intubation vorgesehen ist, wie bei
1. Contusio oder Compressio cerebri mit
Störungen der Atemfunktion,
2. Tetanus, Poliomyelitis usw.

b) Operationstechnik

Lagerung des Patienten in Kopfstreckstellung. Ringknorpel sowie cranialer Rand des
Sternums werden markiert (Abb. 4a). Die
Hautincision erfolgt *transversal* in einer
Hautfalte in der Mitte zwischen Ringknorpel und Sternumrand (Abb. 4b). Dabei wird
lediglich die Epidermis und ein Teil des Co-
riums mit dem Messer incidiert. Die restliche Hautdurchtrennung wird mit dem Diathermiemesser vorgenommen, um auch das
dermale Gefäßnetz zu koagulieren. Da-

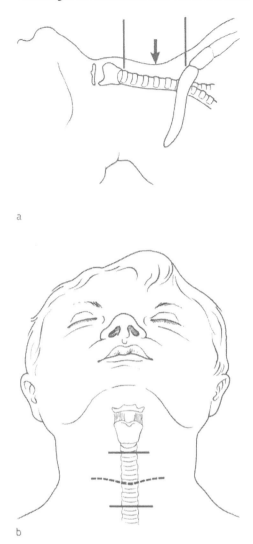

Abb. 4. (a) Seitenansicht der kindlichen Trachea bei Kopfstreckstellung. Der Pfeil in der Mitte zwischen Sternum und Cricoid zeigt die Höhe der Hautincision und den Zugang zum 3. und 4. Trachealknorpel. (b) Vorderansicht des kindlichen Halses bei Kopfstreckstellung. Die Incision erfolgt längs einer Hautfalte in der Mitte zwischen Cricoid und Manubrium sterni

durch können spätere Sickerblutungen in die Trachealöffnung vermieden werden.

Mit dem Messer wird bis zur Fascia colli superficialis vorgegangen. Dabei ist es wichtig, daß auch kleinste blutende Gefäße

koaguliert werden. Die Wundränder werden mit scharfen Haken cranial und caudal auseinandergehalten und mit der Metzenbaum-Schere die Halsfascie längs der Linea alba eröffnet (Abb. 5). Die sternohyoidale Muskulatur wird mit einem Roux-Haken seitlich weggehalten und der Isthmus der Schilddrüse entweder nach oben gezogen oder zwischen Umstechungsligaturen durchtrennt (Abb. 6). Querverlaufende Gefäße werden koaguliert oder ligiert.

Besondere Sorgfalt ist im prätrachealen Fettpolster angezeigt, hinter dem die weiche und leicht kollabierbare Trachea schwer zu palpieren ist. Die Freilegung der Trachea vom 1. bis 4. Trachealring wird erleichtert durch zwei De Quervain-Haken, die am unteren Wundrand eingeführt, in einem Winkel von etwa 90° auseinandergehalten werden (Abb. 7a). Dadurch wird die sternohyoidale Muskulatur auf die Seite gedrängt und mit den Enden der Haken zugleich der dorso-caudale Tracheaabschnitt dargestellt (Abb. 7b). Die Trachea wird nun mit zwei Haltefäden auf beiden Seiten der geplanten Incision gesichert und die gefäßreiche Bindegewebsschicht über dem 3. und 4. Trachealring mit dem Diathermiemesser eingeschnitten. Hierauf erfolgt die Eröffnung der Luftröhre mit einem Skalpell Nr. 11 (Cave: Perforation der Hinterwand!). Über dem 3. und unterhalb des 4. Ringknorpels wird eine kurze Querincision durchgeführt, um die Knorpelanteile besser auseinanderbewegen zu können (Abb. 7a).

Mit zwei Allis-Klemmen werden beide Knorpelenden gefaßt, die Schnittränder auseinandergezogen und der passende Trachealtubus (spezieller Portex-Kindertubus) eingeführt (Abb. 8). Während der ersten 48 Std wird eine sterile Gazebinde locker um den Trachealtubus gepackt, damit Sekrete und kleinere Hämatome aufgesaugt werden.

Die Hautincision wird mit feinen atraumatischen Nähten verschlossen, dabei muß die Haut um den Tubus offengelassen wer-

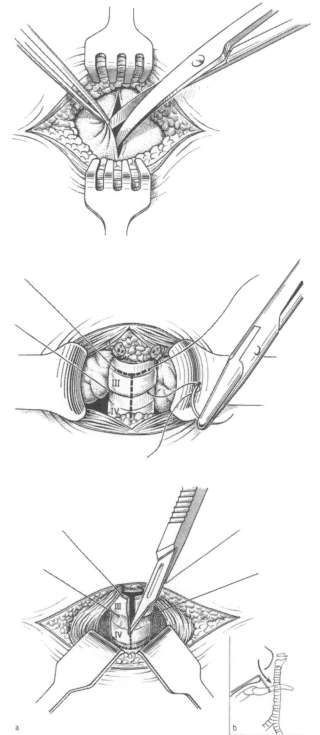

Abb. 5. Operationssitus nach durchge-
führter querer Hautincision. Mit den
scharfen Haken wird die Haut und das
Subcutangewebe oben und unten auseinandergezogen. Mit der Metzenbaum-
schere wird die Halsfascie in der Mitte
gespalten und Zugang in die Tiefe geschaffen

Abb. 6. Die Trachea ist in der Tiefe dargestellt. Die sternohyoidale Muskulatur
wird mit je einem Roux-Haken beidseits
weggedrängt. Der Isthmus thyreoidalis
ist zwischen Umstechungsligaturen
durchtrennt worden. Der dritte Ringknorpel wird rechts und links von der geplanten Incision (gestrichelte Linie) mit je
einem Haltefaden angeschlungen.

Abb. 7. (a) Der untere Trachealabschnitt
bis zum 4. Trachealring ist durch zwei
de Quervain-Haken freigelegt worden. Die
Eröffnung der Trachea durch Querincision des 3. und 4. Knorpels erfolgt mit einer 11er Messer. Oberhalb des 3. und
unterhalb des 4. Trachealringes wird die
Querincision H-förmig auf beide Seiten
erweitert. (b) Seitliche Darstellung des
Zuganges zu den tieferen Abschnitten der
Trachea (Pfeil). Die de Quervain-Haken
werden über dem Sternum so eingeführt,
daß deren Spitzen unmittelbar über der
Trachea gelegen den Zugang zum 4.
Trachealknorpel ermöglichen.

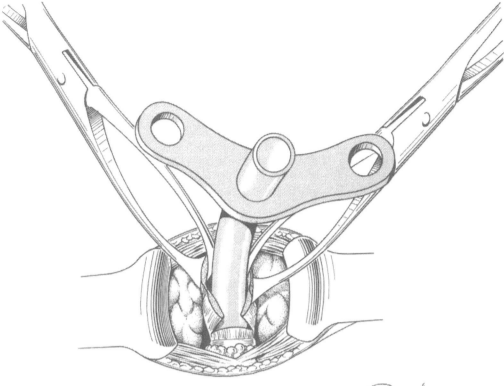

Abb. 8. Auf beiden Seiten der Incision werden die Knorpelränder mit je einer Allis-Klemme gefaßt, nach vorne gezogen und gespreizt. Auf diese Weise kann der entsprechende Trachealtubus ohne Schwierigkeiten eingeführt werden

den (Abb. 9). Dies ermöglicht das Auswechseln der eingelegten Gazebinde und verhindert das Auftreten eines subcutanen Luftemphysems.

Da der Tubus bei normaler Kopfhaltung des Kindes bis ins Jugulum gleitet, muß die Retentionsplastikplatte flügelartig geformt sein. Auf diese Weise paßt sie sich der Vertiefung des Jugulums an und kann ohne Schwierigkeiten mit einem Bändchen um den Hals befestigt werden (vgl. Abb. 8).

Postoperativ ist in jedem Falle auskultatorisch und röntgenologisch die Lage des eingeführten Tubus zu prüfen.

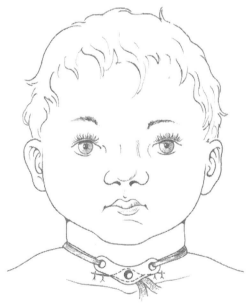

Abb. 9. Postoperativer Zustand nach Befestigung des Trachealtubus um den Hals und Verschluß der Hautincision. Die Wunde um den Tubus (gestrichelte Linie) ist durch eine Mêche locker tamponiert worden

c) Komplikationen

Blutungen: Größere Blutungen können bei Verletzungen der A. und V. thyreoidea ima auftreten, die gelegentlich als Anomalie vorkommt. Bei ungenügender Blutstillung können auch kleinere Sickerblutungen entstehen, die in das Tracheostoma abfließen und die Atemwege verlegen können.

Wird eine starre und zu stark gebogene Trachealkanüle verwendet, so kann diese mit der Spitze die Trachealvorderwand perforieren und die unmittelbar davorliegende A. anonyma arrodieren (Abb. 10a).

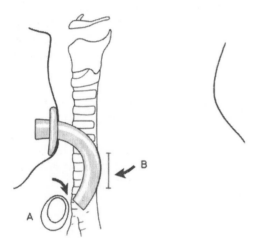

Abb. 10. Schematische Darstellung der kindlichen Trachea in Seitenansicht nach eingeführtem Trachealtubus. A = Durch den zu stark gebogenen und starren Tubus entsteht ein Decubitalulcus an der Tracheavorderwand, das schließlich zur Arrosion und Perforation der A. anonyma führen kann. B = Decubitalulcus an der Tracheahinterwand durch einen starr aufliegenden Trachealtubus. Dadurch ist die Möglichkeit der Perforation in den Oesophagus gegeben

Atelektase der Lungen: Wird der Trachealtubus zu tief eingeführt, so gleitet er meistens in den rechten Hauptbronchus. Dies ist von einer Hypoxämie und Cyanose gefolgt und führt schließlich zur Atelektase der linken Lunge.

Reitet die Tubusspitze auf der Carina, so können Ulcerationen mit Granulationsbildung auftreten, die zu einer zunehmenden Obstruktion der Bronchien führen kann.

Schleimhautulcerationen und Narbenstrikturen: Drucknekrosen der Schleimhaut mit späteren narbigen Verengerungen des Lumens treten dort auf, wo ein starrer Tubus über längere Zeit einer umschriebenen Schleimhautstelle aufliegt (Abb. 10b). Es empfiehlt sich deshalb, weiche, schmiegsame Plastikmaterialien (PVC-Tubi) zu verwenden, die sich ohne abzuknicken der Trachealwand gut anpassen. Bei der Auswahl der richtigen Tubusgröße sind Manschetten zur Abdichtung meistens nicht mehr notwendig. Dadurch wird auch das Risiko einer zusätzlichen Schleimhautläsion vermindert.

Subcutanes und mediastinales Luftemphysem: Wird die Tracheotomiewunde um den Tubus zu satt tamponiert oder die Haut bis an den Tubus dicht verschlossen, so kann sich in den ersten Tagen die durch die Trachealöffnung austretende Luft im Subcutangewebe des Halses und des Gesichtes ausbreiten und zu einem subcutanen oder auch mediastinalen Luftemphysem führen.

Hypertrophische Narben- bzw. Keloidbildung: Folgezustand der sekundär heilenden Tracheotomiewunde ist fast immer eine mehr oder weniger ausgeprägte Narbendeformität. Hypertrophische Narben und Keloide treten vorzugsweise dort auf, wo der Hautschnitt quer zu den Hautfalten vorgenommen wurde.

2. Coniotomie

Wenn in einer extremen Notfallsituation weder eine endotracheale Intubation noch eine Tracheotomie möglich ist, wird man sich zur Coniotomie entschließen müssen. Die Öffnung im Bereich des Larynx geschieht zwischen Ring- und Schildknorpel. Das Coniostoma muß innerhalb von 24 Std wieder verschlossen oder durch einen endotrachealen Tubus bzw. durch ein Tracheostoma ersetzt werden.

a) Indikation

Fremdkörperaspiration: Ein größerer Fremdkörper im Larynx führt, je nach Ausmaß des reaktiven Lokalödems, rasch zu einer Atembehinderung, so daß eine sofortige Coniotomie angezeigt ist. Nach endoskopischer Entfernung des Fremdkörpers wird die Coniotomie direkt wieder verschlossen.

Schwere Kieferzertrümmerung und Larynxverletzung: Gelegentlich fehlt in solchen Fällen die Zeit, um eine Tracheotomie in Lokalanästhesie vorzubereiten, so daß man sich zur Coniotomie entschließen muß. Falls die Notwendigkeit besteht, kann die Tracheotomie als Wahleingriff an die Coniotomie angeschlossen werden.

b) Operationstechnik

Da Schild- und Ringknorpel direkt unter der Haut palpabel sind, wird der Eingriff mit einem Taschenmesser oder Fünfzehner-Skalpell ohne Lokalanästhesie durchgeführt. Das Messer muß dabei sehr kurz gefaßt werden, damit nicht durch ein zu tiefes Eindringen die Larynxhinterwand verletzt wird (Abb. 11). Die Anwendung eines spitzen Messers, z. B. Elferklinge, ist gefährlich, da die Länge des Messers nicht nur zur Hinterwandperforation, sondern auch zu einer Verletzung des Oesophagus führen kann.

Durch den palpierenden Finger der linken Hand geführt, wird das Lig. cricothyreoidale (Conus elasticus) unmittelbar über dem Ringknorpel quer incidiert und das Messer nach Eröffnung der Luftröhre um 90° gedreht. Die Messerschneide muß dabei dem Ringknorpel zugewendet werden, um eine mögliche Verletzung der A. cricothyreoidea zu vermeiden (Abb. 12). Durch diese Drehung des Messers werden die beiden Larynxknorpel gespreizt und die Öffnung so weit auseinandergehalten, daß ein Gum-

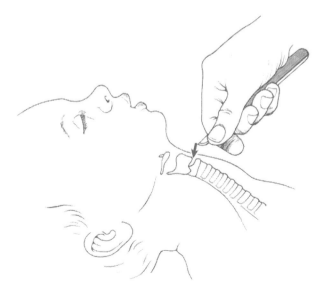

Abb. 11. Seitenansicht des kindlichen Halses in extremer Kopfstreckstellung. Der Pfeil zeigt die Höhe der Coniotomie. Das verwendete Messer wird ganz vorne gefaßt und durch den Zeigefinger und Daumen geschützt. Dadurch wird ein zu tiefes Eindringen des Messers in den Larynx verhindert

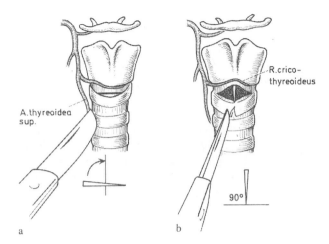

A.thyreoidea sup.

R.crico-
thyreoideus

90°

a   b

Abb. 12a und b. Schematische Darstellung der Coniotomie. (a) Quere Durchtrennung des Conus elasticus unmittelbar über dem Cricoid. Dadurch wird der Ramus cricothyreoideus, der am Unterrand des Thyreoids liegt, nicht verletzt. (b) Durch Drehung des Messers um 90° wird die Incision gespreizt. Zur Schonung der A. cricothyreoidea muß der Messerrücken nach oben gedreht werden. Die häufig auftretende Fraktur des Cricoids ist im Bild dargestellt

mikatheter oder eine dünne Metallkanüle eingeführt werden kann.

c) Komplikationen

Blutungen aus der A. cricothyreoidea: Da die A. cricothyreoidea unmittelbar unter dem Schildknorpel verläuft, ist der Einschnitt zur Coniotomie parallel zum oberen Rand des Ringknorpels vorzunehmen.

Frakturen des Ringknorpels: Das Cricoid ist beim Kleinkind ein vollständiger Ring, der beim Auseinanderdrängen meistens frakturiert. Je schneller die Reposition erfolgt, d. h. die Coniotomie wieder aufgehoben wird, desto weniger postoperative Komplikationen sind zu erwarten.

Narbenstrikturen: Das Cricoid ist die engste Stelle der kindlichen Luftröhre. Deshalb kann schon eine geringgradige narbige Verengung des Lumens zur Atembehinderung führen.

3. Pflege des intubierten Kindes

Kinder, die intubiert oder tracheotomiert sind, brauchen eine Dauerüberwachung, da die individuelle Alarmauslösung bei einer allfälligen Behinderung der Atmung fehlt.

Unruhe, schneller Puls und Atemgeräusche irgendwelcher Art sind als Warnsignale einer möglichen Atemnot zu werten und müssen entsprechend abgeklärt werden.

a) Befeuchtung der Einatmungsluft

Die Einatmungsluft muß bei intubierten Patienten feucht gehalten werden, um einer Tracheitis sicca und Bildung von Schleimkrusten in den Atemwegen vorzubeugen. Bei zähflüssigem Schleim empfiehlt es sich, der feuchten Luft ein Mycolyticum beizumischen.

b) Reinigung der Atemwege

Die Reinigung des Tubus bzw. der Bronchialwege geschieht mit einem sterilen weichen Katheter, der eine seitliche und endständige Öffnung besitzt. Das Absaugen erfolgt bei intermittierendem Sog unter Drehen des Katheters. Vor dem Absaugen werden 3–10 ml einer isotonischen Kochsalzlösung in die Trachea instilliert, um einen Husten auszulösen, der tieferliegende Sekrete aus dem Bronchialbaum in die Trachea befördert, wo sie mit dem Katheter erreicht werden können.

c) Tubuswechsel

Der inkrustierte Tubus ist frühzeitig zu wechseln. Das Einführen des neuen Tubus wird durch die Haltefäden (s. o.) erleichtert, mit denen die Luftröhre vorgezogen und das Tracheostoma erweitert werden kann.

In der Regel muß der Tubuswechsel einmal wöchentlich vorgenommen werden.

d) Décanulement

Die Dekanülierung kann manchmal mit Schwierigkeiten verbunden sein, da das Kleinkind sich sehr schnell an das Tracheostoma gewöhnt. Es empfiehlt sich deshalb, immer dünnere Tuben einzulegen, damit das Kind neben dem Tubus vorbeizuatmen und zu sprechen lernt. Hierauf wird, am besten beim schlafenden Kinde, der Tubus entfernt und dann weggelassen, wenn nach zwei bis drei Stunden Beobachtung keine Atemnot auftritt.

Nach dem Décanulement wird sich das Tracheostoma in kurzer Zeit von selbst wieder verschließen.

B. Gesichtsschädelfrakturen

Gesichtsschädelfrakturen im Kindesalter treten seltener auf als bei Erwachsenen. Es gibt hierfür mehrere Gründe: erstens ist der Gesichtsschädel im Verhältnis zum Hirnschädel wesentlich kleiner und zweitens bedingt die höhere Elastizität der kindlichen Knochen sowie das Nahtbindegewebe zwischen den Schädelknochen eine geringere Bruchneigung.

Je nach Alter der Kinder kommen verschiedene Unfallarten als Ursache für Gesichtsschädelverletzungen vor. Handelt es

sich bei kleinen Kindern vorwiegend um Stürze vom Wickeltisch oder aus dem Fenster, so kommen mit zunehmendem Alter Spiel- und Verkehrsunfälle als hauptsächliche Unfallart in Frage.

Werden die Frakturen des Gesichtsschädels entweder nicht erkannt oder nicht adäquat behandelt, so kann dieses einerseits durch Fehlstellung, andererseits durch Narbenzüge, nach Auswachsen des Gesichtsschädels zu schwerwiegenden Deformierungen führen.

I. Oberkiefer-Frakturen

Die von RENÉ LE FORT 1901 durchgeführten experimentellen Studien sind heute noch Grundlage für die Klassifikation der Mittelgesichtsfrakturen.

1. Topographie

a) Frakturen nach Le Fort I oder Guérin (Abb. 13)

Der Bruchspalt verläuft in Bodenhöhe der Nasen- und Kieferhöhle und führt zum Abriß der gesamten zahnkeimtragenden Ober-

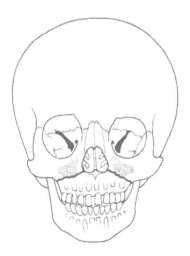

Abb. 13. Fraktur nach Le Fort I oder Guérin. Abriß des Oberkieferalveolarfortsatzes

kieferbasis. Dabei kann eine Schädigung der Zahnkeimanlagen, insbesondere der bleibenden Zähne, auftreten.

b) Frakturen nach Le Fort II (Abb. 14)

Der zentral gelegene Teil des Mittelgesichtes ist pyramidenförmig herausgesprengt. Bruchlinienverlauf: knöchernes Nasengerüst, Proc. frontalis des Oberkiefers, Tränenbein, Lamina papyracea, Margo orbitalis inferior und Proc. zygomaticus des Oberkiefers. Häufig treten diese Frakturen kombiniert mit einer Nasenbeinzertrümmerung auf, die zu einer Verlagerung des medialen Lidbandes (Lig. canthale mediale) und Schädigung des Tränensackes führt. Der äußere Folgezustand ist der Telecanthus.

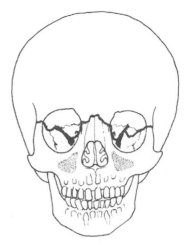

Abb. 15. Fraktur nach Le Fort III. Horizontaler Abriß des Gesichtsschädels vom Hirnschädel

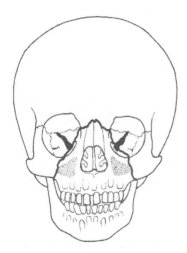

Abb. 14. Fraktur nach Le Fort II. Pyramidale Aussprengung des Mittelgesichts

c) Frakturen nach Le Fort III (Abb. 15)

Der Gesichtsschädel ist vom Hirnschädel getrennt. Die Bruchlinie verläuft transversal von der Sutura zygomaticofrontalis der einen Seite über die laterale Orbitawand, den Orbitaboden, die Lamina papyracea, den interorbitalen Raum, durch die Orbita

zur Sutura zygomaticofrontalis der anderen Seite. Der große Keilbeinflügel und Flügelgaumenfortsatz können mitfrakturiert sein. Beteiligt sind die Nasennebenhöhlen mit oder ohne Stirnhöhle, die Siebbeinzellen, die Basis der Lamina perpendicularis und der Vomer. Die Schädelbasis ist nicht selten mitbeteiligt.

d) Nasoethmoidalfrakturen (Abb. 16)

Das Nasenbein und Siebbein sind zertrümmert. Häufig entstehen Liquorfisteln im Bereich des Ethmoids. Hierbei ist die Gefahr

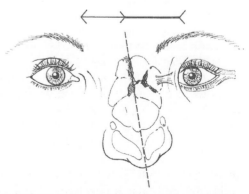

Abb. 16. Nasoethmoidalfraktur. Entstehungsmöglichkeiten für Nasendeviation, Telekanthus oder Hypertelorismus

einer Meningitis durch direkte Infektion besonders zu beachten.

Besonders schwere Traumata können eine Verbreiterung des interorbitalen Raumes und dadurch ein Auseinanderrücken der Bulbi verursachen. Die interpupilläre Distanz ist dann vergrößert, man spricht von Hypertelorismus.

Als Folge der Nasenbeinzertrümmerung entsteht das Bild der traumatischen Sattelnase, die vor allem im Verlauf des Wachstums deutlich hervortritt.

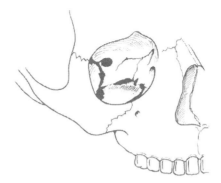

Abb. 17. „Blow-out"-Fraktur. Isolierte Aussprengung des Orbitabodens

e) Nasenbeinfrakturen

Das knöcherne Nasengerüst ist uni- oder bilateral frakturiert. Stufenbildungen im Bereich des Nasenrückens sowie Deviationen sind die äußerlichen Merkmale. Eine exakte Diagnose durch Inspektion und Palpation läßt sich meist nicht stellen wegen der Ödem- und Hämatombildung. Eine übersehene Nasenbeinfraktur beim Kind kann jedoch folgenschwere Wachstumsstörungen und damit Deformierungen nach sich ziehen. Jede stärkere Epistaxis nach einem Nasentrauma sollte daher als frakturverdächtig angesehen werden.

f) Jochbeinfrakturen

Meist lassen sich drei Frakturlinien erkennen. Im Bereich der Sutura zygomaticofrontalis bzw. des Proc. frontalis, dem Bereich des Proc. temporalis und der Crista zygomatico-alveolaris. Die letztgenannte Frakturstelle läuft meist infraorbital aus und ist hier palpabel. Bei den Jochbeinfrakturen ist häufig der Orbitaboden mitbeteiligt.

g) „Blow-out"-Frakturen (Abb. 17)

In seltenen Fällen kommt es nach stumpfem Augentrauma zu solitären Orbitabodenfrakturen, den sog. „Blow out"-Frakturen. Dabei überträgt sich die Schlagwir-

kung, fortgeleitet über den Bulbus, auf die Orbita.

Diese Frakturen entstehen ohne gleichzeitige Mitbeteiligung des Infraorbitalrandes.

2. Diagnostik

a) Inspektion

Das klinisch hervorstechendste Merkmal bei Vorliegen einer Mittelgesichtsfraktur ist die Weichteilschwellung. Brillenhämatome sowie Blutungen aus Nase und Mund können zusätzlich auftreten. Brillenhämatome weisen in 75% der Fälle auf eine Schädelbasisfraktur hin, während sie in 25% der Fälle Folge einer Fraktur nach Le Fort II oder III sind.

Bei Zertrümmerung der Nasoethmoidalregion fällt der Telecanthus (vgl. Abb. 16), evtl. mit Hypertelorismus, auf. Eine Liquorrhoe aus der Nase ist hier fast immer festzustellen.

Gefährlich sind Blutungen aus dem Nasen- und Rachenraum, weil sie bei Rückenlage in den Pharynx erfolgen und dadurch verkannt werden (Gefahr des Verblutens).

Der wichtigste Hinweis auf eine dislocierte Fraktur ist die gestörte Occlusion. So ist bei der transversalen Abscherung des Mittelgesichtes (Le Fort III) der Oberkiefer

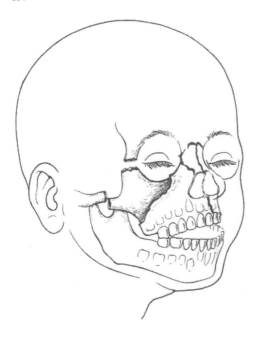

Abb. 18. Typische dorso-caudale Dislokation des Mittelgesichtes bei Fraktur nach Le Fort III mit frontal offenem Biß

Sowohl bei Mittelgesichtsfrakturen als auch bei Jochbeinfrakturen kann es zusätzlich zu Orbitabodenfrakturen kommen. Wichtiger Hinweis hierfür ist das vom Patienten angegebene Doppelbildsehen (Diplopie) beim Blick nach oben und außen. Die Motilität des Bulbus ist durch Einklemmen des M. rectus inferior gestört.

Isolierte Orbitafrakturen („Blow out"-Frakturen) werden anfänglich leicht übersehen und erst nach etwa 3 Wochen erkannt, wenn der Patient Doppelbildsehen angibt.

Bedingt ist diese Diplopie durch den erst jetzt auftretenden Bulbustiefstand (Enophthalmus), der bis zu diesem Zeitpunkt durch das periorbitale Ödem verhindert worden ist.

b) Palpation

Durch bestimmte Handgriffe (Abb. 19) kann das Vorhandensein einer Oberkieferfraktur festgestellt werden. Mit einer Hand wird der Zahnbogen des Oberkiefers gefaßt,

dorsocaudal verlagert, wodurch in typischer Weise nur noch die Backenzähne Kontakt haben, während vorne ein offener Biß besteht (Abb. 18).

Bei isolierten Nasenbeinfrakturen kann durch Inspektion eine exakte Diagnose meist nicht gestellt werden. Lediglich grobe Deformierungen wie Stufenbildungen und Deviationen, weisen auf Nasenbeinfrakturen eindeutig hin. Eine genaue Lokalisation geht daraus meist nicht hervor.

Bei der isolierten Jochbeinfraktur fallen vor allem Unterlidschwellung und Monokelhämatom auf. Hinzu kommt häufig eine subconjunctivale Blutung. Die typische Abflachung der Jochbeinregion ist anfänglich wegen der paraorbitalen Weichteilschwellung nicht oder kaum sichtbar. Ist auch der Jochbogen dislociert, kann eine Mundöffnungsbehinderung hinzutreten.

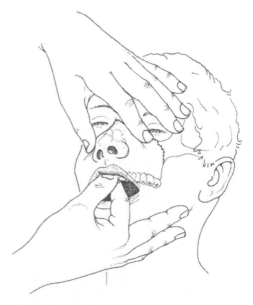

Abb. 19. Handgriff zur Prüfung der pathologischen Mobilität des Mittelgesichtes (Le Fort II)

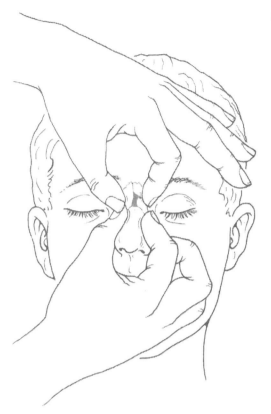

Abb. 20. Handgriff zur Feststellung einer Nasenbein-fraktur

während die andere Hand entweder infraorbital (Le Fort II) oder im Bereich der Sutura zygomaticoalveolaris (Le Fort III) die evtl. vorhandene abnorme Beweglichkeit fühlt. Zur Feststellung einer Jochbeinfraktur tastet man den Infraorbitalrand und die Jochbeinprominenz nach Stufenbildung ab.

Eine bestehende Anästhesie oder Parästhesie im Ausbreitungsgebiet des N. infraorbitalis läßt mit ziemlicher Sicherheit auf einen Frakturlinienverlauf durch das gleichnamige Foramen schließen.

Bei Verdacht auf eine Nasenbeinfraktur tastet man beidseits mit Daumen und Zeigefinger die knöchernen Skeletteile, insbesondere die Nasenwurzel (Abb. 20).

c) Röntgenuntersuchung

1. Der genaue Frakturverlauf sämtlicher Frakturen im Bereich des Mittelgesichtes wird mit dem Röntgenbild verifiziert. Wichtigste Projektion ist die occipito-dentale (halbaxiale) Schädelaufnahme. Im Gegensatz zur p.-a.-Projektion kommen bei dieser Aufnahme die Mittelgesichtsknochen gut zur Darstellung und somit auch die Nasoethmoidal- und Infraorbitalregion sowie die Kieferhöhlenwände (Abb. 21).

2. Bei der seitlichen Schädelaufnahme sind vor allem die Nasenbein- und Alveolarfortsatzfrakturen gut sichtbar. Auch die dorso-caudalen Dislokationen des Mittelgesichts bei der Le Fort II- und -III-Fraktur können gut erfaßt werden.

3. Bei Verdacht auf Jochbogenfrakturen kommt die bregmaticosubmentale (axiale oder „Henkeltopf-Aufnahme") in Betracht, da sich auf ihr die Jochbögen frei projizieren lassen.

4. Die occipito-frontale (p.-a.) Aufnahme schließlich dient der Darstellung von Frakturen im Bereich der Sutura fronto-zygomatica und der Ethmoidalregion.

5. Bei Nasenbeinfrakturen wenden wir eine spezielle Aufnahme an. Ein Enoralfilm wird parallel zur Medianebene vom Patienten mit 2 Fingern gehalten. Der Zentralstrahl kommt von lateral. Zur Darstellung kommt das Dorsum nasi sowie die Nasenwand.
Eine Seitenlokalisation der Fraktur ist nach diesem Bild nicht möglich, dafür ist eine cranio-caudale Nasenbeinaufnahme notwendig. Der Aufbiß-Film wird zwischen die Zahnreihen geschoben und der Zentralstrahl parallel zur Vorderfläche des Stirnbeins eingestellt.

Zum röntgenologischen Ausschluß von Orbitabodenfrakturen sind Schichtaufnahmen in a.-p.-Richtung notwendig. Gelegentlich ist ein Hämatosinus ohne sichtbare

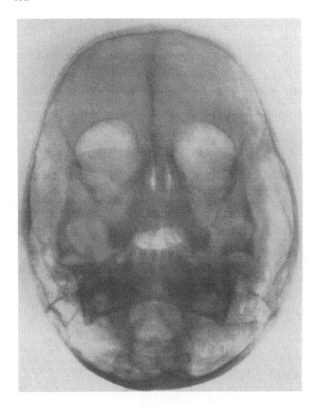

a

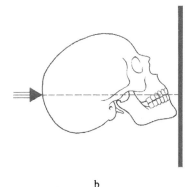

b

Abb. 21. (a) Occipito-dentale (halb-axiale) Röntgenaufnahme des Schädels. Wichtigste Projektion für die Diagnostik der Mittelgesichtsfrakturen. (b) Projektionsschema bei der halbaxialen Aufnahme

Frakturlinie im Bereich des Infraorbital-randes ein guter Hinweis auf eine Orbitabo-denfraktur.

3. Therapie

a) Le Fort I bis III-Frakturen

Die Occlusion kann entweder sofort durch manuelle Reposition der Oberkieferfrag-mente oder allmählich mit Hilfe von dental getragenen Schienenverbänden eingestellt werden. Die Drahtbogenpalavitschiene nach SCHUCHARDT (Abb. 22) hat sich als die stabilste Fixationsmöglichkeit erwiesen. Oftmals wird sie mit einer palatinalen Platte aus Kunststoff kombiniert.

Der nunmehr stabilisierte zahntragende Teil des Oberkiefers kann durch eine intra-faciale Aufhängung am Stirnbein (cranio-faciale Aufhängung [A]), Jochbogen (zygo-matico-maxilläre Aufhängung [B]) und am Rande der Apertura piriformis (maxillo-maxilläre Aufhängung [C]) befestigt werden (Abb. 23).

In anderen Fällen wird ein intra-extra-oraler Schienenverband notwendig sein. Hierbei wird eine Aufhängung des Mittel-gesichtes am Hirnschädel über extraorale Bügel, die an einem Kopfgipsverband befe-stigt werden, durchgeführt (Abb. 24).

Über die dental getragenen Schienen-verbände wird eine intermaxilläre Ruhig-stellung erreicht, indem durch Drahtligatu-ren der Unterkiefer am Oberkiefer befe-

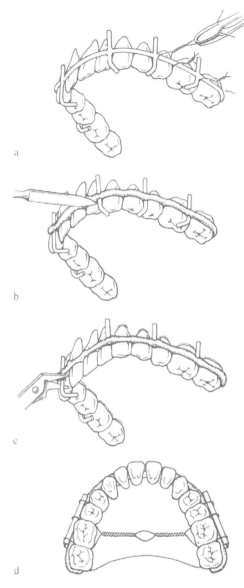

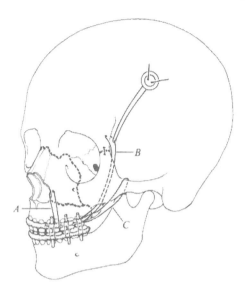

Abb. 23. Die verschiedenen Fixationsmöglichkeiten für das Mittelgesicht. *A* maxillo-maxilläre, *B* craniofaciale und *C* zygomatico-maxilläre Aufhängung. Oben an der Schläfe sieht man den Ausziehdraht für *B*

Abb. 22 a—d. Anlegen einer Drahtbogenpalavitschiene nach Schuchardt im Oberkiefer. (a) Nach Anbiegen der Schiene aus Randolfdraht, Einzelligaturen um jeden Zahn mit 0,35 mm starkem Draht. (b) Zusätzliche Stabilisation durch Auffüllen des Raumes zwischen Drahtbogen und Zahnbogen mit schnellhärtendem Kunststoff (Methylmetacrylat). (c) Abschneiden der occlusalen Häkchen. (d) Zusätzliche Verblockung durch eine Gaumenplatte ebenfalls aus Methylmetacrylat, die durch eine Drahtschlaufe zusätzlich fixiert wird. Vierkanthülsen im Seitenzahnbereich zur Aufnahme der extraoralen Bügel

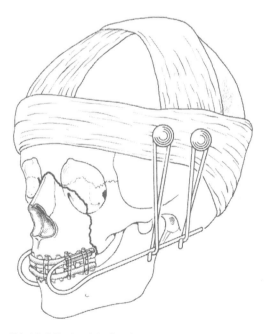

Abb. 24. Mittelgesichtsfixation über Aufhängung am Kopfgips mit extraoralen Bügeln

stigt wird (Abb. 25). Sowohl intermaxilläre
Ruhigstellung als auch craniofaciale Aufhängung müssen je nach Ausmaß der Lok-
kerung oder der Dislokation vier bis sechs
Wochen belassen werden.

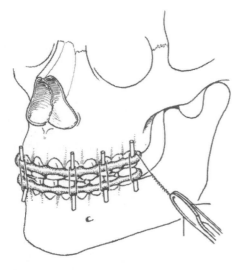

Abb. 25. Intermaxilläre Fixation über Schienenverbände im Ober- und Unterkiefer. Drahtligaturen über
die Häkchen der Schienen mit 0,5 mm starkem Draht

Im allgemeinen lassen sich Reposi tionen über Schienenverbände noch 14 Tage
nach dem Unfall mit Hilfe von Gummizü-
gen allmählich durchführen. Das ist in jenen Fällen notwendig, bei denen durch neurologische Begleiterscheinungen eine So-
fortbehandlung durch den Kieferchirurgen
ausgeschlossen ist.

Besteht gleichzeitig eine Liquorfistel, so
wird man — unter sorgfältiger Beobachtung des Kindes — abwarten, ob sie sich
spontan schließt. Das therapeutische Vorgehen muß im einzelnen mit dem Neurochirurgen besprochen werden. Es hat sich
bewährt, Reposition und Fixation des Mittelgesichtes vor einer notwendigen neurochirurgischen Versorgung der Liquorfistel
durchzuführen.

b) Nasoethmoidalfrakturen

Komplizierte   Frakturen,   insbesondere
Trümmerfrakturen im nasoethmoidalen sowie zygomatico-orbitalen Bereich müssen
offen reponiert werden, da die konservative
Versorgung häufig sehr unbefriedigend ist.
Es entsteht das Bild der traumatischen Sattelnase oder des Telecanthus.

Nach senkrechtem Hautschnitt zwischen den Augenbrauen bis zum Ende des
knöchernen Nasenskelets wird der Proc.
frontalis maxillae, an dem das Lidband an-
setzt, dargestellt. Nach Reposition der dislocierten Knochenstückchen werden diese,
wie bildlich dargestellt, durch Drahtnähte
fixiert (Abb. 26).

Bei Kindern sollten diese Drahtnähte
unbedingt wieder entfernt werden, möglichst innerhalb eines Jahres, nicht aber vor
Ablauf von drei Monaten.

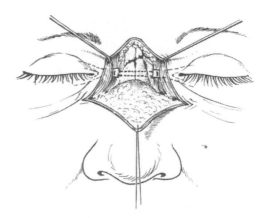

Abb. 26. Drahtnaht zur Fixation der medialen Lidbän-
der bei Nasoethmoidalfraktur

c) Nasenbeinfrakturen

Die einfache Nasenbeinfraktur wird mit einem Elevatorium aufgerichtet und durch
Tamponade beider Nasengänge mit einem
Nasengips fixiert (Abb. 27). In Extremfällen
muß zur Fixation ein Bleiplattenverband
appliziert werden. Nach Zuschneiden von

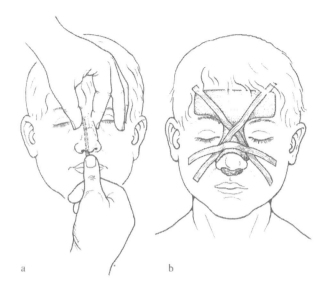

Abb. 27. (a) Reposition einer Nasenbeinfraktur mit dem Elevatorium. (b) Fixation
einer Nasenbeinfraktur durch Nasengips-
verband und Tamponade beider Nasengänge

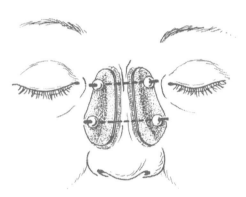

Abb. 28. Fixation einer Nasenbeinfraktur mit Bleiplattenverband

1 mm starken Bleiplatten werden diese den
seitlichen Nasenwänden angelegt. In horizontaler Richtung werden dann zwei 1 mm
starke Kirschner-Drähte durch beide Bleiplatten und die Nase geführt (Abb. 28). Um
Druckstellen zu vermeiden, muß den Bleiplatten Filz unterlegt werden.

Während die Tamponade der Nase
nach 48 Std gewechselt und mindestens
4 Tage belassen wird, bleibt die Fixation
mit dem Nasengips 2 Wochen bestehen.
Auch der Bleiplattenverband sollte möglichst 2 Wochen belassen werden.

d) Jochbeinfrakturen

Das imprimierte Jochbein wird mit einem
Einzinkerhaken reponiert (Abb. 29). Wenn
das Jochbein nach dieser Reposition noch
instabil ist, muß eine Drahtfixation durchgeführt werden. Auch hier wird 0,4 mm
starker Draht benutzt. Je nach Frakturlinienverlauf muß die Drahtfixation im Bereich der Sutura zygomaticofrontalis und
des Infraorbitalrandes durchgeführt werden
(Abb. 30).

e) Orbitabodenfraktur

Bei Verdacht auf Orbitabodenfrakturen
muß vom Infraorbitalrand her revidiert
werden und, je nach Befund, der Orbitaboden mit Silikonscheiben oder lyophilisierter
Dura rekonstruiert werden (Abb. 31).

II. Unterkieferfrakturen

Bei Kindern ist die Diagnostik und Behandlung von Unterkieferfrakturen häufig
schwieriger als bei Erwachsenen. Leicht
können Frakturen übersehen werden. Es

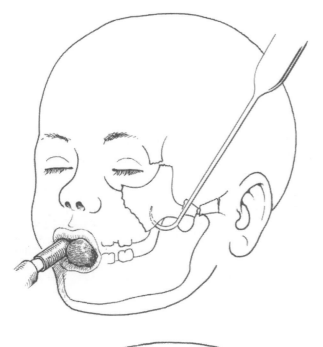

Abb. 29. Reposition einer Jochbeinfraktur mit dem Einzinkerhaken, mit dem man den Jochbeinkörper unterfährt

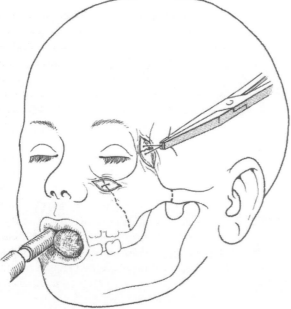

Abb. 30. Drahtnahtfixation einer Jochbeinfraktur an der Sutura zygomaticofrontalis und am Infraorbitalrand

besteht dann die Gefahr der Bruchspaltostitis mit Schädigung der Zahnkeime.

Da bei Kindern im Wechselgebiß häufig nur schmale Corticalisschichten vorhanden sind, weil die Zahnkeime einen großen Raum einnehmen, kann besonders bei geringer Dislokation auch röntgenologisch eine Fraktur schlecht sichtbar sein.

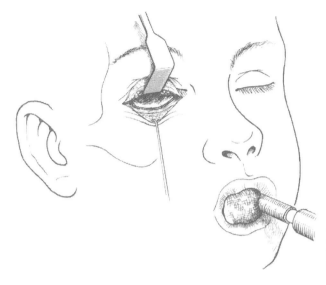

Abb. 31. Rekonstruktion des Orbitabodens mit lyophilisierter Dura oder Silikonscheibe. Septum orbitale und Periorbita werden mit dem Haken angehoben

1. Diagnostik

a) Inspektion

Deutlichster Hinweis auf eine Fraktur ist die gestörte Occlusion. Je nach Ausmaß der Dislokation besteht eine Stufe innerhalb der Zahnreihe. Gelegentlich sieht man nur einen Einriß oder kleinen Abriß der Gingiva. Erschwert wird die Lokalisation durch gleichzeitig vorhandene Lockerung verschiedener Zähne. Schließlich fällt äußerlich im Bereich der Fraktur die Schwellung auf.

b) Palpation

Meistens ist es wegen starker Schmerzhaftigkeit und Ängstlichkeit der Kinder nicht möglich, die Fraktur zu palpieren. Mit Hilfe verschiedener Handgriffe, die extra- oder intraoral oder kombiniert angewandt werden, ist eine Lokalisation bei älteren Kindern gelegentlich möglich.

Bei starker Dislokation einer Fraktur des horizontalen Astes kann es zur Schädigung des N. alveolaris inferior und dadurch zur Anästhesie oder Parästhesie der Unterlippe auf der gleichen Seite kommen.

c) Röntgenuntersuchung

Je nach vermuteter Frakturlokalisation sind verschiedene Projektionen erforderlich. Zunächst erlauben Übersichtsaufnahmen des Schädels (p.-a., seitlich und halbaxial) neben der Erkennung von Mittelgesichtsfrakturen eine grobe Orientierung über das Vorhandensein von Unterkieferfrakturen.

1. Unterkieferkontaktaufnahme nucho-dental: Bei dieser Technik stellt sich der Unterkiefer breit dar. Die Röntgenröhre wird dem Nacken angelegt. Nase und Kinn liegen der Kassette auf. Frakturen im Kinn- und Winkelbereich werden gut erkennbar, jedoch nicht im Gelenkbereich. Wenn die technischen Einrichtungen vorhanden sind, kann diese Aufnahme durch eine *Unterkiefer-Panoramaaufnahme* ersetzt werden.

2. Unterkieferaufnahme, seitlich getrennt: Zur Darstellung von Frakturen des horizontalen Astes und des Kieferwinkels ist diese Aufnahme gut geeignet. Der Film liegt dem Unterkiefer seitlich von außen an.

Der seitlich eingestellte Kopf wird nach der zu untersuchenden Richtung geneigt, so daß der Zentralstrahl unterhalb des Kieferwinkels auftrifft.

Je nach Notwendigkeit kann die Aufnahme auch „getrennt" auf das Kinn durchgeführt werden.

3. *Unterkieferenoralaufnahme, caudocranial:* Die Aufnahme eignet sich zur genauen Beurteilung der inneren und äußeren Compacta der Kinnregion. Ein Enoralfilm wird zwischen die Zahnreihen geschoben. Der Zentralstrahl trifft in der Ebene der vorderen Incisivi auf die Unterseite des Kinns auf.

Weitere spezielle Aufnahmen sind zur Abklärung von Gelenkfortsatzfrakturen (s. S. 139) erforderlich.

2. Therapie

Das therapeutische Prinzip ist konservativ: die sechswöchige Ruhigstellung der Frakturenden in guter Stellung und Normocclusion.

Besonders bei Kindern im Alter bis zu 8 Jahren sollte die offene Reposition und Draht- bzw. Schraubenfixation nur bei Fällen mit extremer Dislokation angewandt werden. Wegen der schmalen Kieferbasis und der vorhandenen Zahnkeime ist jede chirurgische Maßnahme mit dem Risiko der Verletzung von Zahnkeimen oder des N. alveolaris inferior verbunden.

Bis auf wenige Ausnahmen (Kinder unter 2 Jahren) ist die Fixation mit einem Drahtpalavitverband (Schuchardt-Schiene) und intermaxilläre Ruhigstellung in Normocclusion möglich.

Das Anlegen von Schienenverbänden bei kleinen Kindern ist schwieriger als bei Erwachsenen, weil die konische Kronenform der Milchzähne ein Abrutschen der Schiene begünstigt.

Die große Umbaufähigkeit des kindlichen Knochens (remodeling) ermöglicht

den Ausgleich nicht ideal adaptierter Unterränder bereits während des Heilungsprozesses.

Die Schädigung der tief im Knochen sitzenden Zahnkeimanlagen ist je nach Trauma und bei starker Dislokation leicht möglich, kann aber meist zum Zeitpunkt der Primärbehandlung nicht endgültig beurteilt werden. Die Entfernung solcher Zahnkeime sollte keinesfalls durchgeführt werden. Wegen der großen Hohlraumbildung und der Möglichkeit einer nach intraoral offenen Fraktur sollte sofort bei Spitaleintritt und mindestens während der ersten Behandlungswoche antibiotisch abgeschirmt werden. Die Kombination von Penicillin mit Streptomycin hat sich am besten bewährt.

Bei Säuglingen und Kleinkindern mit noch unvollständigem Milchgebiß ist die Fixation einer Drahtpalavitschiene nicht möglich. Es handelt sich fast immer um Grünholzfrakturen. Als bewährte Behandlungsmethode kommt hierfür der Monoblock, ein funktionskieferorthopädischer Apparat, in Betracht (Abb. 32). Säuglinge gewöhnen sich rasch an den Monoblock, da sie daran lutschen. Der Unterkiefer wird auf diese Weise ruhiggestellt. Nach vier Wochen kann der Apparat entfernt werden. Bei Kleinkindern ist zusätzlich eine Kopfkinnschleuder (Abb. 33) erforderlich, um die Ruhigstellung zu unterstützen. Für die Frakturen des Unterkiefers am Kieferwin-

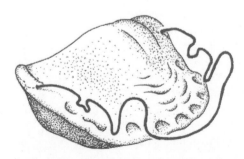

Abb. 32. Funktionskieferorthopädischer Apparat (Monoblock) zur Ruhigstellung von Grünholzfrakturen im Säuglingsalter

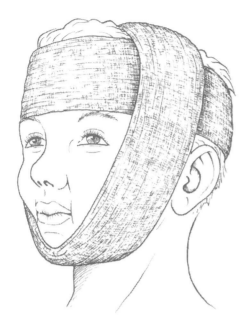

Abb. 33. Kopfkinnschleuder aus elastischen Binden zur Ruhigstellung des Unterkiefers

kel, am horizontalen Ast und im Symphysenbereich ist eine Ruhigstellung von 6 Wochen notwendig.

III. Unterkiefer-Gelenkfortsatz- und Gelenkkopffrakturen

Die große Gefahr bei Übersehen einer Collumfraktur liegt in der Ankylosierung des Kiefergelenks. Je kleiner die betroffenen Kinder sind und je länger eine solche Versteifung unbehandelt bleibt, um so größer ist die Wachstumshemmung des Unterkiefers. Die Folge der Wachstumsstörungen sind: Dysgnathie, Asymmetrie und im Extremfalle Mikrognathie mit dem typischen Ausdruck eines Vogelgesichtes.

Verursacht wird die Wachstumsstörung weniger durch die Schädigung des Wachstumszentrums, sondern vielmehr durch die fehlende Funktion. Deshalb ist die intakte Funktion wichtigste Voraussetzung für eine normale Entwicklung des Unterkiefers. Das

Prinzip der konservativ-funktionellen Therapie bei Behandlung der Collumfrakturen dient am besten dem Behandlungsziel der Wiederherstellung einer einwandfreien Schlußbißfunktion und Öffnungsbewegung. Eine manifeste Ankylose bei Kindern muß sofort behandelt werden und nicht erst zum Zeitpunkt der Pubertät, wenn das Wachstum des Schädels weitgehend abgeschlossen ist.

Lokalisation der Frakturen: Gelenkfortsatz, Muskelfortsatz und Gelenkkopf.

1. Diagnostik

Klinisch fällt vor allem die Dysgnathie auf. Meistens entsteht auf der Frakturseite ein offener Biß. Die Bewegung des Unterkiefers ist schmerzhaft. Der Schmerz projiziert sich ins Ohr, weshalb häufig eine Gehörgangsverletzung angenommen wird. Die Beweglichkeit des Köpfchens wird durch Einlegen des kleinen Fingers in den Gehörgang geprüft. Liegt eine Luxationsfraktur oder dislocierte Fraktur vor, so kann bei der Mundöffnung keine Bewegung festgestellt werden.

Röntgenuntersuchung

1. Kiefergelenkkontaktaufnahme, latero-lateral nach PARMA: Die Kassette wird direkt an das zu untersuchende Kiefergelenk gelegt. Die Röntgenröhre wird mit engem Blendenfenster dem anderen Kiefergelenk aufgesetzt.

Die Aufnahme eignet sich für die Darstellung des Kiefergelenkes und des Gelenkfortsatzes, der Incisur sowie des Hinterrandes des aufsteigenden Astes. Dislokationen, besonders in dorsoventraler Richtung, stellen sich gut dar.

2. Transbuccale Aufnahme nach RÖSLI: Der Patient liegt mit dem Hinterhaupt auf der Kassette, so daß der Zentralstrahl tangential der lateralen Kante der oberen Molaren bei offenem Mund auf den aufsteigenden Kieferast auftrifft.

Gelenkkopf, aufsteigender Ast und Proc. muscularis werden im mediolateralen Strahlengang übersichtlich dargestellt.

Gute Darstellung der Collum- und Köpfchenfraktur mit Luxation nach medial.

3. Kiefergelenkaufnahme suboccipitofrontal (nach CLEMENTSCHITSCH-ALTSCHUL) *bei geschlossenem und geöffnetem Mund:* Collum- und Köpfchenfrakturen sind sehr gut zu erkennen. Die Aufnahme eignet sich außerdem zur Funktionskontrolle der Gelenke.

2. Therapie

Therapeutisches Prinzip ist eine konservativ-funktionelle Behandlung. Sie beginnt immer mit dem Anlegen von Draht-Palavitschienen im Ober- und Unterkiefer und intermaxillärer Ruhigstellung in zentraler Occlusion mit Drahtligaturen. Mit Hilfe der Ruhigstellung wird Beschwerdefreiheit erzielt, die Voraussetzung für die anschließende funktionelle Therapie ist.

Nach 10–14 Tagen werden die intermaxillären Drahtligaturen durch Gummizüge ersetzt. Die Gummizüge sollen die Öffnungs- und Schließbewegungen kontrollieren.

Nach einer weiteren Woche wird die Behandlung mit dem funktionskieferorthopädischen Apparat (Monoblock) fortgesetzt. Je nach Dauer bis zur normalen Funktion und völligen Beschwerdefreiheit beansprucht die Behandlung insgesamt zwei bis drei Monate.

Bei Kleinkindern und Säuglingen mit unvollständigem bzw. fehlendem Milchgebiß genügt die Anwendung des Monoblocks.

Je nach Frakturtyp, ob hohe oder tiefe Collumfraktur, ob mit oder ohne Dislokation bzw. Luxation, wird mit der konserva-

tiv-funktionellen Behandlung entweder eine Restitutio ad integrum oder die Bildung einer funktionstüchtigen Pseudarthrose erreicht.

IV. Zahnluxationen und -frakturen

Im Hinblick auf die Therapie unterscheiden wir Verletzungen
des Milchgebisses,
des Wechselgebisses und
des bleibenden Gebisses.

1. Verletzungen des Milchgebisses

Therapeutisch beschränkt man sich auf einfachste Methoden: Regelmäßige Nachkontrollen, Schienung mit Kunststoffschiene (Abb. 34), Schuchardt-Schiene oder Extraktion.

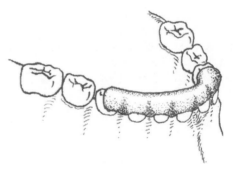

Abb. 34. Kunststoffschiene nach Pfeifer zur Fixation von Milchzähnen

Der Verlust von Milchzähnen spielt keine große Rolle, da die bleibenden Zähne bald nachrücken. Gelegentlich kommt es zu vorzeitigem Durchbruch der bleibenden Zähne. Wichtig ist das Röntgenbild für die spätere Behandlung. Eingestauchte Milchzähne können bleibende Zähne beschädigen. Man beläßt sie am besten, um weitere Schäden an den bleibenden Zähnen zu verhindern. Eingestauchte Milchzähne brechen oft ein zweites Mal durch.

2. Verletzungen des Wechselgebisses und bleibenden Gebisses

Faktoren, die bei der Behandlung zu berücksichtigen sind: Alter des Patienten, Zahnstatus und Ausmaß des Schadens am Zahn und Zahnhalteapparat.

Kieferorthopädische Gesichtspunkte stehen meist im Vordergrund. So wird man bei Luxationen im Wechselgebiß, insbesondere bei allgemeinem Engstand, den luxierten Zahn entfernen und mit kieferorthopädischen Mitteln einen Lückenschluß herbeiführen.

Es gibt hingegen auch andere Fälle, bei denen ein luxierter Zahn so lange als möglich als Platzhalter erhalten wird. Grundsätzlich sollten alle luxierten Zähne entweder durch die Kunststoffschiene nach PFEIFER oder mit einer Draht-Palavitschiene (s. S. 133) mindestens 8 Wochen ruhiggestellt werden. Bei Frakturen, die röntgenologisch mit Hilfe von Zahnfilmen nachgewiesen werden, müssen drei Gruppen unterschieden werden: Kronenfrakturen, Wurzelfrakturen (kronennah) und Wurzelfrakturen im apicalen Bereich.

a) Kronenfrakturen

Bei Frakturen ohne Eröffnung der Pulpahöhle genügen einfache Maßnahmen, wie Abschleifen scharfer Kanten oder zahnärztliche Füllungen.

Bei eröffneter Pulpahöhle ist die direkte Überkappung notwendig. Vitalitätsteste sind unzuverlässig, man sollte sie wöchentlich wiederholen. Nach 2 Monaten muß bei Vitalitätsverlust und noch vorhandener Schiene die Wurzelfüllung durchgeführt werden.

b) Wurzelfrakturen, kronennah

Bei kronennah gelegenen Frakturen kommt nur die Extraktion in Frage.

c) Wurzelfrakturen am Apex

Diese sind um so besser zu behandeln, je näher die Fraktur apical liegt. Die Zähne werden 8 Wochen lang durch Schienung ruhiggestellt. Bei Vitalitätsverlust ist auch hier die apicale Resektion und Wurzelfüllung notwendig.

V. Geburtstrauma

Es handelt sich meist um Infraktionen bzw. Grünholzfrakturen bei Anwendung des Veit-Smellie-Handgriffs. Diese Frakturen bleiben meist unentdeckt und heilen spontan.

Folgenschwer hingegen ist der einseitige wie beidseitige Abriß des Gelenkfortsatzes. Hier wird häufig die reflektorisch bedingte Bewegungseinschränkung des Kiefers übersehen, die zu einer Gelenkversteifung führt. Die Spätfolgen sind Dysgnathie, Asymmetrie und Vogelgesicht. Deshalb sind bei Verdacht auf Gelenkbeteiligung durch monatliche Nachkontrollen die Bewegungen des Unterkiefers und dessen Lagebeziehung zum Oberkiefer zu prüfen.

Bei vorhandener Gelenkfortsatzfraktur ist für eine systematische Bewegung des Kiefers zu sorgen. Die Mutter wird angeleitet, wie die Öffnungsbewegungen zu provozieren sind. Notfalls verwenden wir eine Federspreize, die am Tag öfters eingesetzt und wieder herausgenommen wird.

C. Versorgung der Weichteilverletzungen im Gesicht

Die Weichteilstrukturen des Gesichtes, die während des Wachstums verletzt werden, zeigen häufig während und nach der Heilung gewisse typische Merkmale:

1. Tendenz zu hypertrophischer Narben- oder Keloidbildung als Folge beschleunigter Wundheilung im frühkindlichen Alter.
2. Dehnungsfähigkeit abgeheilter Narben. Dadurch Bildung von Breitnarben während des Wachstums, trotz optimaler Wundversorgung.
3. Tendenz zur Knochendeformierung bei anhaltendem Narbenzug.

Daraus ergeben sich folgende Konsequenzen:
1. Ein operativer Verschluß kleiner Weichteilverletzungen ist unter Umständen nicht nötig, da auch eine skundäre Heilung oft zu ausgezeichneten Resultaten führt.
2. Der primäre Wundverschluß kann unter Umständen später durchgeführt werden als dies üblicherweise der Fall ist.
3. Wird eine primäre Wundversorgung vorgenommen, so muß mit einer späteren Narbenkorrektur gerechnet werden. Die Narbenkorrektur sollte erst nach abgeschlossener Wundheilung, d.h. frühestens nach 6 Monaten, durchgeführt werden. Die besten Resultate einer Narbenkorrektur erreicht man allerdings, wenn das Kind ausgewachsen ist.
4. Die rekonstruktiven Maßnahmen müssen so durchgeführt werden, daß möglichst wenig Narbengewebe zurückbleibt, das zu späteren Wachstumsstörungen des Gesichtsschädels führen kann.

I. Art der Verletzung

Das Ausmaß der Verletzung bzw. der Begleitverletzungen und die Beurteilung der Gesamtsituation bestimmt die Art des Eingriffes. Dazu einige Richtlinien:

1. Kleine, saubere Rißquetschwunden der Haut

Bei Kleinkindern brauchen diese Verletzungen nicht unbedingt operativ versorgt zu werden. Eine Wundreinigung und Adap-tation der Wundränder mit Steristrips genügt in der Regel. Eine spätere Narbenkorrektur kann dann unter aseptischen Bedingungen und ohne große psychische Belastung am älteren Kind vorgenommen werden.

2. Ausgedehnte und verschmutzte Rißquetschwunden

Bei ausgedehnten Wunden ohne wichtige Begleitverletzungen kann das Débridement und der primäre Wundverschluß in Lokalanästhesie durchgeführt werden. Eine Versorgung in Lokalanästhesie muß auch in den Fällen in Erwägung gezogen werden, bei denen es sich um ausgedehnte Wunden mit wichtigen Begleitverletzungen (z.B. Durchtrennung des N. facialis oder Ductus parotidicus) handelt und eine Allgemeinnarkose aus neurologischer Sicht kontraindiziert erscheint.

3. Rißquetschwunden mit Begleitverletzungen

Bei ausgedehnten Weichteilverletzungen, die mit Gesichtsschädelfrakturen, Läsionen des N. facialis, Verletzungen des Stenonschen Ganges und der Tränenwege, sowie Verletzungen der Augenlider kombiniert sind, muß die Exploration und die plastisch-chirurgische Versorgung in Narkose durchgeführt werden.

4. Ältere, kontaminierte Wunden

Hier muß entschieden werden, ob ein frühzeitiger oder verzögerter primärer Wundverschluß durchgeführt werden soll. Die Zeit von der Verletzung bis zur Versorgung der Wunde spielt für das funktionelle und ästhetische Ergebnis eine wichtige Rolle. So unterscheiden wir:
1. den frühzeitigen primären Wundverschluß innerhalb der 8—12 Std-Grenze. Nur in Ausnahmefällen Antibioticaschutz,

2. den *verzögerten primären Wundverschluß* nach der 12 Std-Grenze. Bei diesen Fällen ist eine Abschirmung mit Antibiotica angezeigt.

Ein frühzeitiger Verschluß unmittelbar nach dem Trauma wird die besten Resultate ergeben. Kann ein primärer Wundverschluß erst nach einigen Tagen vorgenommen werden (verzögerter primärer Wundverschluß), so werden feuchte Kompressen in die Wunde gelegt, die an der Luft trocknen und alle 2—3 Std ersetzt werden. Beim Entfernen der getrockneten Kompressen werden gleichzeitig nekrotisches Gewebe und eingetrocknete Blutcoagula mitentfernt und die Wunde dadurch mechanisch débridiert.

II. Vorbereitung zur Operation

1. Spezielle Voruntersuchungen

Vor jedem Eingriff muß darüber Klarheit geschaffen werden, was für Begleitverletzungen vorhanden sind. Oft ist die Anamnese bei Kindern besonders schwierig aufzunehmen. Neben einer sorgfältigen Untersuchung des Lokal- und Allgemeinstatus sind deshalb folgende Spezialuntersuchungen angezeigt:
1. Prüfung der Bewußtseinslage und der neurologischen Reflexe (Anisokorie, Babinski usw.).
2. Untersuchung der Augenmotilität (Diplopie) und Inspektion des äußeren Gehörganges (Hämatotympanon).
3. Abklärung einer möglichen cerebralen Liquorrhoe bei blutig-serösem Ausfluß aus der Nase.
4. Röntgenspezialaufnahmen des Gehirn- und Gesichtsschädels.

Je nach Befund erfolgt die weitere Abklärung durch entsprechende Fachkollegen (Neurochirurg, Ophthalmologe, Otologe usw.).

Für die plastische Versorgung von tiefen, ausgedehnten Verletzungen der Gesichtsweichteile sind folgende Untersuchungen erforderlich:
1. Prüfung der Mimik bei Verdacht auf Läsion des N. facialis.
2. Einlegen eines feinen Polyvinylkatheters in den Parotisausführungsgang bei tiefen Verletzungen der Wangen und Verdacht auf Mitbeteiligung des Ductus parotidicus.
3. Einführen eines feinen Polyvinylkatheters in den abführenden Tränenweg bei Verletzungen im Bereich des inneren Augenwinkels.
4. Messungen des Nasenrücken-/innerer Augenwinkel-Abstandes bei Nasoethmoidalfrakturen und bei Verdacht auf Abriß des Ligamentum canthi mediale.

Häufig lassen sich solche Untersuchungen am schreienden und nicht kooperierenden Kinde schwer durchführen, weshalb sie dann auf den Zeitpunkt nach Narkosebeginn verschoben werden müssen.

2. Präoperative Vorbereitung

Neben der Abklärung des Allgemeinstatus und den routinemäßig durchgeführten Laboruntersuchungen (Blutbild, Urinstatus, Röntgenbilder etc.) wird vor jedem größeren Eingriff bzw. vor jeder Narkose eine entsprechende medikamentöse Vorbereitung des Patienten durchgeführt. Die Angaben über die letzte Nahrungsaufnahme sind mit Vorbehalt aufzunehmen, denn häufig haben Kinder ohne Wissen der Eltern etwas zu sich genommen. In solchen Fällen muß eine Zeit von 6—8 Std verstrichen sein, bis die Narkose begonnen werden darf. Andernfalls muß vor Narkosebeginn der Magen mittels einer Magensonde entleert werden.

Die medikamentöse Narkosevorbereitung erfolgt nach einem bestimmten Schema. Die Darreichung richtet sich dabei nach dem Gewicht und dem Allgemeinzustand des Kindes (Tabelle 2). Nach diesem

Tabelle 2. Prämedikation (intramuskulär, 1 Std vor Op.) (Medikamentöse Narkosevorbereitung, wie sie durch Frau Dr. med. U. BAUER am Kinderspital Basel durchgeführt wird)

Gewicht	Bellafolin	Taractan	Dolantin
3— 5 kg	0,05 mg	3 mg = 0,2 ccm	
5— 7 kg	0,05 mg	4,5 mg = 0,3 ccm	
7— 8 kg	0,05 mg	6 mg = 0,4 ccm	
8—10 kg	0,05 mg	9 mg = 0,6 ccm	
10—13 kg	0,10 mg	12 mg = 0,8 ccm	
13—15 kg	0,10 mg	15 mg = 1,0 ccm	
15—18 kg	0,10 mg	18 mg = 1,2 ccm	
18—21 kg	0,10 mg	21 mg = 1,4 ccm	
21—24 kg	0,15 mg	24 mg = 1,6 ccm	
24—27 kg	0,15 mg	27 mg = 1,8 ccm	
27—30 kg	0,15 mg	30 mg = 2,0 ccm	
30—35 kg	0,20 mg	30 mg = 2,0 ccm	
35—40 kg	0,20 mg	30 mg = 2,0 ccm	15 mg = 0,3 ccm
40—45 kg	0,25 mg	30 mg = 2,0 ccm	20 mg = 0,4 ccm
45—50 kg	0,25 mg	30 mg = 2,0 ccm	25 mg = 0,5 ccm
50—55 kg	0,30 mg	30 mg = 2,0 ccm	30 mg = 0,6 ccm
55—60 kg	0,30 mg	30 mg = 2,0 ccm	35 mg = 0,7 ccm
über 60 kg	0,30 mg	30 mg = 2,0 ccm	50 mg = 1,0 ccm

[a] Alle Patienten über 35 kg bekommen außer Taractan und Bellafolin auch *Dolantin* in der angegebenen Dosierung.

Prämedikationsschema erhalten ambulante Patienten nur Bellafolin, oder Bellafolin zusammen mit Taractan in halber Dosierung. Zur besseren neurologischen Überwachung erhalten Patienten mit Gehirnschädelverletzungen wenn möglich nur Bellafolin. Zur Milderung der schmerzhaften Injektionen von Taractan kann z.B. 0,5—1 ccm Lidocain 0,5%ig der Spritze beigemischt werden. Die Injektion der Medikamente erfolgt etwa eine Stunde vor der Operation tief intramuskulär.

III. Zweckmäßigste Anaesthesie

1. Allgemeinnarkose (s.S. 24ff)

2. Lokalanaesthesie

Handelt es sich um größere Kinder, bei denen der Eingriff in örtlicher Betäubung vorgenommen werden kann, so wird entweder eine Leitungs- oder eine Infiltrationsanaesthesie durchgeführt. Als Injektionslösung eignet sich entweder Procain oder Lidocain mit oder ohne Zusatz eines gefäßverengenden Mittels. Die Zugabe von Epinephrin (1:200000) bewirkt eine gute Vasoconstriction, die jedoch erst nach 8—10 min wirksam wird. Um die lokale Ischämie richtig auszunützen, muß deshalb etwa 10 min bis zum Beginn der Operation gewartet werden.

Die Lokalanästhetica besitzen eine gewisse Toxicität, die von der verabreichten Menge und der Resorptionsgeschwindigkeit abhängig ist (Tabelle 3). Dabei ist zu beachten, daß Lidocain zweimal so toxisch ist wie Procain.

a) Infiltrationsanaesthesie

Dazu eignet sich Procain 1—2%ig oder Lidocain 0,5—1%ig, mit oder ohne Zusatz eines Vasoconstringens. Eine zusätzliche

Tabelle 3

	Procain			Lidocain		
	Maximaldosis in ccm			Maximaldosis in ccm		
	0,5%	1%	2%	0,5%	1%	2%
Erwachsener 70 kg	100	50	25	40	20	10
Kind[a] (13 Jahre) 48 kg	70	35	17	28	14	7
Kind (11 Jahre) 34 kg	50	25	12	20	10	5
Kind (6 Jahre) 20 kg	30	15	7	11	5	

[a] Umgerechnet nach CLARK (Amer. J. Hosp. Pharm. **29**, 699, 1972):

$$\frac{\text{Gewicht (in pounds)}}{150} \times \text{Erwachsenendosis.}$$

Oberflächenanaesthesie der Wunde kann durch einen Wattebausch erreicht werden, der mit 2 ccm Lidocain 2%ig getränkt wird. Dies erlaubt das fast schmerzlose Einstechen der Nadel vom anästhesierten Wundrand her.

Die Durchführung einer fast schmerzlosen Injektion hängt von folgenden Faktoren ab:
Anwendung einer feinen Nadel (Nr. 18, Nr. 20),
langsames Einspritzen der Flüssigkeit,
Anwärmen des Anaestheticums auf Körpertemperatur,
vorhergehende Oberflächenanaesthesie.

b) Leitungsanaesthesie

Für die Leitungsanaesthesie sind kleinere Mengen eines konzentrierten Anaestheticums notwendig, z.B. Lidocain 1—2%ig. Die zusätzliche Verwendung eines vasoconstringierenden Mittels (Epinephrin 1:200000) bleibt auf die Fälle beschränkt, bei denen eine längerdauernde Wirkung des Lokalanaestheticums erforderlich ist. Der Vorteil einer Leitungsanaesthesie besteht darin, daß eine vollständige lokale Anaesthesie im Ausbreitungsgebiet des blockierten Nerven entsteht, ohne daß die zu

versorgenden Weichteile durch das Lokalanaestheticum selbst infiltriert wären. Der Nachteil dieser Technik liegt darin, daß

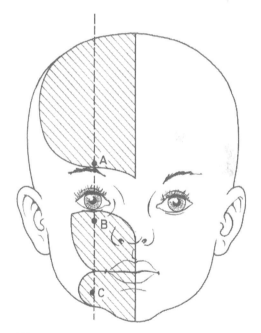

Abb. 35. Darstellung der sensiblen Versorgung im Gesicht (gestrichelte Areale) durch die verschiedenen Trigeminusäste. Die senkrechte Linie durch die Pupille verläuft ungefähr in Richtung der Nervenaustrittspunkte. A = Austrittspunkt des N. supraorbitalis. B = Austrittspunkt des N. infraorbitalis. C = Austrittspunkt des N. mentalis

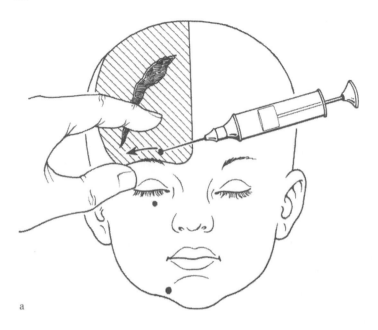

a

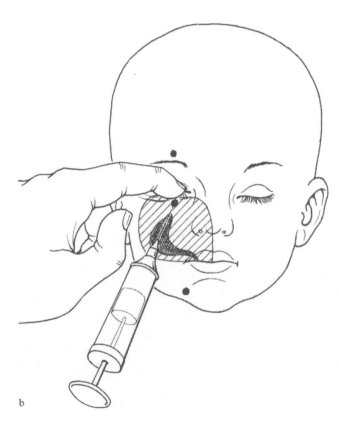

b

Abb. 36. (a) Bei einer Verletzung der Stirne erfolgt die Infiltration mit dem Lokalanästhetikum im Bereich des N. supraorbitalis, supratrochlearis und entlang der Augenbraue (Pfeil). Der anästhesierte Bezirk an der Stirne ist durch die gestrichelte Fläche dargestellt. (b) Bei einer Verletzung der Wange und Oberlippe erfolgt die Infiltration des Lokalanästhetikums im Bereich des N. infraorbitalis. Der Einstich der Injektionsnadel erfolgt in Richtung des Nervenkanales von unten nach oben, wobei der palpierende Finger am Infraorbitalrand eine Verletzung des Bulbus verhindern soll. Der anästhesierte Bezirk ist durch die gestrichelte Fläche dargestellt. (c) Bei einer Verletzung der Unterlippe oder des Kinns erfolgt die Infiltration des Lokalanästhetikums im Bereich des N. mentalis. Dies kann entweder von intra- oder von extraoral vorgenommen werden. Die Injektionsnadel wird dabei von oben lateral nach unten in Richtung des Nervenkanals geführt. Der anästhesierte Bezirk ist durch die gestrichelte Fläche dargestellt

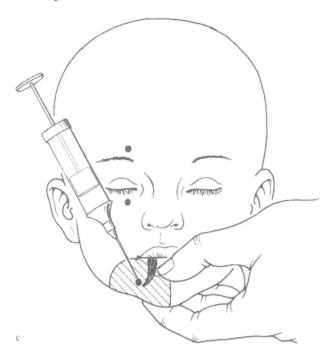

c

durch das Vasoconstringens keine lokale Ischämie am Ort der Wundversorgung auftritt. Die Ausführung einer Leitungsanaesthesie setzt die Kenntnis der anatomischen Verhältnisse voraus.

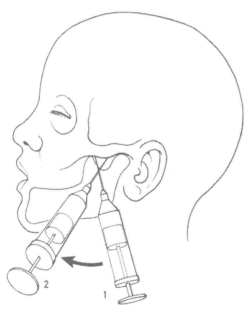

Die Austrittspunkte der sensiblen Trigeminusäste (N. supra- und infraorbitalis, N. mentalis) befinden sich auf einer senkrechten Linie, die ungefähr durch die Pupillen verläuft (Abb. 35). Der Einstich der Injektionsnadel sollte dabei in Richtung der Nervenkanäle erfolgen (Abb. 36a, b, c).

Die Blockanaesthesie des N. mandibularis oder N. maxillaris wird bei Kindern nur selten verwendet (Abb. 37 und 38), und dann meistens in Kombination mit einer Inhalationsanaesthesie.

Abb. 37. Mandibuläre Blockanästhesie. Bei offenem Mund wird die Nadel etwas unterhalb des Jochbogens am Hinterrand des Proc. coronoideus leicht von cranial nach caudal in die Tiefe eingeführt. Erster Schritt (1): Richtung der Injektionsspritze leicht von dorsal nach ventral. Die Nadel dringt etwa 4 cm bis zum Os pterygoideum ein. Zweiter Schritt (2): Die Injektionsspritze wird jetzt schrittweise nach vorne gewendet, bis die Nadel über den Hinterrand des Os pterygoideum in die Gegend des Foramen ovale gleitet. Dort werden etwa 3—4 cc einer anästhesierenden Lösung eingespritzt

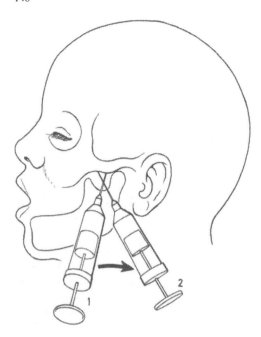

Abb. 38. Maxilläre Blockanästhesie. Bei leicht offenem Mund wird die Nadel unterhalb des Jochbogens hinter dem Proc. coronoideus von caudal nach cranial eingeführt. Erster Schritt (1): Richtung der Injektionsspritze von ventral nach dorsal, wobei die Nadel etwa 4 cm in die Tiefe bis zur Tuberositas maxillaris gleitet. Zweiter Schritt (2): Die Injektionsspritze wird nun leicht nach hinten gewendet, bis die Nadel etwa 5—6 cm tief in die Fossa sphenomaxillaris gleitet. Dort werden etwa 2—3 cm einer anästhesierenden Lösung gespritzt

IV. Prinzipien der Wundversorgung

1. Wundreinigung

Die Reinigung der kontaminierten Wunde kann erst durchgeführt werden, wenn der Patient schmerzfrei ist. Die Reinigung und Entfettung der Haut geschieht am besten mit Seife oder Aether. Als Desinfektionsmittel eignen sich quaternäre Ammoniumbasen (z. B. Desogen). Gefärbte, desinfizierende Lösungen sollten grundsätzlich nicht benützt werden, da sonst die Blutversorgung der traumatisierten Haut nicht beurteilt werden kann. Ringerlösung mit Wasserstoffsuperoxidzusatz (1:1) in größeren

Mengen verwendet, eignet sich sehr gut, um die Wunde in der Tiefe zu reinigen. Noch besser ist die mechanische Reinigung mit einem Spray-Apparat oder pulsierenden Wasserstrahl (Lavage jet).

2. Débridement

Prinzipiell wird nur das sehr stark traumatisierte Weichteilgewebe, dessen Ernährung in keiner Weise mehr garantiert ist, excidiert. Dabei soll das Débridement so durchgeführt werden, daß korrespondierende, zackige Wundränder entstehen, die nach der Heilung ein natürlicheres Resultat ergeben als dies bei einer geradlinig verlaufenden Excision und späterer Narbenbildung der Fall ist.

3. Wundverschluß

Um ein gutes funktionelles wie ästhetisches Resultat zu erreichen, finden vor allem beim Wundverschluß einige plastisch-chirurgische Prinzipien Anwendung, auf die im folgenden eingegangen werden soll:
1. eine Wundrandexcision ist nur dort vorzunehmen, wo das Gewebe stark traumatisiert und verschmutzt ist;
2. die Wundrandexcision wird in einem Winkel von etwa 10° zur Hautoberfläche vorgenommen. Dadurch kommt es bei der Vereinigung der Wundränder zu einer Eversion der Haut;
3. um einen spannungsfreien Wundrandverschluß zu erreichen, werden die Wundränder subcuticulär mobilisiert;
4. für den schichtweisen Wundverschluß wird feinstes atraumatisches Nahtmaterial verwendet. Für die subcuticulären Entlastungsnähte 4/0 oder 5/0 Supramid (weiß), für die evertierenden Hautnähte 5/0 Supramid.

Beim Verschluß der Haut werden zunächst einige Situationsnähte gesetzt. Dann wird die Haut entweder mit Einzelknopfnähten oder einer fortlaufenden Naht verschlossen. Dabei muß darauf geachtet werden, daß die Nadel immer senkrecht durch die Hautränder geführt wird und auf beiden Seiten gleich viel Gewebe erfaßt wird. Geschieht dies nicht, so entstehen später Stufenbildungen und unschöne Narben.

4. Blutstillung

Kleine blutende Gefäße werden mittels einer Splitterpinzette und dem Elektrokoagulator oder mit einem Mikroelektrokoagulationsapparat verschorft. Größere Gefäße müssen mit einem resorbierbaren Material (z.B. atraumatisches Dexon 4/0) umstochen und ligiert werden.

5. Drainage

Bleiben größere subcutane Hohlräume zurück, die sich mit einem Hämatom anfüllen könnten, so wird eine Saugdrainage für 1—2 Tage in die Wunde eingeführt.

6. Nachbehandlung

Nach dem Wundverschluß wird die Wunde mit Steristrips immobilisiert und ein leichter Druckverband angelegt. Die Fäden werden am 3.—4. postoperativen Tag entfernt und die Hautränder anschließend während etwa 14 Tagen mit Steristrips zusammengehalten. Wird bei der Vereinigung der Hautränder die Spannung durch die Hautnähte getragen, so resultieren später „hühnerleiterartige" Narben, die bei späteren Korrekturen schwierig zu verbessern sind. Bei der natürlichen Wundheilung wird die Narbe während dem ersten bis zweiten postoperativen Monat immer röter werden. Eine Massage der indurierten Stellen darf erst nach dieser Zeit begonnen werden, um die Narbe nicht unnötig zu irritieren.

V. Spezielle Weichteilverletzungen des Gesichts

1. Tätowierungen

Durch Aufschlagen des Gesichtes am Boden kann es oft zu weitflächigen Hautexcoriationen mit Schmutz- und Öleinlagerungen in die Haut kommen. Werden solche Wunden der Heilung überlassen, so bleiben meistens unschöne Tätowierungen zurück, die nur durch komplizierte und langwierige operative Verfahren wieder entfernt werden können. Bei der primären Versorgung ist es deshalb wichtig, daß mittels einer harten Bürste und viel Seifenlösung und Spülflüssigkeit die Wunde in Narkose eingehend gereinigt und débridiert wird.

Anschließend wird die Wunde mit feucht-trockenen Verbänden in häufigem Wechsel oder mit einem nicht klebenden Gaze-Verband (Tulle-Gras) behandelt.

2. Multiple kleine Glassplitterverletzungen

Diese treten vor allem bei Autounfällen auf. Das Glas der Windschutzscheibe wird durch den Aufprall des Schädels in viele kleine Teile zersplittert und verursacht dabei kleine und größere Hautverletzungen. Die entstandenen kleinen Hautläppchen müssen nach Entfernung der Glassplitter zurückgelegt und mit einigen feinen atraumatischen Nähten fest auf der Unterlage fixiert werden. Dieses Vorgehen benötigt viel Zeit und ergibt postoperativ häufig schlechte Resultate. Spätere Hautabschleifungen, kombiniert mit Narbenexcisionen, sind deshalb unumgänglich (s. Kapitel „Spätfolgen").

3. „Trap-door"-Verletzungen

Diese Verletzungen werden meistens durch Glasstücke verursacht, die zu einer tangentiellen Abhebung der Haut führen können. Dadurch entstehen halbkreis- bis dreiviertelkreisförmige Hautlappen, die bei der Abheilung die Tendenz haben, zu schrumpfen und wulstartige Deformitäten zu verursachen. Meistens ist in diesen Fällen eine spätere Narbenkorrektur (Narbenexcision, Z-Plastiken, Dermabrasio) notwendig.

4. Hundebißverletzungen

Diese Verletzungen können nach gründlichem Auswaschen und Débridement der Wunde primär versorgt werden, wenn nicht mehr als 3—4 Std nach der Verletzung verstrichen sind. Hochdosierte Antibiotica- und eine Tetanusprophylaxe sind unumgänglich. Bei größeren Hundebißverletzungen kommt es sehr häufig zu Weichteilverlust und Hautdefekten, die mit einem dünnen Spalthauttransplantat versorgt werden müssen. Spätere rekonstruktive Maßnahmen, entweder durch stufenweise Excision des Transplantates oder durch Verschiebe- oder Rotationslappen müssen in Betracht gezogen werden.

5. Verletzungen im Bereich der Augenbrauen und der Augenlider

Bei Verletzungen im Bereich der Augenbrauen dürfen die Haare nicht wegrasiert werden, da sonst der Augenbrauenbogen nicht richtig rekonstruiert werden kann. Muß im Bereich der Augenbraue stark traumatisiertes Gewebe excidiert werden, so wird dies parallel zu den Haarwurzeln durchgeführt. Durch eine Situationsnaht wird zunächst die Kontinuität der Augenbraue wiederhergestellt und dann die eigentliche schichtweise Wundversorgung vorgenommen.

6. Lippenverletzungen

Durchgehende Verletzungen der Ober- oder Unterlippe müssen in drei Schichten vereinigt werden. Mucosanaht: 4/0 Dexon, Muskelnaht: 4/0 Dexon, Hautnaht: 6/0 Supramid. Um die Lippenrot-Hautgrenze richtig zu adaptieren, wird als erste Maßnahme in diesem Bereich eine Situationsnaht angelegt.

7. Zungenverletzungen

Dies sind meistens Bißverletzungen, die durch Fall auf das Kinn verursacht werden. Verschluß der Zungen-Rißquetschwunde mit 4/0 Dexon.

VI. Begleitverletzungen

1. Läsion des N. facialis

Bei tiefen Weichteilverletzungen des Gesichtes werden häufig Äste des N. facialis durchtrennt. Verletzte Nervenäste müssen im Gebiet lateral einer senkrechten Linie durch den äußeren Augenwinkel wieder vereinigt werden (Abb. 39). Medial dieser Linie brauchen die verletzten Nervenäste nicht anastomosiert zu werden. Die Reinnervation in diesem Gebiet erfolgt meistens nach einigen Wochen durch Wiedereinwachsen der Nervenäste und Auffinden des entsprechenden Erfolgsorganes. Für die Nervennaht ist eine besondere Technik notwendig, die im folgenden besprochen werden soll:
1. Die durchtrennten Nervenendigungen müssen in der Wunde aufgesucht und freipräpariert werden.
2. Zerfetzte Nervenendigungen werden so angefrischt, daß eine glatte Schnittfläche im Bereich des nicht verletzten Nervs entsteht.
3. Nur die Nervenscheide wird vereinigt, so daß die Fascikel End zu End aufeinander zu liegen kommen. Dabei wird ein sehr feines Nahtmaterial verwendet (z. B. Supramid 8/0, 9/0).
4. Die Vereinigung der angefrischten Nervenendigungen muß spannungsfrei sein.

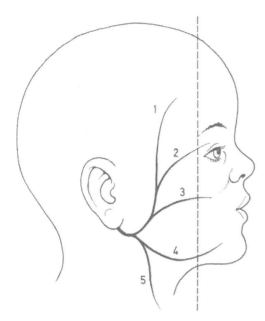

Abb. 39. Seitenansicht mit Darstellung der Facialisnervenäste (I—V). Die senkrechte Linie durch den äußeren Augenwinkel markiert die Grenze, lateral derer die Nervenäste durch Nervennähte versorgt werden müssen

5. Besteht ein größerer Nervendefekt, so muß dieser nach Anfrischen der Nervenendigungen durch ein autologes Nerventransplantat überbrückt werden.

Für die Nerventransplantation eignet sich der N. auricularis magnus, der hinter dem M. sternocleidomastoideus austritt und das Ohr und die Retroauriculärgegend sensibel versorgt. Dieser Nerv bietet sich auch dank seiner Lokalisation in der Nähe des Gesichtes zur Entnahme an.

Die Schwierigkeit bei der Nervennaht besteht zunächst darin, die Nervenendigungen in der Wunde zu finden. Für das Auffinden des distalen Nervenanteils eignet sich der Nervenstimulator. Dieser kann allerdings nur bis 48 Std nach dem Trauma mit Erfolg angewendet werden, da nach dieser Zeit meistens keine nervöse Erregbarkeit mehr im distalen Nervenanteil nachgewiesen werden kann.

2. Verletzungen des Stenonschen Ganges

Tiefe Verletzungen der Weichteilstrukturen in der Wangengegend können neben Läsionen des Ramus buccalis n. facialis auch zu einer Durchtrennung des Ductus parotidicus führen. Der Ausführungsgang der Parotis verläuft entlang einer Linie, die vom äußeren Tragus in die Mitte der Oberlippe führt (Abb. 40). Die Austrittsöffnung des Stenonschen Ganges im Munde liegt hinter einer kleinen Karunkel auf Höhe des zweiten oberen Molaren.

Eine Durchtrennung des Ausführungsganges kann nachgewiesen werden, indem ein feiner Polyvinylkatheter vom Mund her in den Parotisgang eingeführt wird. Tritt der Katheter durch die Wunde aus, so liegt eine Verletzung des Ausführungsganges vor. Der Ductus parotidicus muß in einem solchen Fall in seiner Kontinuität wiederhergestellt werden, um spätere Speichelfisteln in die Wangenhaut zu vermeiden.

Die Anastomosetechnik erfolgt so, daß der Ausführungsgang schräg angefrischt

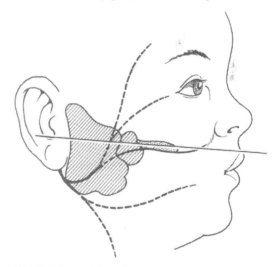

Abb. 40. Seitenansicht und Darstellung des Parotisausführungsganges. Die waagrechte Linie vom Tragus bis zur Oberlippe markiert die ungefähre Verlaufsrichtung des Stenonschen Ganges und des Ramus buccalis n. facialis (gestrichelte Linie)

und mit einem feinen Nahtmaterial über einen Polyvinylkatheter vernäht wird. Der Katheter muß intraoral an die Schleimhaut angenäht werden. Er kann nach dem 10. bis 14. Tag postoperativ entfernt werden.

3. Frakturen

Siehe Kapitel über Gesichtsschädelfrakturen.

VII. Spätfolgen nach Weichteilverletzungen im Gesicht

Als Spätfolgen von Weichteilverletzungen kommen in Frage:
hypertrophische Narbenbildungen und Narbenkontrakturen,
Schmutztätowierungen,
Keloidbildungen,
Parese oder Paralyse des N. facialis,
Speichelfisteln.

1. Hypertrophische Narbenbildungen

Hypertrophische Narbenbildungen finden sich ziemlich häufig im Kindesalter. Sie sind auf eine überschießende Narbenbildung zurückzuführen, die vor allem dort auftritt, wo die Wunde quer zu den Gesichtsfalten verläuft.

Die Behandlung wird sich nach dem Ausmaß der hypertrophischen Narbenbildungen richten. Im Anfangsstadium, etwa 2 Monate postoperativ, wird eine Behandlung durch Druck auf die Narbe und intensive Massage zum Ziele führen. Bei fortschreitender hypertrophischer Narbenbildung muß eine Therapie mit verdünnter Corticosteroidlösung (z. B. Kenacort 40 mg/ccm) begonnen werden. Die Corticosteroidlösung wird dabei mit einem Lokalanaestheticum stark verdünnt und mittels einer Mantoux-Spritze in die hypertrophische Narbe gespritzt.

2. Narbenkontrakturen

Narbenkontrakturen treten vor allem dort auf, wo die Wunde parallel zur darunterliegenden Muskulatur verläuft, also vermehrt Druck- und Zugkräften ausgesetzt ist. Dabei bildet sich als kompensatorische Maßnahme eine hypertrophische Narbe und später eine Narbenbrücke aus. Eine solche Narbenbrücke muß bei der späteren Korrektur vollständig excidiert und mittels Z-Plastiken korrigiert werden.

3. Schmutztätowierungen

Wie im Kapitel „Tätowierungen" besprochen wurde, finden wir in jenen Fällen Schmutz- und Fremdkörpereinlagerungen in der Haut, wo keine adäquate Wundreinigung bei der Primärversorgung vorgenommen wurde. In einem solchen Fall muß jede einzelne Tätowierung später entweder excidiert oder durch mehrmalige Hautabschleifungen entfernt werden.

4. Keloidbildungen

Keloide sind Hauttumoren, die aus Narbengewebe entstehen (meist hypertrophische Narbenbildungen), exophytisch wachsen und schließlich auch gesunde Haut in Mitleidenschaft ziehen. Solche Tumoren können ein großes Ausmaß erreichen und sowohl funktionell wie ästhetisch sehr störend sein. Die Therapie gestaltet sich hier etwas schwieriger, da nach Excision dieser Keloide sehr häufig Rezidive auftreten. In der Regel geht man so vor, daß das Keloid in toto excidiert wird und der Defekt meist durch einen Rotations- oder Transpositionslappen primär gedeckt wird. Um ein Rezidiv zu vermeiden, ist es hier besonders wichtig, daß die Wundränder spannungslos vereinigt werden können. In anderen Fällen, wo weitere Wunden, wie bei der Hautlappenbildung, vermieden werden müssen, kann der Defekt mittels eines Spalt- oder Vollhauttransplantates gedeckt werden. Nach Einheilen des Transplantates muß dasselbe vor allem in den Randpartien während 6—8 Wochen durch Druck behandelt werden. Zeigt sich nach dieser Zeit wieder eine überschießende Narbenbildung und Tendenz zum Keloidrezidiv, so wird sofort eine intradermale Corticosteroidinjektionsbehandlung begonnen.

5. Facialisparese oder -paralyse

Sind kleinere Nervenäste durchtrennt worden, so wird die mimische Funktion dank der guten Regenerationsfähigkeit im Kindesalter nach kurzer Zeit wiederhergestellt sein. Sind größere Äste oder sogar der Hauptstamm des Nerven durchtrennt worden, was sich bald nach der Operation durch den totalen Nervenausfall zeigt, so müssen die Nervenendigungen sobald wie möglich im Wundgebiet aufgesucht und anastomosiert werden. Ist ein solcher Eingriff nicht möglich, so kommt als einzige rekonstruktive Maßnahme im Kindesalter die Muskeltransplantation (M. palmaris oder plantaris) in Frage. Alle anderen statisch-dynamischen Operationen, wie Kaumuskeltranspositionen und Zügelungen mittels Fascienaufhängungen können erst im Erwachsenenalter vorgenommen wer-

den, da sonst Skelet- und Bißanomalien auftreten.

6. Speichelgangsfisteln

Wird der Ductus parotidicus bei einer Verletzung nicht wiedervereinigt, so bildet sich eine Speichelgangsfistel an die Hautoberfläche aus. In diesen Fällen ist eine nochmalige Revision mit Reanastomosierung des Ductus parotidicus angezeigt. Kann der distale Anteil des Ausführungsganges nicht mehr gefunden werden, so wird in diesen Fällen ein buccaler Schleimhautlappen tubuliert und mit dem proximalen Anteil über einen Katheter vereinigt.

Von einer Röntgenbestrahlung der Parotis, um die Sekretionsfähigkeit derselben einzuschränken, ist im Kindesalter abzuraten.

Literatur

HARNDT, E., WEYERS, H.: Zahn-, Mund- und Kieferheilkunde im Kindesalter. Berlin: Verlag „Die Quintessenz" 1967.

REICHENBACH, E.: Traumatologie im Kiefer-Gesichtsbereich. Leipzig: Barth 1965.

ROWE, N. L., KILLEY, H. C.: Fractures of the facial skeleton. Edinburgh and London: Livingstone 1968.

SPIESSL, B., SCHROLL, K.: Gesichtsschädel. In: Spezielle Frakturen- und Luxationslehre. Hrsg. H. NIGST. Stuttgart: Thieme 1972.

Die Verletzungen des Brustkorbes und seiner Organe

S. HOFMANN

A. Besonderheiten und allgemeine Behandlungsrichtlinien im Kindesalter

Nach neuen Untersuchungen betreffen *8% aller Unfälle* (früher 4%) *den Brustkorb und seine Organe* (GRILL); *im Kindesalter* sind diese Verletzungen jedoch *um die Hälfte seltener* als beim Erwachsenen, machen also nur 4% des traumatologischen Krankengutes beim Kinde aus (BAUER). In den weniger stark motorisierten osteuropäischen Ländern beträgt die Unfallbeteiligung des Brustkorbes im Kindesalter nach DAMJE 3,4%, nach KEMÉNY 2,8%.

Thoraxverletzungen sind auch bei Kindern häufig im Rahmen von *Mehrfachverletzungen* zu sehen: 70–80% der Thoraxverletzten haben zusätzliche Verletzungen anderer Körperregionen (REHN, GALL).

Die *inneren Thoraxorgane* sind bei der Brustkorbverletzung mit 20–30% beteiligt (GÖGLER, GÜTGEMANN); die Organbeteiligung steigt sprunghaft an bei Rippenserienfrakturen (65% nach DREWES).

Noch immer beträgt die *Letalität* 10–15% (AHRER, ZENKER). Die Sterblichkeitsziffer erhöht sich bei Mehrfachverletzungen und zwar häufig stärker aufgrund der Begleiterscheinungen als durch das Thoraxtrauma selbst (10–25% nach AHRER, FISCHER, GÖGLER, GRILL, GÜTGEMANN, IRMER, KEMPF, MÖRL, VIERECK, ZENKER). Bei zusätzlichen Bauchverletzungen erreicht die Letalität sogar 20–50% (GÖGLER, KÜMMERLE). Zusammen mit dem Abdominaltrauma liegt die Thoraxverletzung hinter dem Schädel-Hirntrauma an zweiter Stelle in der Unfall-Letalität.

Es ist zwischen *offenen und geschlossenen Brustkorbverletzungen* zu unterscheiden. Im Kindesalter spielen die offenen Verletzungen eine weit geringere Rolle als die geschlossenen. Ursachen offener Verletzungen sind in der Regel Schuß- und Sticheinwirkungen, bei Kindern schwerste Verkehrsunfälle und Pfählungen. Das Hauptkontigent der geschlossenen Verletzungen stellen die stumpfen Brustkorbverletzungen, allem voran die Lungenkontusionen.

Jede Altersstufe kann vom Brustkorbtrauma betroffen sein, wobei, wie bei den übrigen Unfallverletzungen im Kindesalter, die *Häufung zwischen dem 5. und 7. Lebensjahr* liegt (HOFMANN).

Hier sei daran erinnert, daß es bereits bei der Geburt, insbesondere bei manueller bzw. Zangenhilfe, zu schweren Thoraxquetschungen mit Rippenfrakturen, Hämatothorax und Lungenverletzungen kommen kann (MATZNER).

Im Gegensatz zu früheren Meinungen steht heute außer Zweifel, daß es *bei der Verletzung des Brustkorbes im Kindesalter grundsätzliche Besonderheiten* gegenüber dem Erwachsenen zu beachten gilt. Brustkorbverletzungen bei Kindern wurden bisher in der Regel routinemäßig wie bei Erwachsenen behandelt. Anders als beim Erwachsenen bestehen beim Kind jedoch häufig ganz *unterschiedliche Verletzungen der inneren Organe*, so daß das Trauma unterbewertet wird und schwere Verletzungen, insbesondere solche des Abdomens übersehen werden. So entstehen z. B. im Kindesalter schwere Schockzustände als Folge eines relativ geringen Traumas; auch werden schwere Organverletzungen ohne große

Anfangssymptomatik beobachtet, obgleich das Kind größere Leistungsreserven mitbringt.

Folgende grundsätzliche Unterschiede sind zu beachten:

a) Der *Blutverlust* ist *gefährlicher* als beim Erwachsenen. „Geringe" Blutverluste sind nur scheinbar gering; meist wird die Menge in Relation zum Erwachsenen gesehen und somit unterschätzt, zumal der Kreislauf bei Kindern lange stabil bleibt.

b) Der *Brustkorb* macht *verschiedene Elastizitätsperioden* durch.

Er ist im Säuglingsalter zwar äußerst elastisch, aber wenig widerstandsfähig, so daß gerade hier häufiger Rippenfrakturen als im Kleinkindesalter entstehen, jedoch meist übersehen werden, zumal diese Situation nicht bekannt ist und die Schmerzempfindung und Schmerzlokalisation in dieser Altersstufe unvollkommen sind. Außerdem sind die Thoraxorgane noch nicht gut fixiert und können nach den Seiten hin ausweichen.

In dem am häufigsten betroffenen *Kleinkindes- und Schulalter* nimmt die Elastizität zwar ab, aber es besteht eine *hohe Widerstandsfähigkeit gegen äußere Krafteinwirkung*. Die inneren Organe sind jetzt stärker fixiert, und so findet man hier *schwere Veränderungen der visceralen Organe ohne Knochenverletzungen*. Daß die Rippenfrakturen bei Kindern weniger häufig sind als die Lungenkontusionen (beispielsweise nach WILLIAM, WESTERMARK, EHALT u.a.), trifft also nur für diese Altersgruppe zu. Hier sieht man keine oder nur geringe Anzeichen einer äußeren Verletzung, obwohl schwere innere Verletzungen im Brustkorb oder im Abdomen vorhanden sind.

c) Das *Lungenvolumen* verursacht im Gegensatz zum Heranwachsenden häufig schon bei geringer Verminderung der Atmungsfläche ernste Schwierigkeiten, ebenso der geringe Durchmesser der Atemwege, der schnell zur Verstopfung durch Blutcoagula, Schleim oder Ödem führen kann.

Die *anatomischen, statischen und physiologischen Verhältnisse verändern sich* also vom Säuglingsalter bis zur Pubertät und somit auch die Folgen des Brustkorbtraumas in den verschiedenen Lebensperioden. Nur wer um diese Besonderheiten weiß, kann den betroffenen Kindern optimal helfen.

Die *allgemeine Symptomatik* entspricht in etwa dem Erwachsenenalter. Im Vordergrund stehen die Zeichen des schweren Schocks, Tachypnoe, Cyanose, Hämoptoe, asymmetrische Beatmung, Kompressionsschmerz, mediastinales bwbzw. subcutanes Emphysem, Hämatothorax, Pneumothorax mit entsprechenden röntgenologischen Veränderungen.

Im Kindesalter sollte man jedoch *Abdominalschmerzen* und abdominale Abwehrspannung auch als Zeichen von inneren Thoraxverletzungen zu deuten vermögen. Die frühe respiratorische Acidose ist ein Hinweis auf die Beteiligung der inneren Organe des Brustkorbes.

Diagnostische Maßnahmen hängen von der zur Verfügung stehenden Zeit ab und beschränken sich zunächst neben der sorgfältigen klinischen Untersuchung auf orientierende Röntgenaufnahmen des Brustkorbes und Abdomens. Erst dann wird, wenn erforderlich, eine gezielte Diagnostik angeschlossen.

Die *vordringlichste Aufgabe* besteht darin, die *Ursachen der Hypoxie* zu erkennen, da Schädel- und Thoraxtraumen zusammen vorkommen und sich die Folgen der möglicherweise primären Hirnschädigung mit der sekundären pulmonalbedingten Hypoxie potenzieren können (HOFMANN). Aus diesem Grunde erfordert das thoraxverletzte Kind spätestens vom Eintreffen in der Klinik an eine sofortige *Intensivüberwachung* von Herz, Kreislauf und Atmung. Die sofortige *Notintensivtherapie* besteht in folgendem:

Schockbekämpfung: Da es sich in der Regel um einen Volumenmangelschock handelt, muß unter exakter Berechnung der dem jeweiligen Alter zustehenden Flüssigkeitsmenge die Infusions- und Transfusionstherapie eingeleitet werden.

Freihalten der Luftwege: Absaugen von Schleim und Blut, eventuell Fremdkörper und aspirierten Nahrungsbrocken sind von außerordentlicher Wichtigkeit. Wenn Schwierigkeiten mit der nasotrachealen und orotrachealen Absaugung bei bewußtlosen Kindern bestehen, gewissermaßen bei allen Fällen mit respiratorischer Insuffizienz, ist mit der Intubation nicht zu zögern. Gegebenenfalls muß die maschinelle Beatmung, ob assisiert oder kontrolliert, angeschlossen werden. (Gängige Beatmungsgeräte sind: Bird: Mark 8, Engström)

Pneumo- und Hämatothorax: Ein Pneumothorax bedarf ebenfalls der sofortigen Behandlung. Ist wiederholtes Punktieren nicht erfolgreich, muß eine *Thoraxdauersaugdrainage,* eventuell auch eine zweite Drainage angeschlossen werden. Besonders bei Blutungen in den Pleuraraum, also bei Entstehung eines *Hämatothorax,* muß für gutes Absaugen und für Blutersatz gesorgt werden. Ungenügende Entfernung von Blut aus dem Pleuraspalt führt zu Schwartenbildungen, zu Adhäsionen und zwingt gelegentlich zur Frühdecortication.

Die Behandlung weiterer Verletzungen im Rahmen eines Multitraumas können zu Problemen der Rangfolge führen, insbesondere wenn gleichzeitig schwere intrakranielle und intraabdominelle Blutungen bestehen. Unseres Erachtens steht die *cerebrale Beeinträchtigung* im Vordergrund. Unter den heutigen Möglichkeiten der Bekämpfung des Blutungsschocks dürfte es zumindest in großen kinderchirurgischen Zentren in der Mehrzahl solcher Fälle möglich sein, den Zeitraum des Schädeleingriffes zu überbrücken bzw. gleichzeitiges operatives Vorgehen mehrerer Teams zu gewährleisten.

Nach Meisterung der Notsituation muß die *Intensivsorge* fortgesetzt werden. Sie besteht in kurzfristigen Dauerkontrollen des Blutbildes, der Blutgasanalyse, der Elektrolytwerte, des zentralen Venendruckes, Blutdruck, Puls und Atmung und Bauchumfangmessungen. *Therapeutisch* kommen eine intensive weitere Freihaltung der Luftwege durch Absaugen, Inhalationen mit Broncholytica und Mucolytica, prophylaktische Gaben von Antibiotica, Sauerstoffzufuhr und Analgetica in Frage. Das Einsetzen der maschinellen Atmung muß großzügig gehandhabt werden, besonders dann, wenn die Spontanatmung sistiert oder ungenügend ist. Indikationen zur Beatmung sind neben der altersbezogenen Abhängigkeit von den klinischen Symptomen ein arterieller PO_2 von weniger als 50 mm Hg, ein respiratorisch arterieller pH von weniger als 7,25 und ein arterieller PCO_2 von mehr als 80 mm Hg.

Die *Indikationen zum operativen Eingreifen* sind:
a) Zunehmendes Haut- und Mediastinalemphysem,
b) nichtsistierender Pneumothorax,
c) nichtsistierende Blutung,
d) Enterothorax.

Je jünger das Kind ist, um so sorgfältiger und rascher müssen die Schwere des Traumas und die dadurch bedingten Verletzungen erkannt und gleichzeitig zielstrebig und umsichtig schnell die Hilfsmaßnahmen eingeleitet werden. Dabei stehen Schockbekämpfung, Freihaltung der Luftwege und Sauerstoffzufuhr im Vordergrund.

B. Verletzungen der Brustwand

I. Geschlossene Verletzungen der Thoraxwand

Die stumpfen geschlossenen Verletzungen der Thoraxwand ohne Rippen- oder Sternumfraktur spielen im Kindesalter eine besondere Rolle, da der kindliche Thorax wegen seiner Elastizität stark verformbar ist und die inneren Organe, zumindest im frühen Kindesalter, noch ausweichen können.

1. Brustkorbprellung ohne Weichteilverletzung, Commotio thoracis

Ohne Zeichen einer äußeren Gewalteinwirkung kann es zu einer leichten Störung des Allgemeinbefindens bis zum schweren bedrohlichen Allgemeinzustand ohne anatomische Veränderungen der inneren Thoraxorgane kommen. Es handelt sich dabei um eine reflektorische Störung des vegetativen Nervensystems im Mediastinum.

Symptome: Je nach Schwere der nervalen Reizung kann die Commotio asymptomatisch verlaufen, aber auch bis zum Bewußtseinsverlust führen. Typisch sind Blässe, Verfärbung, kühle Haut, zunächst langsamer, dann sehr frequenter Puls, Absinken des Blutdruckes und Herzrhythmusstörungen.

Diagnostik: Entsprechend Vorgeschichte und klinischem Bild ist die Diagnose meist leicht, zumindest aber per exclusionem zu stellen (VOSSSCHULTE). Röntgenaufnahmen des Brustkorbes in 2 Ebenen sind zum Ausschluß innerer Organverletzungen immer erforderlich.

Behandlung: Bettruhe und stationäre sorgfältige Beobachtung, Schockbekämpfung, Freihaltung der Luftwege, Sauerstoffgaben, Schmerzausschaltung.

In der Regel erholt sich das Kind selbst nach anfangs bedrohlichem klinischem Bild sehr schnell und kann innerhalb weniger Tage entlassen werden.

2. Brustkorbprellung mit Weichteilverletzung, Contusio thoracis

Hier kommt es besonders bei Kindern ohne Rippenfrakturen zu inneren Verletzungen, die von unbedeutenden Blutergüssen bis zu schwersten Organverletzungen (Lungenkontusion, Bronchusabriß, Mediastinal-, Zwerchfell- und Abdominalorganverletzungen) reichen.

Symptome: Typische Schockzeichen, starke Dyspnoe, Cyanose und die Zeichen innerer Organverletzungen (wie Hämatothorax, Pneumothorax, Mediastinalverschiebung usw.).

Diagnostik: Sorgfältige klinische Untersuchung, Suche nach äußeren Verletzungszeichen, Röntgenuntersuchung in 2 Ebenen.

Behandlung: Sorgfältige stationäre Überwachung, Schockbekämpfung, Freihaltung der Luftwege, Sauerstoffgaben, Schmerzausschaltung, Bettruhe, ggf. Behandlung innerer Organverletzungen.

3. Thoraxquetschung mit oder ohne Weichteilverletzungen, Compressio thoracis

Dieser Befund entsteht durch breite stumpfe Gewalteinwirkung wie Überrollen oder Einklemmung. Dabei kommt es durch Erhöhung des intrathorakalen Druckes zu einer gegen die Peripherie gerichteten Blutwelle in die klappenlosen Hals- und Kopfvenen und schließlich zu Capillarzerreißung in der Peripherie, in schweren Fällen auch im Gehirn und am Augenhintergrund (Abb. 1).

Symptome: Cyanose in Kopf-Halsbereich mit typischen subconjunctivalen und petechialen Blutungen; im Hals- und Brustkorbbereich stellt sich das Muster eng anliegender Kleidungsstücke oder das Profil von überrollenden Fahrzeugrädern negativ dar durch das Fehlen der Blutungen in diesem Gebiet. Gelegentlich auch Blutaustritt in das Mediastinum und sogar Retroperitoneum.

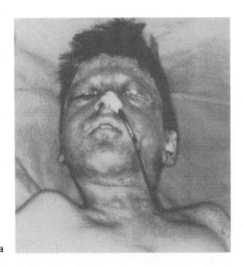

a

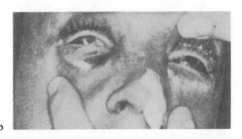

b

Abb. 1a und b. 8jähriger Junge: schwere Compressio thoracis ohne Organ- und Knochenbeteiligung. (a) Intracutane petechiale Blutungen im Schulter-, Hals- und Kopfbereich mit Ödeme. (b) Starkes Lidödem und -hämatom und subconjunctivale Blutungen

Diagnostik: Neben dem typischen klinischen Befund ist immer eine Thoraxübersicht und Abdomenübersichtsaufnahme, möglichst im Stehen oder im Sitzen, anzufertigen, um Blutungen in das Mediastinum und Retroperitoneum und evtl. Hämato- bzw. Pneumothorax auszuschließen.

Behandlung: Stationäre Überwachung, Ausschluß intrathorakaler oder abdominaler Verletzungen. In der Regel ist der Befund bereits nach 8–10 Tagen verschwunden. Funktionelle Störungen lassen sich danach nicht mehr nachweisen.

4. Frakturen

a) Brustbeinfrakturen

Mit 0,1–0,2% aller Frakturen sind sie außerordentlich selten und stellen im Kindesalter Raritäten dar. Es sind bisher nur einzelne Fälle im ersten und zweiten Lebensjahr beschrieben worden (EHALT, KÖTELES, GELEHRTER, SCHULTE). Dabei handelt es sich weniger um Frakturen als vielmehr um Synchondrolysen, bei Kindern auch als Luxationen bezeichnet. Das Trauma entsteht meist direkt durch Aufprall, seltener indirekt durch Sturz aus großer Höhe (infolge eines Abknickmechanismus nach vorn) oder durch Überstreckung (Turnen am Barren).

Symptome: Die klinische Zeichen decken sich in der Regel mit denen der Contusio thoracis (GRIESSMANN, GRILL). Ansonsten Druckschmerz, gelegentlich Stufenbildung oder Vertiefung tastbar. Die für den Erwachsenen typischen Zeichen der Fraktur fehlen meist. Es muß immer nach inneren Verletzungen von Abdomen und Brustkorb gefahndet werden.

Diagnostik: Neben der klinischen Untersuchung Röntgenaufnahme, insbesondere seitlich, evtl. Tomographie, EKG.

Therapie: Im Kindesalter ist normalerweise keine Reposition erforderlich. Die mögliche Stufenbildung verschwindet während des Wachstums spontan. Nur in außerordentlich seltenen Fällen bei schweren Impressionen ist das Heben der Fraktur und die Fixation (z.B. mit *Rehbein-Spangen* oder mit der Aufhängung nach JEFFERY) angezeigt. Häufig gelingt es aber schon mit der von BLOUNT angegebenen Methode, die frische Fraktur zu reponieren: Der Patient wird in Hyperextension gelegt, die Arme über den Kopf. In Narkose kann die Fraktur dann durch Zug am Kopf und Fuß und Fingerdruck reponiert werden.

b) Rippenfrakturen

Rippenbrüche sind im frühen Kindesalter nicht sehr häufig. Sie betreffen vielmehr das späte Kindesalter und sind bei den ständig schwerer werdenden Verkehrsunfällen heute deutlich im Zunehmen begriffen; sie kommen, wie beim Erwachsenen, als Einzel-, Serien- oder Stückbrüche vor.

Grünholz-Frakturen sind sicher häufiger, werden aber wegen der Schwierigkeit der Diagnostik und der unsicheren Symptomatik nicht selten übersehen.

Bei rachitischen Säuglingen mit Osteoporose und bei Keuchhusten können Spontanfrakturen auftreten. Von Bedeutung ist der Rippenserienbruch, besonders dann, wenn es zur Instabilität der Thoraxwand kommt. Kinder sind mit 7% im Vergleich zum Erwachsenen (38%) mehr als fünfmal weniger beteiligt.

Symptomatologie, Diagnostik und Therapie der Einzelrippenfraktur: Ähnlich dem Erwachsenenalter besteht Schmerzhaftigkeit bei der Respiration mit Schonen der betroffenen Seite sowie seitlichem bzw. querem Kompressionsschmerz.

Eine Behandlung ist nicht erforderlich. Ein Dachziegelverband, wie bei Erwachsenen üblich, kann bei älteren Kindern angelegt werden. Wichtig sind, wie beim Erwachsenen, die Schmerzstillung und die einigermaßen stabilisierende Ruhigstellung.

Ausgedehnte Stück- und Serienbrüche mit Wandeinbruch: Derartige Verletzungen werden heute auch bei Kindern beobachtet. Es kann zu Impressionen mit Lungenkontusion kommen, beim Einbruch des thoracabdominalen Überganges zur Zweihöhlenverletzung. Häufig handelt es sich um Mehrfachverletzte (Abb.2).

Die Thoraxwandeinbrüche sind fast ausschließlich geschlossene Verletzungen. Sie können einseitig, teilweise doppelreihig oder beidseitig vorkommen, wobei knö-

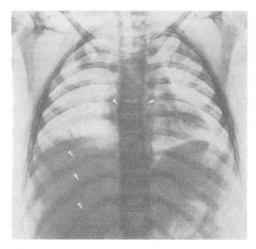

Abb.2. 8jähriges Mädchen: schwere Mehrfachverletzung mit mehreren Extremitätenfrakturen und Fraktur der 8.–11. Rippe rechts und des 6. Brustwirbelkörpers

cherne und knorpelige Rippenserienbrüche beobachtet werden.

Symptomatologie und Diagnostik: Auffällig sind neben dem üblichen äußeren Befund der Asymmetrie mit abnormer Beweglichkeit eines Thoraxwandabschnittes die paradoxe Atembeweglichkeit und das Mediastinalflattern. Die instabile Wand führt zur respiratorischen Insuffizienz mit Einschränkung der atmenden Lungenoberfläche. Sie wird verstärkt

a) durch Schmerzen,

b) besonders durch zentrale Atemdepression bei zusätzlichem Hirntrauma und

c) durch Zwerchfellhochstand bei begleitender Abdominalverletzung.

Die Röntgenuntersuchung bleibt unerläßlich. Im Kindesalter ist die Entdeckung von Frakturen, insbesondere im Knorpelbereich, außerordentlich schwierig. Vergrößerungstechniken und Tomographien sowie spezielle Strahlengänge sind erforderlich, falls Zweifel bestehen.

Die *Behandlung großer Thoraxwandzertrümmerungen* ist zunächst konservativ unter Lagerung mit erhöhtem Oberkörper, evtl. Extension am ausgelagerten Arm. Reichliche Gabe von Schmerzmittel und Sedativa. Regelmäßiges Absaugen oro-tracheal oder naso-tracheal, um Atelektasen vorzubeugen. Gegebenenfalls Intubation. Nur in Ausnahmefällen ist eine operative Stabilisierung der Thoraxwand erforderlich. Sie kann durch Drahtnähte, *Kirschner-Drähte*, Verschraubungen und *Rehbein-Spangen*, evtl. durch Extension der Impression von außen erfolgen. Muß wegen innerer Thoraxverletzungen intrathorakal operiert werden, sollte immer gleichzeitig die operative Stabilisation der Wand zumindest diskutiert werden. Besser ist meist eine „innere Stabilisierung" mittels maschineller Beatmung. Auch ist wegen innerer Organverletzungen gelegentlich unter den im allgemeinen Kapitel genannten Bedingungen assistierte bzw. kontrollierte Beatmung und eine Mediastinotomie erforderlich. Kardiovasculäre Störungen müssen frühzeitig erkannt und behandelt werden.

Außerordentlich wichtig:

Intrathorakale *und* intraabdominelle Organverletzungen nicht übersehen!

5. Traumatische Thoraxwandhernien

Hier handelt es sich, ohne daß Rippenfrakturen oder innere Verletzungen entstehen, um ein Einreißen der Intercostalmuskulatur bei erhaltener Pleura parietalis. Dieser Befund ist extrem selten (SALTER). Die Verletzung wird sichtbar durch wechselnde Größe bei der In- und Exspiration im Sinne einer paradoxen Atmung (Abb. 3). Subjektive Beschwerden liegen meist nicht vor. Gelegentliche Einklemmungen sind beschrieben worden.

Die Behandlung besteht in der Entfernung des pleuralen Bruchsackes und in der Naht der Intercostalmuskulatur. Die im Erwachsenenalter in der Regel erforderliche Periostlappenplastik kann höchstens bei Patienten im späten Kindesalter und jugendlichem Alter diskutiert werden.

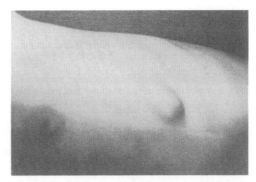
a

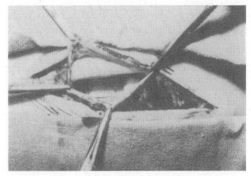
b

Abb. 3a und b. B. R., männlich, 10 Jahre. Thoraxwandhernie nach stumpfem Thoraxtrauma. (a) Vorwölbung im 7. ICR beim Pressen. (b) Operationssitus: Vorwölbung der Pleura parietalis als Bruchsack zwischen den Rippen mit dem Intercostalmuskeldefekt

II. Offene Verletzungen der Brustwand

Für das Kindesalter sind nur Einzelbeobachtungen beschrieben worden (WEBER) und zwar vorwiegend Pfählungsverletzungen oder, wie im Erwachsenenalter, Stich- und Schußverletzungen.

Die *Symptomatik* hängt ab von Art und Ausdehnung der Verletzung. Die Hauptgefahr liegt im Auftreten eines Spannungspneumothorax. Neben der klinischen Untersuchung und genauen Prüfung der Ein- bzw. Austrittsstelle, besonders nach Pfählungen, Stichen und Schüssen, wird der Thorax entlang des Verletzungskanales inspiziert.

Die *Behandlung* richtet sich nach der jeweiligen inneren Verletzung. Blutungsquellen werden verschlossen, eventuelle Lungenverletzungen übernäht und der Pleuraraum drainiert. Dauersog ist die beste Empyemprophylaxe; die offene Brustkorbverletzung wird in eine geschlossene verwandelt. Eine sorgfältige Intensivtherapie unter Gaben von Antibiotica muß angeschlossen werden.

Die *Notversorgung* der offenen Thoraxverletzung, also des offenen Pneumothorax, besteht immer darin, ihn so schnell wie möglich in einen geschlossenen zu verwandeln. Dabei wird die Wunde mit einer möglichst sterilen Kompresse bedeckt und mit breiten Heftpflasterzügen luftdicht abgeschlossen. Entwickelt sich hierbei ein Spannungspneumothorax, so erfolgt Punktion mit einer Kanüle, die mit einem angeschnittenen Gummifingerling armiert ist und somit das Entweichen der Luft nach außen gestattet, aber ihre Rückkehr in die Pleurahöhle verhütet (Tiegelsche Ventilkanüle). In der Klinik erfolgt dann die Wundrevision und operative Versorgung.

C. Verletzungen der Brustorgane

I. Traumatischer Pneumothorax

1. Geschlossener Pneumothorax

In einem geschlossenen Pneumothorax bleibt die in den Pleuraraum eingedrungene Luftmenge konstant. Es besteht keine Verbindung nach außen. Mediastinalbewegungen sind gering, Mediastinalflattern tritt nicht auf. Diese und die nach innen offene Form des Pneumothorax sind im Kindesalter am häufigsten. Selbst beim Neugeborenen ist der Pneumothorax keine Seltenheit. Die Mehrzahl der Fälle bleibt in dieser Altersgruppe aber unerkannt. Auslösende traumatische Ursachen sind hier vor allem

operativgeburtshilfliche Maßnahmen und forcierte Wiederbelebungsversuche (Überdruckbeatmung), die zum Platzen der Lungenalveolen führen (RUPPRECHT).

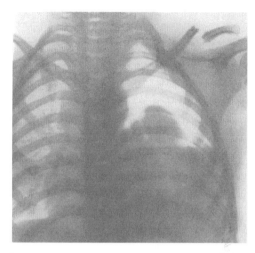

a

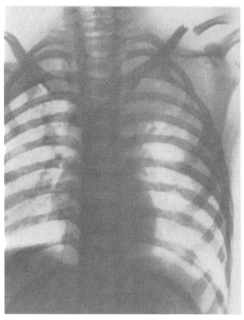

b

Abb. 4a und b. 6jähriger Knabe: Überrollungsverletzung. (a) Beidseitige Schlüsselbeinfraktur, rechts Plexusabriß, rechts Fraktur der 1. Rippe, links Fraktur der 2. und 3. Rippe, Pneumothorax links. (b) Nach Punktion des Pneumothorax wird ein Kontusionsherd im linken Oberlappen sichtbar

Symptome und Diagnostik: Je nach der Stärke des Pneumothorax können Symptome völlig ausbleiben, aber auch bis zur Aufhebung der Atembeweglichkeit auf der betroffenen Seite mit Dyspnoe, Tachykardie und wechselnden Schmerzen führen. Klinisch zeigt sich der typische Befund mit abgeschwächtem Atemgeräusch, hyposonorem Klopfschall und Veränderungen im *Röntgenbild:* entweder mit von Lungengefäßzeichnung freiem Rand oder bei totalem Pneumothorax „leerem" Thoraxraum und paramediastinal kollabierter Lunge (Abb. 4).

Therapie: Ein kleiner Pneumothorax resorbiert sich schnell spontan, größere Luftmengen müssen abpunktiert oder mit der *Monaldi-Drainage* abgesaugt werden (wie beim Erwachsenen: in der Regel im 2. ICR in der Mamillarlinie).

2. Der äußere offene Pneumothorax

Er entspricht in dem Befund und in der Therapie der äußeren perforierenden Brustkorbverletzung. Die Symptomatik ist typisch wie beim Erwachsenen, die Lunge auf der betroffenen Seite kollabiert, es kommt zu Mediastinalflattern, Mediastinalverschiebung, paradoxer Atmung und Pendelluft.

3. Der innere offene Pneumothorax

entsteht durch eine Verletzung an der Lunge oder am Bronchialbaum. Der Ablauf ist der gleiche wie beim äußeren offenen Pneumothorax.

Bei beiden Pneumothoraxformen bestehen Tachypnose, Einflußstauung der großen Hohlvenen, Widerstandserhöhung im kleinen Kreislauf, Blutdruckabfall und Tachykardie, Cyanose und Atemnot. Während der äußere offene Pneumothorax leicht zu erkennen ist, wird der Nachweis des inneren Pneumothorax mit Durchleuchtung und

Röntgenaufnahme gesichert. Die *Behandlung* des inneren offenen Pneumothorax ist der des äußeren offenen Pneumothorax entsprechend: Abpunktion und Absaugen mit der *Monaldi-Drainage*, Übergang in einen Spannungspneumothorax ist möglich.

4. Spannungspneumothorax

Vorwiegend handelt es sich um einen *inspiratorischen Spannungspneumothorax*, wobei die Luft während des Einatmens in die Pleurahöhle eintritt, aber beim Exspirieren nicht entweichen kann. Dadurch erhöht sich der intrapleurale Druck; das Mittelfeld wird immer weiter schnell nach der gesunden Seite hin verschoben, das Herz verlagert und die Atemfläche der gesunden Seite eingeengt. Das geschieht bei Kindern besonders rasch. Erfolgt keine Entlastung, dann tritt in sehr kurzer Zeit der Tod ein durch Dyspnoe und Erstickung. Mit zunehmender Spannung geht der Brustkorb in eine maximale Inspirationsstellung. Es kommt zum Tiefertreten des Zwerchfells, Abflachung der Atembewegungen, Verdrängung des Herzens zur gesunden Seite und Drosselung der großen Gefäße, zunehmende Entwicklung eines mediastinalen und Subcutanemphysems, durch das es vorübergehend zur Entlastung kommen kann.

Als Notmaßnahme wird eine *Tiegelsche* Ventilkanüle angelegt. Später muß die Ursache für den Ventilpneumothorax beseitigt werden. Vorübergehend bringt auch eine zusätzliche collare Mediastinotomie eine gute Entlastung. In der Klinik wird die Ventilnadel durch eine *Monaldi-Saugdrainage* ersetzt.

Bei Spannungspneumothorax immer an Bronchusabriß denken!

II. Hämatothorax

Er entsteht durch *Blutung in eine oder beide Pleurahöhlen*, entweder bei Zerreißung der Brustwandgefäße, Verletzungen der Lunge oder seltener des Herzens, der großen Gefäße, des Zwerchfells oder visceraler Abdominalorgane bei Zwerchfellzerreißung (Zweihöhlenverletzung!).

Die *Symptomatologie* entspricht in etwa der des Pneumothorax. Hinzu kommen jedoch, besonders bei starken Blutungen, zunehmende Schockzeichen mit Anämie, Tachykardie, Dyspnoe. *Röntgenologisch* zeigt sich eine Verdichtung bis zur massiven Verschattung. Letztlich erbringt die Punktion die Diagnose.

Die *Behandlung* besteht in möglichst frühzeitiger Punktion des Hämatoms. Nach zwei- bis dreimaligem Punktieren soll auch bei Kindern nicht gezögert werden, eine Bülau-Drainage anzulegen, da es sonst zur Schwartenbildung und zu einer Gefahr der Empyementwicklung kommt, und dies somit zur Frühdecortication zwingt. Antibiotische Abschirmung ist dringend erforderlich. Kommt die Blutung nicht zum Stehen und wird sie bedrohlich, so muß unverzüglich eine Probethorakotomie erfolgen. Auch Thoraxwandgefäße können zu erheblichen Blutungen führen!

III. Traumatisches Subcutan- und Mediastinalemphysem

Nach Verletzungen lufthaltiger Organe des Brustkorbes (Atemwege, Luftröhre) kann es zur Luftansammlung in der Subcutis des Brustkorbes, Halses und Gesichtes, aber auch Abdomens und Scrotums sowie im Mediastinalraum kommen.

Dieser *Befund* ist allerdings bei Kindern weniger häufig als bei Erwachsenen zu beobachten, da die Verletzung meist durch Anspießung der Lunge bei Rippenfrakturen auftritt. Das Bild ist typisch; es kommt zur grotesken Schwellung der betroffenen Partien, die aufgedunsen erscheinen. Die Haut fühlt sich luftkissenartig an, ein gewisses Knistern ist tastbar, die Luftansammlung unter der Haut ist röntgenologisch

durch streifig-strähnige Aufhellungen eindrucksvoll. Diesem Subcutanemphysem geht häufig das Mediastinalemphysem voraus und kann sich mit Atemstörungen, Tachykardie, Herzgeräuschen und Blutdruckabfall bemerkbar machen. Gleichzeitig besteht ein retrosternaler Druckschmerz mit Stauung und Cyanose im Bereich der Halsvenen. Röntgenologisch zeigt sich eine streifenförmige Mediastinalverbreiterung bzw. zusätzlich andere Zeichen intrathorakaler Verletzungen, die mit Luftaustritt einhergehen (Trachealruptur, Oesophagusruptur — s. dieses Kapitel).

Die *Behandlung* besteht in der *collaren Mediastinotomie*, wobei digital retrosternal eingegangen wird und eine dicke Drainage zur Offenhaltung der Wundhöhle eingeführt werden muß. In der Regel bildet sich das subcutane bzw. Mediastinalemphysem rasch zurück, wenn nicht schwere intrathorakale Verletzungen zur Notthorakotomie zwingen.

IV. Intrathorakale Trachea- und Bronchusverletzungen

Verletzungen der Trachea und der Bronchien sind relativ selten. Es besteht bei stumpfer Gewalteinwirkung aufgrund der Elastizität des Brustkorbes eine Prädisposition für das Kindes- und Jugendalter (DICK: die Hälfte der Bronchusrupturen bis zum 15. Lebensjahr; EHALT, GALL). Nach VOSSSCHULTE sollte man unterteilen in *Bronchusruptur* (partieller Einriß), *Bronchusfraktur* (Verletzung der äußeren Wandschichten einschließlich Knorpel unter Erhaltung von Schleimhaut und membranösem Teil) und *Bronchusabriß*.

Als Ursache sollen bei der Ruptur der intrathorakalen Trachea erhebliche Dreh-Scherkräfte auftreten, wobei die Wirbelsäule das Hypomochlion bildet. Dadurch entstehen Längsrisse in der Pars membranacea.

Der *Unfallmechanismus* bei Bronchus-verletzungen besteht nach TIEGEL in einer sagittalen Brustkorbkompression und damit einer keilförmigen Thoraxquetschung gegen die Wirbelsäule sowie einer zwangs-läufigen Vergrößerung des transversalen Durchmessers. Dadurch werden die nach lateral ausweichenden Lungen unter Zug gesetzt, so daß es besonders an der Ansatz-stelle des Ligamentum interbronchiale zur starken Spannung an den Hauptbronchien kommt und damit die Verletzung eingelei-tet wird.

Betroffen sind nach BRUKE beide *Haupt-bronchien* zu gleichen Teilen mit 40%, meist in einer Entfernung von 1–2 cm von der Ca-rina entfernt und nur selten als totaler Ab-riß. Die Trachea ist intrathorakal mit 9% beteiligt. Bei Kindern und Jugendlichen fehlen die beim Erwachsenen zusätzlich entstehenden Rippenfrakturen nahezu im-mer.

Intrathorakale Nebenverletzungen wer-den selten beobachtet (GEBHARDT); be-schrieben wurden Bronchialrupturen mit Verletzung der A. pulmonalis (HEBERER), mit einem traumatischen Aneurysma der A. subclavia (GIRAGOS) und mit einem post-traumatischen Aortenaneurysma (KATZ).

Weiterhin wurden über stumpf-trauma-tische Oesophago-Trachealfisteln berichtet (KRONBERGER, GALEY, RINGLER), die offen-sichtlich durch eine starke pneumatische Druckstoßwelle entstehen, wobei es zum Einriß der Trachealhinterwand und der Oesophagusvorderwand kommt und sich unter der tracheo-oesophagealen Fixation eine Fistel entwickelt.

Da die Tracheo-Bronchialverletzungen verhältnismäßig selten sind, werden sie leicht übersehen. Die Prognose ist günstig bei schneller Erkennung. Die postoperative Le-talität beträgt 5,5%, die konservative 52% (KRAUSS).

Diagnostik und Symptomatologie: Die Symptomatik ist nicht immer typisch, des-halb wird nur 1/3 der Fälle innerhalb der ersten 24 Std erkannt, zumal der Befund oft nicht von anderen schweren intrathoraka-len Verletzungen zu differenzieren ist. Die Diagnosestellung ist schwierig. Die *Sym-ptome* sind meist schwerer Schock, Dyspnoe, Cyanose, Hautemphysem, Mediastinal-emphysem, geringe Hämoptoe, Pneumo-thorax bis Spannungspneumothorax. Feh-lendes Atemgeräusch bei der Auskultation und die Unterbrechung des Luftbandes ei-nes Hauptbronchus im Röntgenbild kön-nen wichtige Verdachtsmomente sein. Manchmal läßt sich ein pfeifendes Ge-räusch auskultieren (VOSSSCHULTE). Es be-steht eine Diskrepanz zwischen den gerin-gen äußeren Verletzungszeichen und dem zunehmend bedrohlichen Zustand des Kin-des.

Neben dem klinischen Thorakalbefund zeigen sich im *Röntgenbild* entsprechende Veränderungen, wie sie vom Pneumotho-rax, Mediastinal- und Hautemphysem her bekannt sind. Man findet eine Mediastinal-verlagerung. Bei Kindern ist besonders nach Frakturen der ersten 4 Rippen zu fahnden, die gelegentlich Hinweis auf eine derartige Verletzung sein können. Die ra-sche Zunahme des Emphysems und des Spannungspneumothorax zwingt zum *Not-eingriff,* zur collaren Mediastinostomie und zum Ablassen des Spannungspneumotho-rax. Hier muß sofort zusätzlich intubiert werden, möglichst einseitig die gesunde Seite (!); notfalls ist eine Tracheotomie durchzuführen. Diesen Notmaßnahmen muß sofort die Bronchoskopie der verdäch-tigen Seite und in Zweifelsfällen die Bron-chographie folgen. In der Regel kann man mit der Bronchoskopie die Verletzung nachweisen.

Behandlung: Neben der eben geschilder-ten Nottherapie, die der typischen Behand-lung des akuten Thorax entspricht, ist die frühestmögliche *Freilegung der Verletzung* und ihre *operative Versorgung* unumgänglich. Sie muß nicht erzwungen werden (s. übersehene Bronchusrupturen), bietet aber in der Frühphase die besten Heilungsergebnisse.

Bei der Operation werden Einrisse durch Einzelnähte verschlossen, der Bronchusabriß anastomosiert durch zirkuläre Nahtvereinigung. Auch bei Begleitverletzung der betroffenen Lunge kann man im Kindesalter verhältnismäßig großzügig den Versuch der Rekonstruktion wagen und auf die Pneumonektomie verzichten. Schwierig ist hier die Wahl des Nahtmaterials, da die zarte Bronchuswand zu Einrissen und Schrumpfungen neigt. Die Vorzüge des Nahtmaterials werten wir in dieser Reihenfolge:

Supramid, Chromcatgut, Dexon, monophiler Draht.

Die übersehene Bronchusruptur: Gerade im Kindesalter entwickelt sich unter den *Symptomen* der Atembeschwerden: Dyspnoe, Cyanose und Stenose, ein Befund, der uncharakteristisch ist und zunächst nicht an eine Verletzung des Tracheo-Bronchialbaumes erinnert. Das klassische Bild der halbseitigen kompletten Atelektase entsteht erst nach Monaten. Hierbei muß eine Hypoplasie, Aplasie oder Sequestrierung der Lunge ausgeschlossen werden. Zur *kompletten Atelektase* kommt es insbesondere bei *totaler Ruptur unter Granulierung der beiden Bronchusenden*, die sich schließlich abdichten. Die distale Sekretproduktion sistiert nach einem bestimmten Binnendruck, so daß keine Bronchiektasen entstehen, vorausgesetzt, daß sich in dem im Kindesalter meist sterilen Bronchialsystem keine Infektion entwickelt. In dieser Phase ist die wichtigste *diagnostische Untersuchung* die Bronchoskopie und Bronchographie, um einen totalen bzw. partiellen Verschluß darzustellen und die entsprechende Therapie, ob Dehnung, Reanastomosierung oder Resektion festzulegen. Die Tomographie orientiert über die Veränderungen im Lungenparenchym, d.h. inwieweit Indurationen, Narben und Höhlenbildungen vorliegen.

Die *Behandlung* besteht im Kindesalter meist in der *Reanastomosierung*, sofern eine Operation nicht vorausgegangen ist, eine Infektion nicht vorliegt und intaktes atelektatisches Lungengewebe bei normalem Lungenkreislauf vorhanden ist. Nur selten muß man sich bei Kindern zu einer Bronchoplastik entschließen.

Bei Kindern wird wegen der Schrumpfungstendenz und Stenoseneigung nicht selten auch eine Resektion erforderlich (BALÁS), obgleich auch nach mehreren Monaten oder Jahren durchgeführte Rekonstruktionen verhältnismäßig günstige Funktionen zeigen (MAHAFFEY, LOGEAIS, HOOD). Die erste erfolgreiche Operation bei einem Kind führte 1931 NISSEN durch, der in einem Spätfall die Heilung durch Pneumonektomie erzielte.

V. Traumatische Torsion der Lunge

DAUGHTRY berichtete 1957 über ein 7jähriges Mädchen, bei dem eine traumatische Torsion des linken Unterlappens vorlag. Der klinische Befund glich dem eines Hämatothorax.

VI. Lungenverletzungen

Die Lungenverletzung ist im Rahmen der funktionellen Einheit Brustkorb in der Kette: Brustwand, Pleurahöhle, Lunge, Mediastinum zu betrachten. Es muß sofort geklärt werden, welche Art und Richtung die einwirkende Gewalt hatte. Äußere Wunden müssen genau beurteilt werden, und es ist zu prüfen, ob ein offener Pneumothorax, Spannungspneumothorax oder ein Mediastinalemphysem vorliegen, und inwieweit ein schwerer Schock und lebens-

gefährliche intrathorakale Blutungen eingetreten sind (VOSSSCHULTE). Die prägnante
Aussage gilt für alle intrathorakalen Verletzungen gleichermaßen, da nicht selten das
Leben des Kindes von dem schnellen und
gezielten therapeutischen Eingriff abhängt.

1. Intrapulmonale Kontusionsblutung

Bei der *Lungenkontusion* kommt es zu feinen Zerreißungen der Alveolarwände und
der kleinen Gefäße mit diffusen Blutaustrit-
ten in das Lungengewebe. Dieser Befund ist
wegen der Elastizität des kindlichen Thora-
xes mit Zunahme der Brustkorbtraumen
häufiger zu sehen. Entstehungsmechanismus (FALLON, BRUNNER, MAJOR): Plötzliche intrabronchiale Drucksteigerung bei
Thoraxkompression und gleichzeitigem re-
flektorischem Glottisschluß führt zur Lun-
genzerreißung.

Symptome und Diagnostik: Kleine Kontu-
sionsherde können in der Regel klinisch
und röntgenologisch nicht erfaßt werden.
Meist bestehen jedoch anfangs Schockzeichen, Dyspnoe, Kreislaufstörungen, Einschränkung der Zwerchfellbeweglichkeit,
später Blutbeimengungen im Sputum, Temperaturanstieg und Rasselgeräusche. Die
Lungenkontusionsblutung wird fälschlicherweise auch als „Kontusionspneumonie" bezeichnet, da sich auf der Grundlage der
Lungenkontusionsherde sekundär Pneumonien aufpfropfen können (im Erwachsenenalter nach LÖHR 60%). Diese Komplikation ist jedoch im Kindesalter sehr selten.
Röntgenologisch lassen sich drei verschiedene Formen der intrapulmonalen Kontu-
sionsblutung unterscheiden:

a) Als Zeichen der *Alveolarexsudation*
   zeigt sich eine *diffus unscharf begrenzte
   Blutung,* die homogen und von der Lap-
   pengrenze unabhängig ist, als Verschattung (fälschlicherweise „Kontusionspneumonie"). Dieser Befund ist schon

kurz nach dem Trauma nachweisbar
und bleibt über mehrere Tage bestehen
(erst bei Nichtabklingen besteht der
Verdacht auf eine Kontusionspneumonie); nach SORSDAHL kann er auch als
interstitielles Infiltrat mit peribronchia-
ler bzw. perivasculärer Blutung angesehen werden (Abb. 5).

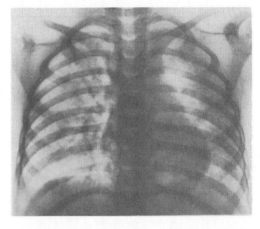

Abb. 5. 6jähriges Mädchen: diffuse Lungenkontusion li

b) *Scharf umgrenztes Lungenhämatom,* das
   sich röntgenologisch als weichteildich-
   ter, homogener, genau begrenzter Rundschatten darstellt (Abb. 6).
c) *Hohlraumbildung* bei beiden Formen
   möglich (KEMENY).

*Behandlung und Verlauf: Konservative
Maßnahmen* unter Schmerz- und Schockbekämpfung, Pneumonieprophylaxe und Applikation von Antibiotica. Dabei kommt es
zur Rückbildung des Befundes nach 1–
2 Wochen, gelegentlich bei Form b) und c)
nach 1–2 Monaten. Eine operative Therapie ist nicht erforderlich (KEMENY, BRUG-
GER, JOYNT). Funktionseinbußen wurden
bei Spätuntersuchungen bisher nie beobachtet (LÖHR u. SODER, SCHMIDT u. HOF-
MANN).

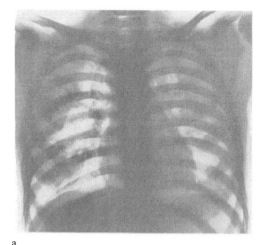

a

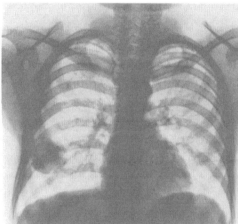

b

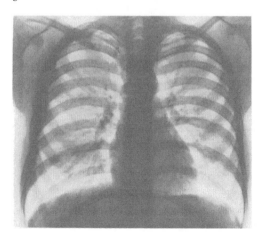

c

Abb. 6a–c. 10jähriger Junge: schweres Überrolltrauma mit Fraktur der 5. und 8. Rippe rechts. (a) Compressio thoracis, beidseitig flächige Lungenkontusion mit scharf abgegrenzten homogenen Rundschatten im rechten Mittel- und Unterfeld. (b) Rundherd nach 3 Wochen. (c) Kontrolle nach 6 Monaten. Kontusionsherd völlig resorbiert. Rippenfrakturen deutlich im Callus sichtbar

2. Lungenruptur

Lungenrupturen entstehen durch schwerste stumpfe Gewalteinwirkung und werden bei Kindern häufig im Rahmen von Mehrfachverletzungen beobachtet. Sie sind das Resultat einer *schweren Thoraxquetschung* auf der Grundlage der plötzlichen Kompression durch direkte Druckfortpflanzung auf das Parenchym oder, bei Kindern seltener, eine Folge direkter Verletzung durch Rippenfragmente.

Im Säuglings- und Kleinkindesalter ist die Lungenruptur auch durch Mund-zu-Mund-Beatmung möglich (BAUER)! Ursache können auch Stürze aus großer Höhe und Explosionen sein.

Symptome: Die *klinischen Erscheinungen* sind geprägt durch die *Behinderung des Gasaustausches* und die *Störung der Blutzirkulation.* Typische Schockzeichen: Dyspnoe, Cyanose und am häufigsten Hämoptoe, später Temperaturerhöhungen, Leukocytose, Pneumothorax und Hämatothorax sind möglich. Die Diagnose ist immer durch die Röntgenuntersuchung zu sichern, wobei der Thorax möglichst im Sitzen (SCHWARTZ u. BORMANN) geröntgt werden soll. Es zeigt sich bei Luft- und Blutaustritt ein Flüssigkeitsspiegel im Röntgenbild, der von einer Verdichtung umgeben ist (SORSDAHL) und in den ersten Tagen in Form und Größe wechseln kann. Dieser Befund kann auch multicystisch sein und sich innerhalb von Wochen langsam zurückbilden. Schwere Zerstörungen von Lungengewebe können zur Verstopfung der Luftwege führen und den Patienten schnell ad exitum bringen.

Behandlung: Schnelles und gezieltes Vorgehen ist wichtig; Ventilationsstörungen müssen beherrscht werden. Die *Atemwege* sind *frei* zu halten (s. Kapitel Allgemeines). Seitenlagerung, Intubation, Absaugen, Sauerstoff, Schockbekämpfung, Abpunktieren des Hämathothorax, evtl. Drainage; ggf. Intubation mit assistierter oder kontrollierter Beatmung und später Tracheotomie. Bei *Fortbestehen der Blutung unverzüglich Thorakotomie* und Aufsuchen der Blutungsquelle. Die Operation hat gewebsschonend zu erfolgen ohne Rücksicht auf die Segmentgrenzen. Versuch der Lungennaht (KOLB). Nur selten ist eine Lobektomie oder gar eine Lungenentfernung erforderlich.

In der postoperativen Phase Vermeidung der Gefahr des Lungenödems mit Atelektase und Kollapsneigung. Fortsetzung der assistierten bzw. kontrollierten Beatmung, später Inhalationen, Atemgymnastik.

Differentialdiagnose: Lungenabsceß, Lungentuberkulose, Lungensequestrierung, bronchogene Cyste.

3. Penetrierende bzw. perforierende Lungenverletzungen

Symptomatik, Diagnostik und Therapie richten sich hier nach den Angaben unter Lungenruptur und offenen Brustkorbverletzungen (s. entsprechende Kapitel S. 167 und 160).

VII. Posttraumatische Lungenatelektasen

Posttraumatische Lungenatelektasen sind außerordentlich selten. MAJOR beobachtete unter 450 stumpfen Thoraxverletzungen 2 Fälle.

Entstehungstheorien: a) Bronchialverschluß und Resorptionsatelektase aufgrund von Sekret, Blut- oder Schleimpfropfen. b) Lungenkrampf im Sinne einer Kontraktionsatelektase nach STURM, wobei man der Ansicht ist, daß die Lunge ein neuromuskuläres Organ sei, das aktiv Luft auspressen kann.

Der ersteren Theorie wird mehr Bedeutung zugemessen. Es findet sich hier ein erhöhter negativer intrapulmonaler Druck (bis zu 20 cm Wassersäule), der um so geringer ist, je elastischer der Brustkorb ist und je mehr das Mediastinum zur anderen Seite ausweichen kann.

Symptome und Diagnostik: Während *röntgenologisch* bei Kindern ein Zwerchfellhochstand und eine erhebliche Mediastinalverziehung beobachtet werden, sind die *klinischen Symptome* verhältnismäßig geringgradig, können aber auch, wie im Erwachsenenalter, geprägt sein von Ruhedyspnoe, Tachypnoe, kleinem und frequentem Puls, Cyanose. Dabei ist die befallene Seite abgeflacht und die Atembeweglichkeit herabgesetzt. Auf den klassischen Befund der massiven Dämpfung und des fehlenden Atemgeräusches kann man sich nicht immer verlassen. Nach GRILL ist in 75% der Fälle die rechte Lunge beteiligt.

Als Komplikation ist die sekundäre Infektion der Atelektasen bekannt, wobei es zur Bronchopneumonie bis zur Absceßbildung kommen kann.

Behandlung: Versuch der endobronchialen Absaugung. Da er nicht selten erfolglos bleibt, muß weiterhin der schon früher empfohlene Pneumothorax diskutiert werden, dessen Wirkung um so besser und rascher ist, je früher er angelegt wird. Unter diesen Bedingungen soll auch die endobronchiale Absaugung besser und schneller möglich sein. Zusätzlich Inhalation, Antibioticaprophylaxe.

D. Die Verletzungen der Speiseröhre

I. Die Oesophagusruptur

Oesophagusverletzungen sind *sehr selten*. LAUSCHKE beobachtete bei 181 Oesophagusrupturen (Literatursammlung) nur 2 Kinder. Dabei ist die isolierte Verletzung des thorakalen Oesophagus noch wesentlich seltener als die im Halsbereich. Meist handelt es sich nicht um stumpfe, sondern um Schnitt-, Stich- oder Schußverletzungen bzw. verschluckte Fremdkörper. Typisch sind auch Sturz aus großer Höhe und Druckerhöhungen bei Detonationen.

Die *Symptomatik* besteht in einer schweren zentralen und peripheren Kreislaufinsuffizienz mit Cyanose und allen Schockzeichen, Schmerzen im Brustkorb, Pleuraerguß bzw. Pneumothorax. Auffällig sind weiterhin Mediastinal- und Hautemphysem und Tachypnoe, insbesondere dann, wenn die Ruptur cervicalnah erfolgte. Dann kann es zur paraoesophagealen Luftansammlung im Halsbereich (Zeichen nach MINNIGERODE) und zur Halsschwellung kommen.

Eine erhebliche Bauchdeckenspannung mag zur Verwechslung mit akuten Situationen im Abdomen führen und zur falsch indizierten Laparotomie.

Bei perforierenden Verletzungen von außen ist das sicherste Zeichen die Entleerung von Oesophagusinhalt durch die Wunde nach außen.

Röntgenologisch kann ein Oesophagogramm mit leicht resorbierbarem Kontrastmittel die Diagnose klären.

Die *Hauptgefahr* besteht in einer schnellfortschreitenden Mediastinitis. Dysphagie, Temperaturanstieg sowie lokale und generalisierte Zeichen der Entzündung sind der Beweis. Weiterhin kann sich ein Glottisödem, ein Pneumothorax und eine eitrige Perikarditis entwickeln.

Somit ist die *Prognose* immer ernst, zumal die Oesophagusverletzung häufig erst spät erkannt wird.

Behandlung: Die *sofortige operative Versorgung der Oesophagusverletzung* ist die einzig richtige Therapie. Jede andere Maßnahme, wie Gastrostomie und Thoraxdrainagen unter Antibioticaschutz, ist riskant und kann verhängnisvoll sein. Die Oesophagusverletzung wird operativ verschlossen und das Wundbett drainiert, gleichzeitig eine Magensonde für 5–7 Tage gelegt. In Einzelfällen wird eine Gastrostomie zusätzlich notwendig sein.

II. Binnenverletzung des Oesophagus durch verschluckte Fremdkörper

Solche Verletzungen entstehen vor allem durch spitze oder scharfe Gegenstände, die sich über die Schleimhaut einspießen (Nadeln, Knochensplitter, Spielzeugteile, Abb. 7). Nach GRILL sollen das obere Oesophagusdrittel mit 68%, das mittlere mit 21% und das untere mit 11% betroffen sein.

Die *Symptomatik* hängt ab vom Grad der Verletzung des Oesophagus. Akute heftige Schmerzen können wieder verschwin-

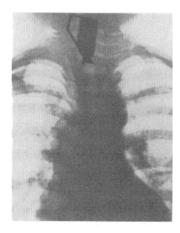

Abb. 7. 7jähriger Junge: verschluckte Spielzeugautotür, im cervicalen Oesophagus verklemmt

den. Gerade bei kleinen Kindern bleiben verschluckte Fremdkörper mitunter völlig asymptomatisch und werden erst bei der Perforation entdeckt, die schnell zur Oesophagitis und Perioesophagitis mit Absceßbildung führt. Bei kontrastdichten Fremdkörpern zeigt sich die Situation häufig schon bei der Thoraxübersichtsaufnahme; sonst hilft ein Oesophagusbreischluck mit wasserlöslichem Kontrastmittel.

Als *Komplikation* langdauernder Oesophaguswandirritationen ohne Perforation können sich posttraumatische Stenosen entwickeln, die sich therapeutisch und diagnostisch nicht von den im Kindesalter bekannten Stenosen des Oesophagus unterscheiden. Andererseits können auch bei angeborenen Stenosen oder Narbenstenosen des Oesophagus oberhalb der Enge Fremdkörperblockierungen entstehen, die nicht selten der erste Hinweis auf einen derartigen Befund sind. Die möglichst sofortige Extraktion des Fremdkörpers mit dem Endoskop ist die Therapie der Wahl. Nur in Einzelfällen wird die operative Entfernung notwendig werden.

Bei der Oesophagus*perforation* durch den Fremdkörper gelten die therapeutischen Grundsätze wie bei der Oesophagusruptur.

E. Die Verletzungen des Ductus thoracicus

Neben den scharfen penetrierenden und perforierenden Verletzungen des Ductus thoracicus, die durch Schuß- oder Stichverletzungen entstehen und beim Kind nur in Extremfällen beobachtet werden, ist die *Wandverletzung des Ductus thoracicus als Geburtstrauma*, aber auch nach reinen Brustkorbprellungen und Quetschungen, insbesondere bei Schleuderbewegungen mit plötzlicher Mediastinaldruckverschiebung bekannt geworden. Viel häufiger beobachtet man allerdings die *Verletzungen des Ductus*

thoracicus nach operativen Eingriffen im Mediastinalbereich, wobei es zu Läsionen des Milchganges kommt. So beschrieb NELIUS unter 788 Chylothoraxfällen 366 traumatisch bedingte, 35,8% davon waren Operationsfolgen. Kleine Kinder sind nur selten betroffen, bei größeren Kindern ist die häufigste Ursache eine Extensionsverletzung der Wirbelsäule. Bei leichtem Trauma muß eine Disposition vorhanden sein, d.h. eine Abnormalität im Bereich des lymphatischen Systems vorliegen.

Beidseitige Chylothoraxfälle sind durch die paarige Anlage bekannt, wenn die eine Seite nicht während der Embryonalzeit verödet.

Symptome und Diagnostik: Die *Symptome* entsprechen dem eines *Pleuraergusses.* Dieser Chylothorax wird *vorwiegend rechtsseitig* beobachtet, da der Milchbrustgang sich erst in Höhe des 4.–6. Brustwirbelkörpers nach links abwendet.

Häufig entwickelt sich der Chylothorax erst in der weiteren postoperativen bzw. posttraumatischen Phase (nach 2–3 Tagen bis zu einigen Wochen).

Die *Sicherung der Diagnose* erfolgt durch die therapeutisch notwendige und diagnostisch wertvolle *Pleurapunktion,* bei der sich milchig-trübes bis kakaofarbenes Exsudat entleert. In der laborchemischen Untersuchung zeigt das Sediment reichlich Fettkörperchen, die sich in Äther und Chloroform lösen lassen, sich durch Osmiumlösung schwarz färben und bei Zusatz von Sudan III rot. Sahnemahlzeiten und Anfärben mit lipotropen Substanzen können die Diagnose sichern, da die Färbung dann im Pleurapunktat erscheint. Auch ist die Kontrastdarstellung des Ductus thoracicus versucht worden.

Behandlung: Therapeutisch wird zunächst in leichten Fällen eine *Drainage und Dauersog* empfohlen (DECANCQ, KIRKLAND). Während dieser Zeit muß die orale Nahrungszufuhr weitgehend gedrosselt werden, evtl. Gaben mittelhaltiger Trigly-ceride (Humana-Heilnahrung mit MCT). Am besten ist eine völlige parenterale Er-nährung (GRILL). Spätestens nach 10–14 Tagen muß, falls bis dahin die Chylus-ableitung aus der Drainage nicht sistiert, die *Indikation zur Operation* gestellt werden, da längeres Hinauszögern mit einem erheb-lichen Bluteiweißverlust einhergeht (KRÜ-GER, GROPP, GREWE).

Die ideale *Versorgung der Verletzung* be-steht in der *Ligatur des zuführenden Endes*. Das distale Ductusende ist meist verschlos-sen, so daß hier die Unterbindung nicht er-forderlich ist. Läßt es sich leicht auffinden, sollte man es ebenfalls ligieren (GRILL). Zur besseren Darstellung des Milchbrustganges wird 6 Std vor der Operation Sahne oder 3–4 Std vor dem Eingriff Milch verabreicht. Dadurch kommt es zur vermehrten Weiß-ausscheidung aus dem Gang, und er läßt sich besser differenzieren. Der Ductus tho-racicus zeigt klappenbedingte Einkerbun-gen und läßt sich nach cranial ausstreichen.

F. Verletzung des Herzbeutels

I. Die stumpf geschlossenen Perikardverletzungen

Bei schweren Brustkorbprellungen, Com-pressio thoracis mit inneren Wand- und Organverletzungen, kommt es oft auch zur *Perikardzerreißung*. Dadurch entwickelt sich ein *Hämatoperikard*, bei gleichzeitigem Pneumothorax ein Pneumoperikard. Nur selten verursacht der Defekt eine Herzluxa-tion. Auch Kombinationen mit Zwerchfell-rupturen wurden bekannt (RUEFF).

Wichtig ist, daß es sehr schnell zur *Herzbeuteltamponade* kommen kann, die einen schnellen Verblutungstod verhindert, aber durch Ventrikelkompression schließ-lich doch zur letalen Kreislaufinsuffizienz

führt. Pathognomonisch ist der Schock mit hohem Venendruck (über 20 cm H_2O) und der niedrige arterielle Druck unter 80 mm Hg. Daraus resultieren paradoxer Puls, Schockzeichen mit Atemnot und Cyanose, zeltförmige Verbreiterung des Herzbeutels im Röntgenbild, was aber im akuten Fall fehlen kann, und Niedervoltage im EKG.

Plätschergeräusche beim Hämatoperi-kard und fehlender Herzspitzenstoß kön-nen Hinweise geben.

Therapeutisch wird bei geringem Häma-toperikard zunächst abgewartet, sonst aber mit beginnender Tamponade *punktiert*. Die Herzbeutelpunktion wird links vom Xy-phoid in Richtung auf die Mitte zwischen beiden Schulterblättern durchgeführt. Die Ableitung eines EKGs von der Punktions-nadel während der Punktion hilft eine Kammerpunktion zu vermeiden. Es kommt zum Negativwerden des QRS-Komplexes (GALL). Die erfolgreiche Punktion führt zur schlagartigen Besserung des venösen und arteriellen Druckes. Bei Wiederverschlech-terung ist die sofortige Freilegung des Her-zens indiziert. Das gleiche gilt für eine sich schnell entwickelnde Herzbeuteltampo-nade.

II. Scharfe penetrierende oder perforierende Herzbeutelverletzungen

Bei den *offenen Herzbeutelverletzungen* kommt es zum *Pneumoperikard* und zum *Hämatopneumoperikard*. Die Röntgenunter-suchung sichert eventuelle Fremdkörper. Die Behandlung besteht in der exakten Ver-sorgung der Wunde, eine Drainage ist in der Regel nicht erforderlich.

G. Schädigung des Herzens

Verletzungen des Herzens werden bei Kin-dern nur vereinzelt beschrieben. So berich-tet PRICE über einen 18 Monate alten Säugling. Auch in utero und intra partem sind Herztraumen bekannt geworden. Lediglich die stumpfen geschlossenen Herzverletzungen spielen im Kindesalter eine Rolle.

I. Stumpfe geschlossene Herzverletzungen

1. Commotio cordis

Hier kommt es bei einem Thoraxwandtrauma zur *Erschütterung des Herzens*, ohne anatomisch-pathologisch feststellbares Substrat. Es kommen von der kaum merkbaren Herzfunktionsstörung bis zum Tode alle Variationen vor. Im Vordergrund stehen der Schock und eine kurzdauernde Bewußtlosigkeit. Dieser Zustand bessert sich in der Regel rasch, und die Beschwerden klingen schnell ab. Das EKG ist beweisend, die Behandlung konservativ. Intravenöse Infusionen sind wegen der Gefahr der Rechtsüberbelastung sorgfältig abzuwägen. Sedativa sind indiziert. Anfangs ist wegen der hohen Flimmerbereitschaft des durch die Prellung geschädigten Herzens weder Strophanthin noch Digitalis zu empfehlen.

2. Contusio cordis

Auch hier handelt es sich um eine meist im Rahmen von schweren Thoraxverletzungen entstehende *stumpfe Schädigung des Herzens mit Substanzverletzung*. Äußerlich müssen keine Verletzungszeichen nachweisbar sein. Die Substanzverluste sind unterschiedlich groß. Wenn ein unvollständiger Einriß nur Teile der Wand betrifft, kommt es erst nach zunehmender Nekrotisierung zu einer Spätruptur nach 10–20 Tagen. Die Prognose ist ernst. Die Letalität der schweren Herzverletzung liegt bei 90%. Leichte Kontusionen heilen in der Regel gut ab.

Die *Symptomatik* ist ähnlich wie bei der Commotio cordis, jedoch kommt es zur zunehmenden Schocksymptomatik mit Bewußtseinsstörungen. Das Röntgenbild

weist auf Blutungen oder Fremdkörper hin. Das EKG ist von großer Wichtigkeit, es muß sofort nach dem Trauma angefertigt werden. Kurzfristige Verlaufskontrollen sind erforderlich. Eine Befundüberlagerung kann bei Multitraumatisierten möglich sein. Hier können die Enzymaktivitätsbestimmungen weiterhelfen (ROSENKRANZ). In der Regel findet sich eine Veränderung des QRS-Komplexes in Form von intraventriculären Reizleitungsstörungen. Kompletter und inkompletter Rechtsschenkelblock sind am häufigsten (LOUVEN).

3. Die Herzruptur bei stumpfer Thoraxverletzung

Bei *Herzwandrupturen* sind *rechter Vorhof* und *beide Kammern* annähernd zu gleichen Teilen betroffen, selten der linke Vorhof (SCHILDBERG).

Symptome: Es kommt zur Ausbildung eines *Hämatoperikards* bzw. *Hämatothorax*, die Perikardpunktion kann rasche Klärung bringen, es besteht die Gefahr der Herzbeuteltamponade. Hilfe bringt nur eine *sofortige operative Versorgung*. Bis dahin kann das Perikard drainiert werden.

Der traumatische Vorhofseptumdefekt ist von geringer Bedeutung. Die *Ruptur der Kammerscheidewand* (nach BRIGHT in 8% der Fälle) kann zu akutem Herzversagen führen durch den plötzlichen Shunt zwischen dem kleinen und großen Kreislauf.

Ein- und Abrisse von Klappensegeln, meist der Aorten- und Mitralklappe, zeigen zunächst das Bild der akuten Klappeninsuffizienz. Wenn konservative *Maßnahmen* versagen, ist bei größeren Kindern die operative Revision mit der Herz-Lungen-Maschine erforderlich. Weiterhin besteht die Möglichkeit der Coronar- und Herzwandzerreißung. Bei Verdacht auf eine solche Verletzung sollte die Behandlung in einem Herzzentrum durchgeführt werden, das speziell mit Herzchirurgie im Kindesalter vertraut ist.

II. Offene Herzverletzungen

Sie entstehen meist durch Unfälle mit Schußwaffen, durch Pfählung oder Verletzungen mit Nadeln. Immerhin beschrieb schon von BRENTANO 1890 in seiner Sammlung von Herzverletzungen 5 Fälle im Kindesalter. Die Letalität liegt immer noch bei 50% (GRILL).

Häufig sind die Erstsymptome uncharakteristisch. Bei schweren Herzverletzungen kommt es jedoch zu Schocksymptomen mit Bewußtseinsstörung. Am wichtigsten ist die *Symptomatik der Blutung aus dem Herzen*, die entweder nach außen oder in den Herzbeutel und sowohl langsam als auch schnell erfolgen kann. Eine sich rasch entwickelnde Herzbeuteltamponade kann zum Tod führen. Mitunter bildet sich ein Hämatothorax, wenn eine Verbindung zum Pleuraraum besteht. Weitere Symptome sind die des Volumenmangelschocks. Diagnostisch auffällig ist immer ein *pulssynchroner Blutaustritt aus der Wunde* oder die herzsynchrone Mitbewegung eingespießter Gegenstände oder Fremdkörper (GRILL). Auch hier ist die *Röntgenaufnahme* zur Diagnostik von Fremdkörpern und Begleitverletzungen wichtig; ferner kann das EKG eine wertvolle Hilfe leisten.

Die *Behandlung* der offenen Herzverletzung besteht immer in der *Operation*. Die Abpunktion des Hämatoperikards allein genügt in keinem Fall. Die operative Freilegung des Herzens ist die sicherste Behandlung beim Verdacht einer Herzverletzung.

H. Die Verletzung der großen Gefäße

Isolierte Verletzungen der großen Gefäße sind *außerordentlich selten*. Sie kommen häufig mit anderen Verletzungen gleichzeitig vor und werden im Kindesalter so gut wie nie beobachtet. Sie treten vermutlich erst dann auf, wenn die Gefäße eine gewisse Starre erreicht haben, bzw. bereits ein Blutgefäßschaden vorliegt.

I. Die Verletzung der Aorta

Meist ist die Aorta betroffen; es handelt sich dann um ein *kombiniertes Decelerations- und Kompressionstrauma* durch beispielsweise vertikale Abbremsung (Liftunfall) oder Sturz auf den flachen Rücken, Verschüttung und Explosion. *Traumatische Aorteneinrisse* verlaufen immer *quer* (KÜMMERLE u. RICHTER), Spontaneinrisse längs. Die totale komplette Ruptur führt zum sofortigen Verblutungstod, die partielle Ruptur entsteht meist über der Konvexität der Aorta und kann zur sekundären tödlichen Verblutung führen. Nach CARSTENSEN überleben 50% der Patienten 30 min nach dem Unfall. Die Letalitätsquote liegt nach DE MEULES bei 73%.

Das größte Problem ist die *schnelle Diagnosestellung*; die Schwierigkeiten resultieren aus den meist vorliegenden Mehrfachverletzungen. Es gibt keine typischen Symptome, Dyspnoe und Rückenschmerzen werden meist falsch gedeutet. Die zunehmende Kompressionswirkung des Hämatoms führt zur Recurrensparese, Dysphagie, *Hornerschen* Symptomenkomplex, Pulsdifferenz mit systolischen Geräuschen, evtl. Hämatothorax und einer massiven Mediastinalverbreiterung. In *60%* der Fälle ist der *Isthmus*, in *23%* die *Aorta descendens* betroffen. Wenn möglich, sollte sofort eine *Aortographie* durchgeführt werden; sie ist indiziert bei der Mediastinalverbreiterung und bei Sternumfraktur, Thoraxwandbruch, Fraktur der 1. Rippe, Claviculafraktur mit Fragmentluxation nach hinten, peripherem Pulsdefizit und unerklärbarer Hypotonie (DE MEULES).

Bei *partiellen Aortenrupturen* wurden längere Überlebenszeiten, nicht selten die Entstehung eines *posttraumatischen Aorten-*

aneurysmas, beobachtet. Dieses ist jedoch besser operativ anzugehen als die durch massive Blutung posttraumatisch erzwungene Notoperation.

Die *zweizeitige Aortenruptur* ist nach primär partiellem Einriß von Intima und Media möglich, da die Adventitia und Pleura zunächst als Schranke verbleiben. Es kommt zur gedeckten Ruptur im Frühstadium. Damit ist die Gefahr der Totalruptur groß. Nach 3–4 Wochen kann jedoch ein falsches Aneurysma entstehen durch fibröse Abkapselung des adventitiellen Hämatoms. Deswegen muß auch das posttraumatische Aneurysma später operativ versorgt werden.

Penetrierende Aortenverletzungen sind meistens durch Stich und Schuß hervorgerufen, auch durch Knochensplitter oder Nadeln aus dem Oesophagus möglich. Die Diagnostik entspricht in etwa derjenigen der stumpfen Aortenverletzungen. Meist enden sie sofort tödlich.

II. Verletzungen der Pulmonalgefäße und der Vena cava superior

sind bekannt geworden. Es kommt dabei in der Regel zum Hämatothorax, jedenfalls zum Hämatoperikard. Große Verletzungen sind immer tödlich, kleine können bei schneller Diagnostik und zügigem Vorgehen gelegentlich operativ gestellt werden.

J. Thoracoabdominale Zweihöhlenverletzungen

Sie haben an multitraumatisierten Fällen nur einen verhältnismäßig geringen Anteil. HOFMANN u. Mitarb. beobachteten bei 145 schweren Mehrfachverletzungen im Kindesalter 16 Patienten mit *thoracoabdominaler Beteiligung*. Auch GRILL weist auf den lebensbedrohlichen Zustand solcher Patienten hin. Die Gewalteinwirkung erfolgt meist im Grenzbereich zwischen Brustkorb

und Abdomen. Man findet gelegentlich untere Rippenserienfrakturen, häufig ein- oder auch mehrfache intraabdominale Organverletzungen, gelegentlich Zwerchfellzerreißungen oder bei besonders schwerer Schädigung eine Milzruptur transdiaphragmal im Thorax mit Hämatothorax. Die Diagnosestellung ist außerordentlich schwierig, zumal dann, wenn in einer Höhle eine akute Verletzung im Vordergrund steht. Besonders bei Kindern ist es kompliziert, Abdominalbeschwerden und -befunde richtig zu deuten, da sie leicht von einer Thoraxverletzung herrühren können, aber nicht unbedingt auf eine gleichzeitige abdominale Schädigung hinweisen. Solche Kinder müssen sehr sorgfältig überwacht werden. Bei zunehmenden oder bleibenden abdominalen Beschwerden, insbesondere bei Auftreten einer Abwehrspannung im Bauchraum, sollte mit einer *Probelaparotomie* nicht gezögert werden.

Diagnostisch leistet die *Röntgenuntersuchung* wertvolle Hilfe: Sie kann auf eine Zwerchfellähmung oder Zwerchfellruptur hinweisen, auf subphrenische Luftsichelbildung bei intraabdominellen Organrupturen, auf einen Hämatopneumothorax, Rippenfrakturen etc. Intraabdominelle Blutungen werden schnell zur Anämie führen und die typischen Veränderungen bewirken, die vom stumpfen Bauchtrauma her bekannt sind.

Gelegentlich finden sich offene thoracoabdominale Verletzungen bei Kindern, insbesondere in Form von Pfählungsverletzungen (SCHLAG).

Die *Behandlung* besteht im Verdachtsfall immer in der *Operation*, die je nach Dringlichkeit als Sofort-, Früh- oder planmäßiger operativer Eingriff durchgeführt wird. Dabei muß bei klaren Verhältnissen von derjenigen Körperhöhle aus, die im Vordergrund steht, angefangen werden. Meist kann man mit einer Laparotomie beginnen und dann transdiaphragmal und intercostal den Thorax zusätzlich eröffnen.

K. Verletzungen des Zwerchfelles

Zwerchfellverletzungen sind im Kindesalter *nicht sehr häufig*. Nur 4–10% der Zwerchfellverletzungen betreffen Kinder (MYERS, RADHAKRISHNA). Einzelbeobachtungen im Kindesalter (KOSZLA, ZAWARTKA) wurden wiederholt beschrieben. Zu unterscheiden sind die direkten *percutanen offenen Zwerchfellverletzungen* von außen durch Geschosse, Splitter, Messer, Pfählungen etc. von den *stumpfen indirekten subcutanen Zwerchfellverletzungen*. Offene Verletzungen werden im Kindesalter kaum beobachtet; sie bieten die Probleme der offenen Brustkorb- bzw. Abdominalverletzungen (s. S. 160).

Bei den *stumpfen Zwerchfellverletzungen* spielen als Entstehungsmechanismus in 75% der Fälle Verzögerungs- bzw. Beschleunigungskräfte bei Verkehrsunfällen eine Rolle, in 13% Verschüttungen und in 12% Stürze aus großer Höhe. Kinder werden meist angefahren.

Beim *stumpfen Bauchtrauma* kommt es zur Drucksteigerung im Bauch mit Wirkung auf das Zwerchfell mit reflektorischer Zwerchfellspannung und damit Verminderung seiner Gewebselastizität. Durch Überschreiten der Elastizitätsgrenze entstehen Einrisse in Richtung der Gewalteinwirkung in der Mitte des Zwerchfells, also im Bereich des Centrum tendineum.

Beim *stumpfen Brustkorbtrauma* kommt es zur Drucksteigerung im Brustraum, zur Zwerchfellverlängerung im rechten Winkel zur einwirkenden Gewalt, zur Überdehnung, zum Einriß und zum Abriß der Pars costalis oder lumbalis, also zum Abriß am thorakalen Ansatz. Hier sollen zusätzlich starke Verwindungs- und Abscherkräfte wirksam sein.

Der *Einriß* kann *unvollständig* sein, d.h. das Peritoneum bleibt intakt. Zwerchfellrupturen treten topographisch gehäuft nach EHRENSPERGER in einer Linie auf, die sagittal von hinten schräg nach links vorn zwischen Hiatus oesophagei und ventralem Zwerchfellansatz verläuft. Wichtig ist, daß im Gegensatz zu echten Hernien die Rupturen nahezu ausnahmslos an atypischen Stellen liegen. In *90–95%* der Fälle befinden sich die *Rupturen* sowie auch die angeborenen Defekte *auf der linken Seite* (EHRENSPERGER, SPELSBERG u. a.).

Die *Prognose* hängt ab von der Schwere der Begleitverletzungen. Bei Einzelverletzung des Zwerchfells ist die Prognose immer gut. Die Durchschnittsletalität schwankt zwischen 7 und 25% (HARRINGTON, MILLER, KÜMMERLE). Bei Kombination mit schwerem Multitrauma liegt die Letalität bei 20–40% und bei Incarceration zwischen 10 und 25% (KÜMMERLE).

Ein *zweizeitiger Zwerchfellriß* ist möglich:

a) wenn ein inkompletter Riß, bei dem das Peritoneum stehen kann (Hernia diaphragmatica vera) zu einem späteren Zeitpunkt vollständig reißt.

b) wenn ein kompletter Riß zunächst überlappt, später aber klafft und

c) rechtsseitig, wenn zunächst eine Tamponade der Ruptur durch die Leber ohne Eventeration voraus geht.

An eventerierten Eingeweiden liegen linksseitig meist Magen, Milz, Colon und Dünndarm im Thoraxraum, rechtsseitig vorwiegend die Leber.

Klinik und Diagnostik: Eine *typische Symptomatik gibt es nicht*. Die Zeichen sind abhängig von Lokalisation und Größe des Risses und davon, ob die Ruptur ein- oder zweizeitig erfolgt. Die zweizeitige Ruptur kann innerhalb weniger Minuten, aber auch erst nach Tagen auftreten. Unter solchen Bedingungen kann die Verletzung zunächst völlig symptomlos verlaufen und erst später, manchmal auch durch Zufall, entdeckt werden. Nach EBERT wird nur 1/3 der Zwerchfellverletzungen unmittelbar nach dem Unfall entdeckt. Symptome können sein: Ruhedyspnoe, Schmerzen links oder auch rechts im Brustkorb, retrosternaler Druckschmerz, phrenicusbedingter Schulterschmerz, bei der Eventeration Schockzeichen, weiterhin Herzrhythmusstörungen, Druck im Oberbauch, Brechreiz, Singultus, Obstipation, abdominale Krampfzustände. Das Abdomen kann eingefallen sein, bei intraabdomineller Blutung aber auch aufgetrieben und gespannt. Im Thorax können, aber müssen nicht bei der Auskultation Geräusche wahrgenommen werden.

Von besonderer Bedeutung ist die *Röntgenuntersuchung*. Nach Möglichkeit sollte der *Thorax* im Sitzen oder Stehen bzw. Hängen und *in 2 Ebenen* geröntgt werden. Klare Kriterien sind polycyclische Aufhellungen im Brustkorb, Verschiebung des Mediastinums nach der Gegenseite, Verschwinden oder Verschieben der Zwerchfellkuppelrundung nach oben. Unsichere Kriterien sind unklare Schattenbildung, nicht abgrenzbare Zwerchfellkontur. Weiterhin kann der cranio-konvexe Anteil eines verlagerten Abdominalorganes einen Zwerchfellhochstand vortäuschen, zumal die traumatische Zwerchfellrelaxation nach Phrenicuszerreißung bekannt ist. Den Beweis erbringt die Verabreichung eines dünnflüssigen, schnell resorbierbaren Kontrastmittels (Gastrografin), mit dem sich Magen und Dünndarm im Thorax nachweisen lassen. Neben der Abdomenübersichtsaufnahme sollten immer die Röntgenaufnahmen des Brustkorbes auch mehrfach kontrolliert werden und, wenn möglich, eine Durchleuchtung folgen. Bei spät erkannten Fällen ist die Kontrastmitteldarstellung des Magen-Darm-Kanals immer notwendig. Bei Verdacht auf rechtsseitige Zwerchfellruptur müssen ein Leberscintigramm und die Röntgenuntersuchung der Gallenblase angeschlossen werden.

Therapie: Der *Zeitpunkt der Operation* hängt ab vom Allgemeinzustand des Patienten, vom Grad der Dyspnoe und von den Begleitverletzungen. Die frühzeitige Wiederherstellung des Zwerchfells muß angestrebt werden. Sie erfordert aber eine Frühdiagnose und eine so gute Besserung des Allgemeinzustandes, daß die Operation gewagt werden kann. Nur in Ausnahmefällen ist der Eingriff als Notoperation durchzuführen.

Häufig steht die Versorgung anderer lebensgefährlicher Verletzungen im Vordergrund, zumal bei Blutungen der parenchymatösen Bauchorgane und der Lunge, Instabilität des Thorax oder schweren Schädelverletzungen.

In der Spätphase erkannte Zwerchfelldefekte können gut vorbereitet mit einem geplanten Eingriff versorgt werden. Bei akuter Einklemmung besteht die sofortige Operationsindikation. Chronische Einklemmungen können im freien Intervall operiert werden.

Wahl des Zuganges: Der *Zugang thorakal* oder *abdominal* ist *abhängig von der Art der* jeweiligen *Begleitverletzungen:* Bei zusätzlichen eindeutigen thorakalen Begleitverletzungen ist das Vorgehen thorakal, bei zusätzlichen abdominalen Verletzungen abdominal. Bei frischer Solitärverletzung des Zwerchfelles oder unklaren Begleitverletzungen auf der linken Seite erfolgt das Vorgehen immer als Laparotomie (also von abdominal) und kann notfalls als Zweihöhleneingriff fortgesetzt werden.

Veraltete Rupturen und *rechtsseitige Rupturen* werden *von thorakal* her operiert, weil das rechtsseitige Zwerchfell von thorakal her besser zugänglich ist, und weil bei veralteten Rupturen mit intrathorakalen Verwachsungen gerechnet werden muß (Desforges, Ebert, Sullivan).

Operatives Vorgehen: Die *operative Versorgung* des Zwerchfelldefektes besteht in einer *ein- bzw. zweischichtigen Zwerchfell-naht* bzw. *Fixation von Randabrissen.* Bei größeren Defekten ist die Versorgung mit lyophilisierter Dura angezeigt. Im übrigen gelten hier die Prinzipien des angeborenen Zwerchfelldefektes. Pleuradrainage und Antibioticaschutz sind selbstverständlich.

In der *posttraumatischen Frühphase* können respiratorische und kardiovasculäre Störungen auftreten mit respiratorischer Acidose, Ateminsuffizienz, Atelektasenbildung und schwerer Dysrhythmie des Herzens bis zum Herzstillstand. Dabei kann es geschehen, daß bei Narkoseeinleitung unter positivem Druck durch die manuelle Beatmung der ohnehin schon prekäre venöse Rückfluß unter die vom Herzen tragbare Grenze absinkt: letale Asystolie. *Besonders zu achten ist* auf die Ruptur abdomineller Organe, wie Milz und Leber und, im Rahmen der Mehrfachverletzungen, auf *Schädelfrakturen* (Beteiligung mit 20%) und *Frakturen von Lendenwirbelsäule und Becken* (66%).

In der *posttraumatischen Spätphase* kommt es, falls der Zwerchfellbruch nicht erkannt wurde, bei der Mehrzahl der Fälle mit Sicherheit zur *Strangulation und Incarceration der in den Thorax eventerierten Weichteile* mit all ihren Folgen (wie Ileus etc.). Nach SULLIVAN entsteht die Strangulation in 90% solcher nicht erkannten Rupturen in den ersten 3 Jahren nach dem Trauma.

In der *späten chronischen Phase* treten uncharakteristische gastrointestinale Symptome auf mit Druckschmerz im Oberbauch, Blähungen, Brechreiz, Stuhlverhalten und Koliken. Hier bringt die Röntgenuntersuchung die *klare Diagnose* (s. oben).

Differentialdiagnose des veralteten übersehenen Zwerchfelldefektes: Basale Atelektase, Ergußbildung, Zwerchfellhochstand, Relaxatio diaphragmatica, angeborener Defekt (zeigt aber scharfen costadiaphrag-malen Winkel), Pleuraschwarte, Hämatothorax, basale Pleurageschwülste, Zwerchfell- und Perikardgeschwülste, gastrogene Cysten, Lebertumoren, Duplikaturen des Magen-Darm-Kanales.

Literatur

AHRER, E.: Verletzungen des Brustkorbes im Frieden. Hefte Unfallh. **77**, 1–12 (1964).

BALÁS A., HORVATH, I., ILLES, T.: Zur Klinik der veralteten Bronchusruptur beim Kind. Z. Kinderchir. Suppl. **11**, 420–427 (1972).

BAUER, M.: Das Thoraxtrauma im Kindesalter. Münch. med. Wschr. **113**, Sonderdruck, 47. Tg. Bayer. Chir. Vereinig., S. 10 (1971).

BAY, V., HORATZ, K., SKVORC, R.: Angeborene und erworbene Bronchusstenosen und -verschlüsse im Kindesalter. Bruns' Beitr. klin. Chir. **214**, 2–20 (1967).

BLOUNT, W. P.: Knochenbrüche bei Kindern. Stuttgart: G. Thieme 1957.

VON BRENTANO, A.: Zur Kasuistik der Herzverletzungen. Berlin, Med. Dissertation 1890.

BRIGHT, E. F., BECK, C. S.: Nonpenetrating wounds of the heart. Amer. Heart J. **10**, 293–299 (1935).

BRUGGER, G., SPÄNGLER, H.: Intrapulmonales Hämatom, seltene Verletzung nach stumpfem Thoraxtrauma. Zbl. Chir. **88**, 353–356 (1963).

BRUKE: zit. bei GALL, F.: Verletzungen der Thoraxbinnenorgane nach stumpfem Trauma. Münch. med. Wschr. **113**, 544–546 (1971).

BRUNNER, A.: Die Behandlung des Hämothorax. Münch. med. Wschr. **98**, 425–428 (1956).

CARLSON, R. I., DEVELEY, W. L., GOBBEL, W. G., DANIEL, R. A.: Dehiscence of the diaphragm Associated with Fractures of the Pelvis or Lumbar Spine Due to Nonpenetrating Wounds of the Chest or Abdomen. J. thorac. Surg. **36**, 254–262 (1958).

CARSTENSEN, G.: zit. bei GALL, F.: Verletzungen der Thoraxbinnenorgane nach stumpfem Trauma. Münch. med. Wschr. **113**, 544–546 (1971).

CLAY, M. G., MUNRO, A. I.: Bilateral Diaphragmatic Hernia from Blunt Injury. Causing a Budd-Chiari-syndrome, Ann. Surg. **173**, 321–324 (1971).

DAMJE, N. G.: Grundlagen der Traumatologie des Kindesalters. Berlin-Ost: Verlag Volk und Gesundheit 1955.

DAUGHTRY, D. C.: Management of nonpenetrating thoracic injuries. Amer. Surg. **23**, 462–470 (1957).

DECANCQ, H. G., JR.: The treatment of chylothorax in children. Surg. Gynec. Obstet. **121**, 509–512 (1965).

DE MEULES, J. E., CRAMER, G., PERRY, J. F.: Rupture of aorta and great vessels due to blunt thoracic trauma. J. thorac. cardiovasc. Surg. **61**, 438–442 (1971).

DESFORGES, G., ABELMANN, W. H.: Interventricular septal defect due to blunt trauma. New Engl. J. Med. **268**, 128–132 (1963).

DICK, W.: Thoraxverletzungen im Kindesalter. Langenbecks Arch. Chir. **304**, 595–607 (1963).

DREWES, J., KONRAD, R. M., SCHULTE, H. D.: Rippenserienfrakturen und ihre Behandlung. Mschr. Unfallheilk. **70**, 110–124 (1967).

EBERT, P. A., GAERTNER, R. A., ZUIDEMA, G. D.: Traumatic diaphragmatic hernia Surg. Gynec. Obstet. **125**, 59–67 (1967).

EHALT, W.: Verletzungen bei Kindern und Jugendlichen. Stuttgart: Enke 1961.

EHRENSPERGER, J.: Die traumatische Zwerchfellruptur beim Kind. Z. Kinderchir. Suppl. **11**, 433–450 (1972).

FALLON, M.: Lung injury in intact thorax with report of case. Brit. J. Surg. **28**, 39–49 (1941).

GALEY, J. J., LANGLOIS, J., MAUREL, A., LABROSSE, CL., HAZAN, E., MATHEY, J.: Deux cas de rupture traumatique de la trachée opérés avec succés dans les premières heures, l'une trachéo-bronchique, l'autre oesophago-trachéale. Mém. Acad. Chir. **91**, 626–634 (1965).

GALL, F., ACHATZKY, R.: Verletzungen der Thoraxbinnenorgane nach stumpfem Trauma. Münch. med. Wschr. **133**, 544–546 (1971).

GEBHARDT, CH., HÖHMANN, H., HOFFMANN, E.: Intrathoracale Rupturen des Tracheobronchialsystems bei stumpfen Thoraxtraumen. Dtsch. med. Wschr. **44**, 1689–1693 (1972).

GELEHRTER, G.: Synchondrolysis sterni superior nach geringfügigem Trauma bei einem 11jährigen Knaben. Arch. orthop. Unfall-Chir. **49**, 578–580 (1958).

GIRAGOS, H., FABER, L. P., WEINBERG, W.: Concomitant intrathoracic aneurysm and bronchial rupture due to trauma. Ann. thorac. Surg. **5**, 47–54 (1968).

GÖGLER, E.: Unfallopfer im Straßenverkehr. Documenta Geigy No. 5 (1962).

GRAGE, T. B., MAC LEAN, L. D., CAMPBELL, G. S.: Traumatic Diaphragmatic Hernia. Arch. Surg. **86**, 363–378 (1963).

GREWE, H. E.: Der Chylothorax. Chir. Praxis **10**, 103–110 (1966).

GRIESSMANN, H., JACOBSEN, E., HASSELMANN, W.: Brustwand und Brustdrüse. Die Verletzungen des Brustkorbes. In: Klinische Chirurgie für die Praxis, Bd. II, S. 150–160. Stuttgart: Thieme 1961.

GRILL, W.: Notfallchirurgie in der Thoraxhöhle. Med. Klin. **58**, 312–315 (1963).

GRILL, W.: Die geschlossenen und offenen Verletzungen des Brustkorbes und der Brustorgane. Vortr. Prakt. Chir. **74**, 1–138 (1966).

GROPP, H., ENNEKER, C.: Der symptomatische Chylothorax. Thoraxchirurgie **12**, 321–328 (1964).

GÜTGEMANN, A., RICHTER, W.: Über die dringlich operative Versorgung kombinierter Verletzungen mehrerer Körperhöhlen. Münch. med. Wschr. **106**, 569–574 (1964).

HARRINGTON, S. W.: The surgical treatment of the more connon types of diaphragmatic hernia. Ann. Surg. **122**, 546–553 (1945).

HEBERER, G.: 9. Thoraxchirurgische Arbeitstagung Wien 1964. Thoraxchirurgie **12**, 224 (1964/65).

HIERHOLZER, E., WEBER, H.-G., EYDT, M.: Ductus-thoracicus-Verletzung mit Chylothorax nach stumpfem Bauch- und Thoraxtrauma. Zbl. Chir. **97**, 508–513 (1972).

HOFMANN, S., REISMANN, D., DICK, W., VOTH, D., EMMRICH, P., LILL, G.: Probleme der Mehrfachverletzungen beim Kind. Z. Kinderchir. Suppl. **11**, 345–371 (1972).

HOOD, R. M., SLOAN, H. E.: Injuries of the Trachea and Major Bronchi. J. thorac. cardiovasc. Surg. **38**, 458–480 (1959).

IRMER, W., BAUMGARTL, F., GREWE, H. E., ZINDLER, M.: Dringliche Thoraxchirurgie. Berlin-Heidelberg-New York: Springer 1967.

JEFFERY, R. M.: The Treatment of Anterior Chest Wall Injuries. Brit. J. Surg. **57**, 667–669 (1970).

JOYNT, G. H. C., JAFFÉ, F.: Solitary pulmonary hematoma. J. thorac. Surg. a43, 291–302 (1962).

KATZ, R. I., BRIGGS, J. N.: Traumatic ruptured bronchus and injury of major thoracic vessels. Ann. thorac. Surg. **3**, 235–238 (1967).

KEMÉNY, P., KÖTELES, G., DANIEL, F.: Clinical Aspects of Blunt Chest Injuries in Childhood. Acta paediat. Acad. Sci. hung. **5**, 329–338 (1964).

KEMPF, F. K., DEISTER, J.: Thoraxverletzungen, ihre Komplikationen und Behandlung. Mschr. Unfallheilk. **67**, 185–200 (1964).

KIRKLAND, I.: Chylothorax in infancy and childhood. A method of treatment. Arch. Dis. Childh. **40**, 186–190 (1965).

KÖTELES, G., WEIN, G., SZIRMAY, ZS.: Brustbeinfrakturen im Kindesalter. Chirurg **33**, 373–374 (1962).

KOLB, H.: Traumatische Lungenrupturen im Kindesalter. Z. Kinderchir. Suppl. **11**, 412–420 (1972).

KONRAD, R. M., VON MALLINCKRODT, H.: Die Zwerchfellruptur durch stumpfe Gewalteinwirkung. Zbl. Chir. **88**, 602–610 (1963).

KOSZLA, M., WALKOWIAK, M.: Urazowe Przepukliny Przeponowe u dzieci. Wiad. lek. **22**, 1989–1996 (1969).

KRAUSS, H., ZIMMERMANN, E.: Bronchusabriß. In: ENGEL, ST., HEILMEYER, L., HEIN, J., UEHLINGER, E.: Ergebnisse der gesamten Lungen- und Tuberkuloseforschung. Stuttgart: Thieme 1967.

KRONBERGER, L.: Zum Entstehungsmechanismus der traumatischen Oesophago-Tracheal-Fisteln. Klin. Med. **17**, 288–289 (1962).

KRÜGER, B. J., JAGDSCHIAN, V.: Der traumatische Chylothorax und seine Bedeutung. Thoraxchirurgie **12**, 208–214 (1964).

KÜMMERLE, F.: Die Verletzungen des Zwerchfells und ihre Behandlung. Hefte Unfallh. **87**, 89–102 (1966).

KÜMMERLE, F.: Traumatische Zwerchfellbrüche bei stumpfen und offenen Brustkorbtraumen. Langenbecks Arch. Chir. **284**, 190–194 (1956).

KÜMMERLE, F.: Die Verletzungen des Zwerchfells. Thoraxchirurgie **12**, 141–147 (1964/65).

KÜMMERLE, F., RICHTER, G.: Traumatische Ruptur der thoracalen Aorta. Dtsch. med. Wschr. **88**, 422–425 (1963).

LAUSCHKE, H., HAN, T., PEIPER, H. J.: Rupturen und Perforationen der Speiseröhre unter besonderer Berücksichtigung der pathologischen, klinischen und therapeutischen Unterschiede. Langenbecks Arch. Chir. **326**, 186–211 (1970).

LÖHR, B., SODER, E.: Über das Kontusionssyndrom und die funktionellen Spätschäden nach stumpfen Thoraxtraumen. Langenbecks Arch. Chir. **281**, 10–22 (1955).

LOGEAIS, Y., DE SAINT FLORENT: Traumatic Rupture of the Right Main Bronchus in an Eight-year-old Child Successfully Repaired Eight years after Injury. Ann. Surg. **172**, 1039–1047 (1970).

LOUVEN, B., SCHAEDE, A., PETERSEN, E., THELEN, M.,-STRAATEN, H. G., OEST, S.: Herzschäden infolge stumpfer Gewalt. Dtsch. med. Wschr. **97**, 1627–1631 (1972).

MAHAFFEY, E. D., CREECH, O., BOREN, H. G., DE BAKEY, M. E.: Traumatic rupture of the left main bronchus successfully repaired eleven years after injury. J. thorac. Surg. **32**, 312–331 (1956).

MAJOR, H.: Verletzungen der Lunge. In: Handbuch der Thoraxchirurgie (Hrsg. E. DERRA), Bd. II, S. 29. Berlin-Göttingen-Heidelberg: Springer 1958.

MAJOR, H.: Der posttraumatische Lungenkollaps. Langenbecks Arch. Chir. **284**, 177–180 (1956).

MATZNER, R.: Die Behandlung der Frakturen des Neugeborenen, des Säuglings und des Kleinkindes. Arch. orthop. Unfall-Chir. **47**, 320–335 (1955).

MILLER, J. D., et al.: Traumatic rupture of the diaphragm after blunt trauma. Brit. J. Surg. **55**, 423–430 (1968).

MINNIGERODE, W.: Ein neues Verfahren zur Frühdiagnose der Mediastinitis nach Fremdkörperverletzung der Speiseröhre. Z. Hals-, Nas.- u. Ohrenheilk. **4**, 171–192 (1923).

MÖRL, F.: Die geschlossene Thoraxverletzung und ihre Behandlung. Zbl. Chir. **90**, 1218–1230 (1965).

MÜLLER-WIEFEL, H.: Die traumatische Zwerchfellruptur. Chirurg **41**, 315–323 (1970).

MÜLLER-WIEFEL, H.: Die Diagnose der traumatischen Zwerchfellruptur. Dtsch. med. Wschr. **9**, 645–646 (1971).

MYERS, N. A.: Traumatic rupture of the Diaphragm in Children. Aust. N. Z. J. Surg. **34**, 123–127 (1964).

NELIUS, D.: Der bilaterale Chylothorax. Dtsch. Gesundh.-Wes. **22**, 1441–1449 (1968).

NISSEN, R.: Exstirpation eines ganzen Lungenflügels. Zbl. Chir. **58**, 3003–3007 (1931).

PRICE, A. C., PRAAGH, R. V., SEARS, W. P., NADAS, A. S.: Posttraumatic left ventricular myocardial infarction and rupture in infancy. J. Pediat. **72**, 656–663 (1968).

RADHAKRISHNA, C., DICKINSON, S. J., SHAW, A.: Acute Diaphragmatic Hernia from Blunt Trauma in Children. J. pediat. Surg. **4**, 553–556 (1969).

REHBEIN, F., WERNICKE, H.: The operative treatment of the funnel chest. Arch. Dis. Childh. **32**, 5–12 (1957).

REHN, J.: Verletzungen der Thoraxwand nach stumpfem Trauma. Münch. med. Wschr. **113**, 541–543 (1971).

RINGLER, W.: Ätiologie, Diagnostik und Behandlungsergebnisse erworbener Oesophagotrachealfisteln. Thoraxchirurgie **16**, 500–513 (1968).

ROSENKRANZ, K. A.: Commotio und Contusio cordis. Langenbecks Arch. Chir. **329**, 163–174 (1971).

RUEFF, F. L., VON BARY, S., SPELSBERG, F.: Traumatische Herzbeutel-Zwerchfell-Ruptur. Med. Klin. **67**, 677–680 (1972).

RUPPRECHT, E.: Pneumothorax bei Neugeborenen. Pädiat. Praxis **7**, 225–231 (1968).

SALTER, D. G., HOPTON, D. S.: Traumatic Intercostal Hernia without Penetrating Injury in a Child. Brit. J. Surg. **56**, 550–552 (1969).

SCHILDBERG, F. W.: Geschlossene Herzverletzungen aus chirurgischer Sicht. Langenbecks Arch. Chir. **329**, 174–185 (1971).

SCHLAG, G.: Zweihöhlenverletzung mit Magenprolaps und Ruptur des linken Leberlappens bei einem Kind. Zbl. Chir. **94**, 590–594 (1969).

SCHMIDT, H. D., HOFMANN, S.: Spätergebnisse nach schweren Thoraxverletzungen im Kindesalter. 11. Kinderanästhesiol. Colloquium Bremen 1972.

SCHWARTZ, A., BORMAN, J. B.: Contusion of the Lung in childhood. Arch. Dis. Childh. **36**, 557–561 (1961).

SCHULTE, H. D.: Synchondrolysen und Frakturen des Brustbeins bei Kindern und Jugendlichen. Mschr. Unfallhk. **69**, 517–525 (1966).

SCHULTE, H. D.: Brustbeinkörper-Fraktur bei einem Vierjährigen. Zbl. Chir. **95**, 892 (1970).

SORSDAHL, O. A., POWELL, J. W.: Cavitary Pulmonary Lesions following nonpenetrating Chest Trauma in Children. Amer. J. Roentgenol. **95**, 118–124 (1965).

SPELSBERG, F., PICHLMAIER, H., JUNGINGER, TH.: Die traumatische Zwerchfellruptur. Chir. Praxis **16**, 33–40 (1972).

SULLIVAN, R. E.: Strangulation and Obstruction in Diaphragmatic Hernia due to direct Trauma. J. thorac. cardiovasc. Surg. a52, 725–734 (1966).

THOMSON, N. B., jr.: Thoracic Injuries in Children. J. Trauma 2, 76–88 (1962).

VIERECK, H. J.: Traumatologie in der Chirurgischen Praxis. Berlin-Heidelberg-New York: Springer 1965.

TIEGEL, M.: Die quere Zerreißung des Bronchus nebst experimentellen Versuchen über zirkuläre Bronchusnaht. Bruns' Beitr. klin. Chir. 71, 528–543 (1911).

VOSSSCHULTE, K.: Lungenverletzungen und Fremdkörper. In: Klinische Chirurgie für die Praxis, Bd. II, S. 275–315. Stuttgart: Thieme 1961.

WEBER, R.: Offene und perforierende Thoraxverletzungen. Münch. med. Wschr. 113, 547–553 (1971).

WESTERMARK, N.: Roentgenological investigation into traumatic lung changes arisen through blunt violence to thorax. Acta radiol. (Stockh.) 22, 331–345 (1941).

WILLIAMS, J. R., BONTE, F. J.: Roentgenological Aspect of nonpenetrating Chest Trauma. Springfield/Ill.: Ch. C. Thomas 1961.

ZAWARTKA, J., MAGNOWSKI, L.: Urazowe pekniecie lewej cześci przepony u 6-letniego dziecka. Polski Tyg. Lek. 21, 2015–2016 (1966).

ZENKER, R.: Die geschlossenen und offenen Verletzungen der Lunge und des Brustfells. Langenbecks Arch. Chir. 284, 152–170 (1956).

Das Bauchtrauma

A. F. SCHÄRLI

Unter der Gesamtzahl von stationär behandelten Unfallpatienten im Kindesalter erleiden 2–6% eine abdominelle Organverletzung als Folge einer stumpfen Gewalteinwirkung. Bei knapp der Hälfte der Fälle ist nur ein einziges Organ verletzt. Bei den übrigen bestehen gleichzeitig Nebenverletzungen außerhalb der Bauchhöhle.

Als Ursache für stumpfe Bauchtraumen stehen Verkehrsunfälle mit 60–70% an erster Stelle. Weitere Ursachen sind im besonderen Aktivitätsdrang der Kinder bei Spiel und Sport, der modernen Technisierung und sehr oft in einer ungenügenden Betreuung zu suchen. In der altersmäßigen Verteilung fällt ein Häufigkeitsgipfel zwischen dem 5. und 11. Lebensjahr auf. Dies ist zugleich jener Lebensabschnitt, in dem das Kind seinen Lebensradius vergrößert, sich jeder Aufsicht widersetzt und drohende Gefahren nicht sehen kann. Noch sind die Schulwege bei uns nicht risikofrei, noch wird das Kind häufig gezwungen, mangels Spielraum seinen Spielplatz auf die Straße zu verlegen.

A. Besonderheiten

Die *äußere Gewalt* sagt beim Kinde über die Art und Schwere der Verletzung *nichts Sicheres* aus. Wir erlebten Kinder, die nach Stürzen aus großer Höhe unverletzt blieben, während bei anderen das Ausrutschen auf einem Teppich oder der Fall aus einer Säuglingswaage zu einer Organruptur führten.

Dank der *größeren Elastizität* der Gewebe kann eine momentane Spannung besser ertragen werden. Der geschmeidige und verformbare Thorax schützt die darunterliegenden Organe vor Abschleuderungs- und Contre-coup-Mechanismen.

Schwierigkeiten für die Diagnose ergeben sich beim Kinde dadurch, daß die *Anamnese stumm oder unklar* bleibt und das Ausmaß der Gewalteinwirkung nicht sicher abgeschätzt werden kann.

Das Kind drückt seine *Verletzungssymptome schlecht aus*, verschleiert sie aber nicht. Eine subtile Suche von Symptomen und die Synthese aller klinischen Zeichen werden schließlich zur Diagnose und Indikationsstellung für die Therapie gelangen lassen.

Das kindliche Gefäßsystem *kompensiert Schock und Blutung länger* als das des Erwachsenen. Der Kreislaufzusammenbruch tritt daher oft sehr plötzlich ein.

Eine vorübergehende Besserung bedeutet oft *falsche Sicherheit*. Ein freies Intervall zwischen traumatischem und hämorrhagischem Schock kommt besonders bei Milz- und Leberrupturen sowie bei Gefäßabrissen vor (Mesenterium, Äste der Bauchaorta, Vena Cava inferior, Venae hepaticae).

Die Vielzahl von subcutanen Leber- und Milzverletzungen beim Kinde erklärt sich durch die relativ *große Organoberfläche* als Kontaktfeld zur Bauchwand, die physiologische Brüchigkeit infolge Blutfülle, sowie die straffe Fixation dieser Organe durch einen festen Bandapparat.

B. Verletzungshäufigkeit

Die *prozentuale Beteiligung* der Bauchorgane an stumpfen Traumen beträgt nach der Literatur:

Milz	40–60%
Leber	10–20%
Magen-Darm-Trakt	5–15%
Mesenterium	5–8%
Pancreas	1–3%
Gallenweg	1%

C. Letalität

Die Sterblichkeit der Kinder mit Bauchhöhlenverletzungen ist abhängig vom Schweregrad der Organruptur, vom Blutverlust, von der Zahl und Art der Begleitverletzungen und nicht zuletzt von der rechtzeitigen Operation. *Noch heute wird im Durchschnitt jedes 8. Kind mit stumpfem Bauchtrauma an seiner Gesundheitsschädigung sterben.* Für Leberrupturen liegt die Letalität sogar um 30%, für Milzverletzungen zwischen 10–15%.

Nach *Reifferscheidt* verschlechtert sich die Prognose durch jedes mitverletzte Organ um 10%. Die Letalität nimmt ferner zu mit der Zahl der Nebenverletzungen. Patienten mit gleichzeitigen Thorax- oder Schädel-Hirntraumen sind besonders gefährdet (Letalität 50–80%).

D. Diagnostik

Drei Symptomengruppen prägen das Bild der Kinder mit Bauchtrauma:

1. *allgemein-körperliche Symptome,*
2. *abdominelle Symptome,*
3. *organspezifische Symptome.*

I. Allgemein-körperliche Symptome

Zu den wichtigsten Zeichen gehören zunächst jene, die sich aus der *Schocksituation* ableiten: wächserne Gesichtsblässe und fahle Konjuntiven gemahnen an Blutung. Trotz rascher Infusion bleibt ein heftiger Durst. Trockene Mundschleimhäute, das ständige Bewegen von Lippen und Zunge deuten darauf hin. Die Atmung ist stoßend und Nasenflügeln tritt auf. Kalte Acren, kollabierte periphere Venen, Schweiß im Gesicht und eine steigende Pulsfrequenz zusammen mit einem Blutdruckabfall ergänzen das Bild des initialen Schocks. Selbst bei leichten Schocksymptomen ist bei den Kindern eine verzweifelte Angst im Gesicht zu lesen. Bei zunehmender Schwere wird der Ausdruck indifferent oder gleichgültig. Schließlich tritt Bewußtlosigkeit ein.

Erbrechen kann von sämtlichen Bauchkontusionen gefolgt sein. Blutbeimengungen sind zwar verdächtig auf Magen- oder Duodenalverletzungen, wegen häufig vorliegenden Zungen- oder Schädelbasisverletzungen ist der Befund jedoch mit Vorsicht abzuwägen.

Ein frühzeitiger *Fieberanstieg* von 38–39° tritt besonders bei Parenchymblutungen auf, während Perforationen von Hohlorganen oft erst später eine Temperaturerhöhung verursachen.

II. Abdominelle Symptome

Die *Beurteilung ist erschwert* weil oberflächliche Verletzungsspuren (Schürfungen, Hämatome) fehlen oder wenn der Patient bewußtlos ist. Besonders bei Verkehrsunfällen muß immer an ein Bauchtrauma gedacht werden.

Die Diagnose ist ausschließlich durch die abdominelle Symptomatik bestimmt.

Der *Schmerz* kann spontan sein. Meist muß eine Hauptlokalisation durch wiederholte Palpation gesucht werden. Er ist charakterisiert:

a) durch seinen *Sitz.* Linker Oberbauch–Milz
Periumbilical–Magen-Darm
rechter Oberbauch–Leber
Blasengegend–Niere/Becken.
Blutungen in den Peritonealraum führen sehr rasch zu Abwehrspannung und zu Entlastungsschmerz. Diese peritonitischen Zeichen entwickeln sich ebenso schnell wie bei Perforationen von Hohlorganen;

b) durch seine *Ausstrahlung.* Ausstrahlende Schmerzen treten durch Phrenicusreizung (Abb. 1) bei Leberverletzungen in der rechten Schulter, bei Milzverletzungen in der linken auf (*Kehrsches Zeichen*). Schmerzäußerungen nach Kompression des Phrenicusverlaufs am Halse deuten auf abdominelle Blutung der entsprechenden Seite hin (SAEGESSER);

c) durch seinen *zeitlichen Ablauf:* Eine von Stunde zu Stunde zunehmende Bauchdeckenspannung macht einen Eingriff dringlich. Bei zweizeitigen Organrupturen tritt die erneute Schmerzsymptomatik erst nach einem freien Intervall auf.

In vielen Fällen ist der Leib lediglich *gebläht:* Die Darmgeräusche sind verringert und fehlen vollständig. Differentialdiagnostisch muß ein Meteorismus auch an ein retroperitoneales Hämatom denken lassen.

Perkutorisch ist es schwierig, freie Flüssigkeit in der Bauchhöhle zu erfassen. Eine Flankendämpfung ist nicht immer nachzuweisen.

Ein *schmerzhafter Douglas* ist besonders beim Kinde mit Vorsicht zu beurteilen.

1. Probepunktion des Abdomens

Neuerdings wird die Quadrantenpunktion mit Lavage der Peritonealhöhle empfohlen. Die diagnostische Sicherheit wird aber unterschiedlich interpretiert (60–95%).
Diese Methode ist besonders im Kindesalter nicht ungefährlich und kann falsche Ergebnisse durch Punktion von Gefäßen oder Hohlorganen zeitigen. Falsch-negative Resultate bei operativ verifizierten Parenchymblutungen oder Darmperforationen haben dazu geführt, daß wir die Indikation beschränkt haben. Die genaue Erfassung der klinischen Zeichen macht eine Abdominalpunktion auch meist überflüssig.

Nur unter *4 Bedingungen* führen wir daher eine Quadrantenpunktion durch.

a) Bei gestörtem Bewußtsein (Schädel-Hirntrauma),

b) bei Rippenfrakturen, die für die abdominelle Spannung verantwortlich gemacht werden können,

c) bei Hämaturie, wenn ein intraabdominelles Trauma nicht ausgeschlossen werden kann,

d) bei Beckenfrakturen, die ebenfalls eine Muskelspannung des Abdomens verursachen können.

Das *Punktat* wird untersucht auf
Azidität — Alkalinität,

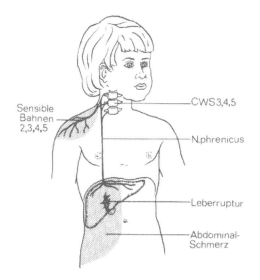

Abb. 1. Durch Phrenicusreizung treten ausstrahlende Schmerzen bei Leberverletzungen in der rechten Schulter, bei Milzverletzungen in der linken Schulter auf (Kehrsches Zeichen)

Amylase, Protein,
Galle,
mikroskopisches Sediment.

2. Laboruntersuchungen

Einmalige Bestimmungen des *Hämoglobins* und des *Hämatokrits* ergeben selten einen sicheren Hinweis. Ein massiver Anstieg der *Leukocyten* (bis 35000) ist auf innere Blutung verdächtig und wurde bei uns besonders bei Milzrupturen beobachtet. SCHRAMM hat bei Leberverletzungen in 10% einen frühen Anstieg der *Serum-Transaminasen* festgestellt. Erscheinen solche Bestimmungen in der Notfallsituation bedeutungslos, so haben sie als Ausgangswert für spätere Bestimmungen einen Sinn. Erhöhte *Serum- und Urinamylasen* können auf eine Pankreasverletzung hinweisen. Die Anfangswerte sind nach unserer Erfahrung mit Vorsicht entgegenzunehmen, da jede Streßsituation eine vorübergehende Erhöhung dieser Werte bewirken kann.

3. Röntgenbefunde

Das Aussagevermögen von Röntgenuntersuchungen des Abdomens darf nicht überschätzt werden, da selbst bei schweren Abdominalblutungen das Röntgenbild unauffällig bleiben kann. Zur Darstellung freier Luft und Flüssigkeit sind Aufnahmen im horizontalen Strahlengang bei stehendem oder hängendem Patienten vorzunehmen. Bei Schockierten gibt die Aufnahme mit transversalem Strahlengang im Liegen gute Hinweise.

4. Röntgenologische Hinweise

1. *Luftsicheln* unter dem Zwerchfell sind für Perforationen des Magen-Darmtraktes charakteristisch, bei weitem aber nicht obligat (Abb. 2).

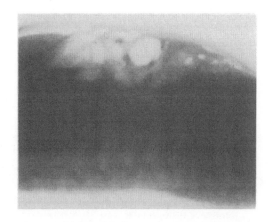

Abb. 2. Luftsichel unter Zwerchfell und über der Leber bei Dünndarmperforation (Aufnahme im Liegen)

2. Ein *Zwerchfellhochstand* oder -Stillstand weist auf eine subphrenische Blutansammlung hin und läßt an Leber- oder Milzruptur denken.

3. Für Blutung spricht auch das „*Schwimmen*" luftgefüllter Darmschlingen auf der tieferliegenden Flüssigkeit, die als homogener Schatten erscheint.

4. Organspezifische Befunde sind selten. Für Milzruptur mag die Verschiebung der Magenblase, eine homogene Verschattung des linken Oberbauches, das Verwischen der Psoaskontur sprechen. Für Leber- und Pankreasverletzungen fehlen verläßliche Zeichen.

5. *Verdrängungen* des Magen-Darmtraktes oder Wandverletzungen des Duodenums können oft durch Kontrastmittelfüllung besser analysiert werden. Solche Untersuchungen werden nur durchführbar sein, wenn keine erhöhte Dringlichkeit für eine Operation besteht und Darmperforationen sicher ausgeschlossen sind.

6. Fällt eine Nierenverletzung differentialdiagnostisch in Betracht, so ist notfallmäßig ein *intravenöses Pyelogramm* durchzuführen.

7. *Arteriographie:* Diese Untersuchung nimmt einen wichtigen Platz für die Be-

urteilung der Schwere einer Nierenverletzung ein. In der Notfallsituation einer
intraabdominellen Verletzung kommt
sie aber kaum in Betracht. Der Eingriff
ist zeitraubend, oft unsicher und für ein
Kind zu belasten. Bedeutungsvoll wird
sie jedoch in der späteren Behandlungs-
phase zur Abklärung einer zentralen
Leberruptur oder eines Pankreastrau-
mas.

8. *Szintigraphie:* Die Indikationen für die
   Szintigraphie sind ähnlich wie für die
   Arteriographie. Ihr Aussagewert steht
   dieser aber weit nach.

Trotz aller Hilfsmaßnahmen der Diagnostik (Labor, Röntgen etc.) kommt der klinischen Beurteilung des Patienten die Haupt-
bedeutung zu. Auch eine anfänglich larviert
verlaufene Blutung läßt sich diagnostizieren
und der Operationszeitpunkt rechtzeitig erkennen, wenn die folgenden Kriterien erfüllt sind:

1. Überwachung des Patienten in der In-
   tensivpflegestation.
2. Wiederholte Beobachtung und Untersuchung durch stets denselben Arzt.
3. Fortlaufende Puls-, Blutdruck- und
   Zentralvenendruck-Kontrolle.
4. Kontrolle von Abwehrspannung,
   Bauchumfang, Peristaltik in kurzen In-
   tervallen.
5. Wiederholte Hämatokrit- und Leuko-
   cytenbestimmungen.

5. Initialbehandlung

Sehr oft wird der Allgemeinzustand des Patienten es nicht gestatten, detaillierte organspezifische Untersuchungen vorzunehmen.
Die therapeutischen *Sofortmaßnahmen* bestehen in der *Schockbehandlung* und -Pro-
phylaxe. Normalisiert sich der Kreislauf innerhalb einer Stunde nach Beginn einer adäquaten Intensivbehandlung des Schocks
nicht, so muß eine Körperhöhlenblutung
angenommen werden. Differentialdiagnostisch gilt zu beachten, daß bei Schädelhirn-

traumen oder Beckenfrakturen kaum je
eine anhaltende Schocksymptomatik vorhanden ist. Läßt sich die Hypovolämie bei
akuter Bauchsymptomatik nicht rasch beherrschen, so wird eine Operation im
Schock dringlich. *Die operative Blutstillung
ist hier wesentlicher Bestandteil der Schocktherapie.*

Mit jeder Stunde *Verzug einer nötigen
Operation steigt die Sterblichkeit um 5–
10%.*

Stellt sich nach Erstuntersuchung und
Schockbehandlung nicht die Indikation für
einen Eingriff, so wird der Patient, wie oben
angeführt, überwacht. Diese Zeit ist zudem
für die röntgenologische Abklärung organ-
spezifischer Befunde zu nutzen.

III. Organspezifische Symptome

Gewisse Besonderheiten ergeben sich neben
der allgemeinen und abdominellen Symptomatik für die einzelnen Organe.

1. Verletzungen der Milz

Subcutane Verletzungen der Milz stellen
weitaus die häufigsten Folgen eines stumpfen Bauchtraumas im Kindesalter dar (40–
60%). Bei mehr als der Hälfte der Fälle sind
andere Organe mitbetroffen. Die Häufigkeit der Milzverletzung spiegelt die relative
Empfindlichkeit des Organs gegen äußere
Gewalt wider. Rippenbogen und die äußeren Bauchdecken gewähren nicht immer genügend Schutz. Auch dem kurzen Milzstiel
und dem relativen Blutreichtum wird ur-
sächliche Bedeutung beigemessen.

Klinisch bestehen Schock und allge-
meine Zeichen einer Blutung an erster
Stelle. Als weitere Hinweise gelten die pro-
gressive Zunahme des Bauchumfanges, eine
Abnahme oder das Verschwinden der
Darmgeräusche, eine deutliche subjektive
Oberbauchspannung links, eine Abwehrre-
aktion der Muskulatur. Dazu gehören fer-

ner ein Rippenkompressionsschmerz, ein fallender Hämatokrit und der Anstieg der Leukocyten. Das Kehrsche Zeichen ist auf der linken Seite positiv.

Die *zweizeitige Ruptur*, die eigentlich für alle parenchymatösen Organe möglich ist, betrifft am ehesten die Milz. Im Kindesalter wird sie aber nur selten beobachtet. Als Folge des Traumas entstehen zunächst eine Parenchymzerreißung und eine subkapsuläre Blutung. Wenn die Kapsel über die Grenzen der möglichen Elastizität gedehnt wird, so reißt sie nach Stunden, selten nach Tagen ein und die Blutung ergießt sich in das Abdomen. Klinisch wird sie nach einem initialen Schmerz und nach einer kurzdauernden Beschwerdefreiheit wieder durch eine zunehmende Blässe, durch Oberbauchschmerzen und erneuten Schock charakterisiert.

a) Röntgenzeichen bei Milzruptur

Die Abdomenübersichtsaufnahme ist zunächst durch eine Weichteildichte und eine unscharf konturierte Raumforderung des linken Oberbauches gekennzeichnet. Auch eine Deformation und Verlagerung des häufig geblähten Magens mit grober Zähnelung der großen Kurvatur ist möglich. Als weitere Hinweise gelten die Verlagerung geblähter oder spastischer Colonpartien, ein linksseitiger Zwerchfellhochstand und gelegentlich ein Pleuraerguß. Der Nachweis freier Flüssigkeit im Abdomen wird besonders bei der Aufnahme im Stehen und die Verschattung des kleinen Beckens oder Unterbauches deutlich.

All diese Zeichen sind jedoch nicht pathognomonisch. Besonders bei Mehrfachverletzten oder bei Schädel-Hirntraumen ist es klinisch oft nicht möglich, mit genügender Sicherheit die Diagnose einer intraabdominellen Verletzung zu stellen. Wo es die Klinik zuläßt, kann die Arteriographie weitere diagnostische Hinweise verleihen. Charakteristisch für Milzverletzung sind eine Verlagerung und Vergrößerung des Organs, parenchymatöse Defekte, Kontrastmittel-Extravasate, ein Spasmus der Arteria lienalis oder die Dislokation der Milz.

b) Therapie

Die Therapie der Wahl bei Milzruptur liegt in der Entfernung des Organs, da eine Milznaht technisch wegen der Brüchigkeit des Gewebes kaum möglich oder eine Sekundärruptur nicht mit Sicherheit vermieden werden kann. Zudem handelt es sich bei weitaus den meisten Fällen um vollständige Transsektionen oder Fragmentationen der Milz, hie und da um Abrisse des Organs vom Gefäßstiel. Seltener sind oberflächliche Parenchymrisse oder Kapselhämatome.

Technik: Als Zugang wählen wir einen medialen Laparatomieschnitt vom Xyphoid bis zum Nabel. Bei Bedarf kann diese Incision rechtwinklig gegen den linken Rippenrand fortgesetzt werden (Abb. 3). Auf diese Weise erhält man einen ausgezeichneten Zugang zum linken Oberbauch.

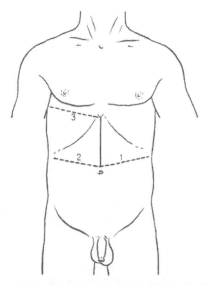

Abb. 3. Der Zugang bei akutem Bauchtrauma beginnt mit einer medianen (oder paramedianen) Laparatomie. Erweiterung nach links bei Milzruptur (*1*), nach rechts bei Lebertrauma (*2, 3*)

In Anschluß an die Organentfernung wird der Pankreasschwanz, Lage und Konsistenz der linken Niere, der Verlauf des linken Ureters, Colon und Magen sowie das Mesenterium genau untersucht. Eine Drainage des Wundbettes ist nicht erforderlich, es sei denn, das Pankreas sei verletzt.

Postoperativ verabreichen wir prophylaktisch Antibiotica. Gelegentlich gibt es Lungeninfiltrate, Atelektasen oder Pleuraergüsse zu behandeln.

Nachteilige Folgen nach Splenektomie sind selten. Mit Regelmäßigkeit tritt ein Thrombocyten- und Leukocytenanstieg auf. In den Erythrocyten zeigen sich Jolly-Körperchen. Die gesteigerte Gerinnbarkeit des Blutes durch die Zunahme der Plättchen bringt die Gefahr der Thrombosenbildung mit sich. Eine prophylaktische Antikoagulantientherapie führen wir jedoch nur dann durch, wenn die Plättchenzahl über eine Million gestiegen ist. Höchstwerte sind zwischen dem 8. und 18. Tage (bis 1,2 Mill.) zu erwarten. Nach 3–4 Wochen ist der Normwert wieder erreicht.

Eine Infektanfälligkeit nach Milzexstirpation haben wir bei einem Patienten beobachtet (Pneumokokkensepsis 1 Jahr nach Splenektomie). Unter 1000 Splenektomierten haben BILSKI u. PAQUIER et al. eine verminderte Resistenz in 8% gefunden. 40% dieser Fälle kamen an septischen Komplikationen ad exitum. Dabei handelte es sich vorwiegend um sehr kleine Kinder während dem ersten Jahr nach dem operativen Eingriff. Charakteristisch ist auch der Verlauf der Erkrankung. Aus einer Meningitis oder Pneumokokken-Pneumonie entwickelt sich sehr rasch eine Septikämie, die in foudroyantem Verlaufe häufig zum Tode führt. Geheilte Fälle neigen zu Rezidiven. Zur Zeit ist es noch nicht möglich, die Infektion zu erklären, zumal immunologische Untersuchungen keine Defekte nachweisen ließen.

Durch Verschleppung abgerissenen Milzgewebes entsteht die *Splenosis*. Es handelt sich dabei um eine Art Autotransplantation von Milzgewebe in der Abdominalhöhle oder in der Operationswunde. Die Folgen sind langdauernde Schmerzzustände und bedingen oft eine Reintervention.

2. Verletzungen der Leber

Im Kindesalter sind sie bei weitem nicht so häufig wie die Milzverletzungen. Mangels einer Tamponade durch umgebendes Gewebe ist die Blutung meist profus. Die Schocksymptomatik setzt rasch ein. Klinisch bestehen ein Palpations- oder Spontanschmerz im rechten Oberbauch und ab und zu ein Schulterschmerz rechts. Während bei Rippenfrakturen oder Beckenverletzungen ähnliche Symptome hervorgerufen werden, bessert sich der Schock bald nach adäquater Bluttransfusion. Steigt jedoch der Puls und fällt der Blutdruck und der zentralvenöse Druck weiter, so muß an ein Lebertrauma gedacht werden.

Nirgends wie hier ist wohl eine größere Berechtigung für eine Laparatomie gegeben. Selbst bei einer Fehldiagnose ist die Mortalität und die Morbidität des Eingriffes geringer als bei einer verpaßten Operation.

Laboruntersuchungen tragen zur Diagnose nicht wesentlich bei. Die röntgenologische Abklärung ist wiederum von begrenztem Wert. Angiographische oder szintigraphische Untersuchungen sind nur angezeigt, wenn bei Verdacht auf Leberruptur ein notfallmäßiger Eingriff nicht dringlich erscheint.

60% oder mehr Patienten leiden gleichzeitig an weiteren Verletzungen (Milz, Skelet, Thorax, Schädel-Hirn). In der Hälfte der Fälle entsteht die Leberverletzung am Ort der Gewalteinwirkung und äußert sich als Riß der vorderen Konvexität oder des Leberrandes. Etwas weniger häufig reißt als Contrecoup-Effekt die hintere oder obere Konvexität ein. Der rechte Lappen ist viermal häufiger betroffen als der linke. Vielfach gesehen sind auch Risse entlang der Aufhängebänder der Leber. Zu den seltenen

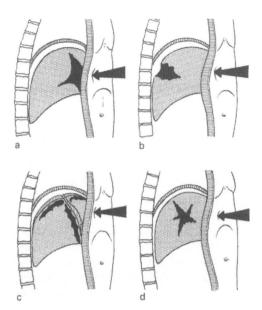

Abb.4a–d. Mechanismen der Leberverletzung: (a) Ruptur am Ort der Gewalteinwirkung, (b) Ruptur als Contre-coup-Effect, (c) Risse entlang der Aufhängebänder, (d) zentrale Ruptur

Arten gehören die sternförmigen, tieferen Risse mit zentraler Ruptur (Abb.4).

a) Therapie

Wahl der Incision: Die Operation wird mit einer Längsincision vom Xyphoid bis zum Nabel durchgeführt, damit Leber, Pankreas und Milz gleichzeitig eingesehen werden können. Wenn notwendig kann der Zugang in den rechten Thorakalraum (für den rechten Leberlappen) oder entlang dem Rippenbogen (für den linken Leberlappen) erweitert werden. Die Flexibilität des kindlichen Brustkorbes und das bewegliche Zwerchfell werden meist eine Thorakotomie umgehen lassen.

b) Versorgung der Leberverletzungen

a) *Oberflächliche Risse* werden mit tiefgreifenden Chromcatgutnähten versorgt,

sofern keine Parenchymdestruktion vorhanden ist.

b) Befinden sich die *Risse in der Nähe des Ligamentum teres*, so wird dieses mobilisiert und über die Laceration genäht. Das Aufsteppen von Netzgewebe oder von resorbierbarer blutstillender Gaze ist hier zumeist unnötig.

c) Ist die Leberverletzung so tief, daß die Wunde nicht durch einfache Naht geschlossen werden kann, liegt sie an der rechten oberen oder hinteren Konvexität, oder ist sie sternförmig geartet, so kann ein Totraum in der Tiefe der Wunde zurückbleiben. Erst die Exploration mit dem Finger wird über die innere Ruptur der Leber Gewißheit bringen. Immer ist es notwendig, zerstörtes Lebergewebe zu entfernen. Dies wird in einigen Fällen durch Wundanfrischung oder Segmentresektion gelingen. Eine Adaptationsnaht der Leber mit tiefen Matratzennähten über blutstillender Gaze ist stets mit einer Drainage nach außen zu kombinieren.

d) Schwere Gewebszertrümmerungen können nur durch partielle Hepatektomie oder Lobektomie geheilt werden. Die Kenntnis der anatomischen Segmentierung der Leber, reichlich Blut und eine gut geleitete Anästhesie sind hierzu die Voraussetzungen.

Technik: Rechte paramediane Incision. Exploration der Leber mit dem Finger. Wenn eine Resektion notwendig erscheint, wird die Incision zwischen dem 7. und 8.ICR in den Thorax fortgesetzt. Spaltung des Zwerchfells bis zur Vena cava inferior. Temporäre Kontrolle der Blutung durch Abstopfen, und falls notwendig kann das Ligamentum gastrohepaticum für Perioden bis zu 20 min abgeklemmt werden. Der Ductus cysticus und die Arteria cystica werden ligiert und durchtrennt. Darstellung des rechten Astes der Arteria hepatica, des rechten Ductus hepaticus und des rechten Astes der Vena portae. Diese Strukturen werden nacheinander ligiert und durchtrennt (Abb.5a). Der rechte Leberlappen wird dann vom Zwerchfell isoliert und die rechte Vena hepatica dargestellt (Abb.5b). Ist diese weit und kurz, so wird sie transhepatisch dargestellt und durchtrennt. Weitere kleine Venen vom rechten Lappen zur Vena cava werden ligiert. Die Untersuchung der Leber in diesem Stadium zeigt eine Demarkationslinie zwischen einem ischämischen rechten und einem normal durchbluteten linken Teil. Diese Linie liegt etwas medial des Bettes der Gallenblase. Das Leberparenchym wird nun teils durch Diathermie, teils stumpf mit den Fingern entlang der Demarkationslinie durchtrennt. Größere Gefäße und Gallen-

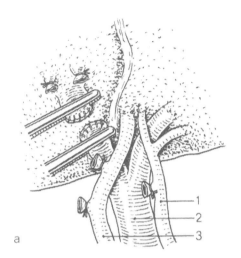

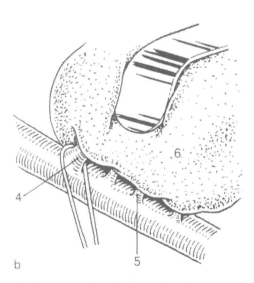

Abb. 5. (a) Darstellung der Porta hepatis: Ligatur der Arteria hepatica dextra, des rechten Ductus hepaticus und des rechten Astes der Vena portae. (b) Ligatur der Vena hepatica dextra und der Segmentvenen (*1* A. hepatica, *2* V. portae, *3* D. choledochus, *4* Vena hepatica, *5* Segmentvenen, *6* rechter Leberlappen)

gänge werden einzeln ligiert. Der Wundrand wird mit einzelnen tiefgreifenden Chromcatgutnähten komprimiert, ohne daß eine weitere Ischämie entsteht. Drainage des Ductus choledochus mit einem T-Drain. Wundbettdrainage, Pleuradrainage.

c) Postoperative Behandlung

Alle Patienten mit größerer Leberverletzung oder Leberresektion erhalten ein Breitspektrum-Antibioticum, da geschädigtes Lebergewebe für eine gramnegative Infektion anfällig ist.

2–5 mg Vitamin K sind angezeigt, da die Vitamin K-Produktion durch Antibiotica behindert wird und die Galle über eine Drainage nach außen abfließt. Bei Nachblutungen ist es angezeigt, konzentrierte Gerinnungsfaktoren (V, VI, Fibrinogen) zuzuführen.

Die Infusions- oder Transfusionsmenge ist nach dem zentralvenösen Druck abzustimmen. 10%ige Glucose als Basislösung ist erforderlich, da Patienten nach Leberresektion zu Hypoglykämie neigen. Wiederholte Gaben von Albumin und Gammaglobulin sind anzuraten.

d) Postoperative Komplikationen

Zu den häufigsten Komplikationen nach Leberrupturen gehören:

Blutungen:

Hämorrhagische Diathese: Nach massiver Leberruptur oder Leberresektion kann sie verschiedener Art sein: niedriger Fibrinogenspiegel, verlängerte Prothrombinzeit, niedere Thrombocytenzahl. Eine intravasculäre Gerinnung wird wahrscheinlich aktiviert durch die Freisetzung von Gewebs-Thromboplastin (Faktor III). Eine weitere Verschlimmerung der Blutungs- und Gerinnungszeit haben massive Bluttransfusionen von älterem Konservenblut zur Folge.

Die hämorrhagische Diathese kann kontrolliert werden durch die Zufuhr von Frischblut, frischem Plasma, Vitamin K und die Zufuhr von konzentrierten Gerinnungsfaktoren.

Hämobilie: Bei zentralen Leberrupturen mit intrahepatischen Blutungshöhlen kann ein schubweiser Abfluß des Hämatoms durch das verletzte Gallengangssystem erfolgen. Nach Tagen sammelt sich in dieser Höhle wieder Blut, Galle und Gewebsbröckel. Der Höhleninhalt wird autolysiert und anfallsweise findet eine neue Entleerung durch die Gallenwege statt, wobei auch Coagula und Gewebsbröckel mitgespült werden. Nach der Ausschwemmung füllt sich die Höhle erneut und der Vorgang wiederholt sich nach Tagen oder Wochen. Eine Cystenentleerung und die nachfolgende massive Blutung in den Darmtrakt geht oft einher mit heftigen Bauchkoliken und Bewußtseinsverlust (Abb. 6).

Typisch für eine Hämobilie ist die periodische Wiederholung der Symptome. Die Dreiheit der Symptomenfolge aber: Lebertrauma, Koliken im rechten Oberbauch, Meläna und Hämatemesis sind geradezu die klassische Trias der Hämobilie. Gelegentlich werden auch Ikterus und Fieberschübe beobachtet.

In der Abklärung nimmt die Szintigraphie mit Bengalrot (RBJ 131) einen wichtigen Platz ein. Eine zentrale Zerfallshöhle kann durch die Angiographie abgegrenzt werden.

Verlangt eine wiederholte Blutung in den Darmtrakt im Gefolge eines Lebertraumas eine erneute Laparatomie, so darf eine retrograde Cholangiographie nicht unterlassen werden. Auf diese Weise gelingt es, unerkannte Leberrisse, Blutungshöhlen und Gallengangsverletzungen zu finden.

Therapie: Die Behandlung besteht in der Eröffnung, Curettage und Drainage der intrahepatischen Kaverne, eventuell zusätzlich in der Ligatur einer Leberarterie. Partielle oder totale Lobektomien sind für jene

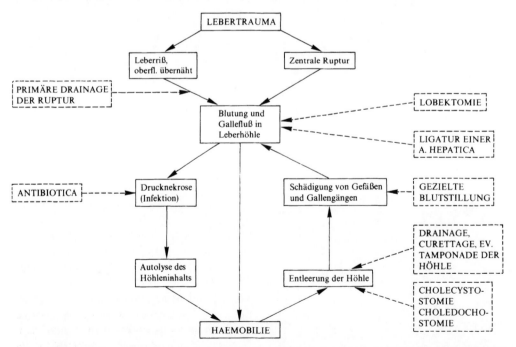

Abb. 6. Übersicht über die pathophysiologischen Zusammenhänge bei der Entstehung der Hämobilie. Die therapeutischen Angriffspunkte und Methoden zur Unterbrechung des Circulus vitiosus sind in den punktierten Rechtecken dargestellt.

Fälle vorbehalten, bei denen die Hämobilie trotz Drainage anhält.

Infektion: Beschädigtes Lebergewebe ist für gramnegative Besiedelung anfällig. So können Leberabscesse mit septischem Fieberverlauf oder sogar eine Peritonitis entstehen. Die Einschwemmung der Erreger in die Blutbahn führt zu einer Septikämie, metastatischen Abscessen und bisweilen einer Osteomyelitis.

Gefürchtet sind im Anschluß an ein Lebertrauma die pulmonalen Komplikationen (Belüftungsstörungen, Pneumonie, Lungenabscesse oder Pleuraempyem).

Galle-Komplikationen: Der Ausfluß von Galle in die Abdominalhöhle führt zu *Galle-Peritonitis.*

Ikterus: Das Serumbilirubin steigt sehr häufig nach einer Leberoperation an. In unkomplizierten Fällen fällt der Bilirubinspiegel binnen 2 Wochen wieder auf Normwerte ab. Die Genese dieses Ikterus ist bis heute unklar. Als Ursache kommen eine Gallestauung, eine veränderte Zirkulation der Leber mit erhöhtem portalen Druck und die erhöhte hepatocelluläre Belastung in Frage.

Der Einfluß von Galle in die Blutbahn führt über eine Intoxikation zum sogenannten *hepatorenalen Syndrom.* Der Ausfall der Nierenfunktion nach Lebertrauma ist von einer äußerst schlechten Prognose behaftet.

Leberzelluntergang: Eine Erholung der Leberfunktion ist normalerweise innerhalb 2–3 Wochen zu erwarten. Ein Ersatz von Leberzellmasse ist im jugendlichen Alter bis zu 4–6 Monaten möglich, wie aus wiederholten szintigraphischen Untersuchungen und aus Obduktionsbefunden hervorgeht.

3. Verletzungen der Gallenwege

Isolierte Verletzungen der Gallenblase oder der Gallenwege sind im Kindesalter sehr

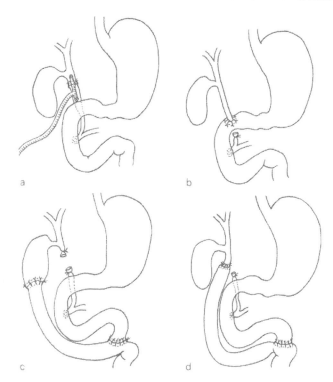

Abb. 7 a–d. Behandlungsmöglichkeiten bei Gallenwegsverletzungen: (a) Choledochusnaht, (b) Choledocho-Duodenostomie, (c) Cholecysto-Jejunostomie, (d) Choledocho-Jejunostomie

selten (weniger als 1% aller Bauchtraumen). Freie Galle im Bauchraum führt rasch zu einer Reizung des Peritoneums mit Oberbauchschmerzen, einer Spannung der Muskulatur und zu Entlastungsschmerz.

Die Behandlung der Gallenblasenruptur besteht in einer Cholecystektomie. Dem Geschick und der Erfahrung des Chirurgen bleibt es anheimgestellt, ob ein rupturierter Choledochus genäht werden kann, oder ob eine bilio-digestive Anastomose durchgeführt werden muß (Choledocho-Duodenostomie, Choledocho-Jejunostomie usw.) (Abb. 7).

4. Verletzungen des Pankreas

An der hinteren Bauchwand gelegen, ist das Pankreas gegen Traumen gut geschützt. Es bedarf einer großen Gewalt, die die Bauchspeicheldrüse gegen die Wirbelsäule quetscht und eine Verletzung herbeiführt. In einem auf 1000 Bauchtraumen ist eine isolierte Verletzung des Pankreas vorhanden.

Wenn auch die *Symptomatologie* völlig uncharakteristisch ist, so können doch gewisse Hinweise auf die richtige Fährte führen. Der *Schock* ist wegen der gleichzeitigen Reizung des Ganglion coeliacum meist ausgeprägt. In der Folge sind *Fieber, peritoneale Reizerscheinungen und Rückenschmerzen* die Regel. Durch Einfluß von Pankreassaft in die Blutbahn entsteht ein flüchtiger *Rush* mit rotem Kopf und paroxysmalen *Blutdruckveränderungen*. Eine starke Abwehrspannung fehlt häufig. Die erhöhten *Amylasewerte* im Blut und Urin helfen der Diagnostik weiter. Beweisend sind jedoch nur deutlich erhöhte und über lange Zeit anhaltende Werte, da jede Kontusion des Organs bereits einen vorübergehenden Anstieg der Amylase verursachen kann.

a) Therapie

Die Behandlung ist immer eine chirurgische. Der jeweilige Befund wird entscheiden, welches Verfahren gewählt werden muß.
1. Eine konservative Therapie ist angezeigt, wenn bei der Operation ein ödematöses oder hämorrhagisches Pankreas gefunden wird. Sie besteht in Saugdrainage des Magens, Infusion von Elektrolytlösungen und Plasma. Medikamentös wird Trasylol zur Inaktivierung der Fermentaktivität und Atropin oder Scopoloamin zur Verminderung der Sekretionsleistung empfohlen. Eine

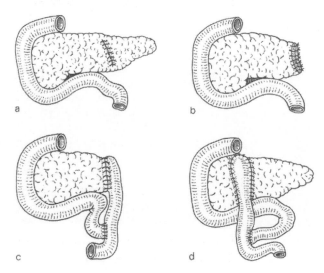

Abb. 8a–d. Möglichkeiten der Operation von Pankreasverletzungen: (a) einfache Naht, (b) Pankreasresektion und Splenektomie, (c) distale Jejunostomie mit Pankreasresektion und Splenektomie, (d) Interponierte Jejunostomie

Redondrainage sorgt für den Abfluß austretender Pankreasflüssigkeit nach außen.

2. Kleine pankreatische Risse werden durch einfache Nähte versorgt und das Wundgebiet drainiert (Abb. 8 a).

3. Bei Zertrümmerung des Pankreasschwanzes oder -Mittelteils wird eine distale Pankreasresektion zusammen mit einer Splenektomie vorgenommen. Ausfälle dadurch sind nicht zu erwarten, da bis 80% des Pankreas entfernt werden können, ohne daß endokrine oder exokrine Störungen erwachsen (Abb. 8 b).

4. Die Rekonstruktion eines verletzten Ductus pancreaticus ist besonders im Kindesalter äußerst schwierig. Geeigneter erscheint die innere Drainage über eine Roux-Y-Anastomose (Abb. 8 c). Bei vollständiger Durchtrennung des Pankreas in zwei Hälften kann die Interposition eines geschlossenen Jejunumteils gute Resultate geben (Abb. 8 d). Dadurch kann das gesamte funktionierende Pankreasgewebe mitsamt der Milz erhalten werden.

b) Komplikationen

Wird die Diagnose versäumt, kann der Tod infolge Pankreasnekrose eintreten. In glücklicheren Fällen bewirkt der Ausfluß des Pankreassaftes eine Nekrose und Autolyse des umliegenden Gewebes. Dieser Prozeß wird durch Verklebungen mit den benachbarten Organen und durch Bildung einer Kapsel aus chronisch-entzündlichem Granulationsgewebe begrenzt. Solche Pankreaspseudocysten haben keine Epithelauskleidung und liegen meist in der Bursa omentalis. Die Klinik der Pankreaspseudocyste ist durchaus charakteristisch. Nach Initialsymptomen mit Erbrechen, Schock und Bauchschmerzen klingen die Beschwerden meist innerhalb weniger Tage ab. Die Patienten werden als geheilt entlassen. Ein freies Intervall von 2 Wochen bis 2

Monaten folgt, bis wiederum Schmerzen im Bereiche des mittleren Oberbauches oder periumbilical auftreten.

Der Untersucher stellt eine Abwehrspannung im Oberbauch fest. Die Pankreaspseudocyste selbst wird als Tumor palpiert. Fieber, Leukocytose und eine massiv erhöhte Amylase im Serum und Urin ergänzen das Bild.

Auf der Abdomenleeraufnahme wird die Pseudocyste als rundliche Verschattung sichtbar. Bei der Magen-Darmpassage kommt eine Verlagerung oder Kompression des Magens nach lateral und vorne zustande (Abb. 9).

Die Therapie der Pankreaspseudocyste ist chirurgisch. Sie ist abhängig vom Sitz, der Ausdehnung und der darunterliegenden Pankreasverletzung.

1. Marsupialisation der Cyste und äußere Drainage. Da es sich um eine Pseudocyste handelt, ist eine radikale Excision der gesamten Wandung nicht möglich. Aus diesem Grund ist es ratsam, die Cystenwand mit raffenden Nähten zu ver-

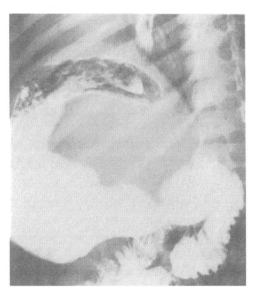

Abb. 9. Verdrängung des Magens nach lateral und vorne bei Pankreas-Pseudocyste

kleinern und eine äußere Drainage anzulegen. Für unkomplizierte Fälle ist dieses Vorgehen die Therapie der Wahl. Innerhalb von Tagen bis Wochen versiegt die Sekretion nach außen. Die Urin- und Serumamylasen normalisieren sich.

2. Bei länger dauernder Fistelung oder sichtbarer Pankreasruptur bei der Operation ist es ratsam, eine Drainage in der Form einer Roux-Y-Anastomose mit dem verletzten Pankreasteil anzulegen. Eine Cystogastrostomie oder Cysto-Duodenostomie, wie sie verschiedentlich empfohlen wird, ist nicht frei von Komplikationen und Rezidive sind möglich.

5. Verletzungen des Magen-Darmtraktes

Dank der größeren Bewegungsfreiheit und Elastizität sind Verletzungen des Magen-Darmtraktes selten. Vorwiegend werden daher Läsionen an den fixierten Stellen der Darmabschnitte beobachtet (Flexura duodenojejunalis, unteres Ileum, Colon ascendens und descendens).

Darmverletzungen werden erzeugt durch plötzliche, äußerst heftige Gewalteinwirkung auf das Abdomen (Hufschläge, Verkehrsunfälle, Stürze mit dem Fahrrad etc.). Andersartig sind die Perforationsverletzungen des Rectums und Sigma. Diese rühren meist von eingeführten Fremdkörpern her (Thermometer, Klistierspritze).

Die Symptomatik wird bei der Verletzung von Hohlorganen weniger von der Blutung und vom Schock beherrscht als von den peritonitischen Zeichen. Erbrechen, intensive Bauchdeckenspannung, Facies abdominalis, Puls- und Temperaturanstieg und ein druckdolenter und gefüllter Douglas umschreiben das Bild.

Röntgenologisch ist die freie Luft im Abdomen für eine Perforation beweisend, aber nicht obligat.

a) Verletzungen des Magens

Bedeutungsvoll sind zwei Arten von Magenverletzungen: Einrisse der Mucosa und Submucosa, sowie Perforationen. Die erste führt zu Hämatemesis und lokalisiertem Oberbauchschmerz. Da sich eine Ruptur meist bei stark gefülltem Magen ereignet, werden unter der Wucht der Gewalteinwirkung Speiseteile ins ganze Abdomen versprengt. Daraus resultiert ein massiver Peritonismus.

Operative Behandlung: Fortgesetztes Bluterbrechen verlangt zur Abklärung zunächst eine Oesophagoskopie und Gastroskopie. Dann werden eine präpylorische Gastrotomie angelegt, Blutgerinnsel abgesaugt, der Magen mit Kochsalz gespült und Blutungsstellen mit Chromcatgutnähten versorgt. Wird keine Blutung gefunden, so muß ein Katheter ins Duodenum vorgeschoben und dieses ebenfalls gespült werden.

Magenperforation: Die gesamte Oberfläche des Magens muß inspiziert werden. Perforationen werden doppelschichtig übernäht und der Magen durch Saugdrainage dekomprimiert. Eine ausgiebige Spülung der Abdominalhöhle ist notwendig, um auch die kleinsten Speisereste und die Magensäure zu entfernen.

b) Verletzungen des Duodenums

Am Duodenum verursacht das stumpfe Trauma eine Quetschung, Berstung oder einen Abriß. Während perforierende Verletzungen fast immer mit der freien Bauchhöhle kommunizieren, sind etwa ein Drittel der nach stumpfen Trauma erfolgten Rupturen retroperitoneal gelegen. Es kommt nicht zu einer diffusen Peritonitis, sondern zu einer retroperitonealen Phlegmone mit uncharakteristischer Symptomatik. Einen Hinweis auf eine retroperitoneale Duodenalruptur können die folgenden Symptome geben:

1. schmerzfreies Intervall,
2. Bluterbrechen,
3. Pulsanstieg und progressive Verschlechterung des Allgemeinzustandes,
4. ein charakteristisches Röntgenbild mit retroperitonealem Emphysem und Verstreichung der Nieren- und Psoas-Konturen.

Therapie: Eine wirksame Behandlung kann nur durch möglichst frühzeitige Operation erfolgen. Doch werden auch während einer Laparatomie Duodenalrupturen oft übersehen. Deshalb ist bei retroperitonealem Emphysem und bei galliger Imbibierung des Retroperitonealraumes, aber auch bei Hämatomen im Bereiche der Mesenterialwurzel eine genaue Revision des Duodenums unerläßlich. Sehr häufig ist eine Duodenalverletzung mit einer traumatischen Pankreatitis kombiniert.

1. Ein Verschluß der Darmwunde kann bei glattwandigen Wunden mit gut-durchbluteten Rändern mit einer spannungslosen zweischichtigen Naht oder einer End-zu-End Anastomose vorgenommen werden (Abb. 10a).
2. Bei massivem Wundhämatom ist eine konservative Lösung angezeigt. Vom Ausmaß der Schädigung und den Begleitverletzungen im Abdomen wird es abhängen, ob das Duodenum mit einer Sonde intubiert oder die Ernährung bis zu einer Erholung direkt ins Jejunum erfolgen soll. Unter Umständen ist eine temporäre Gastroenterostomie vorzuziehen. Diese läßt sich nach Abheilung der Duodenalverletzung (nach 6 Monaten) wieder verschließen.
3. Muß bei Wandnekrosen des Duodenums der Darm über größere Strecken reseziert werden, so kann der Defekt mit einer jejunalen Roux-Y-Anastomose überbrückt werden (Abb. 10b). Ein blinder Verschluß des Duodenums im Verein mit Gastroenterostomie und

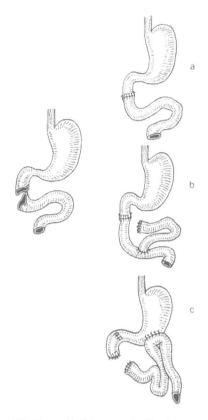

Abb. 10a–c. Verletzungen des Duodenums. Korrektur durch: (a) direkte Naht, (b) Duodeno-Jejunostomie, (c) Verschluß der Rupturstellen, Gastroenterostomie und Pyloroplastik

Pyloroplastik ist unphysiologisch, komplikationsreich und daher abzulehnen (Abb. 10c).

Postoperative Behandlung: Wegen des großen Wasser- und Elektrolytverlustes durch die Saugdrainage ist eine parenterale Ernährung und der Ersatz der verlorenen Flüssigkeit vordringlich. Bei Dünndarmverletzungen handelt es sich immer um Operationen im infizierten Gebiet. Daher sind Breitspektrum-Antibiotica notwendig.

Komplikationen: An erster Stelle stehen subphrenische oder subhepatische Abscesse oder Phlegmonen. In vielen Fällen treten

Duodenal-Fisteln auf, die sich aber meist in kurzer Zeit spontan schließen.

c) Verletzungen des Dünndarms und Colons

Stumpfe Wunden des Darmes reichen von Perforationen und Abrissen bis zu intramuralen Hämatomen und Serosa-Verletzungen. Kleinere Wunden werden übernäht, während große oder multiple Perforationen meist eine Darmresektion mit End-zu-End-Anastomose verlangen. Kleinere intramurale Hämatome heilen ohne Schwierigkeiten aus, während große Hämatome wegen Gefahr einer sekundären Perforation reseziert werden müssen. Auch hier wird die Peritonealhöhle mit 3–5 Litern Kochsalz gespült und eine Antibiotica-Lösung instilliert. Eine Drainage des Abdomens ist nicht indiziert.

Bei Mehrfachverletzungen des Colons ist es sicherer, die distalen Resektionsstellen durch eine dekompensierende proximale Colostomie zu schützen.

6. Gefäßverletzungen

Unter den intraabdominalen Gefäßen ist besonders die Arteria mesenterica superior gefährdet. Der Abriß der Mesenterialwurzel führt zu profuser Blutung und zu Infarzierung des Dünndarmes. Wegen frühzeitiger Verlegung des Gefäßlumens durch Thromben ist meist eine Gefäßnaht zu spät. Kleinere Mesenterialrisse verursachen unter Umständen massive Blutungen und einen Infarkt. Eine Darmresektion mitsamt dem geschädigten Mesenterium ist notwendig.

Die Ruptur der Aorta ist innerhalb kürzester Zeit von Exsanguination und Herzstillstand gefolgt. Kleinere Risse verursachen retroperitoneale Hämatome. Werden nur einzelne Wandschichten geschädigt, so bildet sich ein Aneurysma spurium, das für eine spätere Ruptur prädisponiert.

Bauchtraumen mit Beckenfrakturen verletzen ab und zu die Vena iliaca. Bei Le-

berabrissen kann die Vena cava inferior einreißen. Für Blutungen in die freie Bauchhöhle wird jede Therapie zu spät kommen. Erfolgreiche Gefäßnähte bei Venenrissen sind jedoch bekannt.

7. Das abdominelle Geburtstrauma

a) Verletzung parenchymatöser Organe

Die *Häufigkeit* abdomineller Geburtstraumata ist schwer zu eruieren. Allgemein wird eine Verletzung von Bauchorganen während der Geburt als seltenes Vorkommnis betrachtet. Aus einer Zusammenstellung PASTERNAKS in Finnland geht hervor, daß 1,15% aller perinatalen Todesfälle (bis zum 7. Lebenstag) auf eine Leber- oder Milzruptur zurückzuführen war.

Ätiologie und Pathogenese: In den meisten Fällen handelt es sich um subkapsuläre Hämatome der Leber. Nur selten werden Parenchymrisse und Rupturen beobachtet. Im Gegensatz zu den Abdominaltraumen im späteren Lebensalter sind Milzverletzungen sehr selten. In der Literatur sind bisher nur 60 Fälle mitgeteilt worden.

Im Einzelfall ist meist schwer zu ermitteln, ob eine Geburt mit schwieriger Kindesentwicklung für die Parenchymverletzung direkt verantwortlich ist. Daher hat man gelegentlich eine Asphyxie für die Leberblutung angeschuldigt.

Frühgeburten oder Mangelgeburten, wie auch übertragene Kinder scheinen ebenso wie makrosome Neugeborene (mehr als 4000 g Geburtsgewicht) häufiger eine Leberverletzung aufzuweisen als am Termin Geborene mit Normalgewicht.

Für ein Milztrauma gelten als prädisponierend eine konnatale Syphilis, sowie eine Erythroblastosis foetalis, die beide zufolge ihrer Splenomegalie eine vermehrte Blutfülle und Zerreißbarkeit des Organs aufweisen.

Schwangerschafts- und Geburtsanamnese: Eine schwere Geburt, Prämaturität und Übertragung dürfen nur als Hinweise gelten, da über die Hälfte aller Patienten mit geburtstraumatischem Bauchtrauma normalgewichtig und termingerecht geboren werden. Wesentlich ist es aber, eine Syphilis der Mutter oder eine Rhesus- bzw. ABO-Inkompatibilität sowie familiäre Blutungsübel zu kennen. Daß ein Sturz der Mutter kurz vor der Geburt des Kindes zu einer intrauterinen Ruptur eines kindlichen Organs führte, haben wir bei einem eigenen Falle nachweisen können.

Symptome: Im Vordergrund stehen die Zeichen eines akuten Blutverlustes, die ein cyanotisches Herzvitium oder eine Pneumonie vortäuschen können. GIDEON unterscheidet drei hauptsächliche Symptomengruppen:

a) Zeichen eines massiven *Blutverlustes:* Dabei ist besonders eine plötzliche Blässe, eventuell eine Cyanose oder ein Kreislaufkollaps augenscheinlich. Ein Blutdruckabfall, Tachypnoe und Hyperthermie erscheinen gleichzeitig. Durch Resorption von Blut aus der Abdominalhöhle, eventuell auch als Folge einer Blutgruppen-Inkompatibilität ist ein Ikterus nachzuweisen. Labormäßig werden ein Hämoglobin-Abfall und ein erhöhter Bilirubinspiegel gefunden.

b) Zeichen eines *abdominellen Hämatoms:* Unter Umständen ist ein „Tumor" in abdomine palpierbar, der einen Coagulum in der Leber- oder Milzgegend entspricht. Bei subkapsulären Blutungen ist lediglich ein tiefstehender Leberrand zu tasten.

c) Zeichen eines *Hämoperitoneum:* Das Abdomen ist stark gefüllt. Eine Flankendämpfung wird perkutiert. Die Darmgeräusche verschwinden und ein Subileus stellt sich ein. Durch Punktion des Abdomens kann frisches Blut aspiriert werden. Besteht eine Hernia inguinalis, so wird das Scrotum bläulich verfärbt und aufgetrieben.

Im Gegensatz zum älteren Kinde ist die Parenchymblutung mit *freiem Intervall* beim Neugeborenen häufiger. Die Leber- oder Milzkapsel wird nach Stunden oder Tagen unter dem Druck des autolysierten Blutes gesprengt und eine profuse Blutung ergießt sich in den Bauchraum.

Differentialdiagnostisch ist immer eine Hirnblutung, aber auch eine andere Form einer schweren Anämie gegenüber einem Bauchtrauma abzugrenzen. Bei einer Milzruptur als Komplikation einer rhesusbedingten Anämie wird vorwiegend das indirekte Bilirubin erhöht sein, während bei Blutfarbstoff-Resorption aus dem Abdomen direktes Bilirubin nachzuweisen ist.

Röntgenbefunde: Die Röntgendiagnose beruht vornehmlich in drei Befunden:

1. Im Nachweis freier Flüssigkeit. Charakteristisch ist das „Schwimmen" luftge-

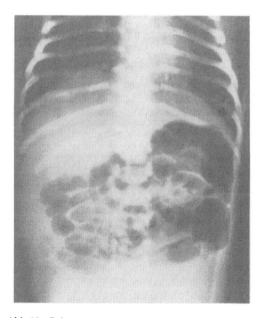

Abb. 11. Geburtstraumatische Ruptur der Leber. Charakteristisch ist in der hängenden Röntgenaufnahme das „Schwimmen" der Därme über einem „Blutsee" im kleinen Becken und Unterbauch

füllter Därme über einer tieferliegenden Flüssigkeit (Abb. 11) sowie eine „Septenbildung" zwischen den einzelnen Darmschlingen.

2. Im Nachweis eines „Tumors" als Ausdruck eines Coagulums im Bereiche der Leber oder Milz, evtl. auch die Darstellung einer vergrößerten Leber, die infolge einer subkapsulären Blutung entstanden ist.

3. In der Verlagerung von benachbarten Strukturen (Magenblase, Colon, Dünndarm).

Laboruntersuchungen: Für Blutung spricht ein stetiger Abfall des Hämoglobins und Hämatokrits, ferner die ansteigenden direkten Bilirubinwerte. Als Hinweis darf auch eine zunehmende Verschlechterung des Gerinnungsstatus oder ein eindeutiger Gerinnungsdefekt gelten.

Therapie: Obwohl Erfolge mit konservativer Therapie einer subkapsulären Blutung mit Transfusionen und der Zufuhr von Vitamin K und konzentrierten Gerinnungsfaktoren mitgeteilt worden sind, erachten wir wegen der Gefahr einer zweizeitigen Blutung die Laparatomie als Vorgehen der Wahl. Dabei läßt sich das Ausmaß der Blutung und Verletzung feststellen. Die chirurgische Blutstillung einer Leberverletzung oder die Splenektomie verhindern eine zweizeitige Blutung. Ein gleichzeitig bestehender *Ikterus ist keine Kontraindikation* für eine Laparatomie. Bei einem unserer Patienten setzte nach vorgängiger Austauschtransfusion die abdominelle Blutung erneut und mit besonderer Heftigkeit ein. Eine Laparatomie wurde schließlich unter wesentlich schlechteren Bedingungen dringend. Es versteht sich selbstredend, daß eine Operation unter gleichzeitiger Transfusion von Frischblut und Gerinnungsfaktoren sowie unter Vitamin K- und Calciumgluconat-Zufuhr durchgeführt werden muß. Der raschen Acidose des Neugeborenen ist mit Gaben von Natrium-Bicarbonat und

der ständigen Kontrolle der Astrupwerte zu begegnen.

Prognose: Unter der aktiveren operativen Haltung der letzten Jahre hat sich auch die Prognose der Blutung bei geburtstraumatischen Schädigungen von Bauchorganen gebessert.

b) *Ruptur von Hohlorganen*

Seltener als Parenchymrisse sind die Verletzungen des Magens oder des Darmtrakts. Bei der Magenperforation handelt es sich meist um eine angeborene Muskelwandschwäche, die durch die Magenfüllung beim ersten Schreien des Kindes bereits zum Bersten kommt. Unter Umständen jedoch reißt die Magenwand besonders bei Reanimationsbehandlungen durch Maskenbeatmung ein.

Ob derartige Muskelwanddefekte auch im Bereiche des Dünndarmes oder Colons vorkommen, ist unklar. Bei 2 eigenen Fällen schien jedoch die schwierige Kindesentwicklung bei der Geburt an der Perforation des Colon ascendens direkt verantwortlich zu sein.

Die klinischen Zeichen sind weit andersartig als bei einer Parenchymblutung. Die Kinder fallen frühzeitig auf durch ein aufgetriebenes und druckdolentes Abdomen. Die Bauchhaut ist gespannt und glänzend. Die Venen über dem Abdomen werden deutlicher sichtbar. Das Kind nimmt eine aschgraue Verfärbung an. Unter der Luftfüllung des Abdomens wird die Atmung erschwert und neben Tachypnoe ist Nasenflügeln sichtbar. Frühzeitig treten eine metabolische Acidose und eine Septikämie mit Schocksymptomen auf.

Neben der klinischen Diagnostik hilft hier besonders das Röntgenbild weiter. Fast immer führt die freie Luft im Abdomen auf die richtige Fährte.

Die **Therapie** kann nur chirurgisch sein. Sie besteht in einer Übernähung einer Perforation oder in der Resektion eines geschädigten Magen- oder Darmabschnittes. Bei Perforationen des Colons halten wir eine temporäre Vorlagerung (Colostomie) des verletzten Dickdarmabschnittes im Neugeborenenalter für sicherer als eine End-zu-End-Anastomose.

Nach der Erholung des Patienten aus Acidose und Septikämie läßt sich die Reanastomosierung gefahrlos durchführen.

Prognose: Auch für Rupturen von Hohlorganen sind die Aussichten sehr schlecht. Viele dieser Patienten erliegen der Septikämie und deren Komplikationen. Je rascher und zielgerechter jedoch Diagnose und Therapie erfolgen, desto besser wird die Chance für ein Überleben.

Literatur

BETTEX, M., KUFFER, F., SCHAERLI, A.: Über die Pseudocyste des Pancreas im Kindesalter. Schweiz med. Wschr. **96**, 342 (1966).

BILSKI-PASQUIER, G., BONNET-GAJODOS, M.: Le risque infectieux après splénectomie chez l'enfant. Ann. Pédiat. **41**, 342 (1962).

BLUMGART, L. H., VAIRABUKKA, T.: Injuries to the liver. Brit. Med. J. **1972 I**, 158.

FLACH, A., KUDLICH, H.: Zur Klinik und Therapie der Duodenalverletzungen. Chir. Praxis **9**, 219 (1965).

GIEDION, A.: Die geburtstraumatische Ruptur parenchymatöser Bauchorgane. Helv. paediat. Acta **18**, 349 (1963).

HAMELMANN, H., NITSCHKE, J.: Intraperitoneale Blutungen nach stumpfen Bauchtraumen. Chirurg **42**, 433 (1971).

MADDING, G. F., KENNEDY, P. A.: Nonpenetrating thoraco-abdominal injuries. Surg. Clin. N. Amer. **52**, (1972).

NORTHRUP, W. F., SIMMONS, R. L.: Pancreatic trauma: A review. Surgery **71**, 27 (1972).

REIFFERSCHEIDT, M.: Zur Klinik der Leberverletzungen. Langenbecks Arch. Chir. **288**, 361 (1958).

RICKHAM, P. P., JOHNSON, J. H.: Neonatal surgery. London: Butterworths 1969.

RUMLOVA, E., SCHAERLI, A.: Pränatal traumatische Milzruptur. Z. Kinderchir. **11**, 477–481 (1972).

SCHÄRLI, A., STIRNEMANN, H.: Traumatische Hämobilie im Kindesalter. Z. Kinderchir. **4**, 33 (1967).

SCHWAMM, W.: Fermentbestimmungen bei stumpfen Bauchverletzungen. Med. Welt **41**, 706 (1964).

Verletzungen der Urogenitalorgane

W. Lutzeyer und S. Lymberopoulos

A. Allgemeine Gesichtspunkte

In industrialisierten Ländern mit relativ guten hygienischen Bedingungen steht der Unfall als Todesursache mit 50% an der Spitze der gesamten Sterblichkeit. Mit der zunehmenden Motorisierung ist auch eine prozentuale Zunahme der Verletzungen des Urogenitalsystems festzustellen. Bei größeren Statistiken vor dem zweiten Weltkrieg war die Zahl der Verletzungen der Nieren und ableitenden Harnwege im Vergleich zu der Gesamtzahl der unfallbedingten Körperschäden mit 0,1–0,5% relativ niedrig (Hienzsch, 1960). Die Veröffentlichungen der letzten Jahre weisen jedoch eine absolute Zunahme der Urogenitalverletzungen auf bis 2% (Bergmann, 1959).

Im Kindesalter waren in den letzten 10 Jahren 40–60% aller stumpfen Bauchtraumen, inbegriffen die Verletzungen des Urogenitalsystems, durch Verkehrsunfälle und Straßenunfälle beim Spielen bedingt. Im Erwachsenenalter hingegen dominieren mit 43% die Unfälle in der Industrie und im Haus, während reine Sportunfälle mit 15–20% angegeben werden. Dies hängt unter anderem damit zusammen, daß die kindlichen Unfälle beim Spielen auf der Straße z.T. als Verkehrsunfälle registriert werden.

Beim stumpfen Bauchtrauma im Kindesalter werden die Nieren in über 50%, die Harnblase und Harnröhre in fast 7% und der Harnleiter in 0,5% aller Verletzungen der intra- und retroperitonealen Organe betroffen (Krumhaar et al., 1969). Hierbei handelt es sich um stationär eingewiesene und diagnostizierte Fälle. Der reelle Anteil der nicht selten latent verlaufenden Verletzungen der Nieren und ableitenden Harnwege dürfte jedoch viel höher sein. Bei 287 nicht ausgewählten Unfallsektionen wurden in 29% Nierenverletzungen und besonders Nierengefäßverletzungen festgestellt, darunter 46mal isolierte Arterienverletzungen und 3% isolierte Ureterabrisse (Heinrichs, 1966; Lutzeyer, 1969).

Im Kindesalter unterscheiden sich die Verletzungen der Urogenitalorgane von den gleichartigen des Erwachsenen nicht nur hinsichtlich der Gesamtmorbidität, sondern vielmehr in der erschwerten Diagnostik und der problematischen Indikationsstellung zur konservativen und operativen Therapie. Darüber hinaus steht der labile Kreislauf des Säuglings und Kleinkindes meist im Vordergrund unserer sofortigen therapeutischen Maßnahmen.

Die erfreulich niedrigere Letalität des stumpfen Bauchtraumas im Kindesalter mit ca. 5% (Krumhaar et al., 1969) gegenüber fast 20% aller Altersgruppen zusammen darf nicht zu einem falschen Optimismus führen, da Versäumnisse in der Diagnose und Behandlung von Urogenitalverletzungen im Kindesalter mit schweren lebenslänglichen Komplikationen einhergehen können.

B. Verletzungen der Niere und oberen Harnwege

I. Morbidität

Die Nierenverletzungen infolge stumpfen Bauchtraumas stehen im Kindesalter unter den Organverletzungen mit über 50% an erster Stelle (KRUMHAAR et al., 1969). Darunter entfallen auf das erste Dezennium ca. 4% und auf das zweite 40–45% (WRIGHT, 1965).

Die gehäuften Nierenverletzungen im Kindesalter hängen auch mit den *anatomischen Gegebenheiten der Niere* zusammen. Das im Erwachsenenalter meist reichlich vorhandene perirenale Fettgewebe wirkt während eines Traumatisierungsvorganges der Niere als Pufferlager. Dieses ist im Kindesalter nur mäßig und im Säuglingsalter kaum entwickelt. Hinzu kommt, daß die tieferstehende und von den Rippen unbedeckt bleibende Niere der Gewalteinwirkung eher ausgesetzt ist. Die hiebwaffenartige Wirkung der 11. und 12. Rippe führt nicht selten zu Verletzungen des unteren Nierenpoles.

Angeborene *Mißbildungen und Neubildungen* prädisponieren zur traumatischen Läsion der Niere und reduzieren gleichzeitig die Chancen zur Organerhaltung (pathologische Ruptur, Spontanruptur). Bei größeren Statistiken der angloamerikanischen Literatur kommt bei 15–20% der Nierenverletzungen eine Mißbildung vor (MORSE et al., 1967; JOHNSTON, 1968; CHAMPBELL, 1970). Die als Zufallsbefund festgestellten sonstigen Mißbildungen im Bereich der ableitenden Harnwege und des äußeren Genitale liegen bei 40% (MORSE et al., 1967).

Eine Seltenheit stellt die *geburtstraumatische Nierenruptur* beim Neugeborenen dar (PAYER et al., 1969). Differentialdiagnostisch kommen auch andere geburtstraumatische Verletzungen und Rupturen intra- und retroperitonealer parenchymatöser Organe (Leber, Milz, Pankreas, Nebenniere) infrage.

II. Verletzungsmechanismus

Bei den Verletzungen der Niere unterscheidet man zwischen:

1. geschlossene (subcutane, stumpfe) Nierenverletzungen (ca. 90%) und
2. offene (perforierende oder penetrierende Nierenverletzungen ca. 10%).

Beide Formen können sowohl *isoliert* (uni- oder bilateral) als auch *kombiniert*, d.h. gleichzeitig mit Verletzungen anderer Organe innerhalb und außerhalb des Urogenitalsystems und des Abdomens auftreten. Die Häufigkeit der Mehrfachverletzungen im Erwachsenen- und Kindesalter wird sehr unterschiedlich angegeben und schwankt zwischen 30% und 100%. Unter den intraabdominellen Mehrfachverletzungen dominieren die Kombinationen Niere-Milz und Niere-Dünndarm, während das gleichzeitige Auftreten von Leber- und Nierenverletzungen relativ seltener ist.

Bezüglich des *Unfallmechanismus* kann zwischen direkter und indirekter Gewalteinwirkung unterschieden werden, die besonders bei Kindern oft kombiniert auftritt.

Bei der *direkten Nierenverletzung* wird das Organ bei entspannten Bauchdecken von vorn oder seitlich gegen das feste Widerlager der Psoasmuskulatur, der Wirbelsäule und der letzten Rippe gepreßt. Darüber hinaus kann die 12. Rippe durch einen hiebwaffenartigen Mechanismus zur Querruptur der Niere führen (SCHMIEDT, 1971). Beim direkten Schlag in die Lenden- und Flankengegend wird meist der untere Nierenpol betroffen. Die Berstungsgefahr ist hierbei gering, da das Organ nach vorne ausweichen kann. Bei der meist gespannten Bauchmuskulatur kommt es jedoch über eine Contre-coup-Wirkung zu einer mehr oder weniger starken Läsion der Niere. Die dabei resultierenden pathologischen Folgen der Nierenverletzung sind vorwiegend die *Kompressions- und Berstungsruptur*. Bei Kindern trifft dieser Verletzungsmechanismus nur bedingt zu, da der geschmeidige Kinderkörper mit größerer Elastizität der Gewebe eine momentane Spannung besser ertragen kann. Dieser direkte Verletzungsmechanismus der Niere kommt beim direkten Schlag oder Stoß in die Nierengegend durch Fußtritt und Hufschlag vor sowie bei Überfahrungen, Ski- und Schlittenunfällen.Die *indirekte Nierenverletzung* entsteht beim Sturz aus großer Höhe auf das Gesäß und die Füße sowie beim Frontalzusammenstoß beim Verkehrsunfall. Durch die hierbei ausgelöste Schleuderbewegung des Organs und des Nierenstieles wird die Niere gegen die Wirbelsäule geschlagen. Die Länge des Nierenstieles, die Beweglichkeit und Lage der Niere, willkürliche oder unwillkürliche Kontraktionen verschiedener Muskelgruppen sind für die Art und insbesondere für den Schweregrad der Verletzung entscheidend. Die Folgen der indirekten Gewalteinwirkung sind meist *Verletzungen des Nierenstieles*, die von zirkulären Intimaeinrissen bis zum totalen Nierenstielabriß führen können sowie Nierenparenchymrisse unterschiedlichen Grades.

III. Pathologisch-anatomische und klinische Klassifikation

Die aus der direkten und indirekten Gewalteinwirkung resultierenden geschlossenen oder offenen Verletzungen der Niere lassen sich nach klinischen und nach pathologisch-anatomischen Kriterien einteilen. Die für die Praxis bewährte Einteilung der Nierentraumata in *leichte* (60–90%) *schwere* (10–30%) und *kritische* Verletzungen (2–10%) ist zu grob, um daraus die notwendigen therapeutischen Konsequenzen zu ziehen. In Anlehnung der von KÜSTER vorgeschlagenen pathologisch-anatomischen Klassifikation lassen sich folgende Hauptformen unterscheiden (Tabelle 1):

1. Läsion der Capsula adiposa oder fibrosa mit Blutung ins Nierenlager ohne Parenchymbeteiligung.
2. Nierenkontusion ohne Eröffnung der Capsula fibrosa mit leichter Ekchymose oder kleines subkapsuläres Hämatom.

Tabelle 1. Verletzungen der Urogenitalorgane

Nierenverletzung		Symptomatologie		
		Klinik	Labor	Röntgen
Leichte Nierenverletzung *Nierenkontusion* Ekchymose / Subkapsuläres Hämatom		Kein oder leichter Flankenschmerz	Albuminurie Erythrocyturie	Normales Urogramm (Konturdeformierung bei subkapsulärem Hämatom)
Schwere Nierenverletzung *Nierenruptur* *Nierenpolabriß*	Ruptur der Capsula fibrosa Perirenales Hämatom *Keine Hohlraumeröffnung*	Flankenschmerz Flankentumor Abwehrspannung Meteorismus Subileus Übelkeit — Erbrechen (Fieber)	Albuminurie Erythrocyturie (Hb-Abfall) (Leukocytose) (BSG-Beschleunigung) (Hypovolämie)	Deformierung — oder Verlagerung des Hohlsystems Verwaschene Nierenkonturen (Kontrasturinextravasat) (Nieren- und Ureter-Verlagerung)

Tabelle 1. Verletzungen der Urogenitalorgane

Nierenverletzung	Symptomatologie		
	Klinik	Labor	Röntgen
Schwere Nierenverletzung *Nierenruptur* 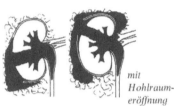	Nieren- und Ureterkolik (Koagelabgänge) Nierenschmerz (bei Stauung) Kein Flankentumor Verstopfungsanurie (bei Einzelniere) Übelkeit — Erbrechen	Makro-(Mikro-) Hämaturie (Koagelabgänge) (Hb-Abfall)	Normale bis verzögerte Ausscheidung Kontrastmittel- aussparung Harnstauung
Nierenquerruptur (mit und ohne Polarterienabriß) 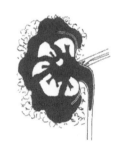 *mit Hohlraum- eröffnung*	Flankenschmerz Flankentumor Abwehrspannung Peritonismus Subileus — Ileus Blutdruck-Abfall Schock (Oligoanurie) (Fieber)	Makrohämaturie Anämie Hypovolämie Leukocytose BSG-Beschleunigung	Verwaschene Nieren- und Psoaskonturen Ausscheidungsstörung Hohlraumdeformierung Kontrasturin- aussparung Kontrasturin- extravasate Nieren- und Ureter- verlagerung (Zwerchfellhochstand)
Kritische Nierenverletzung *Nierenzerreißung — Berstung*	Schwerer Schock — Kollaps Großer Flankentumor Starker Flankenschmerz Ausgeprägte Abwehr- spannung Subileus — Ileus (insb. bei Peritonealeinriß) Oligoanurie	Anfängliche Makro- hämaturie Stärkere Anämie Hypovolämie Leukocytose Oligoanurie Praeurämie Elektrolytstörung	Verwaschene Nieren- und Psoaskonturen Schwere Ausscheidungs- störung Stumme Niere Zwerchfellhochstand Kontrasturin- extravasate Nieren- und Ureter- verlagerung Angiographische Abklärung Retrogrades Pyelo- gramm
Nierenstieleinriß — Abriß total partiell *Totaler Nierenabriß*	Akuter lebensbedrohlicher Zustand	Anfängliche Makro- Mikrohämaturie (kann fehlen)	Stumme Niere (nur angiographische Abklärung möglich)
	(sonst wie bei Nierenzerreißung — Berstung)		

3. Nierenparenchym- und Kapseleinrisse mit Bildung eines perirenalen Hämatoms ohne Hohlraumeröffnung.
4. Nierenparenchymeinrisse mit Hohlraumeröffnung und ohne Verletzung der Capsula fibrosa.
5. Nierenquerruptur-Abriß mit oder ohne Verletzung etwaiger akzessorischer Gefäße.
6. Isolierter Nierenbecken- und Uretereinriß oder -abriß.
7. Mehrfache Parenchymzerreißungen (schwere Nierenzertrümmerung — Berstung).
8. Partieller oder kompletter Nierenstielabriß ohne oder mit Ureterdurchtrennung (totaler Nierenabriß).

IV. Symptomatologie

Dem Schweregrad des Traumas und des jeweiligen pathologisch-anatomischen Substrates entsprechend werden das *klinische Bild, die Laborbefunde* und die *röntgenologischen* Zeichen bestimmt (Tabelle 2).

Die organspezifischen Kriterien des nierenverletzten Kindes, insbesondere bei Kombinationsverletzungen, verlaufen oft maskiert. Im Vordergrund des klinischen Bildes steht in der überwiegenden Zahl der Fälle die *Schocksymptomatik*. Der traumatische Schock ist gekennzeichnet durch auffallende Blässe bei peripherer Vasoconstriction, Venenkollaps, kalten Schweiß, Tachykardie und Bewußtseinsstörungen bis zur Bewußtlosigkeit. Diese Schockzustände sind einerseits Folge der schweren äußeren Gewalteinwirkung, andererseits reflektorisch bei Zerrungen der retroperitonealen Ganglien durch Hämatome und Ödembildung bedingt. Durch eine hinzugetretene *Hypovolämie* infolge größeren Blutverlustes treten Kreislaufstörungen mit *Blutdruckabfall* auf.

Merke: Bei schweren Schockzuständen und stärkerem Blutverlust ist weniger mit

Tabelle 2. Diagnostik der Niere, Nierenbecken- und Ureterverletzungen

1. Anamnese

Art des Unfalles, freies Intervall, Begleiterkrankungen des Urogenitalsystems, Mißbildungen (Solitärniere).

2. Klinische Untersuchung
Schocksymptomatik (Blässe, Schweiß, Venenkollaps, Tachykardie, Bewußtseinsstörung, Bewußtlosigkeit, Blutdruckabfall)
spontaner Flanken- und Bauchschmerz
Druck- und klopfschmerzhaftes Nierenlager
Abwehrspannung
Meteorismus, Subileus/Ileus
Übelkeit, Erbrechen
Zusätzliche Verletzungen!
Rectaluntersuchung
Fieber

3. Laborbefunde

Harnuntersuchung (evtl. Katheterisieren!)
(Albuminurie, Mikro- oder Makrohämaturie)
Hämoglobin, Erythrocyten- und Leukocyten
(Linksverschiebung)
Hämatokrit

4. Röntgenuntersuchung

Abdomenübersichtsaufnahme
Thorax, Zwerchfellhochstand,
verwaschene Nierenschatten,
Dislokalisation der Niere, Fehlen des Psoasrandes,
Rippen-Querfortsatzfrakturen, freie Luft in der Bauchhöhle

Infusionsurogramm

Vorhandensein und Funktion der kontralateralen Niere
Deformierung/Verlagerung des Nierenbeckenkelchsystems
Urinextravasate (Spätaufnahmen!)

Nierenaortographie

Selektive Nierenangiographie,
funktionsfähige kontralaterale Niere,
Gefäßbaumarchitektur der verletzten Niere,
Gefäßabbrüche und Kontrastextravasate

Retrogrades Pyelogramm (bei stummer Niere)

Verletzungen des Harnleiters und Nierenbeckens
Deformierung und Verlagerung des Nierenbeckenkelchsystems und des Harnleiters

einer isolierten Nierenverletzung zu rechnen, da die Gerotasche Fascie das Hämatom in seiner Ausdehnungsmöglichkeit begrenzt.

Zu den führenden Symptomen einer Nierenverletzung, insbesondere einer Nierenruptur mit Blut und Urinextravasaten, gehört der *Flankenschmerz* und der *Flankentumor*. Neben der Feststellung von Unfallmarken in der Lenden- und Abdominalgegend sowie Thorax und Rücken ist die sofortige Registrierung des *Bauchumfanges* unerläßlich. Er muß anfänglich alle 10–15 min gemessen werden. Die Zunahme des Flankentumors und des Flankenschmerzes, peritonitische Zeichen mit Meteorismus und zunehmendem paralytischen Ileus, niedriger Blutdruck trotz Volumensubstitution sind Alarmzeichen, die auf eine schwere Nierenverletzung oder vielmehr auf eine Kombinationsverletzung hinweisen.

Das klassische Bild der Nierenverletzungen mit der Trias: Schock, Flankentumor-Schmerz, Hämaturie, wird häufig durch die im Vordergrund stehende *abdominelle Symptomatik* überdeckt. Diese durch einfache Kapselspannung oder retroperitoneale Blut-Urinextravasation reflektorisch bedingten Peritonealzeichen können durch hinzukommende Peritonealeinrisse um so mehr das klinische Bild komplizieren. Die peritonitischen Zeichen reichen vom Meteorismus mit Übelkeit und Erbrechen bis zum paralytischen Ileus.

Zu den wichtigsten laborchemischen Untersuchungen gehört gleich nach Einlieferung des Kindes die Bestimmung von *Hämoglobin* sowie der *Erythrocyten-* und *Leukocytenzahl*. Das rote Blutbild gibt uns Auskunft über den Schweregrad des Blutverlustes und dient gleichzeitig bei fortlaufender Registrierung in halb- bis einstündlichen Abständen zu wertvollen Informationen über den weiteren Verlauf. Eine rasch einsetzende *Leukocytose* mit Linksverschiebung ist meist Ausdruck einer Allgemeinreaktion des Körpers bei der Rückresorption von Abbauprodukten größerer Hämatome. Tritt eine sekundäre Infektion hinzu, dann steigt die Leukocytenzahl entsprechend an.

Parallel dazu tritt eine *Temperaturerhöhung* auf, die einige Stunden nach dem Unfall auftreten kann und die ebenfalls durch die Rückresorption von Hämatomen, aber auch durch eine hinzutretende Urinphlegmone und nicht zuletzt durch bakterielle Invasion von außen bedingt sein kann.

Die *Mikro- oder Makrohämaturie* ist eine der leitenden und zuverlässigsten Befunde, die auf eine Nierenverletzung hindeuten. Es muß jedoch darauf *hingewiesen* werden, daß 10–20% aller Nierenverletzungen mit einem blutfreien Harn einhergehen. Beim Verschluß des Harnleiters durch Thrombus oder Kompression von außen durch ein ausgedehntes retroperitoneales Hämatom, insbesondere mit Eröffnung des Peritoneums, beim Harnleiterabriß und nicht zuletzt beim Nierenstielabriß und totalen Nierenriß, kann die Hämaturie fehlen. Dementsprechend ist verständlich, daß das Aufhören einer anfänglichen Mikro- oder Makrohämaturie keinesfalls als eine Besserung des klinischen Bildes bewertet werden darf.

Merke: Je größer der Flankentumor, je stärker der Flankenschmerz, je ausgeprägter die Schocksymptome und der Peritonismus, womöglich je geringer die Hämaturie, desto schwerer ist der Grad der Nierenverletzung!

Der Nachweis einer *Albuminurie* allein ist ein Zeichen für eine leichte Funktionsstörung der Niere, die meist bei Commotio oder Contusio renis auftritt.

Das Auftreten einer *Oligo-Anurie* kann extrarenal, renal oder postrenal bedingt sein. Zu den extrarenalen Ursachen gehört die sogenannte Schockniere. Sie wird seltener bei isolierten Nierenverletzungen beobachtet und ist meist Folge schwerer Mehrfachverletzungen mit Volumenmangel, Blutdruckabfall und der daraus resultierenden Minderdurchblutung des Organs. Eine rein renale Oligo-Anurie tritt bei bilateraler direkter Traumatisierung der Niere ein, während eine *postrenale Harnsperre* durch Abflußhindernisse der ableitenden Harnwege bedingt sein kann.

V. Diagnose

Die *Anamnese* stellt einen der wichtigsten Bausteine unserer diagnostischen Bemühungen dar. Die genaue *Rekonstruktion des Unfallherganges* anhand der Aussagen des Kindes, falls dessen Allgemeinzustand es erlaubt, oder etwaiger Begleitpersonen sowie zusätzliche anamnestische Daten über etwaige Erkrankungen oder *Mißbildungen der Nieren und ableitenden Harnwege* und vorausgegangene Operationen sind wertvolle Hinweise. (Solitär- oder Restniere!)

Die *klinische Untersuchung* umfaßt die genaue Feststellung von Unfallmarken in der Lenden- und Abdominalgegend sowie Thorax und Rücken, die Prüfung des Bewußtseins und der Reflexe und insbesondere die Registrierung der Kreislaufsituation.

Am Beginn aller diagnostischen Maßnahmen steht die Schockbekämpfung mit entsprechender Blut- und Volumensubstitution bis zur Normalisierung des Blutdruckes. Zu den obligaten Blut- und Serumuntersuchungen gehören die Hämoglobin-, Erythrocyten- und Hämatokritbestimmung sowie die Untersuchung der harnpflichtigen Substanzen im Serum. Je nach Schwerezustand und zeitlichem Intervall zum Unfall ist für eine gezielte parenterale Ernährung und Substitutionstherapie die Untersuchung der *Serumelektrolyte* und bei Bewußtlosigkeit mit Atemstörung die Bestimmung der Alkalireserve erforderlich. Die *Urinuntersuchung* zur Feststellung einer Albuminurie oder einer Mikro- und Makrohämaturie ist obligat. Bei bewußtlosen Patienten muß die Urinentnahme unter streng aseptischen

Kautelen und von geübter Hand durchgeführt werden. Die iatrogenen Infektionen und Urethralstrikturen insbesondere bei Knaben sind keine Seltenheit.

Zu den weiteren *Sofortmaßnahmen* gehört die *Abdomen-* und *Thoraxübersichtsaufnahme.* Eine verwaschene Psoaskontur, eine breite Verschattung in der Nierengegend mit gleichzeitigem Zwerchfellhochstand oder eine Dislokalisation des Nierenschattens geben uns wertvolle Hinweise auf das Vorliegen eines Blut- und/oder Harnparavasates, welches meist durch die Gerotasche Fascie zusammengehalten wird. Darüber hinaus werden Rippenfrakturen, Verletzungen des Zwerchfells und der Lunge miterfaßt.

Der Abdomenübersichtsaufnahme schließt sich, sobald es der Allgemeinzustand des Patienten erlaubt, das *intravenöse Ausscheidungsurogramm* am besten in Form eines *Infusionsurogrammes* mit *Nephrotomographie* und evtl. *Spätaufnahmen* an. Eine Kontraindikation zur Durchführung einer Ausscheidungsurographie besteht mit Ausnahme einer Jod-Allergie nicht.

Merke: Vor jeglicher operativer Maßnahme ist die Durchführung einer Ausscheidungsurographie unerläßliche Voraussetzung, die uns detaillierte Informationen über den morphologischen und funktionellen Zustand nicht nur der verletzten, sondern auch der kontralateralen Niere gibt. (Rest-, Solitärniere, andere Erkrankungen der Nieren und ableitenden Harnwege!)

Die röntgenologischen Zeichen einer Nierenruptur mit oder ohne Eröffnung des Hohlsystems sind sehr unterschiedlich. Sie reichen vom kleinen Kontrasturinextravasat und Füllungsdefekten der intrarenalen Hohlräume, mit oder ohne Verdrängung derselben, bis zur Dislokalisation der Niere.

Die *Spätaufnahmen*, die je nach der zur Verfügung stehenden Zeit nach 60 und 120 min durchgeführt werden sollen, haben sich als besonders wertvoll erwiesen. Der Nachweis eines Kontrasturinextravasates kann nicht selten erst bei der Spätaufnahme gestellt werden. Eine nach 120 min röntgenologisch „stumme Niere" weist auf eine mehr oder minder schwere Durchblutungsstörung hin, die bei ausgedehnten Hämatomen durch Kompression von außen, aber auch durch direkte Gefäßverletzungen, Infarzierungen und Thrombosen bedingt sein kann.

Die *transfemorale Aortographie* und *selektive Nierenangiographie* ist dann indiziert, wenn das Ausscheidungsurogramm eine schwere Nierenverletzung mit Kontrastmittelaustritt oder eine nicht ausreichende Information bei „stummer Niere" ergeben hat. Sie ist jedoch nicht in jedem Krankenhaus durchführbar und muß stets in Relation mit der ersuchten Information und nicht zuletzt dem Allgemeinzustand des Kindes stehen. Die Nierenangiographie gibt uns detaillierte Auskunft über die Art der Nierenruptur, über die Gefäßverhältnisse und Gefäßverteilung sowie letztlich über das Vorhandensein einer kontralateralen Niere, die vorübergehend reflektorisch ihre Funktion eingestellt hat und im Ausscheidungsurogramm sich als stumme Niere dargestellt hat.

Die *retrograde Ureteropyelographie*, nach Möglichkeit unter Monitorkontrolle, hat dann ihre Berechtigung, wenn die Ausscheidungsurographie keine eindeutige Diagnose ergeben hat und die Nierenarteriographie aus technischen Gründen nicht durchführbar ist. Sie eignet sich besonders bei unvollständiger Darstellung des Harnleiters und Verdacht auf Harnleiterverletzungen. Bei der hierfür obligatorischen Cystoskopie kann gleichzeitig eine Verletzung der Harnblase und der Harnröhre verifiziert werden.

Die *Cystoskopie*, die meist als Chromocystoskopie durchgeführt wird, ist als alleinige diagnostische Maßnahme einer Nierenverletzung nicht nur überflüssig, sondern auch zeitraubend und für das Kind belastend, da sie meist beim nicht bewußtlosen Kind, insbesondere beim Knaben nur

in Narkose durchführbar ist. Die *Probefreilegung* darf nicht als eine zusätzliche diagnostische Maßnahme betrachtet werden. Sie findet nur dann ihre Berechtigung, wenn Mehrfachverletzungen, sekundäre Komplikationen oder ein unbeherrschbarer hypovolämischer Schock mit Verdacht auf intraabdominelle Blutung vorliegt. Die Indikation zur Probefreilegung wird meist durch den Unfallchirurgen gestellt. Die Feststellung einer Nierenverletzung ist bei Inspektion des Abdomens und Retroperitonealraumes dann zufällig. Der konsiliarisch zugerufene Urologe hat die Indikation zur Organerhaltung oder Nephrektomie zu stellen.

VI. Therapie

Aus didaktischen Gründen wird bei der Therapie der Nierenverletzungen zwischen:
1. Sofortmaßnahmen,
2. konservativer Therapie,
3. operativer Therapie
unterschieden. Diese Einteilung läßt sich nicht so scharf voneinander abgrenzen, da während der Sofortmaßnahmen zur Stabilisierung des Kreislaufes jederzeit aus Vitalindikation die Nierenfreilegung vorgenommen werden muß. Darüber hinaus *kann* ferner aufgrund der ermittelten Information während der detaillierten speziellen Organdiagnostik aus der konservativen in die aktive Therapie der operativen Intervention übergegangen werden.

ad 1) Das im *Schockzustand* befindliche nierenverletzte Kind hat seinen Platz auf der Wachstation. Neben der obligaten *Bettruhe* werden zur Behandlung des meist hypovolämischen Schocks zunächst Plasmaexpanderlösungen oder Humanalbumin infundiert, sowie je nach Bedarf und sobald greifbar eine Bluttransfusion angeschlossen. Die Applikation von *vasopressorischen Substanzen ist kontraindiziert*, da sie durch die verstärkte Herzkontraktion zu einer verstärkten Blutung führen, eine bereits stillgelegte Blutung erneut in Gang bringen und letztlich die Nierendurchblutung beeinträchtigen können. (Cave Schockniere!)

Zu der Volumensubstitution gehört die *Diureseanregung* mit 10%igen Mannitlösungen, nach Bedarf unter zusätzlicher Gabe von Saluretica. Dadurch wird die Nierentätigkeit in Gang gehalten, eine bereits bestehende Oligurie oder auch Präurämie behandelt. Die vermehrte Urinausscheidung vermeidet darüber hinaus die Bildung von Koageln innerhalb des Nierenbeckens und der ableitenden Harnwege, die wiederum zu einer Harnsperre führen können. In diesem Zusammenhang sei erwähnt, daß die Verabreichung von *Hämostyptica absolut kontraindiziert* ist, da diese bei intrarenaler Blutung die unerwünschte Koagulation innerhalb der Harnwege begünstigen.

Die *abdominellen Begleiterscheinungen* wie Brechreiz, Erbrechen, Meteorismus, paralytischer Ileus, werden nur symptomatisch behandelt. Erst bei anhaltendem Erbrechen ist neben der entsprechenden Flüssigkeitszufuhr eine gezielte Elektrolytsubstitution erforderlich. Die parenterale Ernährung muß bis zur Stabilisierung der Kreislaufverhältnisse und der definitiven Diagnose und vollständigen Genesung des Kindes durchgeführt werden.

Die Verabreichung von *Antibiotica* ist bei offenen Verletzungen und bei Verdacht auf Urinphlegmone, insbesondere bei vorerkrankten Nieren oder nach instrumenteller Abklärung (Cystoskopie — retrogrades Ureteropyelogramm) indiziert. Bei der Wahl aus dem großen Spektrum der Antibiotica werden diejenigen ausgesucht, die keine nephrotoxische Wirkung besitzen und unter therapeutischen Gaben einen hohen Nierengewebsspiegel sowie eine hohe Urinkonzentration aufweisen (Ampicilline, Cephalotine, Chloramphenicol).

ad 2) Die organspezifische operative Behandlung der Niere richtet sich nach dem klinischen Verlauf und den röntgeno-

logischen Befunden. Ein trotz Volumen- und Blutsubstitution nicht stabilisierbarer Kreislauf, das weitere Absinken des Hämoglobins und der Erythrocytenzahl sowie das Sistieren der Harnausscheidung sind Alarmsymptome für das Vorliegen einer schweren inneren Verletzung oder einer Mehrfachverletzung unter Beteiligung der Niere. Unter solchen Umständen besteht eine *vitale Indikation* zur Freilegung, auch dann, wenn das Kind sich noch im Schockzustand befindet. Die Freilegung erfolgt primär transperitoneal, wobei Begleitverletzungen der Bauchorgane gleichzeitig diagnostiziert und versorgt werden können.

Eine *vitale bis absolute Indikation* zur Nierenfreilegung besteht ferner bei Nierenquerruptur mit massiver retroperitonealer Blutung durch Verletzung akzessorischer Gefäße, bei schwerer Nierenzertrümmerung sowie bei partiellem oder komplettem Nierenstielabriß oder totalem Nierenabriß. Die verschiedenen Formen der Nierenparenchymeinrisse mit oder ohne Eröffnung des Hohlsystems stellen eine *relative bis absolute Indikation* zur Operation dar (Latent- oder Spätoperation). Die Tatsache, daß 20% der primär konservativ behandelten Nierenverletzungen später nephrektomiert werden müssen, berechtigt zu der heutigen Tendenz, die Nierenrupturen frühzeitig operativ zu versorgen (LUTZEYER, 1968, 1970; POTEMPA, 1967; SCHÄRLI u. BETTEX, 1967; SCHMIEDT, 1971). Die Nierenkontusion sowie kleinere Niereneinrisse mit oder ohne Eröffnung der Capsula fibrosa und des Hohlsystems werden primär konservativ behandelt.

Der bestgeeignete Zeitpunkt zur Nierenfreilegung unter absoluter oder relativer Indikation ist nach Stabilisierung des Kreislaufes und Erholung des Kindes der zweite bis dritte Tag nach dem Unfall. Dieses Intervall darf jedoch nur dann eingeschaltet werden, wenn anhand der röntgenologischen und insbesondere der angiographischen Kriterien keine dringende Gefahr für die Niere besteht, so z.B. bei einer segmentären Ischämie oder Nierenvenenthrombose.

Die *Art der Operation* sowie die Entscheidung zur Organerhaltung oder Organentfernung fällt letztlich an der freigelegten Niere. Die operative Versorgung einer isolierten Nierenarterien- oder Nierenvenenverletzung unter Erhaltung des Organs durch Gefäßrekonstruktion ist dann möglich, wenn mit einer Erholung des Organs zu rechnen ist. Totale Nierenstielabrisse sind Zufallsbefunde bei einer unter Vitalindikation probatorischen Laparatomie und enden mit der Entfernung der Niere.

Die Nierenquerrupturen bedürfen einer sorgfältigen operativen Versorgung in Blutleere durch Abklemmen des Nierenstieles. Avascularisierte und devitalisierte Nierenparenchymabschnitte werden entfernt, die Versorgung des geöffneten Hohlsystems erfolgt durch feines atraumatisches Nahtmaterial. Auf eine sorgfältige und sichere Gefäßversorgung ist zu achten, das retroperitoneal liegende Hämatom muß ausgeräumt werden. Bei primär retroperitonealem Eingehen auf die Niere und Harnleiter ist die Inspektion der Bauchhöhle durch Eröffnung des Peritoneums zum Ausschluß einer traumatischen Mitbeteiligung von Bauchorganen obligatorisch. Die Operation schließt mit einer sicheren Drainage des Retroperitoneums. Von manchen Seiten wird bei organerhaltender Versorgung des Nierentraumas auch die temporäre Nephrostomie empfohlen (JOHNSTON, 1968).

Die Indikation zu einer *Spätoperation* wird beim Auftreten einer posttraumatischen Komplikation der Niere gestellt, die sowohl unter konservativer Behandlung als auch nach operativer Versorgung auftreten können.

VII. Früh- und Spätkomplikationen

Mit der primären Versorgung eines Nierentraumas oder nach dem ersten Erfolg nach einem rein konservativen abwartenden Verhalten, stehen der verletzten Niere eine Reihe potentieller Gefahren bevor.

Zu den *Frühkomplikationen* gehören sekundäre Infektionen, retroperitoneale Hämatome, die bis zu dem Bild des paranephritischen Abscesses reichen. Ein *ascendierender Infekt* kann iatrogen bei instrumenteller Abklärung oder bei angelegter temporärer Nephrostomie entstehen. Zu den postoperativen Frühkomplikationen gehört ferner die *Nachblutung*, die nicht selten zur Wundrevision, wenn nicht zur sekundären Nephrektomie führen kann. Das Auftreten einer postoperativen oder posttraumatischen Oligo-Anurie kann vorübergehend durch die extrakorporale Dialyse erfolgreich behandelt werden. Diese Möglichkeit ist jedoch meist sehr begrenzt. Bei der Hämodialyse kann die notwendige Heparinisierung zu einer verstärkten Blutung führen. Die Peritonealdialyse ist bei intraabdominellen Mehrfachverletzungen insbesondere unmittelbar postoperativ nicht einsetzbar.

Die *Spätkomplikationen*, die von der pararenalen Verschwartung bis zur Hydropyonephrose oder chronischen Pyelonephritis mit sekundärer Organschrumpfung reichen, werden auch bei größeren Statistiken in ihrem Prozentsatz sehr unterschiedlich angegeben. Die objektive Beurteilung der nach Nierenverletzungen auftretenden Spätkomplikationen ist sehr schwierig. Die große Variante der Nierenverletzungen, die Ausgangslage des Organs, die unmittelbar posttraumatisch oder postoperativ aufgetretenen oft nicht erkannten Komplikationen und nicht zuletzt die Regenerationsfähigkeit der Niere als solche, sind mit entscheidend.

VIII. Isolierte Verletzungen des Harnleiters

Die isolierte Verletzung des Harnleiters ist auch im Kindesalter äußerst selten. In der Weltliteratur sind nur Einzelbeobachtungen mitgeteilt worden. Harnleiterverletzungen sind meist ein Teil von schwerwiegenden Mehrfachverletzungen und werden deshalb auch oft klinisch nicht diagnostiziert oder erst nach Auftreten einer Urinphlegmone als solche erkannt. Die Beteiligung des Harnleiters dürfte deshalb etwas häufiger angenommen werden.

Die Harnleiterverletzungen werden in:
a) offene (penetrierende)
b) geschlossene (stumpfe) Verletzungen eingeteilt, wobei unter dem letzteren zwischen einem *inkompletten Harnleitereinriß* und einem *totalen Harnleiterabriß* unterschieden wird. Die *offenen Verletzungen* des Harnleiters entstehen nach Schuß- und Stichverletzungen. Im Kindesalter handelt es sich fast ausschließlich um schwerste Trümmerfrakturen des Beckens bei Überfahrungen.

Bei den *geschlossenen Ureterverletzungen* wird meist der lumbale Harnleiterabschnitt betroffen. Dies erklärt sich aus dem Verletzungsmechanismus. Der Harnleiter wird zwischen der auftretenden Gewalt und der Wirbelsäule gequetscht oder abgeschert.

Die *klinische Symptomatik* ist am Anfang gering und uncharakteristisch und wird von den Begleitverletzungen beherrscht. Eine Hämaturie ist keine Regel und tritt meist in Form einer passageren Mikrohämaturie auf. Peritoneale Zeichen, durch das zunehmende retroperitoneale Urinextravasat bedingt, werden anderweitig gedeutet. Erst bei zunehmendem Flankentumor, evtl. mit reflektorischer Oligo-Anurie, ein druck- und klopfschmerzhaftes Nierenlager und bei Peritonealrissen, die hinzutretende Urinperitonitis, führen zur Verdachtsdiagnose einer Harnleiterverletzung.

Die *Diagnose* ist trotz genauer klinischer Untersuchung und Verlaufskontrolle oft sehr schwierig zu stellen. Bis zur endgültigen Diagnose vergehen nicht selten mehrere Wochen! Die röntgenologischen Kriterien anhand der Übersichtsaufnahme, des Infusionsurogrammes und der Angiographie sind uncharakteritisch und führen nicht sicher zur Diagnose. Erst die retrograde *Ureteropyelographie* bringt die entscheidenden röntgenologischen Kriterien für das Vorliegen einer Harnleiterverletzung, deren Ausmaß und Lokalisation genau festgestellt werden kann.

Für die *Therapie* der Harnleiterverletzungen gelten die allgemein-chirurgischen Prinzipien der Harnleiterversorgung nach operativer Freilegung und Eröffnung. Bei Harnleitereinrissen genügt meist ein retrograd eingeführter Ureterkatheter, der unter diureseförderdenden Maßnahmen und Antibioticaschutz 6–8 Tage liegen bleibt.

Bei *totalem Ureterabriß* empfiehlt sich die Freilegung des Harnleiters und die nach Auffrischen der Wundränder schräge End-zu-End-Anastomose mit oder ohne Schienung. Bei größeren, nicht überbrückbaren Defekten, die meist bei Mehrfachverletzungen zufällig diagnostiziert werden, muß unter dem Aspekt einer raschen Beendigung der Operation zu Gunsten einer Primärversorgung lebenswichtiger Organe, nur eine sichere Harnableitung nach außen durch Ureterhautfistel oder temporäre Nephrostomie angestrebt werden. In einem späteren Stadium kann dann die Harnleiterrekonstruktion durchgeführt werden. Hierzu gibt es mehrere Möglichkeiten (Boarilappen, Hörnerblase, End-zu-Seit-Ureteroureteroanastomose), auf die hier nicht näher eingegangen werden kann.

C. Verletzungen der Harnblase

I. Morbidität

Die Besonderheit der Blasenverletzungen im Kindesalter liegt in den topographo-anatomischen Gegebenheiten der kindlichen

Harnblase, die im Vergleich zu der des Erwachsenen höher im Abdomen liegt und somit mehr der Bauchhöhle angehört. Darüber hinaus gibt die dünne Wand der kindlichen Harnblase bei stumpfer Gewalteinwirkung im Füllungszustand eher dem plötzlichen Überdruck nach und führt somit leichter zur intra- als zur extraperitonealen Rupturierung. Dies erklärt auch die prozentual häufigere Verletzbarkeit der kindlichen Harnblase. Sie wird mit etwa 7% aller Organverletzungen infolge stumpfen Bauchtraumas angegeben (KRUMHAAR et al., 1969), während nach größeren Unfallstatistiken eine frische Verletzung der Harnblase des Erwachsenen mit 0,1 bis maximal 1% vorkommt.

II. Verletzungsmechanismus und anatomisch-klinische Klassifikation

Eine Blasenverletzung kann die Folge einer offenen oder geschlossenen Gewalteinwirkung sein, die das Becken oder den Unterbauch betreffen. Hierbei ist der Füllungszustand der Harnblase maßgebend.

Entsprechend der Gewalteinwirkung unterscheidet man zwischen *offenen* (penetrierenden) und *geschlossenen* (nicht penetrierenden, stumpfen) Blasenverletzungen. Offene Blasenverletzungen sind im Kindesalter äußerst selten, während die geschlossenen die häufigste Ursache darstellen. Beide Formen werden in
1. intraperitoneale,
2. extraperitoneale und
3. kombinierte Blasenverletzungen
unterteilt, wobei man wiederum unter *kompletten* und *inkompletten Formen unterscheiden muß. Eine Sonderstellung nimmt die Kontusion der Harnblase* ein, wobei ein Übertritt des Blaseninhaltes in den extra- oder intraperitonealen Raum nicht stattfindet (Abb. 1).

Bei den *offenen Verletzungen* der Harnblase kommen, abgesehen von den iatroge-

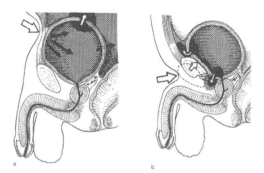

Abb. 1 a und b. Intra- und extraperitoneale Blasenruptur (nach LUTZEYER, W. aus ALKEN/STAEHLER; Klinische Urologie. Stuttgart: Thieme 1973)

nen auf dem transurethralen oder extra- und intraperitonealen Weg intraoperativ oder während einer diagnostischen Untersuchung stattgefundene Harnblasenläsionen, ursächlich Geschoß-, Granatsplitter-, Stich- und Pfählungsverletzungen in Frage. Viel häufiger sind die Folgen schwerer Verkehrsunfälle mit Beckenbrüchen und direkter Penetration der Harnblase durch abgesprungene Knochensplitter. Mit den Schuß- und Granatsplitterverletzungen der Harnblase sind Verletzungen des Dünn- und Dickdarmes vergesellschaftet, die das klinische Bild durch die im Vordergrund stehenden peritonitischen Symptome bestimmen. Bei extraperitonealen Blasenwunden ist eher der Mastdarm mitbetroffen.

Eine *geschlossene Blasenruptur* entsteht fast ausschließlich bei voller Blase durch plötzlichen starken Anstieg des intravesicalen Druckes und führt somit zur *hydrostatischen Berstung der Blasenwand*. Hierbei überwiegen die extraperitonealen Blasenverletzungen mit ca. 80% gegenüber den intraperitonealen und kombinierten. Das Trauma erfolgt meist unipolar im Unterbauch, während bipolare Gewalteinwirkungen (Quetschungen) seltener vorkommen.

Eine intraperitoneale Blasenruptur oder Verletzung entsteht durch Hufschlag, Fußtritt, Stoß oder Sturz bei gefüllter Harnblase. Hierbei wird meist der craniale Anteil der Blasenhinterwand betroffen. 10–18% der Beckenfrakturen (Schambeinbrüche, Symphysensprengungen) gehen mit einer intraperitonealen Blasenverletzung kombiniert einher. Als Ursache wird neben der hydrostatischen Berstung der Harnblase eine indirekte Einwirkung dislozierter Knochenfragmente mit starker Zugwirkung auf die Ligamenta pubovesicalia oder die direkte Anspießung der extraperitoneal liegenden Harnblasenwand durch Knochenfragmente angenommen (indirekte Blasenruptur, kombinierte intra- und extraperitoneale Blasenverletzung). Die selten vorkommende *Spontanperforation der Harnblase* betrifft zu fast 90% die Pars libera vesicae. Sie entsteht auf dem Boden einer lokalen krankhaften Veränderung der Blasenwand bei spezifischen, unspezifischen, parasitären und tumorösen Erkrankungen der Harnblase, bei Tabes dorsalis und sonstigen zentralnervösen Entleerungsstörungen, wobei eine geringgradige intravesicale Druckerhöhung auch bei plötzlicher Anspannung der Bauchmuskulatur z. B. während des Miktionsaktes zur Rupturierung führen kann.

Extraperitoneale Blasenrupturen kommen als Begleitverletzungen von Beckenbrüchen in etwa 80% vor. Spießende Knochenfragmente oder durch deren Verschiebung bewirkte Zugkräfte an den Blasenverankerungen, führen zu Blasenrupturen in Blasenhalsnähe. Hierbei kommt es zu Blut- und Urinextravasationen im Cavum Retzii nach cranial oder caudal. Frakturhämatome können auch ohne nachweisbare Rupturierung der Harnblase zur Deformierung der Blasenkonturen von außen her führen, die im Cystogramm als sogenannte „Rißtropfenblase" bezeichnet wird.

III. Symptomatologie und Diagnose

Das klinische Bild ist je nach der Art und dem Sitz sowie der Ausdehnung der Blasen-

läsion verschieden. Ein geringer klinischer Befund bei der äußeren Untersuchung steht oft im Gegensatz zur Schwere der Blasenverletzung. Darüber hinaus kann bei Mehrfachverletzungen durch die im Vordergrund stehende Symptomatologie anderer Organe, eine Blasenverletzung leicht übersehen werden. Nach SCHMIEDT (1971) wurden bei Erwachsenen in über 80% der behandelten Blasenläsionen Nebenverletzungen beobachtet.

Intra- und extraperitoneale Blasenrupturen und Perforationen sind lebensgefährliche Verletzungen, die ein passives abwartendes Verhalten verbieten. Die Letalität der innerhalb der ersten 24 Std nicht versorgten Blasenverletzungen, ist mit 40–80% sehr hoch. *Bei jedem tiefen Trauma des Rumpfes, insbesondere bei Beckenkontusionen und Frakturen, besteht der berechtigte Verdacht auf eine mögliche Blasenverletzung, die bis zur aktiven Klärung der Situation nicht aufgegeben werden darf.*

Als *Frühsymptome* einer Blasenverletzung müssen angesehen werden.
1. *Schock- und Blutung.* Sie sind keinesfalls als typisch zu bezeichnen und führen insbesondere bei Mehrfachverletzungen keinesfalls zur Diagnose. Beckenfrakturen gehen nicht selten ohne Blasenbeteiligung mit größeren Blutungen einher.
2. *Spontanschmerz im Unterbauch.* Er tritt auch bei Beckenfrakturen allein auf, wird jedoch des öfteren bei Blasenverletzungen angetroffen.
3. *Suprapubische Vorwölbung.* Sie deutet zweifelsohne auf eine Blutextravasation im Cavum Retzii hin, ist jedoch nicht beweisend für eine gleichzeitige Blasenverletzung.
4. *Imperativer Harndrang mit Dysurie bei völligem Unvermögen des Harnlassens,* aufgrund der mangelnden Füllung der Harnblase durch den intra- oder extraabdominellen Harnabfluß, wodurch eine Harnverhaltung vorgetäuscht werden kann. Eine echte Harnverhaltung

durch das Zusammentreffen mit Verletzungen der Harnröhre oder Kompression derselben von außen durch größere Hämatome, muß differentialdiagnostisch in Erwägung gezogen und abgeklärt werden.

5. Die *Hämaturie kann, muß* jedoch nicht auftreten. Bei starker spontaner Makrohämaturie muß differentialdiagnostisch an Nieren- und Harnröhrenverletzungen gedacht werden. Zu den oben erwähnten, sehr unzuverlässigen Frühsymptomen, kommt es bei intraperitonealen Blasenverletzungen innerhalb der ersten Stunden zu einer Vielzahl von *Peritonealsymptomen.* Sie äußern sich durch den ständig anhaltenden und ansteigenden Schmerz im Unterbauch mit Abwehrspannung und Meteorismus bis zu dem Bild des Subileus und paralytischen Ileus mit Übelkeit und Erbrechen. Hinzu kommt eine zunehmende Verschlechterung des Allgemeinzustandes mit Vorhandensein von Schock- und Kollapszeichen, welche bei länger andauernder Rückresorption intraabdomineller Urinextravasate, zur Oligoanurie und Urämie, der sogenannten „paradoxen Urämie" führen kann. Störungen des Elektrolythaushaltes schließen das Krankheitsbild ab.

Bei isolierten *extraperitonealen Blasenverletzungen* dominiert meist der Druckschmerz im Unterbauch mit zunehmender palpabler Vorwölbung und Verhärtung suprasymphysär. Bei hinzukommender Extravasation von infiziertem Harn tritt das Bild einer phlegmonösen Pericystitis mit Temperaturanstieg auf. Ist diese mit einer intraperitonealen Verletzung kombiniert, so entwickelt sich eine eitrige Peritonitis mit rascher Verschlechterung des Allgemeinzustandes und nicht selten kommt es zum Exitus letalis.

Die *Diagnose der Blasenruptur* gründet sich auf die *Anamnese* und den klinischen Befund, wobei der Untersuchungsgang dem Zustand des verletzten Kindes angepaßt und schonend erfolgen muß. Er soll bei geschocktem Kind erst nach Schockbekämpfung und Stabilisierung des Kreislaufes nach den üblichen Grundsätzen erfolgen.

Zu der *klinischen Untersuchung* gehört die Feststellung von Prellmarken und Wunden im Unterbauch und im Dammbereich, sowie die Rektalpalpation, wobei neben der Überprüfung der Festigkeit des Beckenringes und der Symphyse auf Frakturen und Sprengungen eine supradiaphragmale Harnröhrenruptur ausgeschlossen werden soll (s. Verletzungen der Harnröhre). Penetrierende offene Blasenverletzungen lassen sich durch die Anamnese, die Feststellung von Ein- und Austrittstellen von Schußwunden sowie den Austritt von Harn nach außen durch die offene Wunde leicht entdecken.

Die *transurethrale Harnblasenkatheterung* kann wertvolle Hinweise geben, ist jedoch des öfteren nicht durchführbar und die ermittelte Auskunft einer leeren Harnblase ist für die Diagnose unzureichend. Sie darf nur dann durchgeführt werden, wenn

1. eine gleichzeitige Harnröhrenverletzung mit einiger Sicherheit auszuschließen ist,
2. die diagnostisch wertvolle Cystourethrographie unter Durchleuchtungskontrolle unmittelbar danach angeschlossen werden kann,
3. unter aseptischen Kautelen und von geübter Hand ausgeführt wird und ein ausreichendes Sortiment von passenden Kathetern zur Verfügung steht, da die Gefahr einer versehentlichen iatrogenen Läsion einer sonst unversehrten Harnröhre sehr groß ist.

Die Messung eines Rücklaufdefizits ist keinesfalls zuverlässig, da der Katheter des öfteren verlegt sein kann oder nicht richtig in der Blase liegt. In diesem Zusammenhang sei ausdrücklich vor der anschließenden Spülung der Harnblase mit Desinfektionsmitteln gewarnt, da diese bei intraperito-

Tabelle 3. Diagnostik der Blasenrupturen

1. Anamese

Art des Unfalles, Begleiterkrankungen und Mißbildungen des Urogenitalsystems

2. Klinische Untersuchung

Prellmarken und Wunden im Unterbauch
Spontaner Schmerz im Unterbauch
Druckschmerz suprasymphysär
Abwehrspannung mit Meteorismus, paralytischen Subileus/Ileus
(Makrohämaturie; meist bei Begleitverletzungen der Harnröhre)
Rectaluntersuchung (Douglas-Vorwölbung, Prostatadislozierung)
Perineale Untersuchung

3. Katheterung der Harnblase (streng aseptisch)

(Cave: Blasenspülung mit Desinfektionsmittel)

4. Röntgenuntersuchung

Abdomen- und Beckenübersichtsaufnahme (Knochenfrakturen)
Ausscheidungsurogramm – Infusionsurogramm (Begleitverletzungen der Nieren und oberen Harnwege, Urinextravasate im Kleinbecken)
Retrograde Cystographie ggfs. mit anschließender Urethrographie
(wenigstens 100–150 ml wasserlösliches Kontrastmittel)

nealen Rupturen direkt in die Bauchhöhle eintreten und zu schweren peritonitischen Reaktionen und nicht selten zum Exitus führen können. Die für die Diagnose verbindliche *Cystourethrographie* sollte stets auf einem kombinierten urologisch-röntgenologischen Untersuchungstisch erfolgen. Hierbei werden dem Alter des Kindes entsprechend 100–150 ml wasserlösliches Kontrastmittel instilliert, um auch kleine gedeckte Blasenrisse röntgenologisch darzustellen. Kontrastmittelaustritte in die Bauchhöhle mit Aussparungen von Darmschlingen bei intraperitonealen Rupturen und retropubische sowie laterale Kontrastextravasate bei extraperitonealen Rissen, führen zur sicheren Diagnose. Größere Harnblasendivertikel können eine extraperitoneale Harnbla-

senverletzung vortäuschen. Im Anschluß an jede diagnostische Cystographie sollte beim Zurückziehen des Blasenkatheters, ein Urethrogramm angefertigt werden, um eine Begleitverletzung der Harnröhre sicher zu diagnostizieren.

Erlaubt es der Zustand des Patienten, ist im *Anschluß* daran die Anfertigung eines *Ausscheidungsurogrammes* zur Feststellung etwaiger Begleitverletzungen der Nieren und oberen Harnwege *anzuschließen*.

Die *Cystoskopie* zur genaueren Lokalisation der Verletzungsstelle, ist nach röntgenologischer Feststellung einer Blasenruptur überflüssig und gibt aufgrund der schlechten Sichtverhältnisse bei unzureichender Auffüllbarkeit der Blase nicht die erwünschte Auskunft. Sie ist nur bei negativem Cystogramm und fehlenden Beckenbrüchen indiziert.

IV. Therapie

Eine konservative Therapie durch die Anwendung eines Verweilkatheters ist nur bei sicher diagnostizierten Blasenkontusionen, bei inkompletten extraperitonealen Blaseneinrissen, oder bei schwer verletzten Patienten, die nicht operabel sind, angezeigt. Die Therapie der Wahl ist die operative Versorgung innerhalb der ersten 6 Std nach dem Unfall. Hierbei gelten folgende urologisch-chirurgische Grundsätze:

1. *Die Exploration der Harnblase* erfolgt durch untere mediane Laparotomie, wobei bei intraperitonealen Verletzungen der transperitoneale Weg zu wählen ist. Hierbei wird gleichzeitig die Inspektion und Revision der Bauchhöhle mit evtl. Versorgung etwaiger Verletzungen intraabdomineller Organe angeschlossen. Bei extraperitonealen Verletzungen genügt die extraperitoneale Freilegung der Harnblase, bei unübersichtlichem Operationsfeld oder bei Blutansammlung in der Bauchhöhle kann durch Ex-

traperitonealisierung der Harnblase nach VOELCKER die Inspektion und Revision der Bauchhöhle vorgenommen werden.

2. *Der Blasenverschluß* soll nach Möglichkeit getrennt durch fortlaufende Schleimhaut- und Muscularisnaht und anschließenden einstülpenden Knopfnähten erfolgen, bei Unmöglichkeit begnügt man sich mit durchgreifenden fortlaufenden oder Einzelknopfnähten. Bei Unmöglichkeit eines primären Verschlusses kann, bei sicherer Harn- und Sekretableitung nach außen, die Harnblase offengelassen werden.

3. *Bei kombinierten Harnblasen- und Harnröhrenverletzungen* steht die Versorgung der Blasenverletzung im Vordergrund.

4. *Begleitende Beckenbrüche* werden durch Ruhigstellung und durch Entfernung spießender Knochenfragmente mitversorgt.

5. *Blasenscheidenfisteln* werden nach den üblichen chirurgischen Grundsätzen sofort versorgt.

6. *Bei offenen penetrierenden Blasenverletzungen mit Beteiligung von Dick- und Mastdarm* wird wegen der Gefahr der Peritonitis mit Kot- und Urinphlegmonen, Fisteln und Abscessen, die primäre Versorgung angestrebt, wobei eine präliminare Kolostomie des öfteren erforderlich ist.

V. Früh- und Spätkomplikationen

Zu den Frühkomplikationen gehört die temporäre oder permanente Urinfistelung zur Bauchwunde, Scheide oder Mastdarm, die Beckenosteomyelitis, die Peritonitis, die Kot- und Urinphlegmonen sowie die Beckenabscesse.

Permanente Harninfekte unter dem Bild einer ascendierenden Pyelonephritis, insbesondere bei simultan vorhandenen und prädisponierenden Mißbildungen (z. B. angeborene Harnstauungsniere, Megaureter mit oder ohne vesicoureteralen Reflux) und nicht zuletzt die sekundäre Steinbildung und Blasenhalsstenose sind gefürchtete Spätkomplikationen.

D. Verletzungen der Harnröhre

I. Morbidität

Statistische Angaben über die Häufigkeit der Harnröhrenverletzungen im Kindesalter fehlen. Im Erwachsenenalter sind diese sehr selten und bezogen auf die Gesamtzahl aller Organverletzungen werden sie mit 0,1–0,2% angegeben. Harnröhrenverletzungen treten ähnlich wie die Blasenverletzungen in 10–15% der Beckenfrakturen auf. Fast ausschließlich handelt es sich um männliche Patienten, während Verletzungen der weiblichen kurzen Harnröhre extrem selten sind und erst bei schwersten Becken- und Symphysenbrüchen beobachtet werden. Diese Seltenheit erklärt die fehlende Erfahrung des erstversorgenden praktischen Arztes, Unfallchirurgen oder Kinderchirurgen hinsichtlich sachgemäßer primärer Versorgung und rechtzeitiger exakter Diagnose. Der Facharologe wird selten in die Notfallbehandlung eingeschaltet werden, er wird vielmehr mit der plastischen Rekonstruktion einer deletär posttraumatischen Harnröhrenstriktur konfrontiert.

Iatrogene Verletzungen hingegen sind relativ häufiger und kommen bei unsachgemäßer diagnostischer oder therapeutischer Katheterung der kindlichen Harnröhre vor. Sie verlaufen meist latent bis sich eine akute Harninfektion auf dem Boden einer daraus resultierenden Harnstauung bemerkbar macht. Solche zentralliegenden Abflußhindernisse der unteren Harnwege können über längere Zeit bis zur Harnstauungsniere, ja zur Hydronephrose mit Anurie führen.

II. Verletzungsmechanismus und anatomisch-klinische Klassifikation

Von entscheidender Bedeutung für die Folgen und die daraus resultierenden therapeutischen Konsequenzen einer jeden Harnröhrenverletzung sind Anatomie und Physiologie der Harnröhre. Die in der Schambeinfuge liegende Pars perinealis ist direkten Gewalteinwirkungen auf den Damm z. B. durch Sturz in Rittstellung beim Ausbrechen einer Leitersprosse direkt ausgesetzt. Relativ geringfügige Traumen im Bereich der bulbösen Harnröhre führen zu Zerreißungen der Schwellkörper und Bildung von größeren Hämatomen. Sie breiten sich vorwiegend entlang der Buckschen Fascie oder bei Perforation derselben in dem mit lockerem Bindegewebe versehenen Collesschen Raum aus (Abb. 2). Aufgrund seiner topographisch-anatomischen Abgrenzung zum Diaphragma urogenitale,

Fascia perinealis, Scarpascher Fascie und Schamberg, breiten sich die Hämatome zum Scrotum und Leistenkanal, Penis und Unterbauch subcutan aus. Nach dem Entstehungsmechanismus werden die Harnröhrenverletzungen in

1. *offene* (penetrierende)
2. *geschlossene* (stumpfe)

Harnröhrenverletzungen eingeteilt.

Als typische Lokalisation der Verletzungen der männlichen Harnröhre gilt der proximal fixierte Abschnitt, wobei man eine

1. *direkte* (extrapelvische, intradiaphragmale, vordere, distale)
2. *indirekte* (intrapelvische, supradiaphragmale, hintere, proximale)

Harnröhrenruptur unterscheidet (Abb. 3).

Verletzungen der Pars pendulans und der Harnröhre sind extrem selten und werden meist durch Schuß-Quetschung und nicht zuletzt als Folge masturbatorischer Handlungen verursacht (s. Fremdkörperverletzungen).

Eine direkte (extrapelvische intradiaphragmale) Harnröhrenruptur entsteht durch unmittelbare Gewalteinwirkung auf den Damm, durch Fall rittlings auf einen harten Gegenstand (z. B. Sturz in Grätschstellung auf eine Leitersprosse, Querstange des Fahrrades, Stoß durch den Sattelknauf), wobei der perineale Anteil der Harnröhre an den Schambeinbogen gepreßt wird.

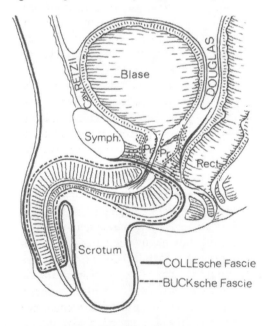

Abb. 2. Situation der Fascienverteilung und damit auch der Hämatomausbreitung im Bereich des urogenitalen Grenzgebietes bei Blasen- und Harnröhrenrupturen (nach MARBERGER, H.: Dringliche Harnröhrenchirurgie. Chirurgische Praxis **2**, 229–246 (1957))

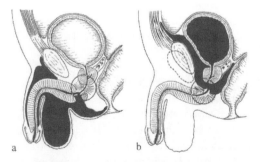

Abb. 3 a und b. Infra- und supradiaphragmatikale Harnröhrenruptur mit typischer Hämatomausbreitung (nach LUTZEYER, W. aus ALKEN/STAEHLER: Klinische Urologie. Stuttgart: Thieme 1973)

Hierbei reißt die Harnröhre meist kurz vor dem hinteren Ende des Bulbus ein.

Bei der indirekten (intrapelvischen supradiaphragmalen) Harnröhrenruptur kommen ursächlich Beckenbrüche in Frage. Durch die Verschiebung der Schambeinäste und gleichzeitigen Abriß des Diaphragma urogenitale oder durch direkte Anspießung der gespannten Urethra durch dislozierte Knochenfragmente wird die Pars membranacea verletzt.

III. Symptomatologie und Diagnose

Entsprechend der Lokalisation der Harnröhrenverletzungen und dem Schweregrad, lassen sich die klinischen Symptome manifestieren.

Bei der direkten extrapelvischen Harnröhrenruptur ist äußerlich ein mehr oder weniger großes perineales Hämatom festzustellen, welches über den Weg der Collesschen Fascie als Scrotum- und Penishämatom sich ausbreitet. Gleichzeitig tritt eine von der Miktion unabhängige *Blutung aus der Harnröhre* auf. Die *Harnverhaltung*, durch Kompression und Verlegung der Harnröhre bedingt, ist meist obligatorisch und kann leicht durch Palpation der hochstehenden Harnblase festgestellt werden. Versucht das Kind aufgrund des bestehenden starken Harndranges die Blase zu entleeren, so tritt Urin in den Collesschen Raum aus und kann somit zu der gefürchteten Harnphlegmone führen.

Merke: Nicht urinieren lassen, sofortige suprapubische Blasenpunktion, keine transurethrale Blasenkatheterung.

Allgemeine Schock- und Kollapssymptome fehlen meist, da es sich um ein mehr oder weniger lokales Geschehen handelt, wobei es früher oder später zu einer Blutstillung durch Autotamponade des intrafascialen Hämatoms kommt.

Die intrapelvische supradiaphragmale Harnröhrenruptur geht ebenfalls mit einer von der Miktion unabhängigen *Makrohämaturie* und einer *akuten Harnverhaltung* einher. Hierbei werden jedoch das Perineum- und Scrotalhämatom meist vermißt. Erst bei kombinierten Verletzungen mit Läsionen des Diaphragma urogenitale und Eröffnung der Buckschen Fascie dehnt sich das Blut- und Urinextravasat entlang der Collesschen Fascie zum Penis, Scrotum und nach cranial zum Unterbauch zu aus.

Die Abgrenzung zwischen einer extra- oder intrapelvischen Harnröhrenruptur kann ganz einfach durch eine rectale Untersuchung gestellt werden.

Bei der intrapelvischen kann die meist nach cranial vorne dislozierte Prostata nicht getastet werden. Eine zwar selten vorkommende, jedoch sehr schwerwiegende Verletzung des Rectums, kann bei der Rectalpalpation rechtzeitig diagnostiziert werden und die notwendige temporäre Colostomie der primären Versorgung der Harnröhre und Harnblase angeschlossen werden. Bei Mädchen muß an eine Mitverletzung der Vagina gedacht werden.

Für eine exakte Lokalisation und Abklärung bei zweifelhaftem klinischen Befund gibt uns die unter Durchleuchtungskontrolle und streng aseptischen Kautelen vorzunehmende *retrograde Urethrographie* genaue differentialdiagnostische Hinweise. Die Technik ist verblüffend einfach, die ermittelten Informationen sehr wertvoll. Nicht selten bei unzureichender Beurteilung einer Harnröhrenverletzung ist die Anfertigung eines prograden Cystogrammes durch ein intravenöses Ausscheidungsurogramm unerläßlich und stellt eine wertvolle Vervollständigung der Untersuchung dar, wobei gleichzeitig die Form und Lage der Harnblase beurteilt werden können.

Die *Katheterung* der verletzten Harnröhre bringt keine zusätzlichen diagnostischen Aufschlüsse und birgt in sich die Gefahr der iatrogenen sekundären Infektion mit deletären Folgen. Die Katheterung der Harnblase bei supradiaphragmalen Harnröhrenrupturen ist a priori unmöglich, die Katheterspitze rollt sich meist im kleinen Becken auf. Bei der nachfolgenden Entleerung des retropubischen extravesicalen Hämatoms über den liegenden transurethralen Katheter bleibt die Eigentamponade aus und es kann eine gefährliche Nachblutung auftreten. *Ein gelungener Katheterismus schließt keineswegs einen kompletten Abriß der Harnröhre aus.*

IV. Therapie

Die Vielzahl der in der Literatur angegebenen Behandlungsmethoden zeigt die Unzufriedenheit hinsichtlich der Spätergebnisse. Strikturierungen, Miktionsbeschwerden, Infektionen der unteren und oberen Harnwege und Potenzstörungen finden sich in unterschiedlichen Graden als Folgezustand. Die proximalen Rupturen weisen im allgemeinen eine bessere Prognose auf als die distalen, weil die Pars membranacea keine Spongiosahülle besitzt und somit zumindest die strikturbegünstigende Fibrosierung entfällt.

Die Therapie der *extrapelvischen Harnröhrenrupturen* richtet sich im allgemeinen nach dem Ausmaß der Verletzung, gemessen an Kontrastmittelextravasat, Hämatombildung, Schmerzen und Dysurie. Sie geben Aufschluß, ob die Harnableitung durch Blasenfistel erfolgen soll oder nicht. Bei geringem Lokalbefund und der Möglichkeit der spontanen Miktion kann man sich konservativ abwartend verhalten, wobei die Harnableitung durch Blasenfistel mit gleichzeitigem gepolstertem Druckverband auf den Damm empfohlen wird.

Auch bei schweren Verletzungen der bulbären Harnröhre mit Blut- und Urinextravasation und Unmöglichkeit der Spontanmiktion, begnügt man sich meist mit der suprapubischen Harnableitung mittels Bla-

senfistel, breiter Ausräumung des Hämatoms und Kompressionsverband. Die primäre operative Versorgung nach Auffrischung der Wundränder und schräger End-zu-End-Anastomose wird von den meisten Operateuren abgelehnt, insbesondere die anschließende Schienung der Anastomose durch transurethralen oder Durchzugskatheter. Hierbei ist die Gefahr der entzündlichen Reaktion und der vermehrten Narbenbildung sehr groß. Es empfiehlt sich deshalb, nach gesicherter suprapubischer Harnableitung und Hämatomausräumung, das Abwarten der Wundheilung. Bei Bildung einer Harnröhrenstenose kann sie nach dem Prinzip der *Johansonschen* Plastik mit den vielseitigen Modifikationen versorgt werden.

Bei *intrapelvischen supradiaphragmalen Harnröhrenrupturen* ist die unmittelbare sofortige suprapubische Freilegung der Harnblase und des Cavum Retzii indiziert. Das prävesicale Hämatom wird ausgeräumt, die Knochenfragmente reponiert und die dislozierten Harnröhrenstümpfe durch einen retrograd eingeführten Ballonkatheter unter Zug bis zur Heilung adaptiert. Als Alternativverfahren bietet sich die Adaption der Harnröhrenstümpfe über einen eingeführten Kunststoffkatheter ohne Ende mittels Situationsnähten an. Für eine sichere Drainage des Cavum Retzii und des perivesicalen Raumes durch ischiorectale oder perineale Drainage für ca. eine Woche muß gesorgt werden.

Zu den *Spätoperationen* gehören rekonstruktive plastische Korrekturen der strikturierten bulbären Harnröhre nach dem Verfahren JOHANSON, TURNER I — WARWICK, GIL II —, VERNET u. ZOEDLER sowie der Pars membranacea nach der Invaginationsmethode von SOLOWOW II, BADENOCH oder MODELSKI II, ZIELINSKI, auf die hier nicht näher eingegangen werden kann.

Offene penetrierende Verletzungen der Pars pendulans werden meist in zwei Sitzungen nach JOHANSON durch die Schaffung einer künstlichen Hypospadie und sekundärer Versenkung derselben nach der Methode von DENIS II — BROWN versorgt.

V. Früh- und Spätkomplikationen

Komplikationen nach konservativer und operativer Behandlung von Harnröhrenverletzungen sind keine Seltenheit. Sie reichen von der passageren Urethritis, Cavernitis, Prostatitis, Orchidoepididymitis bis zur Fistel- und Divertikelbildung, Harninkontinenz, Potenzstörungen, Steinbildungen, ascendierenden Pyelonephritis und Striktur.

VI. Urethralverätzungen

Durch Injektion oder Instillation hochkonzentrierter desinfizierender Lösungen aus therapeutischen Gründen, kann es zu schweren Verätzungen der Harnröhrenschleimhaut kommen.

Klinisch treten akut starke Schmerzen mit Priapismus auf, die reflektorisch zur Harnretention mit imperativem Harndrang führen. Die verätzte Urethralschleimhaut reagiert zuerst mit einer vermehrten Sekretion, es bilden sich mehr oder weniger ausgeprägte Ulcerationen, die über die ausgelöste entzündliche Reaktion zur Fibrosierung und Striktur führen.

Die *Therapie* der Wahl ist die sofortige suprapubische Harnableitung durch temporäre Blasenfistelung mit Ruhigstellung der lädierten Harnröhre. Eine eventuell auftretende Cavernitis klingt unter Breitspektrum-Antibiotica und Antiphlogistica meist ab, periurethrale Abcesse müssen gespalten werden. Leichte Harnröhrenstrikturen können unter dem suprapubischen Fistelschutz zuerst stufenweise bougiert werden, impermeable Strikturen benötigen eine plastische Korrektur, die nach dem üblichen Verfahren nach JOHANSON, DENIS II — BROWN und ihren vielseitigen Modifikationen durchgeführt werden.

E. Verletzungen des äußeren männlichen Genitale

I. Morbidität

Isolierte Verletzungen des äußeren männlichen Genitale sind selten. Sie werden in der Literatur meist mit denjenigen des Erwachsenen abgehandelt, so daß jegliche statistische Angaben über deren Häufigkeit fehlen.

II. Verletzungsmechanismus

Die Ursachen der Verletzungen sind sehr mannigfaltig: Kontusionen und Quetschungen meist kombiniert bei Beckenfrakturen, Hufschlägen, Hundebissen, Treibriemenverletzungen, Mißhandlungen und masturbatorische Handlungen. Hierbei kann es sich um *isolierte oder kombinierte Verletzungen* des Penis, der Hoden oder der Penishaut und des Scrotums handeln, wobei man wiederum zwischen *offenen und geschlossenen Verletzungen* unterscheidet. Nicht selten ist die penile Harnröhre mitverletzt (s. Kap. Harnröhre, S. 215ff.).

III. Penisverletzungen

Isolierte Penishautverletzungen entstehen meist durch das Erfassen der Kleider und des nicht erigierten Penis durch rotierende Maschinenteile, wobei es meist zu einer *Schindung* des Penis kommt. Je nach Ausdehnung ist die primäre Versorgung der Haut durch Naht anzustreben, wobei es leicht zu Hautnekrosen mit sekundärer Wundheilung und narbiger Verziehung bis zur Phimose kommen kann. Bei völliger Penishautablederung können die entstandenen Penishautdefekte durch gestielte Lappen aus der Scrotalhaut oder durch freie Spalthautlappenverpflanzungen gedeckt werden.

Bei zirkulären Präputialhautabrissen um die Glans penis in Höhe des Sulcus co-

ronarius kann der Penis aus seinem Hautschlauch seitlich oder nach unten zum
Scrotum her ausgleiten. Es kommt somit
zur *Penisluxation.* Die operative Versorgung muß sofort angestrebt werden, da es
bei der Miktion des luxierten Penis zur
Urinphlegmone mit allen ihren Komplikationen kommen kann. Die operative Versorgung bereitet hierbei keinerlei Schwierigkeiten.

Die *Penisfraktur* entsteht durch ein
stumpfes Trauma bei erigiertem Penis
durch Zerreißung der Tunica albuginea
und der Corpora cavernosa. Das rasche
Auftreten großer Hämatome unter der Penishaut verbunden mit starkem Schmerz
sind typische führende Symptome. Durch
eine hämatombedingte Kompression der
Harnröhre kann es zur Harnverhaltung
kommen. Blutabgang aus der Harnröhre
deutet auf eine Mitverletzung derselben hin.
Bei Einriß der *Buckschen* Fascie breitet sich
das Hämatom weiter in einem Raum aus,
der von der Colleschen und Scarpschen
Fascie begrenzt wird.

Die Versorgung einer Penisfraktur richtet sich nach allgemeinen chirurgischen
Prinzipien, wobei neben der Ausräumung
und Ableitung des Hämatoms die primäre
Versorgung der rupturierten Tunica albuginea erfolgen muß. Gleichzeitig muß für eine
sichere Harnableitung gesorgt werden, die
entweder auf dem transurethralen Weg
oder, bei Mitverletzung der Harnröhre, auf
dem suprapubischen geschieht. Für eine anschließende Streckung des Penis bei leichtem zirkulären Kompressionsverband muß
Sorge getragen werden.

Die oft zum Penisverlust führende *Pe-
nisgangrän* ist Folge masturbatorischer
Handlungen durch das Einsetzen eines Me-
tallringes, einer Schnur oder eines Gummi-
bandes an der Penisbasis. Die hierbei verursachte Ischämie führt je nach Dauer zu einer meist irreversiblen hämorrhagischen
Nekrose und somit Verlust des Penis.

Bei der *traumatischen Teilamputation des
Penis* sowie beim völligen Gliedverlust muß
die primäre Wundversorgung und Blutstillung angestrebt werden, wobei auf eine exakte Versorgung des Urethralstumpfes
durch Naht geachtet werden muß. Bei allen
unversorgten Harnröhrenenden kommt es
zur narbigen Schrumpfung und Deformierung des neuen Meatus und somit zur
Striktur mit allen ihren Folgen. In mehreren Sitzungen kann bei größerer Teilamputation über zwei Drittel oder beim völligen
Gliedverlust als Folge einer direkten Verletzung oder einer Gangrän die totale Rekonstruktion des Penis durch Rundstiellap-
pen erfolgreich durchgeführt werden. Das
kosmetische Ergebnis ist meist erfolgreich,
das funktionelle bleibt jedoch unzureichend. Entscheidend hierbei ist jedoch die
Rekonstruktion der vorderen Harnröhre.

IV. Verletzungen des Scrotums und des Hodens

Die Verletzungen des Scrotums und des
Scrotalinhaltes werden in *offene und geschlossene Verletzungen* unterteilt. Die
durch Stich, Schnitt, Schuß oder Quetschung entstandenen offenen Verletzungen
gehen klinisch je nach Ausdehnung mit einem Prolaps des Hodens einher. Auch größere Scrotalhautdefekte können durch Mobilisierung der elastischen und faltenreichen
Scrotalhaut primär versorgt werden. Das
Verlagern des Hodens in das Subcutangewebe des Oberschenkels oder der Leistenre-
gion in der ersten Sitzung garantiert für
physiologische Temperaturverhältnisse, die
für die Spermiogenese entscheidend sind. In
ein, zwei oder mehreren Sitzungen kann
dann durch Hautlappenverschiebung ein
neues Scrotum gebildet und der Hoden wieder zurückverlagert werden. Wird der Hoden in der Inguinalgegend belassen, so muß
ähnlich wie bei dem primären kryptorchen
Hoden mit einem Untergang des keimbil-
denden Epithels gerechnet werden.

Hodenverletzungen können bei stumpfen Verletzungen des Scrotums allein auftreten, sie sind jedoch meist mit einer mehr oder weniger schweren Scrotalverletzung vergesellschaftet.

Zur *Diagnose* führt die Anamnese, wobei neben dem Unfallhergang der plötzlich auftretende sehr starke Schmerz, der bis zum Schock führen kann, mit Vernichtungsgefühl, Übelkeit und Erbrechen im Vordergrund steht. Differentialdiagnostisch muß eine Hodentorsion abgeklärt werden. Beim Einriß der Tunica albuginea kann es zu starken Blutungen in der Tunica vaginalis mit dem Bild der Hämatocele kommen.

Die *Therapie* besteht in der sofortigen operativen Intervention und Versorgung. In sehr seltenen Fällen kommt es bei Traumatisierung der Nachbarschaft und durch den ausgelösten Cremasterreflex zu *Dislokationen des Hodens*, meist in den Leistenkanal. Eine Thrombose des Plexus pampiniformis und der Vena spermatica können zu Ernährungsstörungen und somit Atrophie des Hodens führen.

F. Fremdkörperverletzungen

Fremdkörperverletzungen der Nieren und oberen Harnwege durch ein Geschoß oder Geschoßsplitter sowie aus dem Magen-Darm-Trakt verschluckte und perforierte Nadeln sind extrem selten und gehören zu den Kuriositäten. Relativ häufiger sind die nach operativen Eingriffen zurückgelassenen Fremdkörper im Nierenbecken oder Harnleiter (abgerissene Ureterkatheterspitzen, Tampons oder zurückgelassene Tupfer), die dann die ableitenden Harnwege früher oder später, insbesondere bei sekundärer Inkrustation und Steinbildung verlegen und zum Nierenverlust führen.

Demgegenüber kommen Fremdkörperverletzungen der Harnröhre und der Harnblase bei Knaben wie auch bei Mädchen relativ häufiger vor. Sie sind in der überwiegenden Zahl Folgen spielerischer oder masturbatorischer Manipulationen. Die Palette der in Frage kommenden Fremdkörper reichen von Bohnen und Haarnadeln bis zu Bleistifte, Federhalter, Thermometer und Papiere. Darüber hinaus führen direkte offene Verletzungen durch Schuß zum Eindringen von Kleiderfetzen und Knochensplittern in die Blase oder Harnröhre.

Die *Diagnose* bei röntgenpositiven Fremdkörpern kann allein durch die Übersichtsaufnahme gestellt werden, bei strahlendurchlässigen und bestehendem Verdacht ist die urethrocystoskopische Abklärung erforderlich. Bei übersehenen oder nicht angegebenen Fremdkörperverletzungen führt eine therapieresistente Cystitis und Urethritis mit Mikro- und Makrohämaturie, imperativem Harndrang, Pollakisurie, gedrehtem Harnstrahl und Harnverhaltung zur Verdachtsdiagnose.

Kleinere Fremdkörper der Harnröhre und Harnblase können auf dem transurethralen Weg extrahiert werden, während größere durch Sectio alta entfernt werden. Nadeln oder nadelähnliche Fremdkörper der Harnröhre können durch entsprechende Manipulationen und von geübter Hand ohne Freilegung entfernt werden.

Zu den Spätkomplikationen gehört die sekundäre Inkrustation und Steinbildung sowie der therapieresistente Infekt der unteren Harnwege.

Literatur

BALOGH, F., BARANYAI, E., PINTER, J.: Über die Urogenitalverletzungen bei Verkehrsunfällen. Verh. Ber. Dtsch. Ges. Urol., S. 228–231. Berlin-Heidelberg-New York: Springer 1965.

BANDHAUER, K.: Einseitiges Nierentrauma und Mißbildung der kontralateralen Niere. Verh.-Ber. Dtsch. Ges. Urol. S. 221–227. Berlin-Heidelberg-New York: Springer 1965.

BERGMANN, M.: Zur Diagnose bei stumpfen Nierenverletzungen. Langenbecks Arch. Chir. **293**, 28 (1959).

BICHLER, K. H., DEPPE, H.-U., MEVE, F., SCHENCK, K.: Fremdkörperverletzungen der Harnblase bei Jugendlichen. Ihre sexualpsychologischen Hintergründe. Urol. int. (Basel) **26**, 161–170 (1971).

BOEMINGHAUS, H.: Verletzungen der Harnorgange. Leipzig: Thieme 1949.

BOEMINGHAUS, H.: Wiederherstellung des Harnweges und künstliche Harnableitung bei Erkrankungen des Harnleiters.

BOEMINGHAUS, H.: Urologie. Operative Therapie, Klinik und Indikation. Bd. I u. II. München: Banaschweski 1971.

BOSHAMER, K.: Lehrbuch der Urologie. Stuttgart: Fischer 1963.

CHAMPBELL, M. F.: Urogenital injuries. In: Urology 3. Aufl. hsg. von CHAMPBELL, M. F., HARRISON, J. H. Philadelphia: Saunders 1970.

DEVENS, K.: Zur Frage der konservativen oder operativen Behandlung von Verletzungen der Niere im Kindesalter. Verh.-Ber. Dtsch. Ges. Urol. S. 187–191. Berlin-Heidelberg-New York: Springer 1965.

GELBKE, H.: Plastische Chirurgie des Penis und der männlichen Urethra. Unsere Indikationen, Erfahrungen, Techniken und Resultate. Langenbecks Arch. Chir. **298**, 965–976 (1964).

HALLWACHS, O.: Zur einzeitigen operativen Behandlung traumatischer Blasen- und Harnröhrenrupturen. Verh.-Ber. Dtsch. Ges. Urol. S. 232–235. Berlin-Heidelberg-New York: Springer 1965.

HEINRICHS, L.: Verletzungen der Nierengefäße. Dtsch. Z. ges. gerichtl. Med. **58**, 28–31 (1966).

HIENZSCH, E.: Moderne diagnostische und therapeutische Gesichtspunkte bei Harnblasen- und Harnröhrenverletzungen. Zbl. Chir. **85**, 1103–1112 (1960).

HIENZSCH, E.: Die Verletzungen der Blase. Verh.-Ber. Dtsch. Ges. Urol., S. 159–169. Berlin-Heidelberg-New York: Springer 1965.

JOHNSTON, J. H.: Acute injuries of the genito-urinary tract. In: Pediatric Urology; hsg. von WILLIAMS, D. I. London: Butterworth 1968.

KRUMHAAR, D., SIEVERS, H., HECKER, W. CH.: Analyse und Nachuntersuchungsergebnisse von 462 stumpfen Bauchtraumen im Kindesalter. Mschr. Unfallheilk. **72**, 233–243 (1969).

LAMESCH, A.: Der Hochdruck als Spätkomplikation stumpfer Nierenverletzungen im Kindesalter. Bull. Soc. Sci. med. Luxemb. 105 (1968).

LUTZEYER, W.: Traumatologie der Nieren und der oberen Harnwege. Act. Chir. **3**, 19–30 (1968).

LUTZEYER, W.: Zur Diagnose und Behandlung der stumpfen Nierenverletzungen. Hefte zur Unfallheilkunde **107**, 82–87 (1970).

MARBERGER, H.: Verletzungen der Harnröhre. Verh.-Ber. Dtsch. Ges. Urol. S. 169–179. Berlin-Heidelberg-New York: Springer 1965.

MARBERGER, H.: Verletzungen des Harntraktes. Chirurg **39**, 548–553 (1968).

MAYOR, G., ZINGG, J.: Urologische Operationen. Stuttgart: Thieme 1973.

MERTZ, H. O.: Injury of the kidney in children. J. Urol. (Baltimore) **69**, 39–45 (1953).

MILLER, A. L., LEE, SHARP., ANDERSON, E. V., EMLET, L. R.: Rupture of the bladder in the Newborn. J. Urol. (Baltimore) **83**, 630–633 (1960).

MORSE, T. S., SMITH, J. P., HOWARD, W. H. R., ROWE, M. J.: Kidney injuries in children. J. Urol. (Baltimore) **98**, 539–547 (1967).

OERTLI, P., FRICK, J.: Zur Problematik der Penisfraktur mit Verletzung der penilen Harnröhre und ihre primäre Versorgung. Z. Urol. **60**, 407–412 (1967).

PAYER, J.: Zur Diagnostik stumpfer isolierter Nierenverletzungen im Kindesalter. Z. Urol. **61**, 62–63 (1968).

PAYER, J., STOJKOVIC, J., RUDOLF, V.: Die geburtstraumatische Nierenruptur beim Neugeborenen. Urol. int. (Basel) **24**, 58–65 (1969).

PETKOVIĆ, S.: Bericht über 282 Fälle von Harnröhrenverletzungen. Verh.-Ber. Dtsch. Ges. Urol. S. 192–194. Berlin-Heidelberg-New York: Springer 1965.

POTEMPA, J.: Die operative Technik der organerhaltenden chirurgischen Therapie der Nierenquerruptur. Chirurg **39**, 562—565 (1968).

RODECK, G., NIKOLAI, N.: Niere, ableitende Harnwege und männliche Geschlechtsorgane. Verh.-Ber. Dtsch. Ges. Urol., S. 570–652. Berlin-Heidelberg-New York: Springer 1965.

SMITH, D. R.: Allgemeine Urologie. München-Berlin-Wien: Urban & Schwarzenberg 1968.

SCHÄRLI, A., BETTEX, M.: Verletzungen der Niere im Kindesalter. Pädiat. Fortbild. Prax. **6**, 65–74 (1967).

SCHMIEDT, E.: Verletzungen der Harnwege nach stumpfen Bauchtrauma. Chirurg **42**, 452–457 (1971).

SCHULTHEIS, TH.: Zur Erstversorgung verletzter Harnorgane. Verh.-Ber. Dtsch. Ges. Urol., S. 197–200. Berlin-Heidelberg-New York: Springer 1965.

SIGEL, A.: Lehrbuch der Kinderurologie. S. 128–139 1971.

STAEHLER, W.: Klinik und Praxis der Urologie. Stuttgart: Thieme 1959.

VOGLER, E., BERGMANN, M.: Angiographie bei stumpfen Nierentraumen. Fortschr. Röntgenstr. **98**, 675–685 (1963).

WANDSCHNEIDER, G.: Über seltene Fremdkörper der männlichen Urethra. Z. Urol. **60**, 681–686 (1967).

WRIGTH, J. E.: Ruptured Kidney a retrospective study of 100 cases. Aust. N.Z.J. Surg. **34**, 320–325 (1965).

Wirbelbrüche – Querschnittslähmungen

F.-W. Meinecke

Zur genaueren Orientierung scheint es zweckmäßig, zunächst einmal den Begriff des „*Kindesalters*" für unsere Darstellung zu definieren. Wir verstehen darunter die Gruppe von *0–16 Jahren*. Nur so ist es möglich, gewisse Vergleiche mit anderen Berichten anzustellen, da sie unterschiedliche Gruppen umfassen. Wir sind uns darüber im klaren, daß wir hiermit den Grenzbereich zum Übergang in das Jugendlichenalter berühren, es beginnt aber auch jenseits des 16. Lebensjahres im Hinblick auf Wirbelsäulenverletzungen die absolute Vergleichbarkeit mit dem Erwachsenenalter.

In gleicher Weise erscheint es notwendig zu klären, was wir unter *Wirbelsäulenverletzung* verstanden wissen möchten. In der Literatur wird mit Recht immer wieder darauf verwiesen, daß Wirbelbrüche im Kindesalter selten sind. Ebenso besteht aber auch Übereinstimmung darin, daß *Rückenmarksschäden* in diesem Lebensabschnitt besonders häufig ohne sichtbare Verletzungen der Wirbelsäule einhergehen. Der im Vordergrund stehende Befund einer Querschnittslähmung zwingt selbstverständlich dazu, sie der Gruppe der Wirbelsäulenverletzungen zuzuordnen. Es sind aber andererseits nicht wenige *Wirbelsäulen-* oder *Rückenprellungen* bekannt, die weder Brüche noch Verrenkungen oder Lähmungen hervorgerufen haben. Da die Möglichkeit einer zentralnervösen Verletzung aber auch diesen Unfallschäden innegewohnt hat, sollten sie zumindest erwähnt werden, obwohl sich hier hinsichtlich der Therapie keine wesentlichen speziellen Gesichtspunkte ergeben. Die Diagnostik kann demgegenüber jedoch erhebliche Schwierigkeiten bereiten.

Eigenes Krankengut

Die nachstehend aufgeführten Zahlen umfassen den Zeitraum von 1946 bis einschließlich 31.3.1973, also insgesamt etwas mehr als 26 Jahre. Wir werden sehen, daß gerade bei der Altersgruppe 11–16 Jahre die Zahl der *Arbeitsunfälle* besonders groß ist. Die Ursache hierfür liegt in dem Charakter des Hauses, einer *Unfallklinik des Bergbaus*. Mit der rasch zunehmenden Stillegung großer Zechen haben auch die Wirbelsäulenverletzungen mit und ohne Rückenmarksbeteiligung — eine typische Verletzung im Bergbau — insgesamt erheblich abgenommen und werden mehr und mehr von den Verkehrsunfallopfern überholt. Bei den schon im Berufsleben stehenden Kindern kommt also die Arbeitswelt mit allen ihren besonderen Gefährdungen als Unfallbereich hinzu.

1959 berichtete Bürkle de la Camp über 1855 Wirbelverletzte unter Einschluß der Querschnittslähmungen in 13 Jahren; I. Rehn (1967) erfaßte 2514 Wirbelverletzte ohne Rückenmarksbeteiligung; der gegenwärtige Stand umfaßt 2680 Wirbelverletzte ohne und 901 mit Querschnittslähmung, das sind insgesamt 3581 Wirbelverletzte. Das bedeutet also einen Zuwachs von 1726 Fällen in 14 Jahren.

In der Gesamtzahl von 3581 Verletzten sind 91 Fälle unserer Gruppe enthalten = 2,5%. Hiervon entfallen 67 auf Unfälle ohne Rückenmarksbeteiligung und 24 auf die Querschnittsgelähmten. 14 reine Rükkenprellungen ohne nachweisbare Knochen-, Band- oder Nervenbeteiligung seien kurz erwähnt, sie sind jedoch nicht in der Aufstellung enthalten.

Das Gesamtkrankengut von 2680 Fällen ohne Querschnittslähmung enthält 67 Kinder = 2,5%; von 901 Querschnittsgelähmten waren 24 Kinder = 2,7%. Unter 91 Kindern waren 24 querschnittsgelähmt = 26%. Der relativ hohe Anteil querschnittsgelähmter Kinder entspricht in etwa mit 26% dem Gesamtkrankengut von 3581:901 Fällen = 25,2% und findet seine Erklärung in der Tatsache, daß die Klinik seit vielen Jahren über eine Abteilung für Rückenmarksverletzte verfügt.

GELEHRTER nannte 1957 einen Anteil von 0,7% bei Kindern bis 14 Jahren und 1,8% zwischen dem 15. und 18. Lebensjahr, bezogen auf insgesamt 836 Verletzte mit Brüchen der Brust- und Lendenwirbelsäule innerhalb von 17 Jahren. Bezogen auf die Zahl aller Wirbelsäulenverletzungen schwanken die Angaben zwischen 1,5 und 3,3%. 1961 gab er einen Satz von 0,58% an. Im Krankengut von G. MAURER et al. (1970) betrug der Anteil 3% von insgesamt 1000 Wirbelbrüchen ohne nähere Zeitraumangaben. PROBST (1972) fand 30 Kinder bis 16 Jahre, davon 6 unter 12 Jahren mit Wirbelsäulenbeteiligung unter seinen Patienten innerhalb von 17 Jahren. Nach Angaben von VINZ (1964) betreffen 0,2% der kindlichen Unfälle die Brust- und Lendenwirbelsäule, während es bei den Erwachsenen 2,4–3,0% sind. Er beobachtete 9 Fälle in 6 Jahren.

Zur besseren Übersicht möchten wir nun die Wirbelsäulenverletzungen ohne Rückenmarksbeteiligung von denen mit Querschnittslähmung trennen und einzeln besprechen.

A. Wirbelsäulenverletzungen ohne Rückenmarksbeteiligung

I. Unfallhergänge

Die Zusammensetzung unseres Krankengutes zeigt die Abb. 1. Die *Arbeitsunfälle* ge

hören verständlicherweise in die Altersgruppe von 14–16 Jahren und ereigneten sich vorwiegend im Bergbau. Bei den *Spielunfällen* handelte es sich überwiegend um Stürze aus dem Bett oder Folgen von Balgereien. Von den *Sportunfällen* (Rolle, Bodenturnen, Reck, Judo, Reiten) haben wir

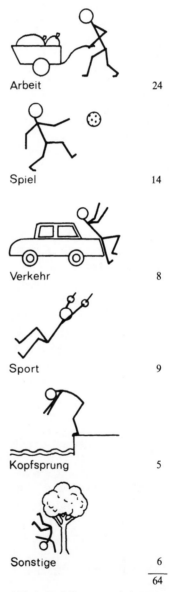

Arbeit   24

Spiel   14

Verkehr   8

Sport   9

Kopfsprung   5

Sonstige   6
                        ——
                        64

Abb. 1. Unfallhergänge bei Wirbelverletzungen ohne Lähmung

Tabelle 1. Altersgruppenverteilung (ohne Lähmung)

0–6 Jahre	7–10 Jahre	11–16 Jahre
6	9	52

absichtlich die Verletzungen nach *Kopfsprung* in flache, meist unbekannte Gewässer abgetrennt. Diese Unfälle lassen sich *mit Sicherheit vermeiden;* sie führen häufig zu Halsmarklähmungen (s. S. 14). Die Verletzungen gehören ausschließlich der Gruppe der 11–16jährigen an. Unter *Sonstiges* fanden wir beispielsweise Sturz aus dem Fenster, vom Baum usw.

Tabelle 1 gibt die Altersverteilung wieder. Ältere Kinder, die immer mehr der häuslichen Geborgenheit durch Eintritt in das Schul- oder gar Berufsleben entzogen werden, sind stärker gefährdet als Säuglinge und Kleinkinder. 52 waren Jungen, 15 Mädchen, eine Verteilung, die auch bei den Erwachsenen zu beobachten ist. Wesen, Veranlagung, Verhalten und Lebensweg der Jungen erklären diesen Sachverhalt.

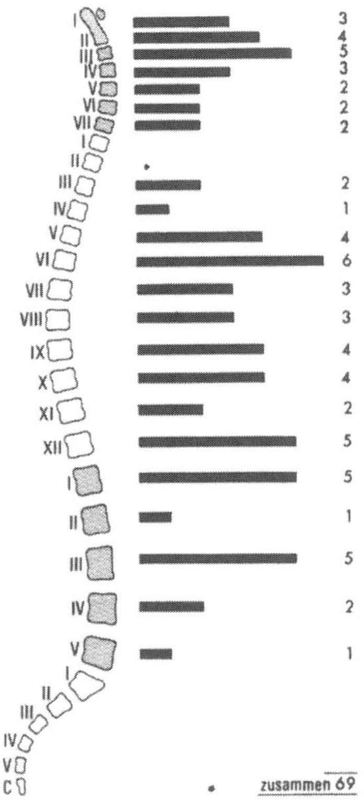

Abb. 2. Wirbelbrüche ohne Lähmungen

II. Verletzungsfolgen

Insgesamt fanden wir *69 Wirbelbrüche* (Abb. 2) und *28 Luxationen* oder *Subluxationen* (Abb. 3) mit besonderer Bevorzugung der Halswirbelsäule (Tabelle 2). In der Altersgruppe 0–6 und 7–10 Jahre waren 7 reine Teilverrenkungen *ohne Knochenbeteiligung* im Bereich C 1–C 3 entstanden. *Gelenk-* (C 1, L 5) und *Dornfortsatzbrüche* (C 2,

Tabelle 2. Verteilung auf die einzelnen Wirbelsäulenabschnitte (ohne Lähmung)

HWS	=	33
BWS	=	18
LWS	=	15
Kreuzbein	=	1
Zusammen	=	67

C 3) gehören zu den großen Seltenheiten, während *Querfortsatzbrüche* (20 bei Verletzungen mit und ohne Lähmung, Abb. 4) häufiger auftraten. Im Vergleich mit den Erfahrungen bei Erwachsenen finden sich bei den Kindern die Verletzungen überwiegend an der oberen Halswirbelsäule, ein zweiter Gipfel liegt zwischen D 5 und D 7. Die Massierung am Übergang Brustwirbel-/ Lendenwirbelsäule (D 11–L 2) ist allen Altersgruppen des Menschen gemeinsam. Eine Zusammenfassung zeigen Abb. 3 und 4.

20 Patienten wiesen neben der Wirbelsäulenverletzung noch *Mehrfachverletzungen* auf. Beteiligt waren: Schädel-Hirn: 9mal, Brustkorb: 3mal, Bauch: 1mal, Bekken: 6mal, Arme: 2mal, Beine: 7mal. Bemerkenswert erscheint die Tatsache, daß in

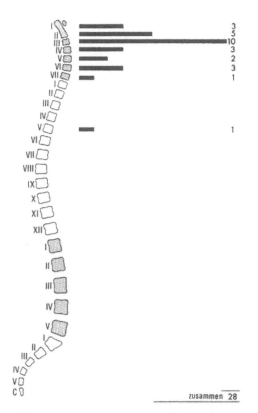

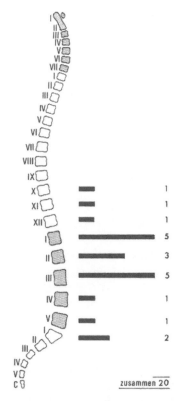

Abb. 3. Wirbelverrenkungen ohne Lähmungen   Abb. 4. Querfortsatzbrüche mit und ohne Lähmungen

keinem Fall bei reinen Luxationen Begleitverletzungen beobachtet wurden.

GELEHRTER (1961) bezeichnet Wirbelbrüche unterhalb des 5. Lebensjahres als
Rarität, BLOUNT (1957) sah Kompressions-
brüche an der Brust- und Lendenwirbelsäule erst nach dem 8. Lebensjahr. Andere
Autoren (AHRENDT, 1958; BRANZOVSSKY,
1972; VINZ, 1964) teilten gegenteilige Erfahrungen mit. Unsere Beobachtungen
stimmen damit überein.

III. Diagnostik

Die möglichst genaue *Rekonstruktion des
Unfallherganges* ergibt schon gewisse Hin-

weise auf eine mögliche Wirbelsäulenverletzung. Hierbei entstehen nicht selten
Schwierigkeiten, da die Kinder aus Furcht,
sich einer Strafe auszusetzen, ein Unfallereignis hartnäckig leugnen, seinen Ablauf
verfälschen oder hinsichtlich der Gewalteinwirkung herunterspielen. Mitunter können auch die Eltern keine zutreffenden Angaben machen, da sie am Unfallort nicht
dabei waren oder aber, etwa bei *Mißhandlungen*, nicht bereit sind, die wahren Tatbestände zu berichten. Aber auch bei scheinbar oder anscheinend belanglosen Bewe-
gungsabläufen muß die Diagnostik voran-
getrieben werden, wenn klinisch der Verdacht einer Wirbelsäulenschädigung besteht.

Immer wieder erlebt man es, daß die geklagten Beschwerden von den Eltern zunächst nicht ernst genommen wurden und die Kinder erst verspätet dem Arzt zugeführt werden. Bei größeren Kindern wird man schon mit zutreffenderen Angaben über Schmerzen und Bewegungsbehinderungen rechnen können. Bei Säuglingen, Kleinkindern oder stark Verängstigten müssen *indirekte Zeichen* zu Rate gezogen werden. Erleichternd sind äußere Verletzungszeichen wie Wunden, Schürfungen, Schwellungen und deutliche Achsenknickungen. Fehlhaltungen, Muskelverspannungen, Druck- und Klopfschmerz geben weitere Hinweise. Ein Kleinkind wird bei einer Verletzung der Brust- oder Lendenwirbelsäule immer wieder versuchen, sich im Langsitz auf dem Untersuchungstisch abzustützen oder bei Halswirbelschäden den Kopf mit beiden Händen zu halten, um den Belastungsschmerz auszuschalten.

Eine orientierende neurologische Untersuchung hilft eine Mitbeteiligung von Nervenwurzeln oder Rückenmarksschäden auszuschließen. Dieses ist auch im Hinblick auf spätere Haftpflichtansprüche gegen den erstbehandelnden Arzt von Bedeutung.

Selbstverständlich muß durch eine *breit angelegte Allgemeinuntersuchung* auch nach Begleitverletzungen gesucht werden.

Mitunter stehen diese aber als *Hauptverletzung* im Vordergrund und die Wirbelsäulenverletzung wird übersehen. Auf die Röntgenuntersuchung darf keinesfalls verzichtet werden. Es sei hier jedoch nur daran erinnert, daß gerade an der Wirbelsäule des Kleinkindes physiologische Besonderheiten bestehen, die als unfallbedingt angesehen werden könnten. Auf die Weite des Abstandes zwischen Dens und Atlas und auf *Fehldeutungen des Apophysenkerns am Dens* haben u.a. CATELL u. FILTZER, 1965; sowie MARKUŠ, 1971; GELEHRTER, 1961; aufmerksam gemacht. Sie

haben ebenso über die *Steilstellung der Halswirbelsäule* und die *Pseudoluxationen* zwischen C2/3 und C3/4 berichtet. Hierdurch erklären sich wohl auch viele der im oberen Halswirbelsäulenbereich beschriebenen Unfallfolgen bei Kindern, da man mit großer Berechtigung dazu neigt, den Befund zur Sicherheit als unfallbedingt anzusehen, um vermeidbare zusätzliche Schäden durch unterlassene fachgerechte Behandlung zu verhüten. Man sollte ebenso berücksichtigen, daß eine *Keilform* der Wirbelkörper C3 bis C7 im Kindesalter in den physiologischen Bereich fällt.

Deckplatteneinbrüche, Einmuldungen der Deckplatten und *Kantenabbrüche* an der Brust- und Lendenwirbelsäule sind bis zum 14. Lebensjahr selten. GELEHRTER (1957) sah sie nie. POVACZ (1969) hat dem widersprochen.

Die röntgenologische Deutung der Befunde an der Brust- und Lendenwirbelsäule ist schwierig. Besteht eine Keilform und ist man sich seiner Sache nicht ganz sicher, so empfiehlt GELEHRTER (1957) den „*diagnostischen Aufrichteversuch*", also eine *Lagerung in Überstreckung*, nicht zu verwechseln mit der Aufrichtung nach BÖHLER, und Anfertigung eines weiteren seitlichen Röntgenbildes. Entfaltet sich der Wirbel, ist die Diagnose eines Bruches *gesichert*, ist das nicht der Fall, dann läßt sich das *Gegenteil nicht beweisen*, da die kindlichen Wirbelbrüche nur eine *geringe Tendenz zur Entfaltung* haben. Während GELEHRTER 1957 und 1961 davon ausgeht, daß es an der Brust- und Lendenwirbelsäule keine *Instabilität* gibt, weist PROBST (1972a) darauf hin, daß sie bei der „voll ausgeprägten Wirbelverletzung" nach LOB, also der Beteiligung der Abschlußplatten, der Bandscheiben, der Gelenkfortsätze und Wirbelbögen auch bei Kindern besteht. POVACZ (1969) beschreibt ebenfalls eine Instabilität und auch wir sahen sie vereinzelt. Das ist für die Therapie von großer Bedeutung.

IV. Differentialdiagnose

Bevor wir uns der Therapie zuwenden,
seien kurz *differential-diagnostische Gesichtspunkte* gestreift. Sie liegen vorwiegend
im Bereich der Röntgenuntersuchung und
gehen vom *Klippel-Feil-Syndrom* über die
Scheuermannsche Erkrankung, anlagebe-
dingte Fehlformen der Wirbel, entzündliche
Erkrankungen bis zum anlagebedingten
Wirbelgleiten und der Spondylolyse. Während GELEHRTER (1957) jenseits des 10. Lebensjahres relativ häufig eine *traumatische
Spondylolisthesis* beobachtete, konnten wir
einen vergleichbaren Befund nicht erheben.
Die Diagnostik kindlicher Wirbelverletzungen ist schwierig, man wird aber im Zweifelsfalle immer der *Annahme einer Verletzung
den Vorzug geben*, da die Therapie sicher
keinen Schaden hervorruft, wenn sie richtig
gehandhabt wird.

Es bleibt noch die Frage zu beantworten,
warum die *Wirbelsäulenverletzungen im Kindesalter so selten* sind und mit zunehmendem Alter stärker hervortreten? Es besteht
Einigkeit darüber, daß die größere Elastizität der Knochen, der hohen Bandscheiben,
der knorpeligen Abschlußplatten und der
Bänder als entscheidende Ursachen anzusehen sind (GELEHRTER, 1957; JONASCH,
1972; VINZ, 1964; POVACZ, 1969; G.
MAURER et al., 1970; BRANZOVSKY, 1972;
PROBST, 1972a). VINZ (1964) sieht ein
weiteres Moment in der noch mangelhaft ausgeprägten Rumpfmuskulatur, durch
die es während des Unfalls zu einer
ungenügenden Fixierung der Wirbelkörper
kommt, so daß nur schwere Traumen
wirksam werden. Durch die hohe Beweglichkeit „verpufft" das Trauma (GELEHRTER,
1957).

V. Therapie

Hier unterscheidet sich die Halswirbelsäu-
lenverletzung deutlich von den Schäden an
der Brust- und Lendenwirbelsäule sowie
dem Kreuzbein.

Zur Behandlung der Halswirbelsäulen-
verletzungen werden die Einrichtung nach
BÖHLER (GELEHRTER, 1961; POVACZ, 1969;
G. MAURER et al., 1970; JONASCH, 1972) und
anschließende Behandlung mit Kopf-Hals-
Brustgipsverband empfohlen. PROBST
(1972a) verwendet Manschetten verschie-
denster Art. Einigkeit besteht über die
Dauer der Ruhigstellung mit 10–14 Wochen, mitunter ist sie bis zu 6 Monaten erforderlich.

In unserem eigenen Krankengut steht
die Behandlung im *Dauerzug mit späterer
Gipsverbandbehandlung* bei Halswirbelsäu-
lenverletzungen ganz im Vordergrund.
Meistens geht eine Zugbehandlung von wenigen Tagen der Anlage eines Gipsverban-
des voraus. Wir sind aber in letzter Zeit immer mehr zu fixierenden Maßnahmen mit
anderen Materialien (Plastik, Plexidur,
Stryker-Schlingen, *Schanzscher* Krawatte)
übergegangen. Einrenkungen haben wir in
den letzten Jahren nicht mehr vorgenommen. Die Dauer der ersten Bettruhe liegt
zwischen 2 und 3 Wochen. Eine *Gesamtru-
higstellung* der Halswirbelsäule von 12 Wochen erscheint uns ausreichend. Instabilität
kann diesen Zeitraum verlängern, während
geringfügige Subluxationen selbstverständlich kürzere Zeiten ermöglichen. Für den
Dauerzug verwenden wir die Stryker-
Schlinge; die *Glisson*-Schlinge in ihrer früheren starren Form sollte *nicht mehr* zur
Anwendung kommen. Ein *Zangenzug* am
Kopf beim Kleinkind ist wegen des dünnen
Schädelknochens nicht möglich, meist aber
auch entbehrlich. Etwa ab dem 8. Lebensjahr dürfte es keine Komplikationen am
Schädel mehr dadurch geben. Die Zange
sollte aber unterhalb des größten Schädel-
umfanges in Verlängerung der Halswirbel-
säulenachse angelegt werden und die äußere Schädelknochentafel keinesfalls durch-
bohren. Hiermit läßt sich ein wirksamer
Zug erreichen, mit anderen Mitteln nicht.

Operative Eingriffe werden bei Reluxationen, Spätrepositionen, Luxationen bei gleichzeitiger Dens-Aplasie (GELEHRTER, 1961) und bei transdentaler Luxation (PROBST, 1972a) empfohlen. Bei versteifenden Operationen an der Halswirbelsäule bevorzugt HEMMER den Kieler oder den homologen Knochenspan. Wir selbst haben eine operative Behandlung bei Kindern nie vorgenommen.

VI. Brust- und Lendenwirbelsäule

Vielfach wird an der unteren Brustwirbelsäule und der Lendenwirbelsäule die Einrichtung nach BÖHLER mit anschließender Gipsverbandbehandlung oder die *Rauchfuß*sche Schwebe empfohlen.

Wir lagern bei Brüchen der Brust- und Lendenwirbelsäule in Überstreckung auf harter Unterlage und haben bei keinem Kind eine Aufrichtung durchgeführt. Einigkeit besteht darüber, daß die Entfaltungsneigung kindlicher Wirbelbrüche gering ist. Die Überstreckung verhindert aber ein weiteres Zusammensintern des Wirbelkörpers. An der starren oberen und mittleren Brustwirbelsäule läßt sich die ursprüngliche Bruchform durch keine konservative Maßnahme ändern. Bei der Gipsverbandbehandlung ist das *Aufstehen* nach wenigen Tagen, bei der funktionellen Behandlung und stabiler Fraktur zwischen der 4.–6. Woche möglich. Da das Röntgenbild oft keine sichere Beurteilung ermöglicht, sind Angaben über *Belastungsschmerzen* ein wichtiger Hinweis auf die noch nicht abgeschlossene Ausheilung. Mitunter kann eine frühere Mobilisierung dadurch erreicht werden, daß man den Patienten unter Benutzung von 2 Armgehstützen aufrecht gehen läßt.

Von Anfang an muß eine *intensive krankengymnastische Behandlung*, später ergänzt durch Rückenkräftigungsübungen in Bauchlage und eine Schreitbadbehandlung erfolgen. Sie kann ambulant fortgesetzt werden. Gleiche Gesichtspunkte gelten auch für die Verletzungen der Halswirbelsäule. Die Zeit für Wärmebehandlung und Massage sollte besser für eine gut ausgeführte Krankengymnastik verwendet werden.

VII. Prognose

Die Prognose kindlicher Wirbelbrüche kann allgemein als günstig angesehen werden. Der *Höhenverlust* keilverformter Wirbel kann oftmals durch das Wachstum weitgehend ausgeglichen werden. Das muß jedoch nicht immer der Fall sein. Die Vorhersage für Deckplatteneinbrüche ist nicht so günstig.

B. Querschnittslähmungen

2,7% = 24 Fälle unserer Querschnittsgelähmten waren Kinder, unter den Kindern mit Wirbelsäulenschäden hatten 26% Rückenmarksschäden. MELZAK berichtete aus dem Zentrum von GUTTMANN über 19 traumatische Querschnittslähmungen bei Kindern unter 4470 Patienten mit Rückenmarksverletzungen. Wir können also mit einer gewissen Erleichterung feststellen, daß unfallbedingte Querschnittslähmungen bei Kindern selten sind (AUDIC u. MAURY, BURKE, 1971). In den letzten Jahren hat die Literatur, die sich mit querschnittsgelähmten Kindern beschäftigt, etwas zugenommen. Wir werden uns damit noch beschäftigen müssen. PROBST (1972a) erwähnt aus seinem Krankengut insgesamt 21 Kinder mit Rückenmarksschäden bis 16 Jahre gegenüber 9 Gleichaltrigen ohne neurologische Ausfälle von 1953–1970, das sind 70%. Das von ihm geleitete Unfallkrankenhaus Murnau hat ebenfalls seit vielen Jahren eine Abteilung für Rückenmarksverletzte, dennoch bleibt diese Verteilung erschreckend hoch und kann glücklicherweise nicht verallgemeinert werden.

I. Eigenes Krankengut

Bei den insgesamt 24 Kindern fanden sich 7 teilweise und 17 vollständige Lähmungen (Tabelle 3). Hierbei fällt die besonders *hohe Beteiligung der Halsmarkgelähmten* (9 Fälle) auf, von denen wir einen 15jährigen in der 6. Woche nach dem Unfall an einer Peritonitis, ausgehend von einem retrocoecalen Absceß verloren. Alle anderen überlebten. In 4 Fällen konnten wir *keine Verletzung der Wirbelsäule* nachweisen, obwohl in 2 Fällen erhebliche Knochenbrüche an den Gliedmaßen und am Becken vorlagen. Die Altersgruppenverteilung zeigt Tabelle 4.

Tabelle 3. Verteilung der teilweisen und vollständigen Querschnittslähmungen auf die Rückenmarksabschnitte

	teil-weise	voll-ständig	zusammen
C 1–C 8	2	7	9
D 1–D 10	1	6	7
D 11–L 2	1	4	5
unterh. L 2	3	0	3
zusammen	7	17	24

Tabelle 4. Altersgruppenverteilung der Querschnittsgelähmten

0–6 Jahre	7–10 Jahre	11–16 Jahre
5	1	18

II. Unfallhergänge

Abbildung 5 gibt einen Überblick über die einzelnen Unfallhergänge. Die 4 Tetraplegien ereigneten sich nach *Kopfsprüngen* in zu flache Gewässer einschließlich Nicht-

schwimmerbecken in öffentlichen Badeanstalten. Sie hätten bei besserer Aufklärung und Aufsicht sicher *vermieden* werden können. Unter den „Sonstigen" verbergen sich 2 *Suicidversuche* junger Mädchen.

Auf die Geburtstraumen durch Überdehnung des Rückenmarks, das anschei-

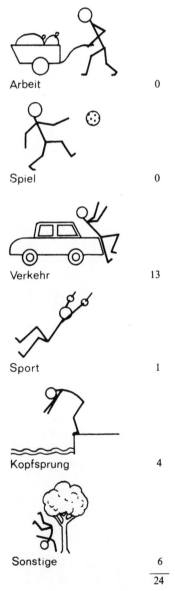

Abb. 5. Unfallhergänge bei Verletzungen mit Lähmungen

nend weniger dehnbar ist als die Wirbelsäule, bei Steißlagen, Sturzgeburten oder
manueller bzw. instrumenteller Entbindung
liegen mehrere Hinweise vor (TOWBIN,
1964; EIMER, 1972; RÜDIGER u. WÖCKEL,
1972). TOWBIN schätzt die Zahl auf 10%
von 50000 neonatalen Todesfällen in 1 Jahr
in den USA. Über *Kindesmißhandlungen* berichten DAHMEN (1961) und VINZ (1964).
Weitaus häufiger sind im Kindesalter Querschnittslähmungen nach *Spina bifida*
(PARSCH u. SCHULITZ). Nach JOCHHEIM
(pers. Mitt.) sollen hiervon in der Bundesrepublik Deutschland 600–900 Kinder im
Jahr überleben. Unter diesen Gesichtspunkten scheint es bemerkenswert, daß
STARK (1972) die Möglichkeit erwägt, daß
es sich bei der Spina bifida in gewissem
Ausmaß um eine *traumatische Querschnittslähmung des Feten* handelt. Spiel- und Ar-

beitsunfälle fehlen in unserer Gruppe völlig
(s. S. 230).

III. Verletzungsfolgen

Neben den bereits erwähnten 4 Patienten
ohne sichtbare Wirbelsäulenverletzungen
sahen wir bei den übrigen 20 Kindern *nur
Verrenkungsbrüche* (Abb. 6 und 7). Die bekannten Gipfel an der unteren Halswirbel-
und am Übergang der Brust- zur Lendenwirbelsäule kommen kaum zur Darstellung, die untere Halswirbelsäule ist aber
hier im Vergleich zu den Kindern ohne
Querschnittslähmung stärker beteiligt.
Mehrfachverletzungen bestanden bei 19 Patienten: Schädel-Hirn 19, Brustkorb 3,
Bauch 0, Becken 2, Arme 2, Beine 2. Hier
läßt schon ein Vergleich zu den nicht-ge-

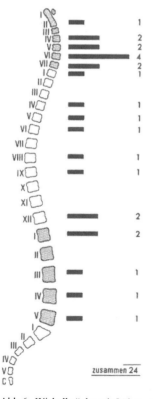

Abb. 6. Wirbelbrüche mit Lähmungen

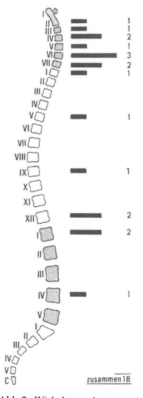

Abb. 7. Wirbelverrenkungen mit Lähmungen

lähmten Patienten die wesentlich stärkere Verletzung erkennen (s. S. 225, 226).

Über die Behandlung Querschnittsgelähmter, die im wesentlichen auf den Arbeiten von GUTTMANN und von BORS beruhen, liegen zahlreiche Veröffentlichungen, zum großen Teil auch im deutschen Schrifttum vor. Zusammenfassende Darstellungen und spezielle Teilgebiete seien hier kurz genannt, um dem Leser die Grundlagen, auf die wir in dieser Arbeit zurückgreifen müssen, leichter zugänglich zu machen, ohne daß wir nachfolgend diese Arbeiten noch einmal zitieren. Sie enthalten alle umfangreiche Literaturverzeichnisse, die der Verfolgung von Einzelfragen dienen können: AL-LERT et al., 1969; ALLERT u. DOLLFUS, 1972; AUSTIN, 1972; BAILEY, 1967; BORS, 1959; BORS u. COMARR, 1971; *Bundesärztekammer*, 1973; BUSHE, 1969; DE-LANK, 1970; GUTTMANN, 1953; 1969 u. 1971; HARDY u. ROSSIER, 1972; HUGHES, 1966; McGREGORY, 1965; MEINECKE, 1972, 1973; MICHEALIS 1964; PAESLACK, 1965, 1968; PROBST, 1972 b; ROLF u. WITT, 1972; ROS-SIER, 1964; SEIBERTH u. WINTERSTEIN, 1973; WAHLE, 1965; WAHLE u. JOCHHEIM, 1970; WAHLE et al., 1971; WALSH, 1969.

IV. Behandlung

1. Erste Hilfe

Der *Unfallhergang* sollte schon auf mögliche Wirbelsäulenverletzungen hinweisen. Die Befreiung aus der Unfallsituation sollte bei Einklemmungen behutsam ohne Ziehen und Reißen erfolgen. *Wie ein Baumstamm* soll der Verletzte von 3–4 Helfern gleichzeitig von einer Seite, bei Halswirbelverletzten unter *dauerndem Kopfzug*, angehoben und auf eine unnachgiebige Trage bei Unterpolsterung der physiologischen Wirbelsäulenkrümmungen gelagert werden. Kurze Prüfungen der Gliedmaßenbeweglichkeit und Gefühlsempfindung lassen eine Querschnittslähmung sofort erkennen. Bei Bewußtlosen ist eine *Halsmarklähmung an der ausschließlichen Bauchatmung immer* feststellbar. Vorspringende Knochenteile werden abgepolstert, harte Gegenstände aus den Taschen entfernt, um Druckschäden zu vermeiden.

Der empfindliche *Wärmehaushalt* des Kindes ist zu berücksichtigen. Wärmestau kann zu Bewußtseinstrübungen und Krampfanfällen führen. Wärmeflaschen verursachen im Lähmungsbereich wegen der aufgehobenen Sensibilität und verminderter Widerstandskraft des Gewebes leicht *Verbrennungen*.

Ein *Volumenmangelschock* bedarf der entsprechenden Behandlung. *Gliedmaßenbrüche* müssen nach geeigneter Polsterung geschient werden. Niemals Opiate wegen der Verschleierung der Bauchsymptome und Kreislauf- und Atemdepression. Transport in das nächstgelegene, vorher möglichst verständigte Krankenhaus. Hubschraubertransport nur bei schwierigen Bergungsverhältnissen, bei vermeidbarem Zeitverlust oder bei direktem Transport in ein nahegelegenes Spezial-Zentrum.

2. Akutbehandlung

Jede Querschnittslähmung bedarf der Intensivpflege. Ist der Allgemeinzustand des Patienten schlecht oder befindet er sich im Verletzungsschock, sind alle unnötigen Untersuchungsmaßnahmen zurückzustellen. Begleitverletzungen werden oft übersehen.

Allgemeine und *neurologische Untersuchung* klären die Situation rasch. Der neurologische Befund muß genau schriftlich fixiert werden, um bei regelmäßigen Nachuntersuchungen überprüft werden zu können.

Zeigen sich röntgenologisch Wirbelsäulenverletzungen, die oft fehlen können (BURKE, 1971; AUDIC u. MAURY), so erfolgt die *Lagerung in Überstreckstellung*. An der Halswirbelsäule können fixierende Verbände (*Schanzsche* Krawatte, *Stryker*-Schlingen oder Kopfzangen (s. S. 228) verwendet werden. Als *Unterlagen* dienen Schaumstoff-Quader-Matratzen oder Schaumstoff-Matratzen, Wechseldruckluftmatratzen, natürliche oder künstliche Schaffelle. Ferner werden mechanische oder elektrische Drehbetten verwendet.

Regelmäßige Drehbehandlung alle 3 Std verhütet Druckgeschwüre und Lungenkomplikationen. Je nach Alter und Verletzung des Kindes werden 2–4 Personen benötigt (Kopfzug und -fixierung bei Tetraplegikern). Bei Personalmangel kann die Drehbehandlung auch unter Zuhilfenahme eines Bettlakens erfolgen. Kissen werden zwischen Arme und Brustkorb sowie zwischen die Beine bei Seitenlage gelegt (Druckgeschwürsgefahr). Nur KALTWASSER und STÖHR (1972) verzichten auf die Drehbehandlung und befürworten ausschließliche Rückenlage. Die Halsmarkgelähmten werden unter mäßiger Abspreizung der Schultergelenke, Streckung der Ellenbogengelenke, Pronation der Unterarme und „Funktionsstellung" der Handgelenke gelagert. Die gelähmten Beine liegen in Streck- und Abspreizstellung der Hüftgelenke, Streckstellung der Kniegelenke und Rechtwinkelstellung der Sprunggelenke. Bei Seitenlagerung soll diese Bein- und Armhaltung beibehalten werden. Natürlich bringt das bei den kleinen Patienten oft Schwierigkeiten wegen des allgemeinen Bewegungsdranges und der mangelnden Einsicht mit sich. Hier muß also oft überprüft und neu gelagert werden. *Fixierungen irgendwelcher Art* fördern den Widerstand und die Druckgeschwüre. Hinsichtlich der *Infusionsbehandlung*, die mit entwässernden Maßnahmen kombiniert werden sollte und der übrigen Intensivbehandlung, ergeben sich nur dort Unterschiede zu anderen Kindern, wo durch Hals- oder hohe Brustmarklähmungen *Störungen der Wärmeregulation* und eine *Aufhebung oder Einschränkung der Brustkorbatmung* hervorgerufen werden.

3. Krankengymnastik

Sie beginnt am Unfalltage wie bei den Erwachsenen mit dem Ziel, eine Einsteifung oder Kontraktur der Gelenke im Lähmungsbereich zu vermeiden und durch Kräftigungsübungen der erhaltenen Muskulatur möglichst eine „Überkompensation" (Arme, lange Rückenmuskulatur) zu erzielen. Der *Atemgymnastik beim Frischverletzten* kommt besondere Bedeutung zu.

4. Beschäftigungstherapie

Ablenkend wird sie bei Paraplegikern, *funktionell* bei den Tetraplegikern eingesetzt, um frühzeitig ein Höchstmaß an Unabhängigkeit zu erreichen.

5. Harnwege

Dauerkatheter sind nur zur Überwachung des Stundenurinwertes in Ausnahmesituationen erforderlich. Das *intermittierende, sterile Katheterisieren* mit Handschuhen, Kittel, Mundschutz, Kopfhaube, Einmalkathetern und Einmalsets durch zwei Personen wie bei einer Gelenkpunktion ist die Methode der Wahl, um eine Harnwegsinfektion zu vermeiden. Es muß in regelmäßigen Abständen erfolgen, bis die Blase ihre eigenen Entleerungsreflexe gefunden hat. Liegt eine das Katheterisieren erschwerende Phimose vor, sollte sie beseitigt werden. Je nach Lebensalter soll die *Blasenfüllung* 200–500 ml nicht überschreiten. Das *Blasentraining*, von Anfang an begonnen, nutzt nach Überwindung der primären *Blasenatonie* die wiederkehrenden Entleerungsmechanismen der *automatischen Blase* bei Schädigungen oberhalb des Blasen-Mastdarmzentrums, bei in dieser Höhe oder darunter gelegenen Schäden die *Blasenautonomie* aus (Bauchpresse, Credéscher Handgriff, Beklopfen der Bauchhaut, Dehnung des Afterschließmuskels mit dem behandschuhten Finger).

Die *Flüssigkeitsaufnahme* muß in regelmäßigen Abständen und Mengen von 6–18 Uhr gesteuert werden, nachts keine Flüssigkeitszufuhr. *Restharnmengen* sollten unter 20 ml liegen. Regelmäßige Urinuntersuchungen mit Antibiogramm decken eine Infektion sofort auf und ermöglichen deren gezielte Behandlung. Bei Jungen kann später ein Urinal, am besten ein Kondomurinal, verwendet werden, für Mädchen gibt es kein vergleichbares Hilfsmittel. *Operative Umleitungen* der ableitenden Harnwege sind immer ein gefährlicher Kompromiß.

6. Darm

Die *„primäre Darmatonie"* darf nicht mit einem *„paralytischen Ileus"* verwechselt werden. Einläufe, ggf. Gaben von Prostigmin und eine Magensonde helfen, diesen Zustand zu beseitigen. Später kann der Darm an regelmäßige Entleerungszeiten angepaßt werden, wobei gar keine oder nur milde Abführmittel gebraucht werden sollten. Die Zwischenräume sollen 48 Std nicht überschreiten.

V. Behandlung der Wirbelsäulenverletzung

Die Diskussion über *operative und konservative Verfahren* wird nie verstummen, sie soll hier nicht vertieft werden. Strenge Unterscheidung zwischen *entlastenden* und *versteifenden* Eingriffen ist notwendig. *Laminektomien* sind weitgehend verlassen worden; die *offene Reposition und gleichzeitige Versteifung* werden gerade an der Halswirbelsäule immer mehr propagiert, besonders bei inkompletten Lähmungen. Auch die *sofortige manuelle Einrichtung und spätere operative Versteifung* hat ihre Befürworter. Als *„Notfalloperation"* kann das niemals angesehen werden.

Psychologische und emotionale Gesichtspunkte werden gerade bei Kindern immer wieder in die Diskussion um die Operation eingebracht. *Wir lehnen das strikt ab.* Die wenigen, mitunter gar nicht vergleichbaren Statistiken (Mischung von traumatischen Fällen und Erkrankungen) haben bisher keine besseren Ergebnisse gebracht als konservative Verfahren, sie liegen noch darunter. Eine *teilweise Lähmung hat auch ohne jede Operation in den meisten Fällen eine*

sehr gute Rückbildungstendenz. Eine *Stabilisierung* muß so „übungsstabil" sein, daß auf jede anschließende äußere Fixierung verzichtet werden kann. Sonst bringt sie statt Pflegeerleichterung nur zusätzliche Schäden (Druckgeschwüre).

Gipsverbände nach geschlossener Einrichtung sind *streng abzulehnen* und seien sie noch so gut ausgeführt. Sie führen unausweichlich zu Druckgeschwüren und sind kein sicheres Mittel gegen ein erneutes Abgleiten der Wirbel. *Indikationen zu sofortigem operativem Eingreifen* (Entlastung und Versteifung in einem Eingriff) sehen wir bei folgenden Bedingungen:

1. Deutlicher zeitlicher Zwischenraum zwischen Unfall und Eintritt der Lähmung.
2. Deutliches Aufsteigen einer zunächst nur teilweisen Lähmung.
3. Nachgewiesener komprimierender Bandscheibenvorfall.
4. Offene Verletzungen.

Alle diese Situationen sind extrem selten.

Bei dem *Lagerungsverfahren mit Überstreckung* von GUTTMANN kann nach 6 Wochen mit *Rückenkräftigungsübungen* in Bauchlage und meistens nach 8 Wochen mit *Aufrichteübungen* begonnen werden. Hieran schließt sich eine intensive *Sitz-, Steh- und Gehschule*, abhängig von der Höhe der Rückenmarksschäden, an.

1. Mehrfachverletzungen

Es gibt nur wenige Unterschiede der Behandlung dieser Verletzungen gegenüber Kindern ohne Lähmung. Daß Begleitverletzungen nicht selten sind, zeigt unser eigenes Krankengut. Grundsätzlich muß aber festgestellt werden, daß im *Lähmungsbereich alle Operationen in gleicher Weise durchgeführt* werden können wie an den nicht gelähmten Körperabschnitten. Lähmungsbedingte Wundheilungsstörungen gibt es nicht, es sei denn, es läge eine erhebliche Spastik vor, die zu Wunddehiszenzen führen kann. Bei aller Zurückhaltung bei sonst gesunden Kindern, muß bei Querschnittsgelähmten die Indikation zur *übungsstabilen Osteosynthese* nach Gliedmaßenbrüchen wesentlich weiter gestellt werden, damit sofort mit der Dreh- und Übungsbehandlung begonnen werden kann. Eine Blutleere durch Manschettendruck führt zu Druckschäden der Weichteile, ist also nicht anwendbar. *Gipsverbände und Drahtzüge* zeitigen dasselbe Ergebnis neben den sonst bekannten Nachteilen.

Stumpfe Bauchtraumen mit Verletzungen innerer Organe sind äußerst selten. Nur wenn man klinisch sehr sicher ist, sollte man eine *Laparotomie beim Frischverletzten* durchführen. Das *Operationsrisiko* ist hoch. Bei *Brustwandverletzungen* muß zunächst die Drehbehandlung durch regelmäßiges Anheben ersetzt werden, um Anspießungen der Lunge zu vermeiden. Bei instabilen Beckenbrüchen kommt es durch Seitenlagerung zu starken Verschiebungen der Bruchstücke, mitunter zur Blasen- oder Harnröhrenverletzung. Bei Halsmarkgelähmten kann eine *Tracheotomie oder Intubation* zum reflektorischen Herzstillstand führen. Querschnittsgelähmte dürfen nur auf zusätzlich gepolsterte Operationstische gelagert werden, das gilt auch für Röntgentische.

2. Klinischer Sport

Er gehört zur ärztlichen Behandlung wie die Krankengymnastik und die funktionelle Beschäftigungstherapie. Über 15 Sportarten stehen zur Verfügung, bereiten den Kindern viel Freude, fördern ihre Geschicklichkeit, den Leistungswillen, das Selbstvertrauen und den Gemeinschaftssinn:

Kugelstoßen
Keulenwerfen
Diskuswerfen
Speerweitwurf
Speerzielwurf
Rollstuhlzeitfahren
Rollstuhl-Hindernisfahren
Rollstuhl-Staffelfahren
Bowling
Tischtennis
Billard
Schwimmen (Rücken, Brust, Crawl, Freistil)
Fechten (Säbel, Degen, Florett)
Bogenschießen
Dartchery
Basketball
Gewichtheben.

3. Hilfsmittel

Die Rollstühle müssen dem Entwicklungsstand des Kindes angepaßt sein, meistens handelt es sich um „Wachstumsstühle". Umfangreiche *Stützapparate* sind in den Zeiten schnellen Wachstums wenig sinnvoll, da sie in kurzer Zeit nicht mehr passen. Einfache *Gipsschienen* für die Beine erfüllen den gleichen Zweck und lassen sich rasch erneuern. Eine Versorgung hoher Lähmungen mit Becken- und Brustteilen bewährt sich meistens nicht, sie werden zu Hause nie wieder benutzt. Man sollte auch von einem querschnittsgelähmten Kind nicht mehr fordern als es nach Lebensalter und Höhe der Verletzung leisten kann, das *zumutbare Leistungsvermögen* muß aber unbedingt gefordert und erreicht werden. Die bessere Anpassungsfähigkeit des Kindes gegenüber dem Erwachsenen mit vergleichbarer Behinderung ist oft erstaunlich. Auch die *Beschäftigungstherapie* sollte so viel Hilfsmittel wie nötig und so wenig wie möglich geben. Gerade Kinder sind in der Erfindung von *Trickbewegungen* erstaunlich einfallsreich.

4. Psychologische Fragen

Ziel aller Maßnahmen ist eine *weitgehende Unabhängigkeit* von fremder Hilfe und Sicherheit im Alltagsleben. Das stellt nicht nur an das Kind, sondern an alle, die an der Behandlung beteiligt sind und an die Eltern hohe Anforderungen. Falsch verstandenes Mitleid und unnötige Hilfeleistungen prägen den künftigen *Tyrannen*, der lebensuntüchtig zum *Schrecken der Familie und Gesellschaft* wird.

Stationäre Behandlung ist bei komplikationslosem Verlauf für etwa 6–8 Monate in Abhängigkeit von dem Verletzungsausmaß erforderlich.

5. Komplikationen

Der stets vorhandene „*spinale Schock*" ist durch einen Verlust aller Reflexe, das Darniederliegen des vegetativen Nervensystems und des Gewebswiderstandes gekennzeichnet. In dieser Zeit, die 1–8 Wochen dauern kann, besteht eine *besondere Anfälligkeit* für Komplikationen aller Art. Nach Abklingen dieses Zustandes ist die Gefahr jedoch nicht vorüber. Sie erhöht sich, wenn der Allgemeinzustand des Patienten sich deutlich verschlechtert, Infekte, Anämien, Eiweißmangel, Stoffwechselstörungen und hohe Fieberzustände eintreten.

6. Harnwege

Der Zustand der Harnwege bestimmt zu mehr als 50% die *Lebenserwartung* des Querschnittsgelähmten. Harnwegsinfektion, Pyelonephritis, Steinbildungen und Urämie sind gefährliche Zustandsbilder, die konsequenter, mitunter operativer Maßnahmen durch auf diesem Gebiet speziell erfahrene Urologen bedürfen.

7. Hautschäden

Druckgeschwüre sind weitgehend vermeidbar, wenn der Patient bei Bettruhe regelmäßig umgelagert wird und sich im Sitzen alle 15 min für kurze Zeit anhebt. Tägliche Inspektion der Haut ist notwendig. Rötungen, Blasen- und Geschwürsbildungen sind die einzelnen Stufen. Die geschädigten Hautabschnitte dürfen bis zum Ausheilen nicht belastet werden. Versagen konservative Maßnahmen, bleiben nur *Operationen*, meist unter Mitnahme des osteomyelitischen Knochens und Deckung durch Vollhaut. Spalthauttransplantate können immer nur eine *Notlösung* darstellen, da die verbleibenden Narben besonders anfällig sind.

8. Spastik

Sie entwickelt sich bei fast allen Lähmungen des Hals- und Brustmarks. Sie stellt nicht nur eine erhebliche Belästigung durch die unwillkürlichen Bewegungsabläufe für den Behinderten dar, sondern ist nicht selten auch Ursache starker Kontrakturen. Diazepame und Buttersäurederivate sind nur bei Einzelfällen, mitunter in Kombinationen wirksam.

Alkoholblockaden, *Phenoleinspritzungen und Nerven-*, *Sehnen-* und *Muskeldurchtrennungen* haben ihre besonderen Indikationsstellungen.

9. Kontrakturen

Sie erfordern meistens ebenfalls die vorerwähnten Eingriffe, da sie Rückwirkungen auf die Wirbelsäule und das Becken haben, nicht selten aber auch die Sitz- und Stehfähigkeit zerstören.

10. Paraartikuläre Knochenneubildungen

Ihre Entstehungsursache ist noch *völlig unklar*. Beziehungen zum Knochenstoffwechsel liegen nahe. Verschiedentlich wird eine zu frühe oder zu heftige Krankengymnastik angeschuldigt (NECHWATAL). Hiergegen spricht jedoch der nicht selten zu beobachtende *einseitige Befall* der Gelenke. Medikamentös sind sie nicht zu verhindern. Versteifungen, die zur Aufhebung der Sitzfähigkeit führen, müssen operativ angegangen werden. Wegen der *hohen Neigung zu Rezidiven* ist der Erfolg immer fraglich. Im Kindesalter scheinen diese Neubildungen seltener aufzutreten als bei Erwachsenen.

11. Schmerzen

Während im Akut- und Frühstadium ge-
klagte Schmerzen mit leichten Analgetica
beherrscht werden können, geben die Kinder überwiegend nach Beendigung der Bettruhe keinerlei Schmerzen mehr an. Aktivität und Ablenkung sind die besten Mittel
gegen Schmerzen. Vor Opiaten sei gewarnt.
Großzügigkeit in der Verordnung von
Analgetica ist die Wurzel der *Sucht.* Chirurgische Maßnahmen bei chronischen
Schmerzzuständen führen oft zu Mißerfol-
gen.

12. Wirbelsäulenverbiegungen

Hier handelt es sich um eine Komplikation,
die um so eher auftritt, je jünger ein Kind
beim Eintritt der Querschnittslähmung ist.
Jenseits des 12. Lebensjahres nimmt ihre
Häufigkeit ab. Eine im Röntgenbild sichtbare Knochenschädigung ist keine unab-
dingbare Voraussetzung für die Entwicklung der meist erheblichen Drehskoliosen.
Kontrakturen der Hüftgelenke, ungleich
ausgeprägte Lähmungen der langen Rük-
kenmuskulatur, Wachstumsstörungen an
den Wirbelabschlußplatten und Zwischen-
wirbelscheiben (AUDIC u. MAURY;
MCSWEENY, 1968; BEDBROOK, 1969) werden als Ursache genannt. *Vor jeder operativen Behandlung sollten alle konservativen
Behandlungsmaßnahmen ausgeschöpft werden.*
   Die meisten Behandlungsvorschläge für
nicht-gelähmte Kinder lassen sich bei
Querschnittsgelähmten nicht durchführen,
da sie durch *äußere Fixierung* zu Druckgeschwüren führen. Innere Fixationen müssen
aus den früher geschilderten Gründen sofort „*übungsstabil*" sein. Die verwendeten
Fixationsmittel erfüllen diese Forderung
meistens nicht, können sich lösen, gegen die
Haut drücken und nach außen durchbrechen. Ob die *Harrington-Stäbe* diesen Forderungen standhalten, läßt sich zur Zeit
noch nicht übersehen.

13. Spätfrakturen

Hierbei handelt es sich keineswegs um eine
seltene Komplikation bei Kindern, auch
wenn keine erkennbaren äußeren Gewalten
eingewirkt haben. Rezidive am gleichen
Gliedmaßenabschnitt nach völliger vorhe-
riger Durchbauung kommen vor. Wegen
fehlender Schmerzen werden Fieber,
Schwellung und Überwärmung mitunter
als Osteomyelitis verkannt. Wir halten
auch hier eine *sofortige übungsstabile Osteosynthese*, wie bei den Begleitverletzungen,
für die beste Behandlungsmethode, zumal
der osteoporotische Knochen dem eingebrachten Metall trotzdem genügend Halt
bietet.

14. Thrombosen und Embolien

Diese bei Erwachsenen so gefürchteten Ereignisse, insbesondere in der Frühphase,
haben wir bei Kindern nie gesehen. Sie sind
uns auch aus der Literatur nicht bekannt.

15. Prognose

Kinder zeigen hinsichtlich der *Rückbil-
dungsfähigkeit* der Lähmung keine Unterschiede zu den Erwachsenen. Teilweise
Lähmungen sind günstiger zu beurteilen als
vollständige. Hinsichtlich der *Sexualfunktion* muß bei Jungen mit Impotenz gerechnet werden. Dennoch sind Berichte über erhaltene *Zeugungsfähigkeit* bei querschnittsgelähmten Männern bekannt (COMARR,
1970; WAHLE u. JOCHHEIM, 1970). Auch aus
dem eigenen Krankengut verfügen wir über
solche Erfahrungen. Entsprechend der
mehr passiven Funktion kann bei Mädchen
später von einer normalen Menstruations-
und Konzeptionsfähigkeit ausgegangen
werden. Es gibt keinen Hinweis dafür, daß
querschnittsgelähmte Männer überwiegend
geschädigte Kinder zeugen oder querschnittsgelähmte Frauen vorwiegend geschädigte Kinder zur Welt bringen.

Körperliche und geistige Entwicklung werden bei Kindern durch die Querschnittslähmung nicht negativ beeinflußt. Die Entwicklung ist normal.

16. Rückkehr in den Alltag

Die *Rückgliederung in die Familie* wird durch genaue Unterrichtung der Angehörigen und kurzfristige Beurlaubungen nach Hause während der stationären Behandlung vorbereitet. Der *Hausarzt* muß die Problematik kennen und das Kind weiter überwachen, das gilt besonders für die Harnwege. Ist eine *Einschulung* in eine Normalschule nicht möglich (architektonische Barrieren) bleibt nur der Weg über die Sonder- oder Internatsschule (RIESSER u. ZIMMERMANN, 1970; RIESSER, 1971). *Berufsfördernde Maßnahmen* rechtzeitig begonnen, eröffnen den Weg zu allen Berufen, die im Sitzen ausgeübt werden können, einschließlich der Hochschule (EXNER, 1970).

17. Chancengleichheit in Deutschland

Diese Darstellung unterstreicht erneut die Forderung, daß die klinische Behandlung Querschnittsgelähmter in *Spezialabteilungen* erfolgen soll. Diese Forderung läßt sich schon beim Erwachsenen bei einem Mangel von über 1000 Behandlungsplätzen in diesen Einrichtungen, die überwiegend von der gesetzlichen Unfallversicherung erstellt wurden, in der Bundesrepublik Deutschland *nur zu einem Bruchteil*, wenn es sich nicht um Arbeitsunfälle handelt, verwirklichen.

Noch katastrophaler verhält es sich mit den Kindern, für die bei wohlwollender Auslegung nur 29 Plätze in den Zentren zur Verfügung stehen. Dabei sei noch einmal die große Zahl der überlebenden Kinder mit einer Spina bifida ins Gedächtnis gerufen (s. S. 231). *So muß jedes Krankenhaus darauf vorbereitet sein, daß die Querschnitts-*

gelähmten nicht von den Zentren aufgenommen werden können, sondern im erstbehandelnden Krankenhaus verbleiben müssen (PROBST, 1972b; STOEPHASIUS, 1969).

Nicht wesentlich günstiger sieht es auf dem Gebiet der *Schul- und Hochschulbildung* aus. Die Ausbildung für qualifizierte Berufe ist z.Z. noch in nur wenigen auf Rollstuhlfahrer eingerichteten Berufsförderungswerken möglich. Damit ergeben sich aus Platzmangel häufig unverantwortliche, weil untätig verbrachte *lange Wartezeiten*, die den Wunsch zur beruflichen Eingliederung aus Resignation oder Gleichgültigkeit systematisch abtöten.

Der Gedanke der lücken- und nahtlosen Rehabilitation ist in unserm Lande gerade bei den querschnittsgelähmten Kindern noch weit von seiner Verwirklichung für jeden Behinderten entfernt, weiter als bei den ohnehin schon absolut unzulänglichen Bedingungen für querschnittsgelähmte Erwachsene. *Nicht der Mangel an Kenntnissen*, wie vom ersten Augenblick nach Eintritt des Schadens an gehandelt werden muß, ist der Grund für dieses unverantwortliche Drama, *sondern der Mangel an geeigneten Einrichtungen und geschultem Personal* in einer der wohlhabendsten und kulturell angeblich hochstehendsten Nationen der Welt, zu deren erklärten Zielen es gehört, sich um diejenigen zu kümmern, die am Rande der Gesellschaft im Schatten stehen.

Literatur

AHRENDT, W.: Luxationsfraktur der unteren Brustwirbelsäule beim Säugling. Arch. orthop. Unfallchir. **50**, 120–123 (1958).

ALLERT, M.L., BRESSEL, M., SÖKELAND, J. (Hrsg.): Neurogene Blasenstörungen. Stuttgart: Thieme 1969.

ALLERT, M.L., DOLLFUS, P. (Hrsg.): Neurogene Blasenstörungen. Stuttgart: Thieme 1972.

AUSTIN, G.M. (Hrsg.): The Spinal Cord. Springfield: Thomas 1972.

BAILEY, B.N.: Bedsores. London: Arnold Ltd. 1967.

BEDBROOK, G. M.: Intrinsic Factors on the Development of Spinal Deformities with Paralysis. Paraplegia **6**, 222–232 (1969).

BÖHLER, L.: Die Technik der Knochenbruchbehandlung. 12./13. Aufl., Bd. I und Erg. Bd. Wien: Maudrich 1951 u. 1963.

BLOUNT, W. P.: Knochenbrüche bei Kindern. Stuttgart: Thieme 1957.

BORS, E.: Spinal Cord Injury. In: WOHL, M. G., (Hrsg.): Long-term Illness; Management of the Chronically Ill Patient; p. 469–480. Philadelphia: Saunders 1959.

BORS, E., COMARR, A. E.: Neurological Urology. Basel-München-Paris-New York: Karger 1971.

BRANZOVSKY, T.: Wirbelsäulenverletzungen im Kindesalter. In: Z. Kinderchir. Suppl. z. Bd. 11. REHBEIN, F., (Hrsg.): Der Unfall im Kindesalter, S. 628–632. Stuttgart: Hippokrates 1972.

BÜRKLE DE LA CAMP, H.: Zur Behandlung der Halswirbelluxationen. Langenbecks Arch. Chir. **292**, 514–522 (1959).

Bundesärztekammer – Wissenschaftlicher Beirat: Versorgung von Querschnittsgelähmten. Dtsch. Ärztebl. **70**, 1269–1276 und 1347–1354 (1973).

BURKE, D.: Spinal Cord Trauma in Children. Paraplegia **9**, 1–12 (1971).

BUSHE, K. A. (Hrsg.): Traumatische Querschnittslähmungen. In: JUNGHANNS, H. (Hrsg.): Die Wirbelsäule in Forschung und Praxis. Bd. 42. Stuttgart: Hippokrates 1969.

CATTELL, H. S., FILTZER, D. L.: Normal Variations in the Cervical Spine in Children. J. Bone Jt. Surg. **47 A**, 1295–1309 (1965).

COMARR, A. E.: Sexual Function among Patients with Spinal Cord Injury. Urol. int. (Basel) **25**, 134–168 (1970).

DAHMEN, G.: Zur Prognose der traumatischen Querschnittslähmung im Kindesalter. Arch. orthop. Unfallchir. **53**, 311–314 (1961).

DELANK, H. W.: Grundriß der Unfallneurologie. Darmstadt: Steinkopff 1970.

EIMER, H.: Ursachen und Therapie der Geburtsverletzungen. Med. Welt **23** (N.F.), 1848–1850 (1972).

EXNER, G.: Rehabilitation durch Hochschulstudium. Rehabilitation (Stuttg.) **9**, 90–98 (1970).

GELEHRTER, G.: Die Wirbelbrüche im Kindes- und Jugendalter. Arch. orthop. Unfallchir. **49**, 253–256 (1957).

GELEHRTER, G.: Verletzungen der Wirbelsäule. In: EHALT, W.: Verletzungen bei Kindern und Jugendlichen. S. 254–263. Stuttgart: Enke 1961.

GUTTMANN, L.: The Treatment and Rehabiliation of Patients with Injuries of the Spinal Cord. In: COPE, Z.: History of the Second World War. Bd. Surgery; p. 422–516. London: Her Majesty's Stationary Office 1953.

GUTTMANN, L.: Clinical Symptomatology of Spinal Cord Lesions. In: VINKEN, P. J., BRUYN, G. W. (Hrsg.) Handbook of Clinical Neurology, Vol. 2, p 178–216. Amsterdam: North-Holland-Publishing Company 1969.

GUTTMANN, L.: Prinzipien und Methoden in der Behandlung und Rehabilitation von Rückenmarksverletzten. In: KESSEL, F. K., GUTTMANN, L., MAURER, G. (Hrsg.): Neuro-Traumatologie, Bd. II, S. 76–163. München-Berlin-Wien: Urban & Schwarzenberg 1972.

HARDY, A. G., ROSSIER, A. B.: Tetra- und Paraplegie. In: NIGST, H. (Hrsg.): Spezielle Frakturen- und Luxationslehre, Bd. I/2, S. 65–140. Stuttgart: Thieme 1972.

HEMMER, R.: Versteifungsoperationen an der Halswirbelsäule bei Kindern. Dtsch. med. Wschr. **95**, 2218–2220 (1970).

HUGHES, J. T.: Pathology of the Spinal Cord. London: Lloyd-Luke 1966.

JONASCH, E.: Wirbelverletzungen bei Kindern. In: NIGST, H. (Hrsg.): Spezielle Frakturen- und Luxationslehre, Bd. I/2, S. 58–63. Stuttgart. Thieme 1972.

KALTWASSER, B., STÖHR, CH.: Lagerung Querschnittsgelähmter auf Schaumstoffmatratzen ohne Drehbehandlung. Münch. med. Wschr. **114**, 1250–1253 (1972).

MARUSKE, H.: Untersuchungen zur Statik und Dynamik der kindlichen Halswirbelsäule: Der Aussagewert seitlicher Röntgenaufnahmen. In: JUNGHANNS, H. (Hrsg.): Die Wirbelsäule in Forschung und Praxis, Bd. 50. Stuttgart: Hippokrates 1971.

MAURER, G., HIPP, E., BERNETT, P.: Wirbelfrakturen im Wachstumsalter. Fortschr. Med. **88**, 633–636 (1970).

McGREGOR, I. A.: Fundamental Techniques of Plastic Surgery. Edinburgh-London: Livingstone 1965.

McSWEENY, T.: The Early Management of Associated Injuries in the Presence of Co-incident Damage to Spinal Cord. Paraplegia **5**, 189–196 (1968).

MEINECKE, F.-W.: Querschnittslähmungen im Kindesalter nach Unfällen. Z. Kinderchir. Suppl. Bd. **11**. In: REHBEIN, F. (Hrsg.): Der Unfall im Kindesalter, S. 633–654. Stuttgart: Hippokrates 1972.

MEINECKE, F.-W.: Die Verletzungen der Wirbelsäule mit Markschäden. In: ZENKER, R., DEUTSCHER, F., SCHINK, W.: Chirurgie der Gegenwart, Bd. 4 „Unfallchirurgie", München-Berlin-Wien: Urban & Schwarzenberg (im Druck).

MELZAK, I. (zit. n. BURKE, D.): Spinal Cord Trauma in Children. Paraplegia **9**, 1–12 (1971).

MICHAELIS, L. S.: Orthopedic Surgery of the Limbs in Paraplegia. Berlin-Göttingen-Heidelberg: Springer 1964.

NECHWATAL, E.: Die Vermeidung heterotoper Ossifikationen — ein zentrales Problem bei der Frühbehandlung von Querschnittsgelähmten. Z. Orthop. **110**, 590–596 (1972).

PAESLACK, V.: Internistische Störungen beim Paraplegiker. Stuttgart: Thieme 1965.

PAESLACK, V.: Querschnittslähmung — Behandlung, Pflege und Rehabilitation. Stuttgart-Köln-Berlin-Mainz: Kohlhammer 1968.

POVACZ, V.: Behandlungsergebnisse und Prognose von Wirbelbrüchen bei Kindern. Chirurg **40**, 30–33 (1969).

PROBST, J.: Wirbelsäulenverletzungen der Kinder und Jugendlichen. Rehabilitation. (Stuttg.) **11**, 209–218 (1972 a).

PROBST, J. (Hrsg.): Behandlung, Rehabilitation und Nachbetreuung Rückenmarkverletzter. Schriftenreihe: Unfallmed. Tag. d. Landesverb. d. Gewerbl. Berufsgenossenschaften, H. 15. Bonn: Hauptverband der gewerbl. Berufsgenossenschaften 1972b.

REHN, J.: Die knöchernen Verletzungen der Wirbelsäule. In: ERDMANN, H. (Hrsg.) Die Begutachtung der verletzten Wirbelsäule. — In: JUNGHANNS, H. (Hrsg.): Die Wirbelsäule in Forschung und Praxis, Bd. 40, S. 131–138. Stuttgart: Hippokrates 1968.

RIESSER, H.: Weiterführende Bildungsmöglichkeiten für Körperbehinderte. In: MATTHIASZ, H. H., BRÜSTER, H. T., ZIMMERMANN, H. v. (Hrsg.) Das spastisch gelähmte Kind. Stuttgart: Thieme 1971. S. 66–70.

RIESSER, H., ZIMMERMANN, W.: Erfahrungen mit körperbehinderten Schülern höherer Lehranstalten. Rehabilitation (Stuttg.) **9**, 191–203 (1970).

ROLF, G., WITT, H.: Der klinische Sport in der Rehabilitation Querschnittgelähmter. Stuttgart-Berlin-Köln-Mainz: Kohlhammer 1972.

ROSSIER, A. B.: Über die Rehabilitation der Paraplegiker. Basel: Doc. Geigy Act. clin., Nr. 3, 1964.

RÜDIGER, K.-D., WÖCKEL, W.: Morphologische Spätbefunde nach geburtstraumatischer Rückenmarkläsion. Schweiz. med. Wschr. **102**, 545–548 (1972).

SEIBERTH, P., WINTERSTEIN, H.: Rehabilitation von Querschnittsgelähmten in Bayern. In: GOETZ, E., REICHEL, E. J. (Hrsg.): Schriftenreihe „Arbeit und Gesundheit", N. F. H. 87. Stuttgart: Thieme 1973.

STOEPHASIUS, E.: Behandlung und Pflege Rückenmarkverletzter. Münch. med. Wschr. **111**, 2339–2343 (1969).

STARK, D.: The Nature and Cause of Paraplegia in Meningomyelocele. Paraplegia **9**, 219–223 (1972).

TOWBIN, A.: Spinal Cord and Brain Stem Injury at Birth. Arch. Pathol. **77**, 620–622 (1964).

VINZ, H.: Frakturen im Bereich von Brust- und Lendenwirbelsäule bei Kindern. Zbl. Chir. **89**, 817–827 (1964).

VINZ, H.: Wirbelkörperbrüche bei Kindern — Ergebnisse einer Nachuntersuchung. Zbl. Chir. **90**, 626–636 (1965).

WAHLE, H.: Das Schicksal des Querschnittsgelähmten aus medizinischer und sozialer Sicht. Act. Neurochir. Suppl. XIV. Wien-New York: Springer 1965.

WAHLE, H., JOCHHEIM, K. A.: Untersuchungen über neurogene Störungen der Sexualfunktion bei 56 querschnittsgelähmten Männern mit kompletten irreversiblen Schädigungen des Rückenmarks oder der Cauda equina. Fortschr. Neurol. Psychiat. **38**, 192–201 (1970).

WAHLE, H., SCHRUDDE, J., OLIVARI, N.: Zur konservativen und operativen Behandlung von Druckgeschwüren bei Paraplegikern. Fortschr. Neurol. Psychiat. **39**, 653–667 (1971).

WALSH, J. J.: abc für Querschnittsgelähmte. Ins Deutsche übersetzt von SCHIAN, C. u. CUNO, A. Stuttgart: Thieme 1969.

Luxationen und Frakturen:
Untere Gliedmaßen und Becken

M. E. MÜLLER und R. GANZ

Beim wachsenden Knochen wird die Lehre der Frakturen von der *Pathologie der Wachstumsfugen* beherrscht.

Das Wachstum der Röhrenknochen ist durch die apophysären und epiphysären Wachstumsfugen, das enchondrale Wachstum des Epiphysenkernes und durch das desmale Dickenwachstum bedingt. Während das apophysäre Wachstum für die Konturen des Knochens weitgehend verantwortlich ist, hängt das Längenwachstum

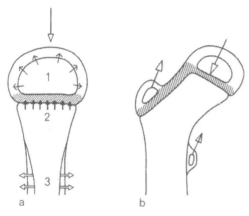

Abb. 1. (a) Wachstum der langen Röhrenknochen: Die Epiphysenfuge der Röhrenknochen bewirkt das Längenwachstum, sie ist stets senkrecht zu den einwirkenden Druckkräften (*R*) ausgerichtet (1). Größenzunahme und Formung der Epiphyse erfolgen durch den Gelenkknorpel, die Dickenzunahme durch den periepiphysären Ring auf Höhe der Wachstumsfuge (2). Für das Dickenwachstum der Diaphyse ist der Periostmantel bzw. seine aktive Kambiumschicht verantwortlich (3). (b) Epiphyse und Apophyse am Beispiel des proximalen Femurendes. Während die Epiphysenfuge senkrecht auf die einwirkenden Druckkräfte ausgesetzt ist, unterliegt die Apophysenfuge Zugkräften. Am proximalen Femurende des Kleinkindes stellen Apophysenfuge des Trochanter major und Epiphysenfuge des Schenkelkopfes eine Einheit dar

von der epiphysären Fuge ab (Abb. 1). Anatomie, Physiologie und Pathophysiologie der für das Längenwachstum verantwortlichen Epiphysenfugen sollen wegen der besonderen Bedeutung ihrer Reaktionen bei Kinderfrakturen eingehend besprochen werden.

I. Die epiphysären Wachstumsfugen

Sie sind epiphysenwärts durch eine Abschlußplatte begrenzt, welche die für die Ernährung der germinativen Zellen unerläßlichen arteriellen Gefäße durchläßt. Auf der Gegenseite liegt eine dichte, gut durchblutete Spongiosa vor. Die metaphysären Gefäße sind wohl am Verknöcherungsprozeß, nicht aber am Wachstum, d.h. an der Ernährung der germinativen Zellen beteiligt.

Die *Wachstumsfuge* selbst teilt man *in vier Zonen* oder Bereiche ein. An die epiphysäre Abschlußplatte angrenzend, liegen die germinativen oder Ursprungszellen der Knorpelsäulen. Diese Zellen vermehren sich in Richtung des Druckes. Die so gebildeten isotonischen Knorpelsäulen sind *stets* parallel zu den einwirkenden Druckkräften ausgerichtet. Zwischen diesen Säulen liegt die hauptsächlich aus Kollagen und Mucopolysaccharid bestehende Knorpelgrundsubstanz. Germinative und Säulenknorpelzellen bilden zusammen den *Wachstumsbereich* der Epiphysenfuge. Sobald die Knorpelzellen eine gewisse Größe erreicht haben, beginnt die Grundsubstanz unter Einwirkung von Vitamin D zu verkalken. Gleichzeitig werden in den jetzt blasigen Knorpelzellen die mit Glykogen

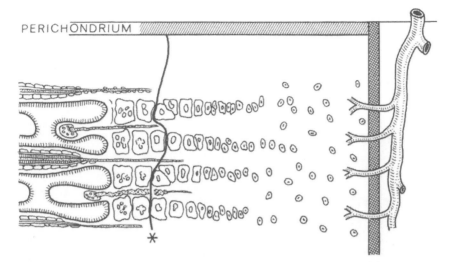

PERICHONDRIUM

Abb. 2. Schematische Darstellung der Epiphysenfuge mit den vier Zonen: Wachstum, Mineralisation, Invasion und Ossifikation. Die Blutversorgung erfolgt ausschließlich über die Epiphyse. Die Gefäße dringen durch die knöcherne Deckplatte ein. * Lösungen der Wachstumsfuge finden stets im Mineralisationsbereich bzw. zwischen Wachstums- und Mineralisationszone, dem locus minoris resistentiae statt.

gefüllten Vacuolen größer und größer. Diese Zellvergrößerung, zusammen mit der Veränderung der ursprünglichen Rasterstruktur der Grundsubstanz, führt in diesem *Mineralisationsbereich* zu einem Locus minoris resistentiae. Es wird so verständlich, daß die Epiphysenlösungen stets an der Begrenzung der nichtmineralisierten zur mineralisierten Matrix entstehen (Abb. 2).

In die Säulen der degenerierten Knorpelzellen dringen nun von metaphysär her Gefäßsprossen zusammen mit Chondroclasten ein und resorbieren die Knorpelzellen. Unmittelbar hinter den Chondroclasten sind die Gefäße von Osteoblasten umgeben, so daß im leerwerdenden Raum sofort Osteoid abgelagert werden kann, welches bald mineralisiert. Entsprechend kann man in Schnittpräparaten verkalkte Knorpelsäulen mit dem darübergelagerten Primärknochen sowie reichlich Gefäße erkennen. Zusammen bilden diese die Knochen-Knorpel-Knorren (Abb. 3).

Im weiteren Umbau wird die verbleibende Knorpelgrundsubstanz mehr und mehr von Chondroclasten abgebaut und

durch Faserknochen ersetzt. Dieser wiederum baut sich unter Einfluß der einwirkenden Zug- und Druckkräfte in lamellären Knochen, d.h. in eine rasterförmige, den

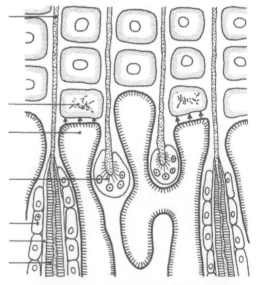

Abb. 3. Schematische Darstellung des Überganges von Wachstumsfuge zu Metaphyse, des Bereichs der sog. Knorpelinvasion und der Bildung der Knoche-Knorpel-Knorren

Gesetzen der „maximalen Materialersparnis für eine gewisse Beanspruchung" von ROUX entsprechende Spongiosa um, die auch ganz erhebliche Scherkräfte aufnehmen kann. Diese zwei Umbaubereiche bezeichnen wir nach einem Vorschlag von SCHENK als *Knorpelinvasion* und *Ossifikation* (Abb. 2).

Die beschriebene vertikale Struktur der Epiphysenfuge ist ringsum durch den Periepiphysenring begrenzt, welcher der Fuge die Möglichkeit des Breitenwachstums gibt. Dieser Ring kann anläßlich einer Gelenkdistorsion mit gleichzeitiger Absprengung eines knöchernen Bandansatzes einreißen, was zu seitlicher Verknöcherung und Teilverschluß der Fuge führen kann (Abb. 4 Typ VI u. Abb. 16).

In diesem Rahmen soll nur die rein traumatologische Fugenpathologie diskutiert werden. Lediglich erwähnt seien deshalb die Erkrankungen der Grundsubstanz bei Störung der Tropokollagenbildung infolge Mangel von Vitamin C (Skorbut) oder infolge mangelhafter Vernetzung der Kollagenfasern bei der Osteogenesis imperfecta oder infolge Störung der Mucopolysaccharidbildung (Morquio-, Hurler-Syndrom usw.). Bei der Rachitis tritt wegen Fehlen von Vitamin D die Mineralisation der Knorpelgrundsubstanz nicht ein, so daß vorerst die Wachstumsfugen dicker werden, der Verknöcherungsprozeß aber ausbleibt. Bei gewissen Systemerkrankungen wie der Marmorknochenkrankheit oder Osteopetrose fehlt der Abbau des verkalkten Knorpels, und bei der Enchondromatose oder Ollier-Krankheit ist die Mineralisation der Knorpelmatrix gestört. Auch bei der Spinnengliedrigkeit (Marfan-Syndrom), bei der enchondralen Dysostose sowie bei den meisten das Wachstum beeinflussenden Erkrankungen lassen sich Schädigungen eines Teiles oder der ganzen Wachstumsfuge finden. Zusätzliche traumatische Einwirkungen können bei Erkrankungen der Knorpel-Knochenmatrix leicht mehr oder weniger zu spontanen Frakturen führen.

Verletzungsarten der normalen Epiphysenfuge und ihre Reparationsvorgänge sind für das Verständnis der Folgezustände nach gelenknahen Frakturen beim Kinde wesentlich.

An der Wachstumsfuge sind *drei Hauptarten von Frakturen* denkbar: Eine sog. „Lösung" findet, wie bereits erwähnt, im Bereich des Locus minoris resistentiae

am Übergang der nicht mineralisierten und der mineralisierten Matrix statt. Die Bruchlinie kann aber auch von der z.T. gelösten Fuge aus metaphysenwärts auslaufen und so einen metaphysären Keil bilden, der mit der Epiphyse selbst durch die in diesem Bereich intakte Epiphysenfuge verbunden bleibt. Schließlich kann die Fraktur epiphysär beginnen und dann die Wachstumsfuge durchkreuzen. Der Bruch geht dann bis zur Mineralisationszone oder aber in derselben Richtung weiter durch die ganze Fuge und trennt zusätzlich einen Teil der Metaphyse ab.

Bei einer einfachen Lösung wächst die Knorpelsäule weiter. Nach kurzer Zeit wird die vorerst fibröse Fixation von der Metaphyse her durchgebaut. Mineralisation der Knorpelmatrix, Knorpelinvasion und Ossifikation laufen dann mormal ab. Der Wachstumsprozeß bleibt unbeeinflußt. Ebenso verhält es sich, wenn die Frakturlinie metaphysär ausläuft.

Grundverschieden sind die Heilungsbedingungen, wenn die epiphysäre Frakturlinie die germinative Zone der Fuge durchkreuzt. Bleibt eine mikroskopisch exakte Reposition aus, füllt sich der verbleibende Spalt mit Bindegewebe, das dann zu einer knöchernen Brücke zwischen Epiphyse und Metaphyse führt. Mit dem Weiterwachsen des gesunden Fugenabschnittes kommt es zu einem ungleichen oder exzentrischen Wachstum.

Nach AITKEN wird die *einfache Fugenlösung* mit oder ohne metaphysäre Fraktur, die eine gute Prognose hat, als *Aitken I*, die *epiphysäre Fraktur mit Fugenlösung* als *Aitken II* und die *epiphysär-metaphysäre Fraktur* als *Aitken III* bezeichnet. Seitdem die Prognose der Gruppen Aitken II und III durch die offene exakte Reposition und Fixation wesentlich gebessert werden konnte, sind zwei weitere Gruppen von Fugenläsionen erkannt worden, bei denen die Prognose auch bei exakter Reposition kaum beeinflußbar ist: Die *Zerstörung der germi-*

nativen Zellen durch Kompression und die *Ossifikation des periepiphysären Ringes.* Der Wachstumsbereich eines Fugenanteiles ist auf Druck bedeutend weniger resistent als die epiphysäre, ja sogar die metaphysäre Spongiosa.

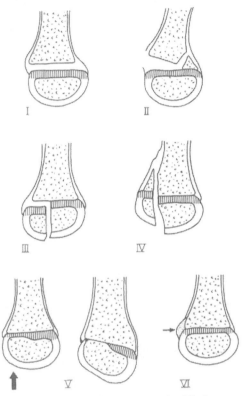

Abb. 4. Die sechs Verletzungstypen der Wachstumsfuge: I mit reiner Lösung der Fuge im Bereich des locus minoris resistentiae. II mit unvollständiger Fugenlösung. Die Bruchlinie läuft metaphysenwärts aus, ein metaphysärer Keil bleibt mit der Fuge verbunden. III Mit epiphysärem Beginn der Fraktur. Die Bruchlinie durchkreuzt die Wachstumsfuge und läuft als Fugenlösung im Bereich der Mineralisationszone aus. IV Mit epiphysärem Beginn der Fraktur. Der Bruch durchkreuzt die Wachstumsfuge und trennt zusätzlich einen Teil der Metaphyse ab. V Mit Zerstörung der germinativen Zellen der Wachstumsfuge durch Kompression. Es folgt ein entsprechend ausgedehnter Fugenverschluß mit exzentrischem Wachstum. VI Mit Verletzung des periepiphysären Ringes z. B. bei Ausriß eines Ligamentansatzes. Die folgende periphere Teilossifikation führt ebenfalls zu einer Achsenabweichung entsprechend dem weiteren Wachstum des gesunden Fugenanteiles

Bei einem Stauchungsmechanismus, besonders im Bereich des Malleolus medialis oder des Tibiakopfes, kann deshalb die gesamte germinative Zone derart verletzt werden, daß eine Erholung nicht möglich ist. Ein mehr oder weniger ausgedehnter Fugenverschluß mit nachträglichem exzentrischen Wachstum ist die Folge. Eine weitere Gruppe bilden die Abrißfrakturen von fugennahen Ligamentansätzen mitsamt periepiphysärem Ring. Die Läsion findet sich besonders am medialen oder lateralen Femurcondylus. Die Folge ist eine seitliche Teilossifikation der Fuge und eine entsprechende Achsenverkrümmung infolge Weiterwachsen des noch gesunden Fugenanteiles.

Um allen heute erkannten Möglichkeiten gerecht zu werden, haben wir sowohl die Klassifikation von AITKEN in drei Gruppen als auch die Klassifikation von SALTER in fünf Typen zu einer *Klassifikation der Epiphysenfugenverletzungen in sechs Typen* erweitert (Abb. 4), wobei Typen I und II für das weitere Wachstum belanglos sind und Typen III und IV nur durch exakte Reposition und Fixation eine gute Prognose aufweisen. Bei Typ V bleibt trotz jeglicher Therapie die Prognose infolge Impression und Zerstörung der germinativen Zellen ungünstig, bei Typ VI ist die Prognose ungewiß, auch dann, wenn das bandtragende Schalenfragment durch exakte Reposition und Fixation behandelt wird. Sehr häufig wird diese in der Praxis nur an den Femurcondylen beobachtete Läsion jedoch anfänglich gar nicht diagnostiziert.

Bei zwei Wachstumsfugen des menschlichen Skelets bringt der intrakapsuläre Verlauf der die Wachstumsfuge ernährenden Gefäße besondere Bedeutung für die Fugenpathologie. Während normalerweise die Fuge durch direkt in die Epiphyse eindringende Gefäße ernährt wird, *kreuzen am Schenkelkopf* und *am Radiuskopf die epiphysären Gefäße die Fuge.* Eine einfache Fugenlösung kann somit hier schon eine *Unter-*

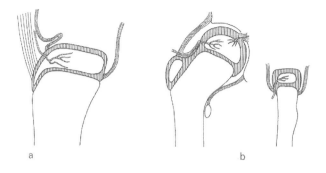

Abb. 5 a und b. Im Gegensatz zu allen anderen Epiphysen (a) kreuzen am Schenkelkopf und am Radiuskopf (b) die Gefäße zur Ernährung der Epiphyse die Wachstumsfuge. Schon eine einfache Fugenlösung kann zu einer Unterbrechung der Blutzufuhr und damit zu einer Nekrose der Epiphyse und ebenso der mitversorgten Wachstumsfuge führen

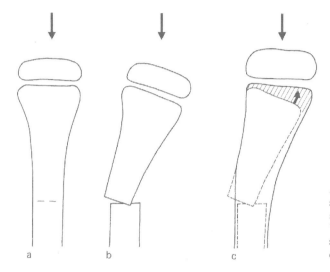

Abb. 6a–c. Die Wachstumsfuge richtet sich nach Fraktur mit axialer Fehlstellung spontan wieder auf. Das exzentrische Wachstum dauert an, bis die Knorpelsäulen der Fuge wieder parallel zu den einwirkenden Druckkräften verlaufen

brechung der epiphysären Blutzufuhr bewirken, was wiederum eine Nekrose des Epiphysenkernes sowie eine Zerstörung der Wachstumsfuge zur Folge haben wird (Abb. 5).

Die Wachstumsfuge ist ebenfalls für die spontane Aufrichtung der axialen Fehlstellungen nach Frakturen, vor allem an der unteren Extremität, verantwortlich. Wir haben gesehen, daß die Richtung des Wachstums durch die parallel zur Richtung der einwirkenden Druckkräfte verlaufenden Knorpelsäulen gegeben ist. Ändert sich die Richtung des Schaftknochens mitsamt Fuge, so kommt es durch exzentrisches Wachstum zu einer raschen Aufrichtung der Epiphysenlinie, die so lange andauert, bis diese wieder senkrecht zu den einwirkenden Druckkräften steht (Abb. 6).

Rotationen werden durch Längenwachstum nicht auskorrigiert. Deshalb ist bei Schaftfrakturen, insbesondere der unteren Extremität, nicht so sehr auf seitliche Achsenfehler, die sich später spontan auskorrigieren, als auf die Möglichkeit eines Rotationsfehlers zu achten.

Bemerkung: Die Richtung der maßgebenden Druckkräfte ist nach PAUWELS stets die Resultierende der einwirkenden Muskel- und Körpergewichtskräfte. Diese Resultierende bildet bei physiologischen Verhältnissen z. B. am Schenkelkopf einen Winkel von 16° mit der Vertikalen. In Anbetracht des Winkels von 6° zwischen anatomischer Femurachse und mechanischer

Achse wird die Schenkelkopfwachstumsfuge einen Winkel von 22° mit der Parallelen zur Femurschaftachse bilden.

Die Verhältnisse sind *an der oberen Extremität* infolge mangelhafter Druckwirkung durch das Körpergewicht abweichend. Wohl richtet sich der Knochen nach Schaftbrüchen mit Fehlstellungen durch die einwirkenden Muskelkräfte weitgehend wieder auf, bei Frakturen im metaphysären Bereich hingegen, z. B. bei supracondylären Humerusfrakturen, findet diese Korrektur kaum statt, vielmehr erfolgt das Längenwachstum in der neuen Richtung. Deshalb legen wir an der oberen Extremität bei fugennahen Frakturen Wert auf die richtige Einstellung der sichtbaren Wachstumsfuge. Bei supracondylären Humerusfrakturen z. B. muß nach Reposition die Fuge des Condylus radialis einen Winkel von 75° mit der Humerusschaftachse bilden.

Nach epiphysenfernen Frakturen führt die Reparationshyperämie zu einem *vermehrten Längenwachstum*. Es ist bekannt, daß eine anfängliche Verkürzung von Femur- und Tibiafrakturen von einer späteren Verlängerung gefolgt ist, die sich wiederum im Laufe von 1—2 Jahren auskorrigiert. Nach exakter Reposition und Osteosynthese kann es, besonders wenn die Implantate mehr als 4—6 Monate belassen werden, zu einem unerwünschten Wachstumsschub kommen, der nicht mehr auskorrigiert wird. Die genauen Mechanismen des Längenwachstums nach Frakturen sind noch unbekannt, denn in Anbetracht der großen Anzahl von Schaftfrakturen bei Kindern und der unterschiedlichen Reposition ist es nicht recht verständlich, daß nach Wachstumsabschluß so wenig Längenunterschiede gefunden werden. Wir nehmen an, daß ein Regulationsmechanismus vorliegt, indem sich die Wachstumsfuge auf der Seite der nach Abheilung der Fraktur längeren Extremität etwas frühzeitiger schließt als auf der Gegenseite. Wesentliche Bedeutung für das anfänglich vermehrte Längenwachstum dürfte der Eröffnung der Markhöhle und der Verletzung der Zentralarterie zukommen. Solange die Markhöhle z. B. durch die Schrauben einer Platte oder infolge einer erheblichen Verschiebung der Fragmente mit Callusmasse ausgefüllt ist, kann die zentrale Markarterie ihre Kontinuität nicht wiedererlangen, das vermehrte Wachstum dauert an. Dies ist auch der Grund, weshalb wir beim Kind nach einer *sehr selten* indizierten Verplattung die frühzeitige Implantatentfernung (nach 4—6 Monaten) fordern, obwohl wir nach dieser Zeit eine Refraktur infolge noch nicht abgeschlossenem Knochenumbau riskieren. Weniger groß ist die nach Marknagelung auftretende Verlängerung, möglicherweise deshalb, weil sich die zentrale Markarterie trotz liegendem Marknagel verhältnismäßig rasch wieder bilden kann.

II. Epiphysäres Wachstum und intraartikuläre Frakturen

Die epiphysäre Größenzunahme findet einerseits im Gelenkknorpel über einen ähnlichen Mechanismus wie in der epiphysären Wachstumsfuge und andererseits im periepiphysären Ring (= Breitenwachstum) statt (Abb. 1). Die Ernährung der germinativen Zellen im Gelenkknorpel erfolgt durch Synovialflüssigkeit, die durch Walkbewegungen in den Knorpel diffundiert bzw. eingepreßt wird. Wenn z. B. beim Vorliegen einer sog. Hüftluxation kein genügender Kontakt der zueinandergehörenden knorpeligen Gelenkflächen besteht, bleibt sowohl das epiphysäre Wachstum an der Schenkelkopfepiphyse als auch die Ausbildung der Pfanne zurück. Damit ein normales Wachstum gewährleistet bleibt, müssen somit bei jeder Subluxation, sei sie sog. angeboren oder traumatisch bedingt, kongruente Verhältnisse wiederhergestellt werden.

Das Breitenwachstum einer Epiphyse hängt nicht von den epiphysären Durchblutungsverhältnissen ab. Auch nach Sistieren der Aktivität der germinativen Zellen, die für das Längenwachstum verantwortlich sind, z. B. im Anschluß an eine avasculäre Nekrose der Epiphyse und nachfolgende Ossifikation der Wachstumsfuge, kann das Breitenwachstum, wie bei der Perthesschen Erkrankung, zunehmen.

Beim Kinde sind hauptsächlich drei Arten von intraartikulären Frakturen bekannt: Bei der *transepiphysären Fraktur* ist sowohl der Wachstumsbereich des Gelenkknorpels als auch der Epiphysenfuge betroffen (Typ III und IV der Klassifikation, Abb. 4). Die Läsion der Epiphysenplatte steht im Vordergrund, und bei der geforderten exakten Reposition wird auch die Gelenkknorpelverletzung vollständig ausheilen. Bei der *Stauchungsfraktur der Epiphyse und der Wachstumsfuge* (Typ V) mit ihrer ungünstigen Prognose entsteht beim Unfall oft gleichzeitig eine erhebliche Läsion der germinativen Zellen im Gelenkknorpel, was die zusätzliche Ursache einer späteren Gelenkinkongruenz sein kann. Die durch einen Abscherungsmechanismus entstehende *osteochondrale Fraktur* wird vorerst Einklemmungserscheinungen verursachen, ähnlich dem Korbhenkelriß eines Meniscus. Wenn die traumatische Gelenkmaus in einen Gelenkrecessus gelangt, kann sie lange Zeit symptomlos bleiben. Im Mausbett selbst entsteht vorerst fibröser Knorpel, von der Seite her wächst aber Hyalinknorpel ein. Kleinere Knorpel-Knochen-Ausrisse können so wieder voll ausheilen. Meistens bleibt aber in der Mitte eine mehr oder weniger große Insel aus bindegewebigem Knorpel zurück, was der Ursprung einer späteren Arthrose sein kann.

III. Weitere morphologische Besonderheiten bei Kinderfrakturen

Für das *Dickenwachstum* des Knochens ist der *Periostmantel mit seiner aktiven Cambiumschicht* verantwortlich. Dieser Periostschlauch ist infolge seiner Aktivität nicht nur dicker, sondern auch bedeutend resistenter als beim Erwachsenen. Nur selten wird er bei einer Knochenverletzung beim Kinde zerfetzt, meist reißt er nur z.T. ein. Diese Besonderheit muß bei der Behandlung der Kinderschaftfraktur berücksichtigt

werden, denn der intakt verbliebene Periostmantel kann die Reposition erschweren oder aber erleichtern. Vorerst muß die Lage des noch intakten Teiles des Periostschlauches durch Rekonstruktion des Unfallmechanismus und durch Beurteilung der Fragmentlage auf dem Röntgenbild festgestellt werden. Bei der Reposition wird dann die Periostbrücke als Scharnier ausgenutzt werden können.

Nicht nur am Vorderarm, sondern auch an der Tibia, am Schenkelhals usw., muß oft wegen der verbliebenen Periostbrücke die Fehlstellung vorerst vermehrt werden, um die Fragmente zu entkeilen und die zusammengehörenden Corticaliskanten aufeinanderzustellen. Sobald dies gelungen ist, wird die Fehlstellung auskorrigiert, und die nun exakte und stabile Reposition kann dann leicht in einem Gipsverband festgehalten werden (Abb. 7).

Die beim Kinde besonders im Bereich des Tibiaschaftes oft röntgenologisch *wenig sichtbaren Knochenspalten*, die im Laufe von zwei bis vier Wochen ausheilen, sind Ausdruck einer wegen der Widerstandsfähigkeit des Periostmantels nicht dislocierten indirekten Fraktur. Spaltbildungen im metaphysären Bereich sind dagegen fast immer Epiphysenverletzungen Grad II oder IV; evtl. aber auch Grad VI, was gehaltene Röntgenaufnahmen in maximaler Ad- bzw. Abduktion demonstrieren können.

Die *Spongiosa* ist beim Kind dicht, hart und noch nicht nach Zug- und Drucklinienverlauf strukturiert. Eine echte Einstauchung ist deshalb kaum möglich. So entsteht beim Kind beim Sturz auf die Hand etwa zweifingerbreit proximal vom Gelenk ein eigenartiger metaphysärer Radiusbruch, der *Wulstbruch* (sog. "buckle fracture" der Engländer oder "fracture en motte de beurre" der Franzosen). Die Bruchlinie ist röntgenologisch kaum erkennbar, aber der Knochen erscheint an einer eng begrenzten stelle in seinem ganzen Durchmesser leicht aufgetrieben, wie wenn die gestauchten

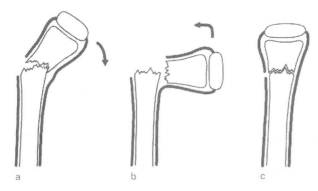

Abb. 7 a—c. Bedeutung des Periost-schlauches für die Reposition einer kind-lichen Schaftfraktur: Der teilweise in-takte Schlauch verhindert eine einfache Reposition der vekeilten Fragmente (a). Die Entkeilung gelingt durch Verstärkung der Fehlstellung, wobei die Periostbrücke als Scharnier dient (b). Danach können die zusammengehörenden Corticaliskan-ten aufeinandergestellt und die Fehlstel-lung korrigiert werden (c)

Spongiosabälkchen sich seitlich ausgedehnt hätten.

In Anbetracht der Härte der kindlichen Spongiosa ist es verständlich, daß nach ex-akter Reposition eine eventuell nötige ein-fache Kirschnerdrahtfixation zusammen mit einem Gipsverband die Fregmente ge-nügend stabilisieren. Wegen der Härte der Spongiosa ist beim Kind auch das Ein-schlagen eines Nagels (. Schenkelhalsfrak-turen S. 256) kontraindiziert.

Der *Schaftknochen* beim Kind ist so ela-stisch wie der Stamm eines jungen Baumes. Bei einem Biegungsmechanismus bricht vorerst häufig nur eine Korticalisseite durch, und es entsteht die sog. „*Grünholz-fraktur*". Meistens bedarf diese keiner spe-ziellen Behandlung. Lassen sich die Frag-mente nicht reponieren, wird der Biegungs-mechanismus in derselben Richtung wie beim Unfall wiederholt. So können die Fragmente entweder einrasten, oder die restliche Corticalis bricht ebenfalls, die Hälfte des Periostmantels bleibt aber intakt. Reposition und Fixation bieten dann kei-nerlei Schwierigkeiten.

IV. Klinik

1. Frakturmechanismus

Kinder sind unvorsichtig, da sie Gefahren erst kennenlernen müssen. Beim Spiel „ar-beiten" sie mit höchstem Einsatz. Mit Vor-liebe messen sie ihre Geschicklichkeit, Schnelligkeit und Kraft an Gleichaltrigen. Es ist deshalb nicht verwunderlich, daß Frakturen beim Kind verhältnismäßig häu-fig sind.

Die Anamnese über Unfallmechanismus und Ausmaß des Traumas ist beim Kind meist mangelhaft.

Gewisse Torsionsfrakturen der Tibia oder Epiphysenlösungen an den Malleolen, insbesondere kurz vor deren Verknöche-rung, können schon durch geringe Gewalt-einwirkung entstehen. Oft wird vom Kind nur geringer lokaler Druck- und Fern-schmerz angegeben. Ist der Periostmantel intakt geblieben, so kann jegliche Häm-atombildung fehlen. Das Röntgenbild deckt dann die nicht oder nur wenig dislocierte Fraktur auf. Ganz erhebliche Traumen sind dagegen für Becken- und Wirbelsäulenfrak-turen notwendig, da der kindliche Becken-ring bzw. die gesamte Wirbelsäule wesent-lich elastischer als beim Erwachsenen ist. Frakturen ohne adäquates Trauma müssen den Arzt an isolierte Knochencysten oder an ein allgemeines Leiden wie die Osteoge-nesis imperfecta denken lassen.

2. Diagnoseprobleme

Beim Kind kann die Interpretation der Röntgenbilder aufgrund der noch weitge-hend knorpeligen Epiphysen, der mehr

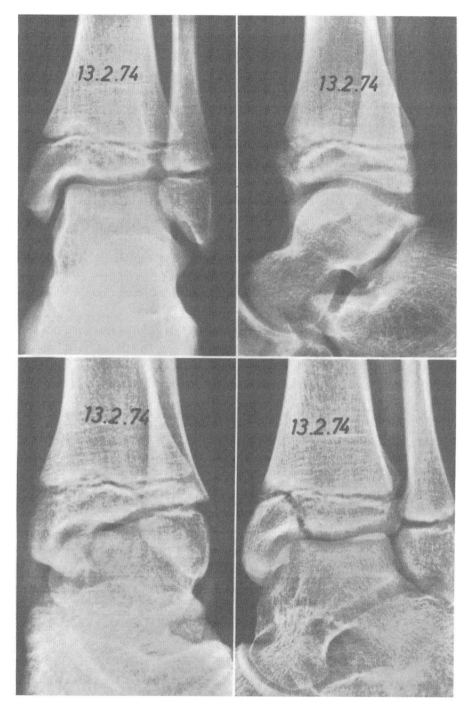

Abb. 8. Standardröntgenaufnahmen (oben) genügen oft nicht zum Ausschluß einer Fraktur. Bei entsprechender Symptomatik sind zusätzliche Schrägaufnahmen erforderlich. Unten rechts: Nachweis einer Fugenfraktur Typ III

oder weniger offenen Epiphysen- und Apophysenfugen, der sklerotischen Wachstumslinien (sog. "Harris lines"), der sichtbaren Gefäße erschwert sein. Pathologische Frakturen sowie angeborene Brüche und Pseudarthrosen können weitere diagnostische Probleme bieten.

Der Zeitpunkt des Erscheinens der Knochenkerne und des Verschlusses der Wachstumsfugen ist bekannt und publiziert (BLOUNT). Da die Verhältnisse an beiden Extremitäten meistens gleich sind, muß in der Regel eine Röntgenaufnahme der Gegenseite gefordert werden. Fast alle diagnostischen Fehler bei Kinderfrakturen sind der Unterlassung von *Vergleichsaufnahmen der unverletzten Seite* zuzuschreiben. Erst bei genauem Vergleich der a-p- und seitlichen Aufnahmen lassen sich z. B. Fissuren, spontan eingerenkte Epiphysenlösungen (kleines Metaphysendreieck suchen!), Wulstbrüche, Apophysenabrisse usw. richtig diagnostizieren. Oft erbringen erst zusätzliche Schrägaufnahmen die Diagnose einer Fraktur (Abb. 8).

3. Zusatzverletzungen

Bei schweren Unfällen mit Becken-, Wirbelsäulen- oder Schädelfrakturen sind die Zusatzverletzungen in den Körperhöhlen bzw. im Wirbelkanal zu bedenken, die immer im Vordergrund der therapeutischen Maßnahmen stehen müssen. Auch nach dem eventuellen Vorliegen einer Nerven- oder Arterienverletzung muß besonders an der oberen Extremität stets gefahndet werden.

Reine Ligamentabrisse sind selten. Meistens sind beim Kinde die knöchernen Ansätze wie z. B. die Spinae intercondylicae ausgerissen oder die Wachstumsfuge frakturiert. Bei jeglichem Hämarthros ist nach intraartikulären Verletzungen zu fahnden. Fast immer ist ein operatives Vorgehen notwendig.

4. Komplikationen

Ein *Schock* infolge Blutverlust tritt beim Kind in Anbetracht des relativ kleinen Blutvolumens häufiger und rascher ein. *Fett- und Lungenembolien* sind bei Kindern dagegen äußerst selten. *Sudecksche Dystrophien* oder *posttraumatische Neurosen* sind überhaupt nicht bekannt.

Die häufigste lokale Komplikation, die *posttraumatische Wachstumsstörung* (vermehrtes, vermindertes oder exzentrisches Wachstum), wurde auf den Seiten 243 und 244 eingehend besprochen.

Weniger bekannt als an der oberen Extremität ist die *ischämische Volkmannsche Dystrophie* am Bein, obwohl Volkmann seinerzeit das Syndrom an der unteren Extremität zuerst beschrieben hat. Hier kommt es durch Drosselung des arteriellen Zustromes z. B. nach Läsion der A. femoralis nach distalen Femurfrakturen) oder auch infolge Störung des venösen Rückflusses (z. B. bei Weichteilextensionen) zu einer Nekrose einzelner Muskeln (meist Tibialis anterior) oder einer ganzen Muskelgruppe (meist Strecker, seltener Beuger).

Die *Myositis ossificans* ist beim Kind wohl nach Ellbogenluxationsfrakturen verhältnismäßig häufig, an der unteren Extremität ist sie jedoch, außer bei operativ versorgten Hüftluxationen und nach Nervenläsionen, nicht zu beobachten.

Bei einem *posttraumatischen Infekt* ist an die seltene Ausbreitung auf die gesamte Markhöhle und an die mögliche Zerstörung der Wachstumsfuge zu denken.

Refrakturen treten beim Kind nach Entfernung einer Osteosynthese-Platte relativ oft auf, da sich auf Frakturhöhe während des Knochenumbaus spongiöser Knochen bildet. Dies ist auch einer der Gründe, weshalb bei kindlichen Schaftbrüchen, wenn möglich, eine konservative Therapie durchgeführt werden soll.

Pseudarthrosen sind am wachsenden Knochen äußerst selten. Stets ist dann die

Biologie des Knochens verändert, sei es auf der Grundlage eines Crus varum congenitum oder im Anschluß an einen operativen Eingriff.

Gelenksteifen sind beim Kind, außer nach Gelenkfrakturen, selten. Sie können gelegentlich auch durch Fibrose der Weichteile oder durch Knochenvorsprünge bedingt sein. Somit sind von einer längeren Gipsfixation beim Kind keine Nachteile zu erwarten. Auf die Möglichkeit von Drucknekrosen eines schlecht angepaßten Druckverbandes muß jedoch gerade bei Kindern immer geachtet werden.

5. Therapie

Prognose und Komplikationsmöglichkeiten nach Frakturen bestimmen die Behandlung. Diese ist bei Schaft- und gelenknahen bzw. Gelenkfrakturen grundsätzlich verschieden, weshalb diese Frakturengruppen getrennt diskutiert werden müssen.

Bei Schaftbrüchen ist eine offene Reposition, kombiniert mit einer Osteosynthese, kaum angezeigt. Dies würde neben der Gefahr einer Infektion oder einer Pseudarthrose die Wachstumsrate der Epiphysenfuge erhöhen, was zu einer im voraus nicht bestimmbaren Verlängerung führt. Zudem sind besonders nach Plattenosteosynthese Refrakturen häufig.

Die Grundregeln der Behandlung sind einfach: In der Frontal- und Sagittalebene soll die allgemeine Achse stimmen, leichte axiale Verschiebungen und Verkürzungen gleichen sich von selbst aus. Rotationen korrigieren sich nicht und müssen deshalb exakt eingestellt werden. Um die spontane Korrekturmöglichkeit beurteilen zu können, sind drei Faktoren zu berücksichtigen: Alter des Kindes, Distanz zwischen Bruch und Epiphysenlinie und Grad der Abwinkelung. Je jünger das Kind und je epiphysennäher die Fraktur, desto mehr Fehlstellung kann akzeptiert werden. Je älter das Kind, je mehr der Bruch in der Mitte

des Knochens liegt, desto exakter sollte die Reposition sein. Seite zur Seite-Kontakt ist wegen des noch intakten Periostanteiles von einer raschen Ossifikation gefolgt. Verkürzungen bis 2 cm am Femur und etwa 1 cm an der Tibia sind nicht nur akzeptabel, sondern bis zum 10. Lebensjahr notwendig, denn jede Fraktur ist von einem zusätzlichen Wachstumsreiz gefolgt. Somit werden Tibiaschaftfrakturen beim Kind einfach mit einem Oberschenkelgips versorgt, das gleiche gilt für Unterschenkelfrakturen bis zum 10. Lebensjahr. Nach 10 Jahren beim Mädchen, nach 12 Jahren beim Knaben muß gelegentlich zunächst eine Extension mit 1,0 bis 1,5 kg während 3 Wochen angelegt werden. Nach Gehgipsverband für weitere vier Wochen ist die Fraktur meist konsolidiert. Beim Femur bis zum 11. Jahr hat sich die Extensionsbehandlung auf dem sog. „Weberbock" während sechs bis acht Wochen bewährt. Nach 11 Jahren ist oft eine Marknagelung vorzuziehen. Gipsverbände müssen bei Kindern besonders stark angefertigt werden, ansonsten brechen sie immer wieder.

Gelenknahe und Gelenkfrakturen: Die Grundregeln der Behandlung von Epiphysenfugenverletzungen wurden bei der Pathologie der Wachstumsfugen eingehend diskutiert. Bei Frakturen der Typen I und II führt die konservative Therapie mit Reposition unter Lokalanaesthesie und Gipsverband praktisch immer zu einem einwandfreien Ergebnis. Bei den Typen III und IV sind einwandfreie Repositionen zu fordern. Nicht selten läßt erst eine Schrägaufnahme das Ausmaß der Dislokation einer im a.-p.- und seitlichen Bild nur als Fissur erscheinenden Fraktur erkennen. Fast immer ist eine operative Revision und eine Fixation mit Kirschnerdrähten oder Schrauben notwendig. Frakturen vom Typ V werden konservativ behandelt. Später müssen jedoch infolge exzentrischen Wachstums in zwei- bis dreijährigem Abstand Korrekturosteotomien durchgeführt werden. Wird eine Fraktur des Typs VI diagnostiziert, so erfolgt die Behandlung wie bei Frakturen der Typen III und IV. Im allgemeinen ist eine Prognose in den Gruppen V und VI erst nach einem Wachstumsschub, evtl. nach den drei ersten Monaten, evtl. erst bedeutend später, möglich.

Bei gelenknahen Frakturen ohne Fugenverletzung gelten die Regeln, wie sie für die Schaftfrakturen erläutert wurden. In Nähe des Knie- und des oberen Sprunggelenkes korrigieren sich Fehlstellungen in der Gelenkachse, z.B. Flexions- oder Hyperextensionsfehler bzw. Ante- und Recurvation, am besten. Seitliche Abwinkelungen werden weniger gut spontan auskorrigiert. Rotationsfehler bleiben bestehen.

Osteochondrale Frakturen sind möglichst bald zu operieren, wobei kleine abgesprungene Knorpel-Knochen-Stücke exzidiert werden können. Größere Ausrisse werden nach Anfrischen des Dissekatbettes reponiert und mit kleinen Nägeln oder Schrauben fixiert.

Bei *Luxationen* ist eine einwandfreie Reposition meist mit Ligamentnaht notwendig. Eine noch so geringe Inkongruenz (Vergleich mit der Gegenseite!) muß an eine Interposition z.B. der Gelenkkapsel oder eines osteochondralen Fragmentes (z. B. Ansatz des Lig. rotundum am Femurkopf) denken lassen. Dann ist eine Gelenkrevision angezeigt.

Nachbehandlung: Die Dauer der Ruhigstellung im Gipsverband hängt vom Alter des Kindes und von der Fraktur ab. Die Festigkeit einer kindlichen Fraktur ist an der Tibia je nach Alter zwischen der vierten und achten Woche, am Femur zwischen achter und elfter Woche, erreicht. Physiotherapeutische Maßnahmen sind weder während noch nach der Gipsbehandlung angezeigt. Jedes ansonsten gesunde Kind führt aktive Übungen von alleine durch. Besonders nach Verletzungen im Ellenbogenbereich sind wegen der Gefahr der Myositis ossificans jegliche physiotherapeutischen Maßnahmen gegenindiziert.

Bemerkung: Für Endoprothesen und größere Knochenexcisionen bestehen beim Kind keine Indikationen.

Systematik

I. Beckenfrakturen

Beim Kind ist das Becken wegen der knorpeligen Komponente an Sacroiliacalgelenk, Y-Fuge und Symphyse bedeutend elastischer als beim Erwachsenen. Deshalb sind Beckenbrüche bei Kindern, außer nach schweren Verkehrsunfällen oder Stürzen aus großer Höhe, selten. Dabei steht nicht die Fraktur an sich im Vordergrund, vielmehr die dadurch möglicherweise bedingten Komplikationen wie Organ- und Weichteilverletzungen mit innerer Blutung und folgenschwerem Schock, Urethra- und Blasenrupturen mit Urinabgang in die Weichteile und ins Abdomen. Bei erheblicher innerer Blutung ist meist die A. glutaea superior an der Incisura ischiadica zerrissen, der Blutverlust kann bis 60% der gesamten Blutmenge betragen. Die Blase selbst kann durch ein Knochenfragment rupturiert werden oder in gefülltem Zustand allein durch eine Prellung bersten (s. Beitrag LUTZEYER).

Symptome: Lokale Schwellung. Schmerz bei Druck von vorne auf die Symphyse oder/und bei seitlicher Stauchung. Bei instabilen Brüchen (s. unten) sind Deformierungen der Hüftkonturen möglich.

Röntgen: Eine Beckenübersichtsaufnahme genügt nicht, um die tatsächlichen Verhältnisse abzuklären. Schräge Aufnahmen durch Anheben des Beckens um 45°, einmal auf der rechten und einmal auf der linken Seite, sind angezeigt. Nur dadurch ist es möglich, Frakturen des vorderen Pfeilers von denjenigen des hinteren Pfeilers zu unterscheiden und die Größe der Dislokation festzuhalten. Manchmal genügen auch diese Spezialaufnahmen nicht, und zusätzliche Aufnahmen mit der Röntgenröhre um 50° schräg von unten nach oben sowie um 50° schräg von oben nach unten gekippt, sind zu verlangen.

Die Behandlung der Komplikationen steht im Vordergrund. So muß vorerst der Schock durch Bluttransfusionen kompensiert werden. Bei allen Pubisbrüchen oder wenn der Patient nicht spontan Wasser lösen kann, ist ein Katheter einzuführen. Ist dies nicht möglich, muß eine Urethraruptur angenommen werden; kommt durch den Katheter nur Blut, ist eine Blasenruptur wahrscheinlich. Dann wird ein Urethrogramm und bei Fehlen von Anhaltspunkten für eine Nierenruptur (Oberbauchsyndrom) ein Cystogramm notwendig. Besonders bei gleichzeitigen Wirbelsäulen- oder Rippenfrakturen sowie einem Oberbauchsyndrom sind ein intravenöses Pyelogramm und eventuell ein Angiogramm zu veranlassen (s. Beitrag LUTZEYER).

Wie beim Erwachsenen unterscheiden wir beim Kind zwischen stabilen und instabilen Beckenbrüchen.

Bei stabilen Brüchen ist der Beckenring nicht lädiert. Isolierte Frakturen kommen vor an der Darmbeinschaufel, an der Christa iliaca, am Sitzbein- oder am Schambeinast. Besonders bei sporttreibenden Jugendlichen können bei plötzlichen Anstrengungen (Hochsprung) Muskelansätze am Os ischium oder an der Spina iliaca inferior reißen. Diese heilen oft mit fibröser Pseudarthrose aus. Bei sofortiger Diagnose ist eine Osteosynthese mit Schrauben anzuraten. Die isolierten Frakturen am Os ilium bedürfen keinerlei spezieller Behandlung,

außer Schonung, solange die Schmerzen andauern. Bei einfachen Pubisfrakturen (Sturz auf Kante) ist nach einer eventuellen Urethraruptur zu fanden. Ein Os acetabularis am Pfannendach ist ein akzessorischer Knochen und sollte nicht mit einer Ausrißfraktur am Pfannendach verwechselt werden.

Instabile Brüche: Einfache Symphysensprengungen lassen sich meist in Narkose durch starke Innenrotation beider Hüften reponieren. Die Reposition wird mit gut anmodellierten, mit zwei Holzstangen verbundenen Unterschenkel-Gipsverbänden in leichter Innenrotation für sechs Wochen gehalten. Eine laterale Stauchung des Beckens kann zu Verkürzung des Os pubis und Os ischium führen. Die Behandlung erfolgt in diesen Fällen durch starke Außenrotation in Narkose und nachträgliche Fixation im Beckengipsverband in leichter Außenrotation. Ist eine Beckenhälfte nach cranial verschoben (Abb. 9), muß über einen supracondylären Steinmann-Nagel durch starke Extension die Reposition möglichst rasch, d. h. entweder sofort in Narkose oder im Laufe von 24 Std, erzwungen werden. Danach erfolgt die Dauerextension mit $^1/_6$ des Körpergewichtes während 4—5 Wochen, um die Reposition zu halten. In der ersten Zeit sind fast tägliche Röntgenkontrollaufnahmen notwendig.

Selten kommt es bei Beckenfrakturen zur Verletzung der Y-Fuge. Führt eine solche Läsion zu einer knöchernen Überbrückung der Fuge, so ist die weitere Ausbildung der Hüftpfanne gestört. Mit dem Wachstum des Beckens wird die Tiefe der Pfanne geringer und der Hüftknopf entsprechend weniger überdacht. Analog der eigentlichen Hüftdysplasie führt diese Subluxation zu einer Beeinträchtigung von Wachstum und Formierung des Hüftkopfes.

Eine besondere Behandlung der frischen Verletzung der Y-Fuge ist nicht möglich. Röntgenkontrollen in größeren Abständen sind ratsam. Bei zunehmender Subluxationsstellung des Hüftkopfes ist eine intertrochantere varisierende Osteotomie oder eine Pfannendachplastik bzw. eine Beckenosteotomie angezeigt.

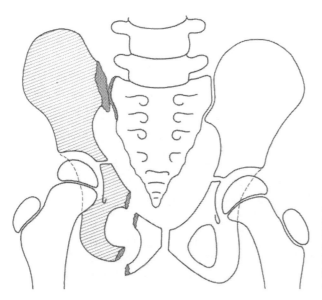

Abb. 9. Instabile kindliche Beckenfraktur mit Verschiebung der gelösten Beckenhälfte nach kranial. Dieser Bruch erfordert eine möglichst rasche Reposition in Narkose. Danach erfolgt die Dauerextension mit einem Sechstel des Körpergewichtes während vier bis fünf Wochen

II. Traumatische Hüftluxation

Bei Flexion und Adduktion des Oberschenkels und gleichzeitiger Stauchung in der Femurachse, z. B. durch Aufprall gegen ein Armaturenbrett oder bei Fall auf das flektierte Kniegelenk, ist eine hintere Luxation des Schenkelkopfes beim Kind verhältnismäßig leicht möglich. Dabei dringt der Kopf meistens nicht durch die Kapsel, sondern wie am Schultergelenk zwischen Limbus glenoidale und Pfannenrand, wobei ein knorpeliges oder gar knöchernes Randstück mit abgelöst sein kann. Das Lig. rotundum ist meistens nicht in der Mitte, sondern ebenfalls mit einem Teil der knorpeligen bzw. knöchernen Fovea ausgerissen. Eine Luxation nach vorne ist selten.

Die Diagnose der hinteren Luxation ist einfach, denn das verkürzte Bein liegt in Flexion, Adduktion und Innenrotation. Bei der seltenen Luxation nach vorne liegt das Bein in Extension, Abduktion und Außenrotation. Eine Beckenübersichtsaufnahme klärt die Verhältnisse nur zum Teil auf, denn knorpelige Ausrisse können nicht er-

kannt, sondern erst bei ungenügender Reposition vermutet werden.

Neurologische Komplikationen wie Schädigungen des Nervus ischiadicus sind selten, weil der dorsale Pfannenrand beim Kind weitgehend knorpeliger Natur ist.

Prognose: Bei jeglicher Hüftluxation besteht die Gefahr einer Läsion der kopfernährenden Gefäße mit folgenschwerer Epiphysennekrose. Nach einer Reposition unter der 6 Std-Grenze sind Schenkelkopfnekrosen selten, nach 8 Std ist mit einer Nekrosequote von 30—50% zu rechnen.

Behandlung: Die geschlossene Reposition in Narkose durch kräftige Extension des in Hüfte und Kniegelenk flektierten Beines und Druck von hinten auf den Femurkopf gelingt verhältnismäßig leicht. Auf der sofort hergestellten Beckenübersichtsaufnahme muß die Kongruenz der Gelenkkörper auf der eingerenkten und auf der Gegenseite genau miteinander verglichen werden. Eine Interposition entweder des Lig. rotundum, mitsamt einem abgesprengten Knorpelansatzstück, oder einem Teil

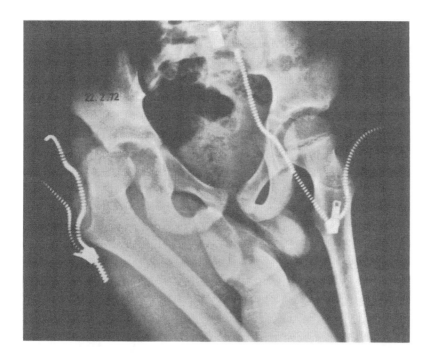

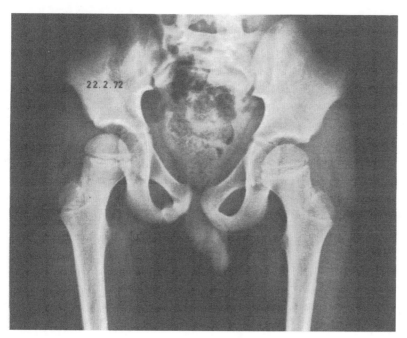

Abb. 10. Traumatische Hüftluxation rechts nach dorsal. Die Röntgenkontrolle nach geschlossener Reposition zeigt einen größeren Abstand der Kopfkontur von der Pfannengrundbegrenzung als auf der Gegenseite, was auf ein Interponat meist des Lig. rotundum-Ansatzes am Schenkelkopf hinweist. Die Indikation zur Revision des Hüftgelenkes ist gegeben

des Limbus glenoidale, muß bei Vorliegen einer noch so geringen Subluxation angenommen werden (Abb. 10). In diesem Fall ist von einer konservativen Therapie, auch bei scheinbar freier Beweglichkeit des Gelenkes, dringend abzuraten. Das Hüftgelenk muß durch einen ventralen oder einen dorso-lateralen Zugang eröffnet und evtl. nach Ausrenkung revidiert werden. Oft muß das gesamt Lig. rotundum excidiert werden.

Ist die Reposition mittels konservativer Maßnahmen perfekt gelungen, erfolgt die Nachbehandlung im Gipsverband in Extension, Abduktion und leichter Außenrotation des Oberschenkels während 5—6 Wochen, um die Heilung des abgerissenen Limbus und der Kapsel zu ermöglichen.

Die Behandlung der Hüftkopfnekrose nach traumatischer Luxation soll bei den Schenkelhalsfrakturen besprochen werden.

III. Schenkelhalsfrakturen

Innere Architektur des Schenkelhalses, sowie die Dichte und Härte der Spongiosa, sind beim Erwachsenen und beim Kind grundsätzlich verschieden. Zudem liegt beim Kind eine Wachstumsfuge zwischen Schenkelhals und Epiphyse vor. Entsprechend unterscheidet sich auch der Verlauf der Frakturlinien.

Bei einer Schenkelhalsfraktur des Erwachsenen wird die nach Zug- und Druckkräften strukturierte weiche Spongiosa stets mehr oder weniger zusammengedrückt, entsprechend muß jeder Osteosynthese eine Ineinanderstauchung der Fragmente folgen. Beim Kind ist die *Spongiosa so dicht und hart*, daß ein Zusammensinken des Wabenknochens kaum möglich ist. Die Erzielung einer stabilen Fixation ist somit nur über den Weg der vorgängigen exakten Reposition möglich. Werden die besonderen Härteverhältnisse der Spongiosa mißachtet und beim Kind oder auch beim Jugendlichen

ein Nagel eingeschlagen, so wird das Kopffragment vor der Nagelspitze hergetrieben. Es kommt zu einem breit klaffenden Spalt und zum Einreißen der kopfernährenden Gefäße. Eine Nekrose des Kopfes ist dann meist die Folge. Manchmal dringt die Nagelspitze gar nicht in das Kopffragment ein, sondern führt zu einer Kippung desselben um 90°, was eine Konsolidierung der Fraktur praktisch ausschließt.

Beim Kind und beim Jugendlichen ist der *Trabekelverlauf der Spongiosa* nicht nach den Beanspruchungsverhältnissen, d.h. dem Verlauf der Druck- und Zugtrajektorien ausgerichtet, sondern der spongiöse Knochen füllt den ganzen Schenkelhals aus. Somit wird beim Kind eine Schraube auch inmitten des Schenkelhalses einen festen Halt finden.

Die *Wachstumsfuge* muß bei der Osteosynthese beachtet werden, denn eine Fugenläsion durch das Implantat würde eine lokale Wachstumsstörung zur Folge haben. In differentialdiagnostischer Hinsicht darf die Coxa vara congenita mit ihrer senkrechten hellen Y-artigen Fuge nicht mit einer Schenkelhalsfraktur verwechselt werden, denn die Behandlung ist eine grundsätzlich andere.

Der *Bruchverlauf der Schenkelhalsfrakturen* ist beim Kind charakteristisch. Am häufigsten sind die lateralen Frakturen (Abb. 11), seltener die Abscherfrakturen in der Mitte des Schenkelhalses. Subkapitale Frakturen sind unbekannt, und eine akute Epiphysenlösung läßt sich nur bei Erkrankung im Bereich der metaphysären Ossifikationszone finden. Bei den lateralen Brüchen kann es in Anbetracht der Anatomie der arteriellen Gefäße zu einer alleinigen Nekrose des Schenkelhalsbereiches des proximalen Fragmentes kommen, wobei die Ernährung des Schenkelkopfes erhalten bleibt. Somit ist bei kindlichen Schenkelhalsfrakturen nicht nur die Möglichkeit einer Schenkelkopf- bzw. Epiphysennekrose, sondern auch die Möglichkeit der isolierten Schenkelhalsnekrose zu berücksichtigen.

Während die Schenkelhalsfrakturen beim alten Menschen mit entsprechender Osteoporose schon nach einem verhältnismäßig leichten Trauma entstehen, ist beim Kind eine ganz erhebliche Gewalteinwirkung erforderlich, z.B. anläßlich eines Verkehrsunfalles. Oft liegen dann weitere Verletzungen von Schädel, Thorax oder Abdomen vor.

Behandlung: Die Behandlung der Schenkelhalsfraktur beim Kind besteht in der offenen Reposition und Osteosynthese. Sie soll unverzüglich nach Spitaleinweisung erfolgen. Muß wegen schwerer Zusatzverletzungen bis zur Operation mehrere Stunden oder gar Tage zugewartet werden, ist vorerst eine sofortige Hüftgelenkspunktion zur Entfernung des intraartikulären Hämatomes und damit zur Verminderung des intraartikulären Druckes angezeigt. Danach genügt eine Extension mit etwa $^1/_5$ des Körpergewichtes über einen Steinmann-Nagel im distalen Femur, um die Fehlstellung der Fragmente weitgehend zu korrigieren und somit die frühzeitige Gefäßthrombose, infolge Drosselung der Zirkulation, zu verhindern. Eine möglichst baldige Operation ist aber unumgänglich, denn konservative Maßnahmen sind mit Komplikationen wie Heilung in Fehlstellung, Pseudarthrose und Kopfnekrose belastet.

Die exakte Reposition sollte unter Sicht, d.h. offen erfolgen. Da das proximale Fragment fast immer rotiert ist, kann eine blinde Reposition kaum anatomisch korrekt erfolgen. Von einer Nagelfixation muß wegen der Härte der Spongiosa Abstand genommen werden. Die verwendeten Zugschrauben werden nach temporärer Fixation mit Kirschnerdrähten eingedreht. Wegen der Gefahr einer Wachstumsstörung dürfen sie die Wachstumsfuge nicht kreuzen (Abb. 11).

Technik des Eingriffes: Eine gute Sicht auf Schenkelhals und -kopf erreicht man mit einem Zugang zwischen den kleinen Glutaen und dem Tensor fasciae latae unter Schonung der entsprechenden Nerven. Die Gelenkkapsel wird ventral längs eröffnet und beidseits des Schenkelhalses die feinen Spitzen zweier kleiner Hohmannhebel in den Knochen eingehakt. Die Spitze eines dritten Hebels liegt über dem ventralen Pfannenrand. Vorerst werden die Fragmente durch Zug, Außenrotation und Adduktion enteilt, dann unter Zug und Innenrotation reponiert, wobei der Schenkelkopf oft mit der Spitze eines Elevatoriums fixiert werden muß. Sobald die Reposition einwandfrei erscheint, werden die Fragmente mit zwei Kirschnerdrähten festgehalten. Die Reposition wird nun in Flexion und Außenrotation auf Höhe des Calcar analysiert. Dann erfolgt je nach Alter des Kindes die Verschraubung mit einer, zwei oder gar drei Zugschrauben. Die Schraubengewinde müssen aber so kurz gewählt werden, daß sie die Wachstumsfuge nicht verletzten können.

Nachbehandlung: Gegen allzu ungünstige Beanspruchungen, wie man sie beim Kind erwarten muß, wird die Osteosynthese mit Vorteil mit einem Beckenbeingips in Abduktion während 4—6 Wochen geschützt.

Komplikationen: Bei Auftreten einer der genannten Komplikationen nach einer Schenkelhalsfraktur soll man in Anbetracht der Erholungspotenz beim Kind nicht voreilig eine ungünstige Prognose stellen. Eine Pseudarthrose, mit oder ohne Kopfnekrose, wird mittels Umlagerungsosteotomie (BOITZY) saniert. Bei einer Schenkelkopfnekrose wird unter Entlastung sechs bis zehn Monate zugewartet, bis die tatsächlichen Verhältnisse beurteilt werden können. Meist baut sich die Epiphyse weitgehend wieder auf. Gelegentlich ist später eine Valgisations- und Rotationsosteotomie notwendig, um das Bein wieder achsengerecht

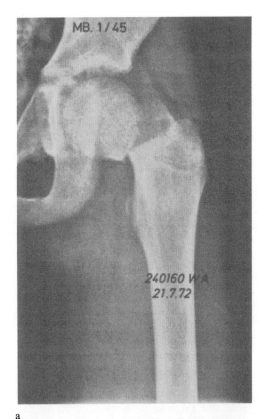

a

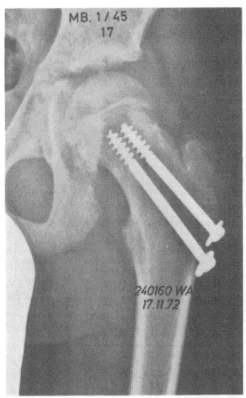

b

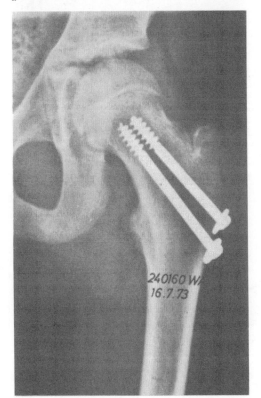

c

Abb. 11 a–c. Laterale kindliche Schenkelhalsfraktur behandelt durch sofortige offene Reposition und Osteosynthese mit Zugschrauben. Nach vier Monaten ist die Fraktur konsolidiert. Die Röntgenkontrolle nach einem Jahr zeigt uneingeschränkte Entwicklung des Schenkelhalses

zu stellen. Selten ist eine frühe Arthrodese indiziert.

IV. Epiphysenlösung am Schenkelkopf

Die rein traumatische Epiphysenlösung kommt am Hüftgelenk kaum vor. Während eines beginnenden coxalen Epiphysengleitens, das sich präpubertär auf der Grundlage einer Schwäche der Wachstumsfugenstruktur im Bereich der Mineralisationszone, infolge hormoneller Störung, entwickelt hat, ist eine zusätzliche *akute Lösung* nach einem mehr oder weniger ausgeprägten Trauma recht häufig. Meistens ist auf der axialen Röntgenaufnahme auch eine ventrale Callusbildung erkennbar, die den vorgängigen chronischen Gleitprozeß beweist.

Die Behandlung der akuten Epiphysenlösung erfolgt beim Fehlen einer größeren ventralen Callusmasse mittels Auskratzen der erkrankten Fuge, Reposition und Verschraubung. Eine größere Callusbildung am Schenkelhals muß vor der Reposition subkapital reseziert werden. Dieser schwierige Eingriff setzt eine große Erfahrung in der Hüftchirurgie voraus, denn bei Läsion der dorsocranialen kopfernährenden Gefäße ist die Epiphysennekrose nicht zu umgehen.

Die akute Epiphysenlösung stellt stets eine Notfallsituation dar, und bis zur Operation muß zumindest die vorläufige Reposition mittels supracondylärer Extension mit einem Steinmann-Nagel angestrebt werden.

V. Subtrochantere Frakturen

Diese Frakturen liegen unmittelbar distal des Trochanter minor. Iliopsoas und Glutäalmuskulatur ziehen das kurze proximale Fragment in starke Flexion, Außenrotation und Abduktion. Röntgenologisch erscheint das proximale Fragment verkürzt.

Die konservative *Behandlung* mit Zug über einen supracondylären Steinmann-Nagel bei Flexion der Hüfte um 80° bis 90°, Außenrotation und Abduktion des Oberschenkels, führt zu einer Konsolidation je nach Alter in fünf bis neun Wochen. Die exakte Einstellung der Rotation muß beachtet werden. Weil die Knochenheilung oft in Fehlstellung erfolgt, ziehen wir ab zehntem Lebensjahr die offene Reposition und Osteosynthese vor. Dies gilt besonders bei beidseitigen Frakturen (Abb. 12). Gelegentlich ist selbst beim Kleinkind eine Osteosynthese indiziert, wenn konservativ keine befriedigende Reposition zu erzielen ist.

VI. Femurschaftfrakturen im mittleren Drittel

Dislocierte Femurschaftfrakturen beim Kind sind verhältnismäßig häufig. Je nach Frakturmechanismus ergeben sich Quer-, Schräg-, Spiral- oder Stückfrakturen. Meist handelt es sich um direkte Gewalteinwirkung. Trotz erheblicher Verschiebungen ist fast immer ein Teil des kräftigen Periostschlauches intakt, was für die spätere Behandlung und für die Heilung der Fraktur von großer Wichtigkeit ist.

Die Diagnose kann in Anbetracht der typischen Deformität mit Verkürzung und Außenrotation des Beines schon durch einfache Inspektion gestellt werden. Die Röntgenaufnahme sollte bei angelegter Transportschiene erfolgen, um weitere Schmerzen und vor allem die Möglichkeit einer zusätzlichen Verletzung der A. femoralis zu vermeiden.

Behandlung: Vor dem 12. Lebensjahr besteht bei Femurschaftfrakturen keine Indikation für eine operative Reposition und Fixation. Eine Extension, bis die Fraktur weitgehend knöchern überbrückt ist, stellt

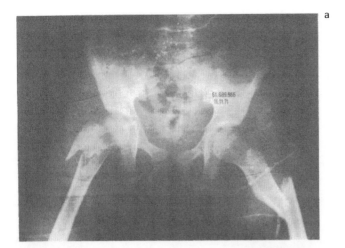

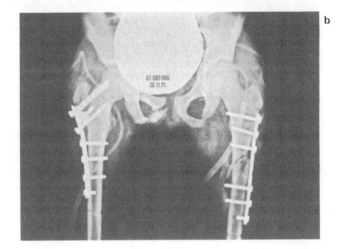

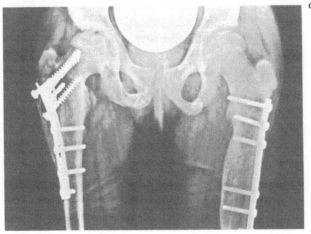

Abb. 12a–c. Subtrochantere Femurfraktur beidseits. Die postprimäre Osteosynthese erfolgte rechts mit einer T-Platte sowie einer separaten Zugschraube, links mit einer schmalen geraden Platte

die Behandlung der Wahl dar. Anschließend ist ein Gipsverband bis zur belastungsstabilen Frakturheilung angezeigt.

Bis zum zweiten Lebensjahr kann eine sog. Overhead-Extension mit Heftpflasterzügen an beiden gestreckten unteren Extremitäten gute Ergebnisse zeitigen. Nach 2 Jahren birgt diese Behandlung infolge zirkulärem Druck das Risiko einer Volkmannschen Ischämie in sich, ähnlich wie an der oberen Extremität nach einer supracondylären Fraktur des Humerus. Eine Verkürzung von 1—2 cm ist wegen des Wachstumsschubes während der Frakturheilung erwünscht, und auch eine Verschiebung um Schaftbreite ist belanglos. Dagegen ist eine möglichst exakte Reposition der Rotation anzustreben. Wir ziehen deshalb ab 3. Lebensjahr die Extensionsbehandlung bei gebeugtem Knie- und Hüftgelenk nach der von WEBER angegebenen Technik vor (Abb. 13). Der Vorteil der Methode besteht in der jederzeit röntgenologisch diagnostizierbaren Antetorsion der Schenkelhälse und damit der Rotation beider Oberschen-

kelknochen. Eine Rotationsfehlhaltung ist dann durch entsprechende Änderung der Unterschenkel-Lage sofort korrigierbar. Bei dieser Methode werden beide Beine ähnlich gelagert wie für eine Antetorsionsaufnahme mit Abduktion von je 10°. Die von WEBER entwickelte Haltevorrichtung hat sich dabei im Laufe von etwa zehn Jahren bewährt.

Nach WEBER wird auf der frakturierten Seite in Narkose ein 4 mm dicker Steinmann-Nagel supracondylär möglichst parallel zur Kniegelenksachse eingedreht. Zwei kleine Rollen werden über die Nagelenden gestülpt. Auf der gesunden Seite wird in der Inguinalfalte beginnend eine Heftpflasterextension am Oberschenkel angelegt.

Die Fixation beider Extremitäten in rechtwinkliger Flexion von Knie- und Hüftgelenken und Abduktion der Oberschenkel um je 10° an der Querstange des Haltegerätes wird so durchgeführt, daß das Becken gerade von der Unterlage angehoben ist. Die Extension erfolgt somit durch das Gewicht des Beckens. Bei Fehlrotation des proximalen Fragmentes, meist im Sinne einer vermehrten Innenrotation, wird der Unterschenkel des frakturierten Beines so nach außen verlagert, daß der distale Oberschenkel entsprechend dem Ausmaß der Innenrotationsfehlstellung nach innen verdreht wird.

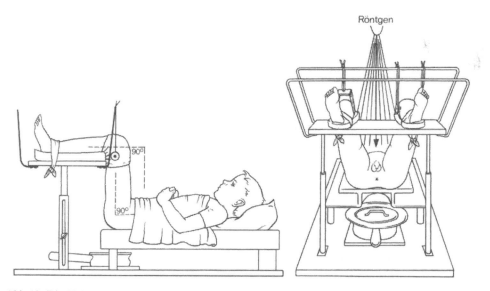

Abb. 13. Die Haltevorrichtung zur Extensionsbehandlung der kindlichen Femurschaftfrakturen nach WEBER. Durch die Abduktion der Oberschenkel um je 10° kann die Antetorsion der Schenkelhälse und damit die Rotation der Oberschenkelknochen jederzeit röntgenologisch überprüft werden

Je nach Alter ist die Fraktur nach 3—7 Wochen durch den Callusmantel weitgehend stabilisiert. Ein Becken-Fuß-Gipsverband während weiteren 3—7 Wochen sichert die Stellung bis zur belastungsstabilen Heilung.

Die günstigste Stellung zur Heilung ist die Bajonettstellung der Fragmentenden mit einer Überlappung von etwa 1 cm (Abb. 14). Mit dem weiteren Wachstum ver-

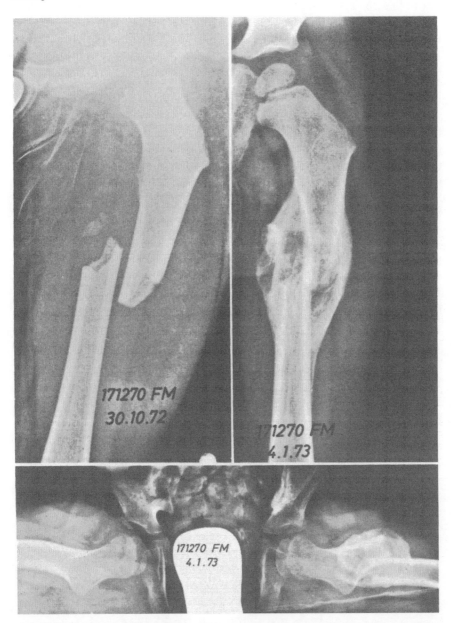

Abb. 14. Femurschaftfraktur links behandelt mit der Extension nach WEBER. Die Verkürzung ist wegen des zu erwartenden Wachstumsschubes erwünscht, die Verschiebung um Schaftbreite belanglos. Wichtig ist die exakte Einstellung der Rotation, die während der Extensionsbehandlung durch Röntgenaufnahmen der Schenkelhalsantetorsion (unten) geprüft wird

schwindet die Deformierung praktisch vollständig.

Komplikationen: Als wichtigste Frühkomplikation der kindlichen Femurschaftfrakturen gilt die Volkmannsche Ischämie. Ursache kann eine Kompression der Arteria femoralis, eine Zerreißung derselben oder eine Intimaläsion sein. Der Fußpuls muß deshalb auch im Laufe der Behandlung auf dem „Weberbock" regelmäßig kontrolliert werden.

Die Diagnose der beginnenden Volkmannschen Ischämie wird vorerst klinisch gestellt. Die Kinder klagen über Schmerzen, die Extremität ist bleich, pulslos und etwas geschwollen. Rasch treten dann Parästhesien und Lähmungen auf. Bei kindlichen Femurfrakturen sollten keine Analgetica gegeben werden, besonders dann nicht, wenn die Hauptschmerzen auf Höhe der Wade angegeben werden.

Sobald Verdacht auf eine Volkmannsche Ischämie besteht, müssen alle zirkulären Verbände sofort abgenommen werden. Sind die Verhältnisse nach einer Stunde nicht normalisiert, so muß die Arteria femoralis revidiert werden. Die Folgen einer Volkmannschen Ischämie sind schwerwiegend: Die Muskeln bleiben verkürzt und atrophisch. Gelenkkontrakturen vor allem am Fuß sind die Folge. Die Wachstumsfugen können zerstört werden.

Die Behandlung der Oberschenkelfrakturen beim Jugendlichen: Nach dem 12. Lebensjahr lassen sich Fehlstellungen schwieriger korrigieren, und die Extensionsbehandlung muß bis zu 2 Monaten durchgeführt werden, bis eine ausreichende Fragmentfixation erreicht ist. Mit einer Osteosynthese hingegen kann der Spitalaufenthalt auf zwei Wochen reduziert werden.

Eine Platte ist im mittleren Schaftdrittel schon wegen der späteren Gefahr der Refraktur nach Plattenentfernung nicht angezeigt. Wir ziehen die Osteosynthese mit einem Tibiamarknagel vor. Dieser wird nicht

durch den großen Rollhügel, sondern unmittelbar dorsal und distal der Epiphysenfuge des großen Rollhügels in die Markhöhle eingeführt. Meist genügt ein 8—9 mm dicker und 280—320 mm langer Marknagel. Die Krümmung des Tibiamarknagels erleichtert die spätere Extraktion. Wegen des zu erwartenden vermehrten Längenwachstums raten wir zu einer gleichzeitigen Verkürzung an den Fragmentenden. Ein eventuell notwendiges geringgradiges Aufbohren wird mittels Handmarkraumbohrer bis 10 mm durchgeführt.

VII. Distales Femurende

Supracondyläre Frakturen

Diese sind fast immer mit Epiphysenfugenverletzungen kombiniert, so daß vor jeglicher Behandlung die Fugenläsion diagnostiziert werden muß. Verhältnismäßig häufig ist die supracondyläre Fraktur in Hyperextension mit Lösung der Epiphyse (Typ II). Hierbei findet ein Ausriß des dorsalen Periostes statt, und der Schaft verschiebt sich nach dorsal. Es ist verständlich, daß durch diesen Mechanismus eine Läsion der Nerven, insbesondere des N. peronäus oder aber der Arteria poplitea, ohne weiteres möglich ist.

Diagnose: Hochgradige Schwellung und Deformierung direkt oberhalb des Kniegelenkes. Das Röntgenbild deckt eine starke Dislokation nach dorsal auf (Abb. 15).

Behandlung: Die Reposition ist ohne Narkose schwierig. In Bauchlage erfolgt zunächst eine leichte Extension des Unterschenkels bei flektiertem Kniegelenk. Durch kräftigen Druck nach vorne auf den Femurschaft erfolgt dann die Reposition. Die Gipsfixation wird meist in dieser Flexionsstellung des Kniegelenkes durchgeführt. Gelegentlich kann eine Kirschnerdrahtspikkung notwendig sein.

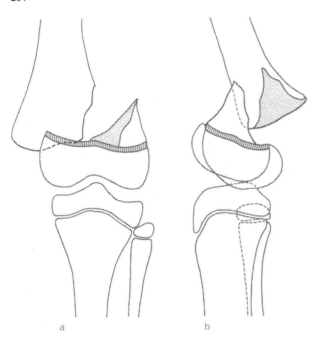

a

b

Abb. 15 a und b. Typische supracondyläre Femurfraktur in Hyperextension mit Lösung der Wachstumsfuge Typ II (a). Durch die Dorsalverschiebung des Schaftes Gefahr der Gefäß-Nerven-Läsion (b)

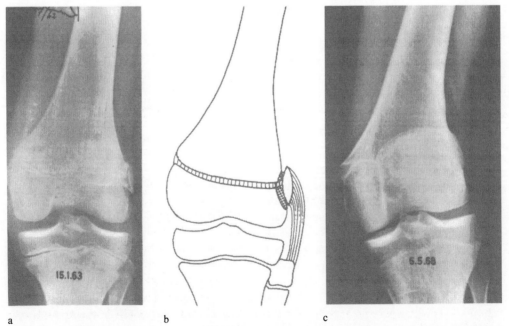

a   b   c

Abb. 16a—c. Kniedistorsion mit Ausriß des lateralen Seitenbandes am Femur entsprechend einer Fugenverletzung Typ VI (a). Die folgende knöcherne Überbrückung (b) der Fuge führt zu exzentrischem Wachstum und Ausbildung eines Genu valgum (c)

Bei Epiphysenlösungen Typ III und IV ist eine exakte Reposition und Fixation mit Kirschnerdrähten oder Schrauben notwendig, um ein exzentrisches Wachstum zu vermeiden. Selten findet sich beim Kind eine dem Typ III und IV zuzuordnende Y-Fraktur des distalen Femurendes, die in gleicher Weise behandelt wird.

Die regelmäßige Kontrolle des Fußpulses ist auch bei distalen Femurfrakturen unbedingt notwendig.

Bei einem Ausriß der im Bereich der Wachstumsfuge ansetzenden Seitenbänder wird das Perichondrium oft mitverletzt (Typ VI). Kommt es zu einer knöchernen Überbrückung, so ist ein exzentrisches Wachstum die Folge. Ein derartiges Genu valgum wird häufiger beobachtet als ein Genu varum. Günstiger ist die Prognose, wenn das Band mitsamt einer größeren Knochenschale, wobei die Fraktur durch die Wachstumsfuge verläuft, ausgerissen ist. Die Diagnose ist jedoch schwierig und oft nur auf ausgedrehten oder gehaltenen Aufnahmen zu stellen. Die Therapie besteht in exakter Reposition und Fixation mit Schrauben. Wird die Läsion übersehen, ist ebenfalls ein exzentrisches Wachstum die Folge (Abb. 16).

VIII. Kniegelenk

1. Patellafrakturen

Sie sind beim Kind seltener als beim Erwachsenen. Quere Frakturen entstehen entweder durch direkten Schlag oder durch indirekte Einwirkung bei plötzlicher Flexion des Kniegelenkes und gleichzeitiger Anspannung des Quadriceps. In letzterem Fall liegt stets eine gleichzeitige Ruptur der Retinacula patellae und der Expansionen des Quadriceps beidseits der Frakturlinie vor. Mehrfragmentbrüche durch direkten Schlag sind höchst selten. Bei älteren Kindern wird gelegentlich die Avulsion des distalen Patellapoles mit der Patellarsehne beobachtet.

Symptome: Die Knieregion ist erheblich geschwollen, wobei die Schwellung nicht mit einem Hämatom der Bursa praepatellaris verwechselt werden darf. Aktive Streckung ist bei intaktem Streckapparat sowie bei Längsbrüchen oder Abriß des distalen Patellapoles möglich. Der Spalt zwischen den Fragmenten ist in den ersten Stunden meist gut tastbar, später wird die Palpation des Spaltes durch das indurierte Hämatom erschwert. Aktive Bewegungen des Kniegelenkes sind schmerzhaft.

Röntgenologisch ist die Diagnose bei Verschiebung der Fragmente einfach; sonst ist die Diagnose nur auf der seitlichen Ansicht möglich. Differentialdiagnostisch muß an die Patella bipartita gedacht werden, die meist beidseitig besteht. Bei Abriß des Patellarsehnenansatzes liegt die Patella zu hoch, und einige abgesprengte kleinere Knochenfragmente sind auf Höhe des früheren Ligamentansatzes zu erkennen (Abb. 17).

Therapie: Wenn die Fragmente nicht auseinandergerückt sind, genügt ein Gipsverband in Streckstellung für 4—5 Wochen. Sind die Fragmente hingegen verschoben, ist die operative Versorgung angezeigt. Eine Patellaexcision kommt beim Kind nicht in Frage.

Als Therapie der Wahl gilt wie beim Erwachsenen die Zuggurtungsosteosynthese mit einer Drahtschlinge, die um den Quadriceps- und Patellarsehnenansatz an der Patella geführt wird und ventral der Patella zu liegen kommt. Beim Abriß des Patellarsehnenansatzes genügt eine Knochen-Ligamentnaht mit festem Faden, um eine genügende Fixation zu erzielen. Anschließend wird das Knie in Streckstellung während 5 Wochen ruhiggestellt. Es sei hervorgehoben, daß bei Gipsverbänden in

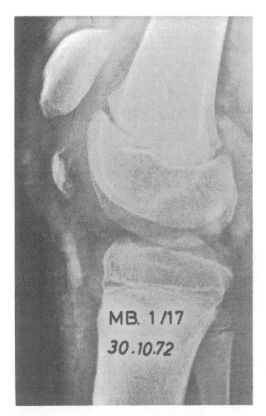

Abb. 17. Avulsion des distalen Patellapoles mit dem Patellarsehnenansatz

Streckung bei Kindern keine Kniegelenks-steife, jedoch möglicherweise eine Chondromalacia patellae entstehen kann.

2. Patellaluxation

Die angeborene persistierende Luxation und die Luxation als Folge eines leichten Unfalles bei erheblicher Mißbildung der Patella, der Muskulatur oder der Femurcondylen sind verhältnismäßig selten. Viel häufiger handelt es sich um eine Unfallfolge bei Vorliegen einer leichten Hypoplasie des lateralen Femurcondylus, die eine gewisse Inkongruenz des Femoro-Patellargelenkes bewirkt, eines Genu valgum oder einer generalisierten ligamentären Laxität. Nach 14

Jahren ist das erste Unfallereignis meist schwerwiegend. Die Luxation der Patella erfolgt stets nach lateral, und immer sind die medialen Retinacula patellae rupturiert. Die Dislokation der Patella erfolgt bei Adduktion und Außenrotation des Kniegelenkes. Die Patienten, meist Mädchen, geben an, ihr Kniegelenk sei plötzlich ausgerenkt, haltlos und schmerzhaft geworden, so daß sie zu Fall gekommen seien.

Symptome: Das Kniegelenk ist stark schmerzhaft und wegen Hämarthros geschwollen. Meist hat anläßlich der Erstuntersuchung die Patella ihre ursprüngliche Lage wieder eingenommen, selten kann die Patella noch lateral in luxiertem Zustand palpiert werden.

Röntgen: Es sind a.-p.-, seitliche und axiale bzw. tangentiale Aufnahmen der Patella erforderlich, um die Möglichkeit einer osteochondralen Fraktur ("flake fracture") der medialen Ecke der Patella oder des lateralen Randes der Patellarvertiefung am Femur auszuschließen.

Behandlung: Die Patellaluxation kann bei Hyperextension des Kniegelenkes leicht reponiert werden. Nach einer einfachen Immobilisation kommt es später fast immer zu einer *habituellen Patellaluxation.* Deshalb raten wir zur sofortigen Naht der Retinacula patellae mediales nach Revision der Unterfläche der Patella. Sehr oft wird eine umschriebene osteochondrale Randfraktur der Patella gefunden, wobei kleine, lose Fragmente excidiert werden müssen. Lateral werden die Retinacula patellae parallel zum Patellarrand incidiert, das Kniegelenk jedoch hierbei nicht eröffnet. Nach der Operation erfolgt eine Immobilisation während vier Wochen im Gipsverband in Streckstellung mit systematischer Übung der Quadricepsmuskulatur.

Komplikation: Nach konservativer Therapie kann es zu einer habituellen Patellaluxation kommen. Bei jeder Dislokation wird der Patellaknorpel lädiert, und die entstehende Chondromalacia patellae bedeutet oft den Beginn einer Fempro-Patellararthrose. Rezidivierende Patellaluxationen sind deshalb operativ zu versorgen, wobei medial der Patella die Gewebeschichten verkürzt, lateral dagegen verlängert werden. Sowohl die Tenodese der Patellarsehne mit der Semitendinosussehne (Operation nach SLOCUM) oder die Operation nach ALI KROGIUS weisen gute Ergebnisse auf. Auch die Operation nach GOLDTHWAIT mit Medialisierung der lateralen Hälfte der Patellarsehne kann von Vorteil sein. Bei noch offenen Wachstumsfugen darf der Ansatz der Patellarsehne am Tibiakopf *nicht* transplantiert werden, da es ansonsten zu einem ungleichmäßigen Wachstum mit Recurvatum und Valgusfehlstellung des Kniegelenkes auf Höhe des Tibiakopfes kommt.

3. Osteochondrale Fraktur = "flake fracture"

Diese kommt meist lateral am Femurcondylus, seltener an der Unterfläche der Patella vor. Diese Läsion ist bei jugendlichen Hand- und Fußballspielern nicht selten und erfolgt bei plötzlicher Flexion des Kniegelenkes durch direkten Stoß auf die Patella, die sich kräftig über die Condylen schiebt. Ein Stück Knorpel vom Condylus femoris, seltener der Patellaunterfläche, meist zusammen mit einem dünnen subchondralen Knochenfragment, wird abgelöst. Meist besteht auch eine Patellaluxation mit Läsion der Retinaculae patellae auf der Radialseite.

Symptome: Es besteht ein Hämarthros. Die Beweglichkeit ist eingeschränkt; meist kann nicht voll extendiert werden, eventuell ist die Beugung beeinträchtigt. Später treten intermittierende Einklemmungen mit Blockierungen auf.

Das Röntgenbild zeigt oft einen dünnen Knochenschatten zwischen den Gelenkflächen. Bei der Arthrotomie ist das Fragment selbst dann stets bedeutend größer als vermutet.

Die Diagnose kann manchmal schwierig sein, denn Abrißstellen sind selten röntgenologisch erkennbar.

Die Therapie ist die Arthrotomie mit Refixation des meist ziemlich großen Fragmentes. Kleinere Fragmente können exzidiert werden, eine Revision des ganzen Kniegelenkes, um den Ursprung der Fraktur zu finden, ist dann nicht unbedingt notwendig, da eine Restitutio ad integrum zu erwarten ist. Bei einer Ruptur der Retinaculae patellae sind diese wieder zu nähen.

4. Eminentia-Ausrisse

Während beim Kind Läsionen der Kreuzbänder kaum vorkommen, sind Eminentia-Ausrisse bekannt.

Symptome: Das Knie ist geschwollen, eine volle Extension ist meist nicht möglich. Differentialdiagnostisch kommt eine Meniscusläsion in Frage, die bei Kindern jedoch höchst selten ist.

Röntgenologisch ist die Diagnose schwierig, weil die Dislokation meist nur geringgradig ist. Stets sollte die gesunde Seite zum Vergleich herangezogen werden. Auch bei größerer Dislokation sollte die Differentialdiagnose mit der Osteochondritis dissecans keine Schwierigkeiten bereiten. Tunnelaufnahmen würden das Mausbett erkennen lassen.

Therapie: Arthrotomie durch einen medialen parapatellaren Schnitt. Reposition und Fixation entweder mit einer Zugschraube, die spätestens nach zwei Monaten wieder entfernt wird, oder mit einer

Drahtumschlingung. Die Schlinge wird durch das vordere Kreuzband und über zwei Bohrlöcher durch Fragment und proximale Tibiaepiphyse ohne Verletzung der Wachstumslinie geführt. Ein kleines Zielgerät für das richtige Anlegen der Bohrlöcher gestaltet den Eingriff sehr einfach. Vorerst wird der weiche Draht durch das eine Bohrloch von distal her bis zum Kreuzband geführt. Die Schlinge eines zweiten Drahtes wird durch den anderen Bohrkanal ebenfalls bis zum Kreuzband geführt. Mit Hilfe der Schlinge kann der erste Draht eingeklemmt und zurückgezogen werden. Nach zwei Monaten Ruhigstellung in einer Gipshülse kann der Draht wieder entfernt werden.

5. Menisci und Bänder

Meniscusläsionen sind bei Kindern vor der Pubertät selten. Gelegentlich werden sie bei älteren Kindern, die Fußball oder Hockey spielen, beobachtet. Beim Skifahren können sie in Kombination mit den hierbei weit häufigeren Bandläsionen auftreten. Der äußere Scheibenmeniscus (Meniscus discoides) stellt eine Mißbildung dar. Der Meniscus hat die Form einer Scheibe, oder aber die zentrale Aussparung ist viel kleiner als normalerweise. Lange bleiben diese Scheibenmenisci symptomlos, um dann nach einer leichten Distorsion Beschwerden zu verursachen. Das Klickphänomen beim Bewegen des Kniegelenkes sichert die Diagnose.

Verletzungen der Knieseitenbänder betreffen vor allem das mediale Kollateralband. Meist liegt ein Abriß am Femur- oder am Tibiaansatz vor. Selten sind Läsionen des lateralen Bandes. Die Diagnose wird klinisch und durch gehaltene Aufnahmen in maximalem Varus und Valgus und leichter Flexion und Außen- bzw. Innenrotation nach Lokalinfiltration mit Novocain gestellt. Bei rupturiertem Band ist ein erhebliches Klaffen die Folge. Läßt sich das Knie-

gelenk auch in Streckstellung stark aufklappen, so ist stets die hintere mediale bzw. laterale Kapsel zusätzlich betroffen.

Therapie: Wenn keine vollständige Ruptur vorliegt, wird eine Gipshülse in Neutralstellung des Kniegelenkes für 3—4 Wochen angelegt. Bei einem vollständigen Bandabriß ist besonders bei Jugendlichen möglichst rasch, aber zumindest im Laufe der ersten Woche, die operative Revision und Bandnaht vorzusehen. Die Ergebnisse der primären Naht des Ligamentes bzw. der Fixation des Bandansatzes mit einer Schraube ergeben weit bessere Ergebnisse als eine Gipsbehandlung.

6. Knieluxation

Anläßlich der Geburt beobachtet man gelegentlich eine einseitige, häufiger beidseitige Kniegelenksluxation. Es handelt sich hier um eine Wachstumsanomalie, oft kombiniert mit anderen Mißbildungen.

Traumatische Kniegelenksluxationen sind beim Kind selten. Obwohl die geschlossene Reposition und Ruhigstellung im Gipsverband zu besseren Ergebnissen als beim Erwachsenen führt, sollte eine solche Luxation dennoch operiert werden. Entweder findet man eine Kombinationsverletzung mit Läsion des medialen Seitenbandes, des vorderen Kreuzbandansatzes und des Meniscus bzw. der dorso-medialen Kapsel, oder gelegentlich sind zusätzlich noch die gesamte dorsale Gelenkkapsel eingerissen und die dorsale Spina intercondylica mit dem hinteren Kreuzband ausgerissen. Zunächst werden sämtliche Nähte vorwiegend transossär gelegt und dann nach Reposition des Gelenkes angezogen und geknotet (Technik nach O'Donoghue).

7. Tibiakopffrakturen

Epiphysenfugenfrakturen: Epiphysenfrakturen und Epiphysenlösungen an der proximalen Tibia sind beim Kind relativ selten.

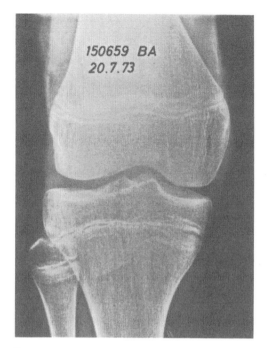

a

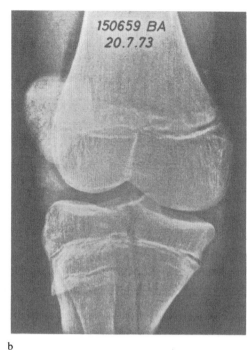

b

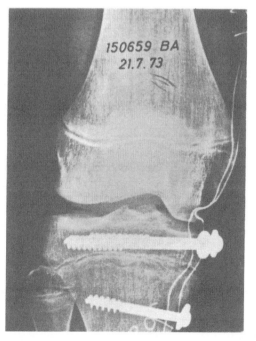

c

Abb. 18a–c. Kindliche Tibiakopffraktur. Der Bruchverlauf ist auf der a.-p.-Aufnahme kaum zu erkennen. Erst Schrägaufnahmen zeigen deutlich die Fugenverletzung Typ IV. Die Behandlung erfolgte durch Zugschraubenfixation nach exakter Reposition. Die Schrauben dürfen die Wachstumsfuge nicht kreuzen

Neben den Standardröntgenbildern können Schrägaufnahmen zur Sicherung der Diagnose notwendig sein. Bei den Frakturen Typ I und II genügt nach geschlossener Reposition die Ruhigstellung im Oberschenkel-Gipsverband. Frakturen der Typen III und IV werden offen reponiert und mit Zugschrauben, die die Fuge nicht kreuzen dürfen, fixiert (Abb. 18). Bei Lösungen der Apophyse, sog. Avulsionen des Patellarsehnenansatzes, muß differentialdiagnostisch die Osteochondrose der Tuberositas tibiae (= Osgood-Schlatter) in Erwägung gezogen werden. Diese Erkrankung betrifft meistens Knaben zwischen dem 13. und 14. Lebensjahr, die sich sportlich besonders betätigen. Sie klagen über einen lokalen Schmerz bei leichter Schwellung. Röntgenologisch findet sich dann ein osteochondrotischer Prozeß der Tibiaapophyse, meist beidseitig. Durch Ruhigstellung in einer Gipshülse in Extension für sechs Wochen kann eine Ausheilung erfolgen. Bleibt ein abgedecktes Fragment schmerzhaft, muß es durch einen Längsschnitt der Patellarsehne ohne Verletzung der Fuge selbst excidiert werden.

Metaphysäre Frakturen: Eine metaphysäre Fraktur ohne Verschiebung kann gefolgt sein von einem Teilverschluß der Fuge und einer entsprechenden zunehmenden Deformierung des proximalen Tibiaendes in Valgus, Varus, Flexum oder Recurvatum. Der Grund dieser Wachstumsstörung ist praktisch immer ein Impressionstrauma der Fuge (Typ V), d.h. Zerstörung der germinativen Zone durch Stauchung. Trotz Frühdiagnose ist hier keine Änderung der Prognose zu erzielen. Die Therapie der metaphysären Fraktur ist stets konservativ. Hat sich ein Achsenfehler durch Wachstumsstörung entwickelt, ist eine Tibiakopfosteotomie notwendig. In die Differentialdiagnose dieser Spätstörung sind die meist bilateralen Tibia vara (Blount Disease) und die selteneren Formen einer Tibia valga infolge idiopathischer Epiphysenwachstumsstörung mit einzubeziehen.

IX. Unterschenkelfrakturen

Isolierte Tibiafraktur: Bis zum sechsten Jahr sind Tibiatorsionsfrakturen subperiostal ohne Verschiebung bzw. Grünholzfrakturen ohne Fibulafraktur besonders häufig. Die Ruhigstellung im Oberschenkelgips für sechs Wochen ist ausreichend. Bei älteren Kindern ist die Dauer der Ruhigstellung entsprechend zu verlängern. Eine Reposition ist nur bei älteren Kindern eventuell notwendig. Die Rotation ist jedoch immer durch Vergleich mit der Gegenseite in gleicher Stellung von Fuß und Patella zu kontrollieren. Varusfehler korrigieren sich besser als Valgusfehler.

Unterschenkelfrakturen: Bei stabilen Unterschenkelfrakturen ist der Periostschlauch meist intakt. Sie werden mit einem Oberschenkel-Gipsverband bei Flexion des Kniegelenkes um 30° behandelt. Bei unstabilen Brüchen, wie bei Querfrakturen nach Verkehrsunfällen oder gewissen Torsionsfrakturen, ist eine Calcaneus-Extension mit einem Steinmann-Nagel von 3—4 mm Dicke angezeigt. Bewährt hat sich diese Methode auch bei schlechten Hautverhältnissen. Der Zug beträgt auch bei größeren Kindern selten mehr als $1^1/_2$ kg. Eine leichte Verkürzung ist erwünscht, um den zusätzlichen Wachstumsreiz zu kompensieren [Abb. 19].

Bei einer Extension muß darauf geachtet werden, daß der Fuß in leichter Außenrotation liegt. Die Stellung des Fußes im Vergleich zur Patella muß während der Extensionsbehandlung immer wieder mit der Gegenseite verglichen werden, um einen Rotationsfehler zu vermeiden.

Schuhrandbrüche: Diese liegen knapp proximal der Epiphysenlinie. Die ventrale Corticalis weist oft eine Trümmerzone auf.

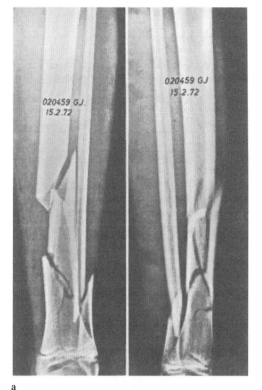

a

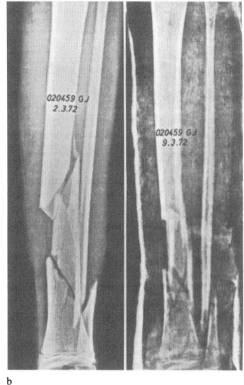

b

c

Abb.19a–c. Heilungsverlauf einer instabilen Unterschenkeltorsionsfraktur. Zunächst Calcaneusextension bei ständiger Kontrolle der Rotation. Die leichte Verkürzung ist erwünscht, sie wird durch den zusätzlichen Wachstumsreiz ausgeglichen. Nach drei Wochen sind die Fragmente soweit durch Kallusbildung verfestigt, daß ein Oberschenkelgips angelegt werden kann. Bei der Kontrolle nach 18 Monaten bestehen physiologische Achsenverhältnisse bei seitengleicher Beinlänge

Nach geschlossener Reposition kann deshalb zunächst ein Gipsverband in Spitzfußstellung für 14 Tage notwendig sein, um eine Rekurvationsfehlstellung zu vermeiden.

Distale Unterschenkel- und Malleolarfrakturen: Beim Kind sind diese immer mit einer Epiphysenfugenverletzung kombiniert. Sie werden deshalb entsprechend den klassischen Typen, wie sie im allgemeinen Kapitel besprochen sind, unterteilt.

Typ I: Einfache Lösung der distalen Fibulaepiphyse, oft in Kombination mit Frakturen Typ II, III oder IV an der Tibia [Abb. 21]. Ursache ist ein plötzliches Inversionstrauma. Sehr oft ist die Reposition augenblicklich, so daß das Röntgenbild negativ ausfallen wird. Lokaler Druckschmerz auf Höhe der Epiphysenplatte ergibt die Indikation für eine gehaltene Röntgenaufnahme, die dann eine Instabilität auf Höhe der Epiphysenfuge entdecken läßt. Entsprechende Vergleichsaufnahmen der Gegenseite sind notwendig.

Behandlung: Es genügt ein Unterschenkel-Gehgips für drei Wochen. Die Prognose für das weitere Wachstum ist sehr gut.

Typ II: Fraktur der distalen Tibiametaphyse mit teilweiser Lösung der Epiphysenfuge [Abb. 20]. Die Reposition dieser häufigsten distalen Unterschenkelfraktur gelingt in Narkose oder auch in Lokalanaesthesie meist einfach und kann mit einem Unterschenkel-Gehgips gehalten werden. Die Heilung erfolgt in drei Wochen. Die Prognose ist gut.

Typ III: Verletzung der distalen Tibiaepiphyse [Abb. 21]. Bei einer plötzlichen Inversion des Fußgelenkes kann eine Fraktur Typ III auf der Medialseite der distalen Tibia entstehen. Die Fraktur beginnt im Gelenk und läuft in der Wachstumsfuge aus. Bei älteren Kindern kann nach einem Rotationstrauma die vordere laterale Tibiaepiphysenecke (Tubercule de Chaput) verletzt sein (sog. Übergangsfraktur) [Abb. 22]. Neben den a.-, p.- und seitlichen Röntgenaufnahmen können schräge Aufnahmen zur Diagnosestellung notwendig sein. Diese beiden intraartikulären Frakturen sind stets exakt zu reponieren und mit kleinen Spongiosaschrauben oder Kirschnerdrähten zu fixieren.

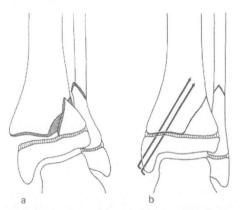

Abb. 20 a und b. Fugenfraktur der distalen Wachstumsfuge der Tibia Typ II (a). Normalerweise gelingt die geschlossene Reposition und Fixation im Gipsverband. Nur selten zwingt ein Interponat zur offenen Reposition, dann verbunden mit einer Kirschnerdrahtfixation (b)

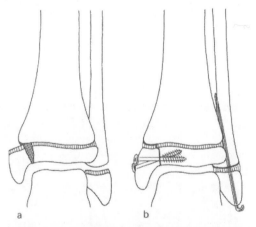

Abb. 21 a und b. Fugenfraktur der distalen Tibia Typ III (a), kombiniert mit einer Fugenlösung der distalen Fibula Typ I (b). Die intraartikuläre Tibiafraktur wird nach exakter Reposition am sichersten mit Zugschrauben, welche die Fuge nicht kreuzen dürfen, fixiert

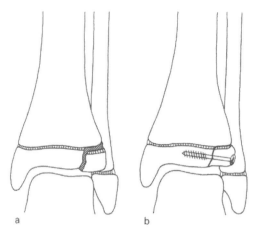

a   b

Abb. 22 a und b. Ausriß der vorderen lateralen Tibiae-piphysenecke (Tubercule de Chaput) mit Fugenverletzung Typ III (a). Nach exakter Reposition erfolgte die Fixation mit einer Zugschraube (b)

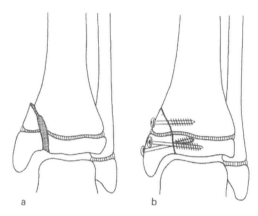

a   b

Abb. 23 a und b. Fugenfraktur der distalen Tibia Typ IV (a). Die Fraktur ist instabil. Nach exakter Reposition erfolgt die Fixation mit zwei bis drei Zugschrauben (b)

Typ IV: Der Unfallmechanismus entspricht demjenigen bei Typ III. Die Frakturlinie beginnt im oberen Sprunggelenk, kreuzt die epiphysäre Platte und dringt in die Metaphyse ein. Die Fraktur ist nicht stabil [Abb. 23].

Stets ist eine exakte offene Reposition der Fragmente und Osteosynthese angezeigt. Schon ein geringer Repositionsfehler würde zu einer Verknöcherung der Fuge und zu einem exzentrischen Wachstum führen.

Typ V: Stauchungsfrakturen der distalen Tibiaepiphyse und der Epiphysenplatte entstehen gelegentlich durch eine axiale Kompression oder bei Varusstellung des Fußes. Oft besteht zusätzlich eine Fugenläsion an der Fibula. Klinisch geben die Kinder oft wenig Schmerzen an. Anfänglich ist auch röntgenologisch keine schwerwiegende Läsion erkennbar. Mit einem frühzeitigen Teilverschluß der Epiphysenlinie ist aber zu rechnen.

Die Behandlung besteht zunächst in Ruhigstellung durch einen Oberschenkel-Gipsverband, wobei das Kniegelenk um 60° flektiert ist, um eine Belastung des Beines unmöglich zu machen. Trotzdem werden Wachstumsstörungen nicht ausbleiben und

spätere Korrekturosteotomien notwendig machen.

Typ VI: Diese Fraktur ist am oberen Sprunggelenk kaum zu beobachten.

X. Fußfrakturen

Frakturen des Fußskelets kommen bei Kindern nur nach schweren direkten Traumen vor. Die funktionellen Ergebnisse sind auch bei schlechten Voraussetzungen meist erstaunlich gut. Ein operativer Eingriff ist sehr selten angezeigt.

Talusfrakturen: Talusnekrosen sind nach Talusfrakturen bei Kindern im Gegensatz zu den Erwachsenen überaus selten. Nur wenn die Reposition nicht möglich ist, kann eine offene Einrenkung notwendig werden.

Osteochondrale Frakturen (Flake fracture) können am Talus nach einem Supinationstrauma bei gleichzeitiger Verschiebung der Tibia nach vorn entstehen. Fast immer sind sie lateral zu finden. Die Diagnose kann manchmal erst durch gehaltene Aufnahmen in Supination gestellt werden. Kleinere Fragmente werden wie am Kniegelenk operativ entfernt, größere hingegen reponiert und z.B. mit einer Schraube fixiert.

Calcaneusfrakturen: Die bei Kindern ebenfalls seltenen Frakturen des Calcaneus enststehen bei einem Fall auf die Ferse aus großer Höhe. Stets ist auch die Wirbelsäule klinisch und röntgenologisch zu untersuchen, da bei einem solchen Unfallmechanismus gleichzeitig Kompressionsfrakturen eines oder mehrerer Wirbelkörper vorliegen können. Nach einigen Tagen Bettruhe bei hochgelagertem Fuß darf das Kind mit Krücken umhergehen, ohne den Fuß zu belasten. Es sollte angehalten werden, aktive Bewegungsübungen durchzuführen. Nach 6—7 Wochen ist die Fraktur belastungsstabil geheilt. Bei älteren Kindern kann eventuell die offene Reposition und Fixation eines gebrochenen Sustentaculum tali notwendig sein.

Navicularefrakturen: Gelegentlich wird bei älteren Kindern eine Kompressionsfraktur des Naviculare beobachtet. Häufig wird jedoch eine nach einem Unfall entdeckte Köhler-I-Erkrankung als Fraktur gedeutet. Sind die stark dislocierten Fragmente nach der geschlossenen Reposition nicht zu halten, kann eine transcutane Kirschnerdrahtspickung für 14 Tage erforderlich sein. Ein Unterschenkelgips für 4 Wochen ist angezeigt.

Fraktur der Basis des Metatarsus V: Durch eine plötzliche Inversion des Vorfußes kann bei einem größeren Kind die Insertion der Peronaeus brevis-Sehne an der Basis des Metatarsus V abreißen. Röntgenbilder beider Füße sind zur Diagnosestellung nützlich. Der Fuß wird in Eversionsstellung für vier Wochen mit einem Unterschenkel-Gehgips ruhiggestellt.

Fraktur der Metatarsalia: Isolierte Frakturen der Metatarsalia werden beim Kind selten beobachtet. Häufiger sind Se-

rienfrakturen, z.B. wenn ein schwerer Gegenstand direkt auf den Mittelfuß fällt. Die Verletzung kann durch zusätzliche Schädigung der Weichteile, insbesondere der Gefäße des Mittelfußes, kompliziert sein.

Therapie: Die Metatarsalia werden durch Manipulation unter Bildwandlerkontrolle wieder geradegerichtet. Die Läsion der Weichteile erfordert eine Hochlagerung des auf einer Gipsschiene fixierten Fußes während 10—14 Tagen. Ein geschlossener Gipsverband ist wegen der Gefahr einer Ischämie zunächst nicht indiziert. Nach Abschwellung erhält das Kind einen Gehgips für weitere 3—4 Wochen.

Zertrümmerung des gesamten Fußskelets: Der Fuß wird in Allgemeinnarkose unter Modellierung von Längs- und Quergewölbe redressiert und in einem gut gepolsterten, sofort gespaltenen Gipsverband hochgelagert. Eine stetige Kontrolle der Zirkulation ist notwendig. Sobald der Fuß abgeschwollen ist, wird ein neuer, ungepolsterter und gut anmodellierter Gipsverband angelegt. Wiederherstellung und funktionelles Endresultat sind oft erstaunlich gut.

Literatur

AITKEN, A. P.: The end results of the fractured distal tibial epiphysis. J. Bone Jt. Surg. **3**, 685 (1936).

AITKEN, A. P., MAGILL, H. K.: Fractures involving the distal femoral epiphyseal cartilage. J. Bone Jt. Surg. **96**, 17—34 (1952).

BLOUNT, W. P.: Knochenbrüche bei Kindern. Stuttgart: Thieme 1957.

BOITZY, A.: La fracture du col du fémur chez l'enfant et l'adolescent. Paris: Masson 1971.

MÜLLER, M. E., ALLGÖWER, M., WILLENEGGER, H.: Manual der Osteosynthese, AO-Technik. Berlin-Heidelberg-New York: Springer 1969.

SALTER, R. B.: Textbook of disorders and injuries of the musculoskeletal system. Baltimore: Williams and Wilkins 1970.

WEBER, B. G.: Prophylaxe der Achsenfehlstellungen bei der Behandlung kindlicher Frakturen. Z. Unfallmed. Berufskr. **59**, 80—96 (1966).

Verrenkungen und Frakturen der oberen Gliedmaßen

J. RENNÉ und S. WELLER

A. Besonderheiten und Behandlungsprinzipien kindlicher Frakturen

Die kindliche Fraktur wirft nicht, wie vielfach angenommen, größere, sondern andere Probleme auf, als die des Erwachsenen. Ausgangspunkt aller therapeutischen Über-

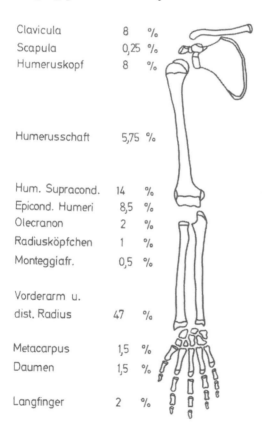

Clavicula	8	%
Scapula	0,25	%
Humeruskopf	8	%
Humerusschaft	5,75	%
Hum. Supracond.	14	%
Epicond. Humeri	8,5	%
Olecranon	2	%
Radiusköpfchen	1	%
Monteggiafr.	0,5	%
Vorderarm u. dist. Radius	47	%
Metacarpus	1,5	%
Daumen	1,5	%
Langfinger	2	%

Abb. 1. Ungefähre Häufigkeit kindlicher Frakturen an der oberen Extremität [Nach einer Statistik von WEBER, B.G.: Indikation zur operativen Frakturbehandlung bei Kindern. Chirurg **10**, 441 (1967)]

legungen muß nach Kenntnis der Physiologie des Skeletwachstums die Frage sein, ob die Fraktur eine Schädigung der Epiphysenplatte, also des empfindlichen Organes, welches das Längenwachstum steuert, herbeigeführt hat.

Während kindliche Schaftfrakturen durch das rasche Wachstum des Skeletes schnell konsolidieren, Achsenfehler und Verkürzungen innerhalb gewisser Grenzen korrigiert werden, liegt die eigentliche Problematik bei den Gelenk- bzw. gelenknahen Brüchen mit Verletzungen des Wachstumsknorpels (Abb. 1). Statistiken aus den letzten Jahren besagen, daß die Epiphysenplatte bei sämtlichen kindlichen knöchernen Verletzungen in ca. 15% mitgeschädigt ist.

Kurz gefaßt lassen sich die Besonderheiten kindlicher Frakturen etwa folgendermaßen charakterisieren:

1. Kindliche Brüche heilen schneller als vergleichbare Brüche Erwachsener. Fehlstellungen, von denen zu erwarten ist, daß sie durch eigene Wachstumspotenzen nicht ausgleichbar sind (z.B. Drehfehler), sind daher frühzeitig zu korrigieren.

2. Dem vermehrten Längenwachstum, bedingt durch Stimulierung der angrenzenden Epiphysenplatten, sollte bei Schaftbrüchen durch Reposition unter mäßiger Verkürzung vorgebeugt werden.

3. Gelenknahe Verletzungen können zu mehr oder weniger starker Schädigung der sog. Epiphysenfugen führen: Die Lockerung — die Lyse mit Dislokation — und die partielle Lösung mit einem

der Epiphysenplatte verhafteten metaphysären Fragment lassen meist die germinative Knorpelzellschicht mit ihrer
Wachstumspotenz intakt. Bei schonen-
der Reposition und guter Adaptation
lassen sich schwerwiegende Wachstumsstörungen meist vermeiden.

Frakturen, die die Knorpelplatte kreuzen oder zertrümmern, bergen immer
die Gefahr folgenschwerer Wachstumsstörungen in sich. Sie müssen in jedem
Falle anatomisch exakt eingerichtet und
fixiert werden.

4. Mit Ausnahme von Torsionsfehlern
   gleichen sich beim Kind Achsenfehlstellungen in gewissem Umfange, im allgemeinen Knickbildungen bis zu 20 Grad,
   spontan aus.

5. Gelenksteifen und dystrophische Erscheinungen sind beim Kind so gut wie
   unbekannt. Selbst längerdauernde Ru-
   higstellungen, wie sie beim Kind lediglich in Ausnahmefällen notwendig werden, führen zu allenfalls leichten, reversiblen Kontrakturen.

Zur *Behandlung* kindlicher Frakturen
lassen sich heute eindeutige Tendenzen auf-
zeigen:

*Bei kindlichen Schaftbrüchen hat die kon-
servative Behandlung absoluten Vorrang.*
Osteosynthesen bergen hier das nicht notwendige Risiko der Infektion, der Pseuda-
throsenbildung und des vermehrten Längenwachstums in sich!

*Bei einer ganzen Reihe von Frakturen in
Gelenknähe sowie an den Gelenken selbst besteht die Indikation zur Osteosynthese und
evtl. offenen Reposition.* Sie sollte mit den
schonendsten Mitteln, in der Regel unter
Verwendung von Kirschnerdrähten, durchgeführt werden. Senkrecht durch die Epiphysenplatte verlaufende, nicht zu starke
Bohrdrähte führen zu keiner nennenswer-
ten Verletzung der Wachstumsfuge (Abb. 2).

Im einzelnen lassen sich die folgenden
Indikationen herausstellen:

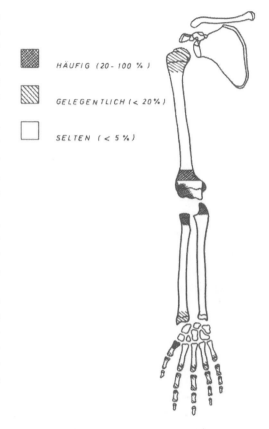

HÄUFIG (20 - 100 %)

GELEGENTLICH (< 20%)

SELTEN (< 5%)

Abb. 2. Häufigkeit kindlicher Ostesynthesen an der
oberen Extremität nach Lokalisation

Ist bei Schädigung der Epiphysenplatte
mit Wachstumsstörungen zu rechnen, sind
stufenlose und damit optimale Adaptatio-
nen oft nur durch Osteosynthese zu erreichen und eine absolute Bedingung.

Lassen sich Stufenbildungen mit konservativen Mitteln nicht vermeiden, so ist
zur Herstellung einer optimalen Gelenk-
kongruenz die Osteosynthese erforderlich.

Traktionsfrakturen (Olecranon, Patella)
bedürfen, falls die Fragmente dehiszent
sind, der operativen Reposition und Fixierung.

Zirkulationsstörungen machen in den
meisten Fällen operatives Vorgehen notwendig.

Osteosynthesen werden auch bei Kindern zur Stabilisierung infizierter Knochenbrüche gelegentlich erforderlich.

Repositionshindernisse, z.B. ein eingeschlagener Periostschlauch, lassen sich häufig nur offen beseitigen.

In einigen Fällen ist bei schweren Mehrfachfrakturen zur Pflegehilfe die Durchführung einer Osteosynthese sinnvoll.

Schwere, offene Frakturen stellen in einem gewissen Prozentsatz eine Indikation zur Osteosynthese dar.

Für die *Technik der Reposition, die Ruhigstellung sowie Nachbehandlung konservativ behandelter kindlicher Frakturen gelten nach wie vor Richtlinien, wie sie u.a. von* BLOUNT *angegeben wurden:* Die Reposition soll, wenn notwendig, unter Bildwandlerkontrolle, vorsichtig und unter Schonung der Weichteile erfolgen. Führen wiederholte Manipulationen nicht zu einem befriedigenden Ergebnis, sollte man sich zu einer Extensionsbehandlung entschließen.

Die Dauer der Ruhigstellung konservativ und operativ behandelter kindlicher Frakturen liegt in jedem Falle deutlich unter der Immobilisierungszeit von Erwachsenenbrüchen. Im allgemeinen können an den oberen Extremitäten Bindenverbände (z.B. Desault-Verband) und Gipsverbände nach 3–4 Wochen entfernt werden. Was für die äußere Fixierung gilt, findet Anwendung auch nach Osteosynthesen. Infolge der raschen Heilungstendenz des kindlichen Knochens sollte Osteosynthesematerial im allgemeinen spätestens nach etwa 4–6 Wochen entfernt werden, zumal gelegentlich von den Metallimplantaten eine unerwünschte Sperrwirkung zu erwarten ist.

Physikalische Maßnahmen — zur Wiederherstellung der Gelenkfunktion beim Erwachsenen fast immer unumgänglich — sind, mit wenigen Ausnahmen, beim Kinde überflüssig. Ohne Zweifel schaden beim Kind Massagen und passive Manipulationen mehr als sie nützen. Aktive Bewegungen werden vom Kind instinktiv in physio-

logisch zunehmendem Maße durchgeführt. Werden gröbere Behandlungsfehler vermieden, sind Refrakturen und Pseudarthrosen außerordentlich seltene Komplikationen.

B. Spezieller Teil

I. Frakturen und Luxationen am Schultergürtel

Die Verletzungen des Schultergürtels gliedern sich in Schulterblattbrüche; Verrenkungen des Schlüsselbeines, Schlüsselbeinbrüche; Verrenkungen des Schultergelenkes; Oberarmkopfbrüche mit Epiphysenbeteiligung, Oberarmkopfbrüche ohne Epiphysenbeteiligung (subkapitale Humerusfrakturen).

1. Schulterblattbrüche

Frakturen des Schulterblattes sind bei Kindern außerordentlich selten (weniger als 1%). Der Mechanismus beruht auf direkter Gewalteinwirkung, meist im Rahmen eines Verkehrsunfalles. In einem hohen Prozentsatz liegen daher weitere Begleitverletzungen vor. Grundsätzlich sind Brüche mit Beteiligung der Gelenkpfanne und des Pfannenhalses ernster zu bewerten als einfache Blattbrüche, Brüche des Acromions oder Coracoids.

Diagnostik: Sie macht meist keine größeren Schwierigkeiten, jedoch können die außerordentlich seltenen isolierten Pfannenbrüche klinisch Oberarmkopfbrüchen sehr ähnlich sein und Frakturen des Acromions wie Schlüsselbeinfrakturen imponieren. Über Art und Ausmaß der Fraktur orientieren die a.p.-Aufnahme der Schulter und die axiale Aufnahme des Schultergelenkes. Letztere ist zur Beurteilung von Pfannenbrüchen oder von Brüchen in Pfannennähe besonders wertvoll.

Therapie: Die Therapie ist grundsätzlich konservativ, wobei eine Reposition lediglich bei Pfannenbrüchen und Brüchen des Pfannenhalses erforderlich ist. Beide Frakturformen müssen gelegentlich im Thorax-Armgips ruhiggestellt werden, wenn die Gefahr einer stärkergradigen Dislokation besteht. Meist genügt jedoch ein Desault-Verband für die Dauer von 3 Wochen zur Aufrechterhaltung des Repositionsergebnisses.

Die übrigen Schulterblattbrüche können für 1 Woche, bis zum Abklingen der akuten Schmerzreaktion, im Desault-Verband ruhiggestellt werden. Repositionsmanöver erübrigen sich bei diesen Bruchformen.

Komplikationen: Stufenbildungen nach Trümmerbrüchen mit Inkongruenz zwischen Kopf und Pfanne sowie Pfannenfehlstellungen sind denkbar, erfahrungsgemäß korrigieren sich jedoch Formverbildungen am kindlichen Schultergelenk meist von selbst, so daß Einschränkungen der Beweglichkeit sowie arthrotische Veränderungen praktisch nicht zu befürchten sind.

2. Verrenkungen des Schlüsselbeines

Luxationen der Schlüsselbeingelenke, sowohl des sternalen wie des akromialen Endes der Clavicula sind bei Kindern außerordentlich seltene Ereignisse. Beide entstehen entweder durch Sturz auf die ausgestreckte Hand bzw. die Schulter selbst oder im Rahmen schwerster Thoraxkontusionen. Im ersteren Falle kommt es beim Kind in der Regel zur Schlüsselbeinfraktur, im letzteren stellt die Luxation im Rahmen der schweren Allgemeinverletzung nur einen unwesentlichen Begleitbefund dar.

Diagnostik: Klinisch werden Schmerzen in den betroffenen Claviculagelenken bei Bewegungen des Armes im Schultergelenk angegeben und ein lokalisierter Schmerz über dem Sternoclavicular- bzw. Acromioclaviculargelenk gefunden. Die Inspektion

und der Tastbefund ergeben eine Eindellung neben dem Brustbein bzw. eine Stufenbildung im Bereich des Schultereckgelenkes. Röntgenologisch wird die sternale Luxation durch Schrägaufnahmen dargestellt, für die akromiale ist eine a. p.-Aufnahme ausreichend.

Therapie: Versuch der konservativen Reposition durch Zug am abduzierten Arm. Eventuell direkte Manipulationen am dislocierten Claviculaende (bei retrosternaler Luxation Anheben des Schlüsselbeinendes).

Im allgemeinen genügt das Anlegen eines Rucksack-Verbandes in typischer Weise für etwa 3 Wochen.

Komplikationen: Erst im Alter um die Pubertät kommt die vollständige Sprengung des Schultereckgelenkes mit Zerreißung der coracoclaviculären Bänder vor. Die Behandlung besteht dann in offener Reposition, Stabilisierung des Gelenkes mittels Zuggurtung und Naht der coracoclaviculären Bänder.

3. Schlüsselbeinbrüche

Mit 10–15% aller kindlichen Knochenverletzungen stellen sie eine häufige Fraktur dar. Sogenannte angeborene Claviculafrakturen sind meist durch Geburtstraumen entstanden und kommen in etwa 1% aller Entbindungen vor. Jungen weisen gegenüber Mädchen eine mindestens zweimal häufigere Unfalldisposition auf. Offene Frakturen sind wegen des elastischen und stabilen Periostschlauches sehr selten, typische Grünholzfrakturen lassen sich vorwiegend im Alter unter 5 Jahren beobachten. Neueren Statistiken zufolge handelt es sich bei dem Fraktur-Typ vorwiegend um Schrägbrüche, seltener um Quer- und Stückbrüche.

Als Unfallmechanismus sind in erster Linie schwere Schulterprellungen, Sturz auf Ellenbogen oder ausgestreckten Arm anzuschuldigen, wobei die Fraktur meist im mittleren Drittel oder am Übergang vom mittleren zum körperfernen Drittel lokalisiert ist.

Diagnostik: Die Diagnose ergibt sich meist ohne Schwierigkeiten aus den subjektiven Beschwerden (sog. Pseudolähmung der betroffenen Extremität), dem klinischen Befund mit Druckempfindlichkeit im Bruchbereich, Formänderung bzw. Kontinuitätsstörung, evtl. Crepitation, und dem Röntgenbefund. Zur Beurteilung der Fraktur ist meist nur eine Aufnahme im a.p.-Strahlengang erforderlich. Man erkennt dann, daß die Fragmente bis auf wenige Ausnahmen einen nach caudal offenen Winkel bilden. Parallelverschiebungen um mehr als Schaftbreite, meist mit leichter Verkürzung, kommen nicht selten vor.

Therapie: Mit Ausnahme der offenen Schlüsselbeinbrüche, die Ruhigstellung im Thorax-Armgipsverband erfordern, besteht die Behandlung im Anlagen eines Rucksack-Verbandes, d.h. eines wattegefüllten Trikotschlauches, der achtertourenförmig, nach zusätzlicher Abpolsterung, unter der Axilla um den Nacken herum läuft. Bei genügend festem Sitz klingen die Schmerzen bald ab und es erfolgt eine gute Ausrichtung der Fragmente. Der Verband muß zunächst täglich, später wöchentlich nachgezogen werden, und wird höchstens 3–4 Wochen belassen.

Komplikationen: Pseudarthrosen kommen bei Kindern so gut wie nicht vor. Sekundäre Wirbelsäulenverbiegungen sind nicht zu erwarten. Leichte Achsenfehlstellungen und Verkürzungen sind ohne kosmetische und funktionelle Bedeutung und gleichen sich im Rahmen des Wachstums meist aus. Bei guter Polsterung des Rucksack-Verbandes sind Kompressionen von Nerven und Gefäßen zu vermeiden.

4. Verrenkungen des Schultergelenkes

Die Schultergelenksluxation ist bei Kindern bis zu 12 Jahren sehr selten. Erst in der Folgezeit nimmt sie an Häufigkeit zu und stellt während der Pubertät kein seltenes Ereignis dar.

Durch geburtshilfliche Manöver oder unsachgemäße Manipulationen gleich nach der Geburt können jedoch Schultergelenksverrenkungen in Verbindung mit der sog. Erbschen Lähmung (obere Armplexusparese) auftreten. Bei sofortigem Erkennen ist die Prognose für die Schulterfunktion und für die Rückbildung der Lähmungserscheinungen sehr gut.

Die weitaus häufigste Form der akuten Schultergelenksluxation im höheren Kindesalter *nach vorne* entsteht meist durch gewaltsame Außenrotation bei abduziertem Arm, selten durch direkte Gewalteinwirkung. Der Oberarmkopf zerreißt die physiologisch schwache Region der vorderen Kapselbezirke und springt über den Limbus vor die Fossa glenoidales. Die Luxation nach hinten und die nach unten sind relativ selten.

Diagnostik: Sie stützt sich auf die starken Schmerzen, besonders bei Bewegungen des Armes, die Schonhaltung, die in leichter Abspreizstellung des Oberarmes besteht, und den objektiven Befund: Klinisch findet man eine leere Schultergelenkspfanne sowie eine federnde Abspreizzwangshaltung; röntgenologisch ist der Kopf außerhalb der Pfanne lokalisiert und gelegentlich eine leichte Kopfimpression nachweisbar.

Therapie: Die frühestmögliche Reposition hat immer in Allgemeinnarkose zu erfolgen. Unter den zahlreichen beschriebenen Verfahren sind die von KOCHER und mit Einschränkungen die nach HIPPOKRATES gebräuchlich: Die *Kochersche Reposition* hat den Vorteil, das schonendste Verfahren, besonders für den Pfannenrand, darzustellen, und ist aus diesem Grunde den übrigen Verfahren vorzuziehen.

Technik der *Kocherschen* Reposition: Am rechtwinklig gebeugten Unterarm erfolgt zunächst Zug in Längsachse des Körpers nach unten. Die Bewegung des Unterarmes nach außen rotiert den Oberarm ebenfalls nach außen, wobei stärkere Widerstände wegen der Gefahr der Fraktur des Humerushalses und des Muskelrisses niemals gewaltsam überwunden werden dürfen. Nach Elevation des Ellbogengelenkes vor den Brustkorb erfolgt der vierte und letzte Schritt der Reposition, der Hand und Unterarm vor die gegenseitige Schulter führt und damit den Oberarm einwärts dreht. In der Regel gleitet der Oberarmkopf dann sanft in die Pfanne.

Gelingt die Reposition nach KOCHER nicht, was besonders bei Kindern selten ist, kann — so schonend wie möglich — die Einrenkung nach HIPPOKRATES durchgeführt werden. Luxationen nach unten und nach hinten werden durch direkten Zug und Rotation reponiert. Ruhigstellung erfolgt in jedem Falle für 3 Wochen im Desault-Verband.

Komplikationen: Komplikationen sind bei Kindern sehr selten. Alte, auch durch längerdauernden Zug nicht mehr reponible Luxationen erfordern offene Reposition. Leichte, periphernervöse Störungen sind meist reversibel. Bei gleichzeitigem Vorliegen einer dysplastischen Schulterpfanne kann gelegentlich eine sog. habituelle Schulterluxation resultieren. Die Behandlung ist operativ und besteht in Vorverlagerung des M. subscapularis sowie in einer Raffung der Schultergelenkskapsel.

5. Oberarmkopfbrüche mit Epiphysenbeteiligung

Von den rein traumatischen Epiphysenlösungen sind Epiphysenbrüche mit metaphysärem Fragment zu unterscheiden (Typ Salter-Harris I bzw. II).

Die vollständige, reine Luxationsfraktur der Kopfepiphyse ist eine nicht sehr häufige aber charakteristische Fraktur des Neugeborenen und des Kleinkindes bis zum 5. Le-

bensjahr. Während dieses Wachstumsalters sind Gleitvorgänge an der Epiphysenplatte offensichtlich leichter möglich als in den folgenden Wachstumsperioden. In der Folgezeit wird diese Fraktur durch den etwa zehnmal häufigeren Typ II nach SALTER-HARRIS abgelöst. Die Epiphysenfraktur mit metaphysärem Fragment hat ihren Häufigkeitsgipfel zwischen dem 14. und 16. Lebensjahr. Durch den relativ straffen Periostschlauch wird eine Dislokation in den meisten Fällen verhindert, es kann jedoch gelegentlich auch zu Drehungen des proximalen Fragmentes um bis zu 180 Grad oder zu stärkeren Verschiebungen kommen.

Der Entstehungsmechanismus der Fraktur ist relativ einförmig, er besteht meist im Sturz oder Fall auf den gestreckten, etwas einwärts gedrehten und abduzierten Arm.

Diagnostik: Traumatische Epiphysenlösungen Neugeborener, aber auch bei Kindern bis zum Alter von 5 Jahren, werfen, nicht nur klinisch, sondern auch röntgenologisch oft größere Probleme auf: Die unspezifische, schmerzreflektorische Schonhaltung und der Tastbefund reichen in vielen Fällen für eine genaue diagnostische Beurteilung nicht aus. Auf den Röntgenbildern stellt sich der Epiphysenkern noch gar nicht oder noch sehr klein dar, da die Epiphyse noch vorwiegend knorpelig angelegt ist. Der Übergang zwischen Epi- und Metaphyse ist damit schwer zu differenzieren. Vergleichbare Aufnahmen der gesunden Seite sind in jedem Falle anzufertigen und helfen gelegentlich weiter. Die epi- und metaphysären Frakturen im späteren Kindesalter bieten dann röntgenologisch keine größeren Schwierigkeiten.

Therapie: Reine traumatische Epiphysenlösungen bei Kindern bis zu 5 Jahren sollten durch leichten Zug, bei gleichzeitiger Abduktion und Beugung, eine Minimalreposition erfahren. Exaktes Aufeinanderstellen der Fragmente ist anzustreben, jedoch nicht unbedingt notwendig, da die Wachstumspotenzen Fehlstellungen, auch erheblichen Ausmaßes, mit einiger Sicherheit korrigieren.

Bei Kindern zwischen 5 und 11 Jahren fehlt der vorher und in der Pubertät zu erwartende enorme Wachstumsschub. Epimetaphysäre Frakturen sollten daher möglichst optimal reponiert werden. Knickbildungen zwischen den Fragmenten von mehr als 20 Grad sind zu vermeiden. Eine vertikale Extension für einige Tage, mittels in das Olecranon eingeführter Corticalisschraube, erleichtert häufig die Reposition.

Frakturen bei Kindern zwischen 11 und 17 Jahren gehören vorwiegend dem Typ Salter-Harris II an. Sie dislocieren meist nur gering und sind stabil, so daß sich ausgedehnte Repositionsmanöver in der Regel erübrigen. — Erheblich verschobene Fragmente werden durch Zug oder, wenn nötig, durch direkte manuelle Modellierung einigermaßen stabil aufeinandergestellt und in leichter Abduktion immobilisiert.

Grundsätzlich lassen sich reine traumatische Epiphysenlösungen leichter und besser reponieren als Frakturen vom epi-metaphysären Typ, wobei der Zeitpunkt der Behandlung nach dem Unfallereignis eine entscheidende Rolle spielt. Die Ruhigstellung in leichter Abduktion und Vorhebung des Oberarmes erfolgt mittels Desault-Verband oder, bei stärkerer Dislokationsneigung, im Thorax-Armgips über 3–6 Wochen. Der Hängegips (hanging cast, Poelchen-Gips) gewährleistet wegen der fehlenden leichten Abduktion des Oberarmes meist keine ausreichende Retention.

Auch die Fraktur nach Salter-Harris II (epi-metaphysäre Fraktur), wird, je nach Dislokationsneigung, mittels Desault-Verband oder Thorax-Armgips behandelt. Da die Ruhigstellung in leichter Abduktion, Außenrotation und Vorhebung des Oberarmes erfolgen soll, ist der Hängegips nur bei stabil reponierten Brüchen anwendbar.

Die Konsolidierung dieses für das Teenager-Alter typischen Frakturtypes erfolgt langsamer, was eine längere Ruhigstellung notwendig macht. Eine anatomisch genaue Reposition ist in den meisten Fällen nicht zu erreichen.

Operative Behandlung: Offene Reposition und Fixierung mit Kirschnerdrähten für 2–3 Wochen ist bei stark dislocierten, irreponiblen Frakturen erforderlich (Abb. 3). Dieses Vorgehen ist jedoch selten notwendig, da offene Repositionen die Gefahr der Infektion in sich bergen und in der Regel nicht zu besseren, insbesondere funktionell günstigeren Ausheilungsergebnissen führen.

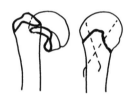

Abb. 3. Osteosynthese einer stark dislocierten Epiphysenlösung mit metaphysärem Fragment durch Kirschnerdrähte (Nach MÜLLER, M. E., ALLGÖWER, M., WILLENEGGER, H.: Manual der Osteosynthese. Berlin-Heidelberg-New York: Springer 1969)

Komplikationen: Gelegentliche Verkürzungen bis zu 3 cm sind ohne funktionelle oder kosmetische Bedeutung.

Ein vermehrtes Längenwachstum meßbaren Ausmaßes ist nicht zu befürchten.

Achsenfehlstellungen bis zu 20 Grad gleichen sich während des Wachstumsalters in der Regel voll aus.

Selten auftretende neurologische Störungen bilden sich erfahrungsgemäß zurück.

Schwere Fehlstellungen, insbesondere Rotationsfehlstellungen, werden durch eine subkapitale Korrekturosteotomie korrigiert.

6. Oberarmkopfbrüche ohne Epiphysenbeteiligung (subkapitale Humerusfraktur)

Die subkapitale kindliche Oberarmfraktur
erreicht ihren Häufigkeitsgipfel mit dem 7./
8. Lebensjahr. Beim Kleinkind tritt sie nicht
selten als Grünholz-Fraktur in Erscheinung. Der Unfallmechanismus besteht
meist in einem Sturz auf den gestreckten
Arm oder den Ellbogen.

Diagnostik: Eine genaue Beurteilung
über Art und Ausmaß der Fraktur gelingt
meist erst anhand der Röntgenbilder: Die
charakteristische Verschiebung entsteht in
der Mehrzahl der Fälle durch Abduktion
und Außenrotation des Kopffragmentes
(Supraspinatus- bzw. Rotatorenwirkung)
und in einer Adduktion und Einwärtsdre-
hung des Schaftfragmentes (Wirkung des
M. pectoralis major). Darüber hinaus wird
durch den Zug der Schulter- und Oberarm-
muskulatur meist ein Höhertreten des distalen Fragmentes bewirkt.

Therapie: Bajonett-Stellung mit leichter
Verkürzung sowie Abwinklung bis zu 20
Grad können in Kauf genommen werden.
Bei stärkerer Dislokation lassen sich durch
Zug am mehr oder weniger abduzierten
Arm durch mäßige Außenrotation und
gleichzeitige modellierende Maßnahmen
am Kopffragment, meist von der Achsel-
höhle her, die Fragmente aufeinanderstellen und verzahnen.
    Bei mehrere Tage alten oder schwer re-
ponierbaren Brüchen sind Vertikal- oder
Seitenextension (Heftpflasterzug, besser
Corticalisschraube im Olecranon) angezeigt. Ruhigstellung kann bei geringer Dislokationsneigung durch eine gepolsterte
Schlinge um Hals- und Handgelenk oder
im Desault-Verband erfolgen. In den meisten Fällen wird für etwa 3–4 Wochen ein
Hängegips, der durch ein Polster in der
Axilla in leichter Abduktion gehalten wird,
das Mittel der Wahl sein.

Die sehr seltenen irreponiblen Frakturen mit stärkerer Dislokation werden offen
reponiert und mit Kirschnerdrähten möglichst senkrecht durch die Epiphysenplatte
für 2–3 Wochen fixiert.

Komplikationen: Die bei Kindern sehr
seltenen möglichen Komplikationen wurden bereits im Rahmen der Epiphysenfrakturen besprochen. Gelegentlich machen in
erheblicher Fehlstellung verheilte Luxationsfrakturen des Humerushalses eine
Korrekturosteotomie notwendig.

II. Oberarmschaftfrakturen

5% aller kindlichen Frakturen an den oberen Extremitäten sind in diesem Bereich lokalisiert. Quer- und Schrägbrüche überwiegen, Trümmerbrüche sind selten. Da sie in
der Regel durch direkte Gewalteinwirkung
(Geburtstrauma, Verkehrsunfälle!) entstehen, ist mit einer Zunahme ihrer Häufigkeit
zu rechnen.

Diagnostik: Bei älteren Kindern ergeben Beschwerdebild und klinische Untersuchung (Druckempfindlichkeit im Bruchge-
biet, abnorme Beweglichkeit) häufig verläßliche Hinweise auf eine Oberarmfraktur.
Bei Säuglingen und Kleinkindern wird man
sich ausschließlich auf die Röntgenuntersuchung stützen: Die Röntgenbilder geben
Aufschluß über die Bruchlokalisation sowie
die Stellung der Fragmente zueinander.

Therapie: Bei Kleinkindern ist meist
Anwinkeln des Armes an den Thorax ausreichend.
    Trümmerfrakturen, stark dislocierte
Brüche, insbesondere auch Schrägfrakturen
sollten für etwa 1 Woche mittels vertikaler
Extension (Corticalisschraube im Olecranon distal der Epiphysenfuge) behandelt
werden. Im Anschluß genügt meist ein
Hängegips für 4–6 Wochen zur Stabilisie-

rung. — Achsenfehlstellungen bis 20 Grad und Verkürzungen um 2–3 cm sind tolerierbar, letztere sogar nicht unerwünscht, da mit einem vermehrten Längenwachstum zu rechnen ist.

Offene Frakturen oder Radialislähmungen stellen die Indikation zur operativen Reposition und Fixation dar.

Komplikationen: Radialisparesen haben eine gute Rückbildungstendenz. Pseudarthrosen sind bei Kindern extrem selten.

III. Frakturen und Luxationen im Ellbogengelenksbereich

Die Verletzungen am Ellbogengelenk werden in den folgenden Abschnitten besprochen: Suprakondyläre Oberarmbrüche; Ellbogengelenksverrenkungen; Brüche des Condylus lateralis humeri, Brüche des Conylus medialis humeri, Brüche des Epicondylus medialis humeri; Olecranonfrakturen; Radiusköpfchenbrüche, reine Verrenkungen des Radiusköpfchens, Subluxationen des Radiusköpfchens (nurse luxation); Monteggia-Frakturen.

1. Suprakondyläre Oberarmbrüche

Diese Bruchform nimmt unter den kindlichen Frakturen der oberen Extremität nach den Unterarmfrakturen mit 10–15% die zweite Stelle ein. Sie ist häufig zwischen dem 4. und 10. Lebensjahr, betrifft Mädchen wesentlich seltener als Jungen, und bevorzugt die linke Seite. Durch Sturz auf den ausgestreckten Arm kommt es in über 90% der Fälle infolge Überstreckung des Ellgengelenkes zur Fraktur. Der umgekehrte Mechanismus mit stärkster Beugung des Gelenkes ist außerordentlich selten.

Reine Lösungen der körperfernen Humerusepiphyse werden gelegentlich beobachtet. Es handelt sich hierbei um eine kombinierte Fraktur der Epiphysen des Capitulum humeri, der Trochlea und des Epicondylus radialis.

Diagnostik: Die Fraktur imponiert meist durch eine ausgeprägte Schwellung sowie Deformierung des Ellbogengelenkes. Röntgenologisch lassen sich die *Überstreckungsbrüche* an der Verschiebung des distalen Fragmentes nach hinten oben, die *Überbeugungsbrüche* an der Dislokation des distalen Fragmentes nach vorne oben erkennen. Gleichzeitig bestehen häufig erhebliche Seitverschiebungen nach medial oder lateral.

Therapie: Falls die Reposition nicht zu lange hinausgezögert wurde, gelingt sie meist konservativ, wobei bei stark dislocierten Brüchen die Vertikalextension über etwa 1 Woche gute Dienste leistet.

Das beim typischen Bruchmechanismus nach hinten dislocierte, körperferne Oberarmfragment wird durch starken Zug am supinierten Vorarm in Überstreckung des Ellbogengelenkes ausgeglichen. Es gleitet dann aus der Muskulatur und das Gefäß-Nervenbündel wird gestreckt. Der Ausgleich der Seitverschiebung erfolgt ebenfalls bei vollem Zug: Weicht das körperferne Fragment nach medial ab, wird der Unterarm in Pronation gebracht, um den hinten und medial stehengebliebenen Periostschlauch anzuspannen; bei Verschiebung nach lateral wird in Supination des Unterarmes zur Anspannung der lateralen und hinteren Periostanteile gezogen und erst dann das Ellbogengelenk in eine Beugestellung von 100–110 Grad aus Normalstellung gebracht.

Überstreckung des Ellbogengelenkes erleichtert die Reposition! Die Beugung im Ellbogengelenk darf erst nach Ausgleich der Seitverschiebung, also nach Supination bzw. Pronation erfolgen.

Nach Reposition oder Behandlung mittels „Overhead-Extension", d.H. einem Vertikalzug, wird ein Oberarm-Gipsverband in Beugung des Ellbogengelenkes und leichter Pronationsstellung angelegt. Wegen der Gefahr der Durchblutungsstörungen ist extreme Beugung von mehr als 100 bzw. 110 Grad aus Normalstellung nicht zu empfehlen. Häufig kann das Repositionsergebnis bereits durch eine dorsale Gipsschiene in Beugestellung des Ellbogengelenkes von 90 Grad und ebenfalls leichter Pronation des Unterarmes aufrecht erhalten werden. — Die sehr seltenen Überbeugungsbrüche erfordern meist Retention in Streckstellung des Ellbogengelenkes, was beim Kind für 3–4 Wochen wegen der fehlenden Gefahr einer Gelenksteife erlaubt ist.

Bei stark verschobenen, irreponiblen Brüchen mit Dreh- und Varusfehlstellungen ist unbedingt die offene Reposition und Fixierung der Fragmente mittels gekreuzter Kirschnerdrähte, die möglichst senkrecht durch die Epiphysenplatte verlaufen, angezeigt. Mit einer Wachstumsschädigung ist, unter der Voraussetzung, daß man nicht zu starke Bohrdrähte (bis 1 mm) verwendet, nicht zu rechnen.

Komplikationen: Die häufigste Komplikation der suprakondylären Fraktur beim Kind ist der *Cubitus varus.* Er kann in den meisten Fällen durch exakte Reposition, die evtl. offen erfolgen muß, sowie fachgerechte Retention vermieden werden.

Eine weitere folgenschwere, nicht so seltene Komplikation stellt die *ischämische Kontraktur* dar. Sie ist durch ständige Kontrolle der Durchblutung am Unterarm und an der Hand, während der Reposition sowie über mindestens 24 Std danach, vermeidbar. Wegen der Gefahr von Durchblutungsstörungen ist unseres Erachtens besonders bei ambulanter Behandlung das Anlegen eines Verbandes in maximaler Beugung des Ellbogengelenkes kontraindiziert. — Die Folgen einer ischämischen Kontraktur sind ausnahmslos irreversibel und führen in den meisten Fällen, auch nach ausgedehnten operativen Eingriffen, zu weitgehender Gebrauchsunfähigkeit der Hand. Irritationen des N. ulnaris sind meist reversibel. Spätschäden des N. Ulnaris noch Jahre nach dem Unfallereignis können aus ungenügender Reposition und Ausheilung in Fehlstellung resultieren. Die Behandlung besteht dann in der Verlagerung der Nerven.

Das Auftreten einer Myositis ossificans wird nur gelegentlich beobachtet.

2. Verrenkungen des Ellbogengelenkes

Die Ellbogengelenksluxation ist bis zum 10. Lebensjahr außerordentlich selten und nimmt dann in Richtung auf die Pubertät an Häufigkeit zu. Ihr Äquivalent im Kleinkindesalter ist die suprakondyläre Oberarmfraktur. Die Luxation erfolgt meist nach hinten und radial, selten nach vorne und ulnar.

Bei Fall auf den ausgestreckten Arm kann es zur Überstreckung des Ellbogengelenkes und zum Einreißen der vorderen Kapselbezirke kommen. Die Elle wird aus der Trochlea humeri herausgehebelt und nach hinten verschoben. Meist verhakt sich der Processus coronoideus hinter der Trochlea. Gleichzeitig wird die Speiche aus ihrer Gelenkverbindung gerissen und gemeinsam mit der Elle nach hinten verlagert.

Diagnostik: Die Inspektion und der Tastbefund lassen einen deutlichen Vorschub des Olecranons und der Tricepssehne nach hinten erkennen. Das Gelenk ist in Beugestellung federnd fixiert. Die Röntgenaufnahmen zeigen die Dislokation beider Unterarmknochen nach hinten. Nur selten läßt sich die isolierte Luxation von Elle oder Speiche beobachten.

Therapie: Die Reposition erfolgt immer in kurzer Allgemeinnarkose. Unter fortgesetztem Zug wird der Unterarm gegen den Oberarm gebeugt. Hat sich der Processus coronoideus hinter der Gelenkrolle des Humerus verhakt, läßt sich die Verrenkung nach Streckung im Ellbogengelenk durch

Längszug am Unterarm beseitigen. Ruhigstellung in Funktionsstellung erfolgt für 3 Wochen bei älteren Kindern im Oberarm-Gipsverband, bei kleineren Kindern genügt der Desault-Verband.

Komplikationen: Die Verrenkung des Ellbogengelenkes ist auch bei Kindern nicht selten mit knöchernen Verletzungen kombiniert: Bei gleichzeitigem Valgusmechanismus kommt es durch Zug am ulnaren Seitenband gelegentlich zum Abrißbruch des Epicondylus ulnaris. Sehr viel seltener ist die Abscherung des Condylus radialis bei Abknickung im Varussinne. Radiusköpfchenfrakturen und Brüche des Processus coronoideus sind bei Kindern Seltenheiten.

Veraltete Luxationen erfordern operative Reposition.

3. Brüche des Condylus lateralis humeri

Diese nicht sehr häufige Bruchform kann in jedem Kindesalter auftreten. Der Mechanismus besteht meist in einem Sturz auf die Hand bei mehr oder weniger gestrecktem Ellbogengelenk. Die Varusbelastung des Gelenkes führt über den Zug der Streckmuskulatur zu einem Abrißbruch des lateralen Condylus, der meist ein Fragment aus dem Epicondylus und dem Capitulum humeri enthält (Abb. 4).

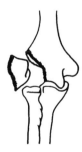

Abb. 4. Abrißfraktur des lateralen Condylus mit starker Dislokation (Rotation ca. 180°) [Nach DAMERON, T. B., REIBEL, D. B.: Fractures Involing the Proximal Humeral Epiphyseal Plate. J. Bone Jt Surg. Vol. **51** A, 71 (1969)]

Diagnostik: Bei älteren Kindern läßt sich klinisch und röntgenologisch gelegentlich eine vermehrte Aufklappbarkeit radial am Gelenk nachweisen. Das Kondylenfragment ist in der Regel nach außen und vorne bis zu 180 Grad abgekippt.

Bei Kleinkindern ist die Diagnose nach dem Röntgenbild oft schwierig und nur mit Hilfe vergleichbarer Aufnahmen des gesunden Ellbogengelenkes zu stellen.

Therapie: Konservative Reposition ist möglich. Die Fixierung des Fragmentes im Gipsverband (Oberarm-Gipsverband in Rechtwinkelstellung des Ellbogengelenkes) ist jedoch problematisch, so daß die *operative Behandlung* bei dieser Fraktur-Form vorrangig zu erwägen ist: Sie besteht in Reposition und Fixierung des Fragmentes mittels Kirschnerdrähten, evtl. auch axialer Schraube durch die Trochlea ohne Berührung der Epiphysenfuge. Die Ruhigstellung im Oberarm-Gipsverband in Funktionsstellung des Ellbogengelenkes erfolgt für 3–4 Wochen. Nach dieser Zeit werden auch die Metallimplantate entfernt.

Komplikationen: Bei ungenügender Reposition Gefahr der Pseudarthrosebildung, des Cubitus valgus und evtl. der Spätlähmung des N. ulnaris. Wird das Fragment operativ entfernt, ist eine X-Fehlstellung fast unvermeidbar. Es resultieren Einsteifung in Fehlstellung des Ellbogengelenkes und ebenfalls Spätlähmungen des N. ulnaris.

4. Brüche des Condylus medialis humeri

Es handelt sich um eine außerordentlich seltene kindliche Verletzung, die in Einzelfällen kurz vor Abschluß des Wachstums auftritt.

Diagnostik: Röntgenbilder beider Ellbogengelenke in 2 Ebenen lassen Art und Ausmaß der Verletzung erkennen.

Therapie: Auch diese Fraktur stellt eine operative Indikation dar. Stabilisierung erfolgt mittels zweier Kirschnerdrähte oder einer queren Schraube, die die Epiphysenplatte nicht tangiert, so daß Wachstumsschäden vermieden werden.

5. Brüche des Epicondylus medialis humeri

Die Epiphysenlösung des ulnaren Epicondylus ist eine häufige Verletzung des Kindes- und Adoleszentenalters (6–7% der Frakturen an den oberen Extremitäten). Dem Mechanismus nach handelt es sich um eine typische Valgusverletzung, die als Vorstufe zur Ellbogengelenksluxation gedeutet werden kann. Die Verrenkung des Gelenkes selbst kann spontan reponiert werden. Das Epicondylusfragment jedoch weist durch den Zug der Beugemuskulatur eine mehr oder weniger starke Dislokation auf (Abb. 5).

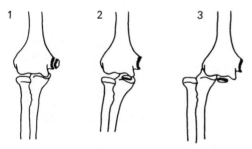

Abb. 5. Verschiedene Schweregrade der traumatischen Epiphysenlösung des Epicondylus Ulnaris (1–3) [Nach DAMERON, T. B., REIBEL, D. B.: Fractures Involving the Proximal Humeral Epiphyseal Plate. J. Bone Jt Surg. Vol. **51** A, 71 (1969)]

Diagnostik: Sie stützt sich auf die oft nachweisbare vermehrte ulnare Aufklappbarkeit des Gelenkes, sowie auf den Röntgenbefund. Sehr kleine Fragmente werden gelegentlich übersehen, so daß Vergleichsaufnahmen des gesunden Ellbogengelenkes besonders bei dieser Fraktur unerläßlich sind.

Nach dem Ausmaß der Dislokation lassen sich drei Schweregrade der Abrißfraktur unterscheiden (s. Abb. 5).

Therapie: Bei *geringer Dislokation* läßt sich das Fragment meist ohne Mühe reponieren und nach Ruhigstellung des Armes bei gebeugtem Ellbogengelenk für 2–3 Wochen (dorsale Oberarmgipsschiene, evtl. Desault-Verband) zur Ausheilung bringen.

Auch bei *stärkerer Verschiebung* muß der Versuch der konservativen Reposition und Retention gemacht werden, da das Fragment häufig sehr klein und für eine Fixierung selbst mit sehr dünnen Kirschnerdrähten nicht geeignet ist.

Eine *absolute Operationsindikation* ist dann gegeben, *wenn das Kondylenfragment mit Seitenband und Ursprüngen der Beugersehnen in den Gelenkspalt eingeschlagen ist.* Ein optimales Ausheilungsergebnis ist dann nur von offener Reposition und Stabilisierung mit 2 zarten Bohrdrähten (unter 1 mm) zu erwarten (Abb. 6).

Amerikanische Autoren empfehlen die faradische Reizung der Unterarmbeugemuskulatur, um das Fragment aus dem Gelenk herauszuziehen. Vermutlich ist jedoch in den meisten Fällen dann die Diastase so stark, daß konservative Reposition nicht gelingt und operative Maßnahmen nicht zu umgehen sind.

Die schwerste Form dieser Verletzung ist die Ellbogengelenksluxation bei gleichzeitigem Abriß des Epicondylus und Verlagerung desselben unter die Trochlea. Die Behandlung besteht in der Beseitigung der Verrenkung und in meist operativem Reponieren und Adaptieren des Epicondylus.

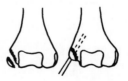

Abb. 6. Osteosynthese des Epicondylus Ulnaris mit zwei Kirschnerdrähten

Komplikationen: Bei Verdacht auf eine Ulnariskompression sollte prophylaktisch die Verlagerung des Nerven erfolgen.

Ungenügende Reposition des Epicondylus kann zur Pseudarthrose — Instabilität des Gelenkes (Präarthrose) — und Arthrose führen.

Wird das Fragment im Gelenk belassen, kommt es mit Sicherheit zu vorzeitigen arthrotischen Veränderungen.

6. Olecranonfrakturen

Obwohl das Olecranon für Traumen aller Art besonders exponiert ist, ist diese Form des Ellenbruches beim Kind relativ selten. Bei kleineren Kindern werden Schrägbrüche des Olecranon in Verbindung mit Radiusköpfchenfrakturen im Rahmen von Valgusverletzungen am Ellbogen beobachtet. Epiphysenlösungen des Olecranons kommen bei älteren Kindern vor und zeigen fast ausnahmslos Diastase der Fragmente.

Diagnostik: Klinisch lassen sich eine Streckinsuffizienz, röntgenologisch eine Fraktur mit oder ohne Diastase objektivieren.

Therapie: Olecranonbrüche bei Kleinkindern sind in der Regel nicht verschoben und lassen sich konservativ behandeln. Eine Oberarmgipsschiene oder ein zirkulärer Oberarmgipsverband in Streckstellung oder allenfalls leichter Beugung des Ellbogengelenkes für 2–3 Wochen sind ausreichend. Dislokation mit Diastase und Streckinsuffizienz erfordern operatives Adaptieren und Fixieren mit Kirschnerdrähten, die senkrecht durch die Apophysenplatte gebohrt werden müssen.

Komplikationen: Veraltete Brüche mit Diastase und Streckinsuffizienz erfordern offene Reposition und Bohrdraht-Osteosynthese.

7. Radiusköpfchenbrüche

Nicht sehr häufiger Frakturtyp, der beim Kleinkind meist als Epiphysenlösung, beim älteren Kind als Halsbruch imponiert. Grünholzfrakturen zeigen meist stärkere Abknickung. Meißelfrakturen werden in Einzelfällen beobachtet. Sämtliche Bruchformen werden durch Sturz auf den ausgestreckten Arm verursacht (Abb. 7).

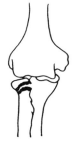

Abb. 7. Epiphysenfraktur des Radiusköpfchens

Diagnostik: Klinisch stellt man eine Druckempfindlichkeit über dem Radiusköpfchen, Schwellung, eingeschränkte Beweglichkeit im Sinne der Beugung und Streckung und insbesondere der Unterarmumwendbewegungen fest. Die Röntgenaufnahmen im a. p.- und seitlichen Strahlengang erlauben eine Beurteilung des Fraktur-Types.

Therapie: Die Reposition erfolgt unter Bildwandlerkontrolle durch direkten Zug auf das proximale Fragment, wobei der Unterarm im Wechsel pro- und supiniert wird. Achsenfehlstellungen von mehr als 10 Grad sollten nicht toleriert werden.

Stark dislozierte Frakturen und Epiphysenbrüche erfordern anatomisch genaue Reposition und ausreichende Stabilisierung, die meist nur operativ gelingt. Der Kirschnerdraht kann dabei schräg von distal oder bei rechtwinklig gebeugtem Ellbogengelenk durch das Oberarmköpfchen in

das Speichenköpfchen axial eingeführt werden. Bei Kleinkindern sollten zur Vermeidung von Wachstumsstörungen zarte
Bohrdrähte verwendet werden.

Komplikationen: Die *Radiusköpfchenre-
sektion* führt zu einer Verminderung des
Längenwachstums der Speiche mit Valgusfehlstellung im Ellenbogengelenk, zur Subluxationsstellung im distalen Radioulnarge-
lenk, zur Gelenksteife an Ellbogen- und
Handgelenk und zu Klumphandstellung.

Ungenügend reponierte, in Fehlstellung
verheilte Frakturen des Köpfchens oder des
Radiushalses können ebenfalls zu Wachs-
tumsstörungen und Einschränkungen der
Beweglichkeit im Ellbogengelenk sowie der
Umwendbewegungen führen.

8. Reine Verrenkung des Radiusköpfchens

Ohne Begleitfraktur der Elle (Monteggia-
Fraktur) ist diese Verletzung Ausdruck einer in Längsrichtung des Unterarmes wirkenden Gewalt im Sinne von Stoß oder
Zug. Ein zu weites Ligamentum annulare
kann die Verrenkung begünstigen. Ge-
wöhnlich liegen jedoch eine Schädigung der
Gelenkkapsel, der Membrana interossea
und ein Riß des Ringbandes vor.

Diagnostik: Schmerzhafte Bewegungseinschränkung des Ellbogengelenkes, der
Umwendbewegungen, und eine Dislokation des Radiusköpfchens nach vorne und
radial bilden den typischen klinischen Befund. Auf den Röntgenaufnahmen läßt sich
ein Abweichen der Radiusschaftachse von
der Mitte des Capitulum humeri erkennen.

Therapie: Frische Verrenkungen des
Radiusköpfchens lassen sich in Narkose
meist leicht reponieren. Der Arm wird in
Streck- und Varusstellung gebracht und mit
dem Daumen das Radiusköpfchen zurück-

verlagert. Interponierte Weichteile sind
durch leichte Pro- und Supinationsbewe-
gungen zu beseitigen. Ruhigstellung erfolgt
im Oberarmgipsverband in Beugestellung
von 90 Grad sowie Rotationsmittelstellung
über 3 Wochen.

Komplikationen: Erfolglose Reposition
insbesondere älterer Fälle erfordert operative Einrenkung und Naht des Ligamentum
annulare. Bei weiterbestehender Luxations-
neigung ist die transartikuläre Bohrdrahtfi-
xation für 3 Wochen angezeigt.

Innerhalb eines Zeitraumes von 3 Monaten nach dem Unfallereignis ist der Versuch des operativen Ringbandersatzes gerechtfertigt.

9. Subluxationen des Radiusköpfchens (nurse luxation, Pronatio dolorosa)

Plötzlicher Zug am gestreckten Arm und
gleichzeitige Pronation können zu der bei
Kindern zwischen 2 und 6 Jahren typischen
Verletzung führen. Das Speichenköpfchen
rutscht unter den oberen Anteil des Ringbandes und klemmt es zwischen sich und
dem Capitulum humeri ein. Dadurch
kommt es zu einer schmerzhaften Fixierung
des Vorderarmes in Pronationsstellung.

Diagnostik: Außer der schmerzhaften
Bewegungseinschränkung des Unterarmes
sind einschließlich der Röntgenuntersuchung krankhafte Befunde nicht zu erheben.

Therapie: Der im Ellbogengelenk ge-
beugte Unterarm wird ruckartig in Supinationsstellung gebracht. Mit einem hörbaren
und meist auch fühlbaren Knacken sind
eindrucksvoll Schmerzen und Bewegungseinschränkung beseitigt. Ruhigstellung
kann, wenn überhaupt, über wenige Tage
im Binden- oder Schienenverband erfolgen.

10. Monteggia-Frakturen

Dieser Fraktur-Typ kommt beim Kind etwa gleich häufig wie beim Erwachsenen vor und ist definiert als Bruch der Elle im proximalen Drittel bei gleichzeitiger Radiusköpfchen-Luxation. Der typische Unfallmechanismus besteht in einem Sturz auf den Unterarm bei gebeugtem Ellbogengelenk. Wie beim Erwachsenen ist die „typische Form" durch den Knick der Elle sowie die Verlagerung des Speichenköpfchens nach volar hin charakterisiert.

Diagnostik: Schmerzhafte Beugebehinderung und die tastbare Dislokation des Radiusköpfchens nach vorne außen charakterisieren das klinische Bild. Röntgenologisch muß die Radiusachse durch den Epiphysenkern des Capitulum humeri verlaufen, sonst liegt eine Luxation des Radiusköpfchens vor.

Therapie: Reposition erfolgt durch Zug und Gegenzug in Streckstellung des Ellbogengelenkes bei supiniertem Vorderarm. Durch direkte Manipulationen wird das Radiusköpfchen in die richtige Stellung gebracht, das Aufeinanderstellen der Ellenfragmente bereitet meist keine Schwierigkeiten.

Operative Freilegung ist dann erforderlich, wenn das Radiusköpfchen aus dem Ligamentum annulare geschlüpft ist.

Komplikationen: Wird die Radiusköpfchenluxation übersehen, sind Wachstumsstörungen und Gelenksteifen zu befürchten.

Grünholz-Frakturen der Elle können ebenfalls auf dem Röntgenbild gelegentlich nicht erkannt werden.

IV. Brüche des Unterarmes und des Handgelenkes

Das Kapitel enthält die folgenden Abschnitte: Unterarmschaftbrüche; handgelenksnahe Speichenbrüche ohne und mit Epiphysenbeteiligung, reine traumatische Epiphysenlösungen.

1. Unterarmschaftbrüche

Verwertbaren Statistiken zufolge steht die Unterarmfraktur mit 20% aller kindlichen Frakturen an der Spitze der Bruchschädigungen der oberen Extremität.

Bezieht man die „handgelenksnahen Radiusfrakturen" in die Erhebungen über die Häufigkeit ein, so sind über 90% der Unterarmfrakturen im körperfernen und mittleren Drittel lokalisiert.

Brüche im körperfernen Drittel entstehen meist durch Fall auf gestreckten Arm und gestreckte Hand, während im mittleren Drittel mehr direkte Traumen in Betracht kommen. Am proximalen Drittel ist der Unfallmechanismus sehr viel mannigfaltiger.

In einem hohen Prozentsatz frakturieren beide Unterarmknochen gleichzeitig. Seltener kommt es zu isolierten Schaftbrüchen von Elle und Speiche. Grünholz-Frakturen sind häufig und zeigen typische Deformierung mit volarer Abknickung.

Diagnostik: Schwellung, schmerzhafte Einschränkung der Unterarmumwendbewegungen sowie evtl. abnorme Beweglichkeit und Crepitation ergeben Hinweise auf Art und Lokalisation des Bruches, letztlich wird man sich doch auf die Röntgenuntersuchung verlassen, die dann die typischen Frakturbilder zeigen.

Therapie: Grünholz-Frakturen müssen meist nicht reponiert werden, allenfalls muß ein stärkerer volarer Knick ausgeglichen werden. Achsenabweichungen im distalen Unterarmdrittel bis zu 20 Grad können ohne Bedenken belassen werden, da mit großer Wahrscheinlichkeit das kindliche Wachstum für einen Ausgleich sorgt.

Die manuelle Reposition bei verschobenen Frakturen beider Knochen gestaltet sich gelegentlich schwierig, besonders wenn bereits einige Tage seit dem Unfallereignis verstrichen sind.

Brüche im mittleren und körperfernen Drittel werden durch Zug an der Hand in leichter bis mittlerer Pronationsstellung durch verstärktes Abwinkeln der Fragmente und direkte Manipulationen ausgeglichen. Gelegentlich kann der bereits reponierte Knochen als Hebel und Schiene zur Reposition des anderen dienen.

Bei irreponiblen Brüchen z. B. durch Muskelinterposition (im mittleren Drittel M. pronator quadratus) ist eine Extensionsbehandlung angezeigt. Im Anschluß erfolgt Ruhigstellung im Oberarmgipsverband in Rechtwinkelstellung des Ellbogengelenkes und in Rotationsmittelstellung, evtl. in leichter Pronationsstellung. Der Gips soll das Handgelenk einschließen und etwa bis an die Köpfchen der Mittelhandknochen reichen. Regelmäßige Röntgenkontrollen sind während der ersten Wochen unbedingt erforderlich.

Bajonettstellungen mit leichter Verkürzung sind ohne Bedeutung; Rotationsfehlstellungen jedoch müssen unbedingt korrigiert werden!

Verschobene Frakturen im proximalen Unterarmdrittel werden in Supinationsstellung ebenfalls durch Zug und Gegenzug sowie direkte Manipulationen reponiert.

Verschiebungen leichter Art sind auch bei Brüchen isoliert der Ulna oder des Radius akzeptabel. Die Reposition stärker verschobener Frakturen gestaltet sich, da der gesunde Knochen als Hebelarm benutzt werden kann, relativ leicht.

Offene Reposition ist nur bei irreponibel schwer dislocierten und gelegentlich offenen Brüchen angezeigt. Eine Osteosynthese kann auch in diesen Fällen meist umgangen werden.

Komplikationen: Refrakturen und Pseudarthrosen sind bei Kindern am Unterarm nicht ganz selten und beruhen meist auf Behandlungsfehlern, insbesondere die zu kurze und ungenügende Ruhigstellung. Die von einigen Autoren geforderte Fixierung im Gipsverband für die Dauer von 3 Monaten, zur Vermeidung einer Refraktur, ist unseres Erachtens nicht zu vertreten. Spätestens 6 Wochen nach dem Trauma ist mit einer ausreichenden Konsolidierung zu rechnen.

2. Handgelenksnahe Speichenfrakturen

Die Bruchschäden des handgelenknahen Speichenendes lassen sich in
a) Frakturen oberhalb der Epiphysenplatte, am Übergang zum Radiusschaft,
b) Frakturen distal der Epiphysenfuge bzw. mit Beteiligung der Epiphysenplatte
einteilen.

Die distalen Radiusbrüche lassen sich in allen kindlichen Lebensaltern beobachten, haben jedoch ihren Häufigkeitsgipfel zwischen dem 7. und 14. Lebensjahr. Mit 11 Jahren kommt es in zunehmendem Maße zu einer Beteiligung der körperfernen Radiusepiphyse.

Für die Behandlung und Prognose ist die Differenzierung der einzelnen Bruchformen von Bedeutung: Sämtliche Frakturvarianten lassen sich unseres Erachtens zwanglos in das folgende Schema einordnen:
Wulstfrakturen ohne wesentliche Dislokation (ca. 17%),
Grünholzfrakturen mit Abknickung der Fragmente nach volar oder dorsal (ca. 46%),
Frakturen mit Verschiebung (ca. 37%) (Abb. 8).

Unter den Verletzungen der distalen Radiusepiphyse sind Epiphysenfrakturen sowie reine Lösungen zu unterscheiden. Da sich die Epiphysenfuge nach dem 20. Lebensjahr erst schließt, verwundert es nicht, daß traumatische Epiphysenlösungen zwischen dem 14. und 17. Lebensjahr besonders häufig auftreten. Epiphysenfrakturen mit metaphysärem Fragment sind etwa

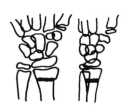

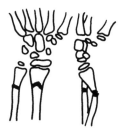

Abb. 8. Verschiedene Bruchformen am distalen Radius 1 Wulstfraktur, 2 Grünholzfraktur, 3 Fraktur mit Verschiebung [Nach STUCKE, K., SCHILLING, H.: Kindliche Speichenfrakturen. Mschr. Unfallheilklinik **68**, 478 (1965)]

sären Fragmentes nach dorsal, mit Aussprengung einzelner Bruchstücke aus der Metaphyse, scheint jedoch am häufigsten vorzukommen.

Diagnostik: Örtliche Schwellung, Bluterguß, Bewegungseinschränkungen der Unterarmumwendbewegungen bzw. im Handgelenk sind die hervorstechenden klinischen Symptome; röntgenologisch sind unbedingt Aufnahmen des Frakturbereiches in mindestens 2 Ebenen und vergleichbare Aufnahmen der gesunden Seite erforderlich.

Therapie: Frakturen ohne Beteiligung der Epiphyse sollen soweit wie möglich achsengerecht eingestellt werden, wobei in Handgelenksnähe Fehlstellungen bis allenfalls 10–15 Grad tolerierbar sind. Frakturen mit Beteiligung der Epiphysenplatte erfordern exakte Reposition, die, gelingt sie nicht konservativ, operativ mittels feinen Kirschnerdrähten durchzuführen ist, die vom Processus styloides radii möglichst senkrecht durch die Epiphysenplatte in die ulnarwärts gelegene Corticalis des Radius eingeführt werden.

Ruhigstellung ist in der Regel im Unterarmgipsverband, unter Einschluß der Mittelhand, in leichter Extensionsstellung des Handgelenkes für etwa 4 Wochen erforderlich. Bei Neigung zu Dislokation sollte die Rotation des Unterarmes durch einen Oberarmgipsverband in Rechtwinkelstellung des Ellbogengelenkes und Mittelstellung des Vorderarmes ausgeschaltet werden. Diese Verbandtechnik ist auch bei gleichzeitigem Vorliegen einer Ellenfraktur angezeigt.

Komplikationen: Schäden der Epiphysenplatte am distalen Radius können zu Wachstumsschäden führen. Gelegentlich werden Verkürzungen der Speiche und ein relativer Ellenvorschub im Sinne einer symptomatischen Madelungschen Deformität beobachtet. Nicht exakt reponierte, reine

dreimal so häufig wie die isolierte Epiphysenlösung.

Der Mechanismus der Verletzung ist der gleiche wie bei den Schaftfrakturen und besteht meist in einem Sturz auf die ausgestreckte Hand.

Bezüglich der Bruchform und der Dislokation lassen sich keine Gesetzmäßigkeiten nachweisen, die Verschiebung des epiphy-

Epiphysenlösungen führen mit Sicherheit zu einem Fehlwachstum und zur Deformierung des Handgelenkes mit entsprechenden Abweichungen der Hand.

V. Brüche und Verrenkungen der Hand

Das Kapitel beschränkt sich auf die wichtigsten, auch im Kindesalter vorkommenden Verletzungen:
Frakturen und Luxationen der Handwurzel;
Frakturen und Luxationen im Bereich des Daumens und der Langfinger unter Einschluß der Mittelhand.

1. Frakturen und Luxationen der Handwurzel

Verletzungen des Karpalbereiches sind bei Kindern außerordentlich selten.

Die *perilunäre Luxation*, mit oder ohne Kahnbeinfraktur, hat wegen ihrer Seltenheit praktisch keine Bedeutung.

Der *Kahnbeinbruch* wird beim Kind nur in Einzelfällen beobachtet: Diagnostisch ergeben sich, bei Vergleich mit den Brüchen Erwachsener, insofern Besonderheiten, als bei noch sehr kleinem Knochenkern die röntgenologische Beurteilung außerordentlich schwierig sein kann.

Therapie: Kindliche Kahnbeinfrakturen konsolidieren fast ohne Ausnahme konservativ, nach Ruhigstellung im typischen Unterarmgipsverband, der die Mittelhand und das Daumengrundlied einschließt und in Überstreckstellung des Handgelenkes sowie leichter Radialduktion angelegt und für 4 Wochen belassen wird.

Komplikationen: Pseudarthrosen sind beim Kind so gut wie unbekannt.

2. Frakturen und Luxationen des Daumens und der Langfinger unter Einschluß der Mittelhand

Brüche der *Metacarpalia* und der *Phalangen* sind auch bei Kindern nicht selten.

Nach Lokalisation und prognostischen Gesichtspunkten empfiehlt es sich, unter Schaftfrakturen — Epiphysenfrakturen — Köpfchenfrakturen zu unterscheiden.

Während sich Achsenabweichungen im Dia- und auch Metaphysenbereich, mit Ausnahme der Rotationsfehler, in Grenzen von selbst korrigieren, Verkürzungen um wenige mm ohne Bedeutung sind, erfordern die Epiphysen- und Köpfchenfrakturen eine ganz andere Bewertung.

Epiphysenverletzungen bergen immer die Gefahr von Wachstumsstörungen, Köpfchenbrüche die Gefahr von partiellen Nekrosen mit sekundärer Deformierung des Gelenkkörpers in sich.

Diagnostik: Die Schmerzlokalisation; eventuelle Weichteilverletzungen erfordern fast immer die Anfertigung von Röntgenaufnahmen, die dann mit Hilfe von Vergleichsaufnahmen der gesunden Seite meist zur richtigen Diagnose leiten.

Therapie: Schaftbrüche sind in der Regel konservativ zu behandeln. Geschlossene Reposition und Retention auf einer volaren Unterarmgipsschiene in Funktionsstellung (Beugestellung) der Fingergelenke führen meist zu einem befriedigendem Ergebnis. Exakte Reposition ist oft sehr schwierig und auch nicht notwendig. Lediglich Rotationsfehler müssen voll auskorrigiert werden.

Epiphysen- und Kondylenbrüche sollten, wenn nötig operativ, peinlich genau eingestellt werden und falls erforderlich durch einen feinen Spickdraht stabilisiert werden.

Komplikationen: Schaftfrakturen können in Drehfehlstellung oder stärkeren Achsabweichungen ausheilen. Die operative Behandlung besteht dann in der Korrekturosteotomie. Nicht optimal reponierte Epiphysenfrakturen können zu Fehlstellungen im Gelenk, Bewegungseinschränkung und schwerer Funktionsbeeinträchtigung der Hand führen. Köpfchenfrakturen bergen die gleichen Gefahren in sich, darüber hinaus jedoch die Gefahr der Kopfnekrose.

Die Fraktur des Processus unguicularis ist häufig im Gefolge von Quetschungen und bedarf keiner besonderen Behandlung.

Die Strecksehnenverletzung mit Abriß-fraktur an der Basis des Endgliedes kann konservativ behandelt werden. Der Finger wird in Überstreckstellung des Endgelenkes auf einer volaren Gipsschiene ruhiggestellt. Handelt es sich um den Abriß eines größeren Fragmentes aus der Basis, so kann durch Naht des Periostes und Ruhigstellung des Endgelenkes mittels eines zentral durch das Gelenk geführten feinen Drahtes bei älteren Kindern sichere Heilung erreicht werden.

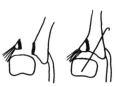

Abb. 9. Bennet-Fraktur Stabilisierung mit Kirchnerdraht in die Handwurzel (Nach MOBERG, E.: Dringliche Handchirurgie. Stuttgart: Thieme 1972)

Die Bennettsche Fraktur: Die Luxationsfraktur des 1. Mittelhandknochens kommt erst bei älteren Kindern vor. Sie ist schwer zu reponieren und noch schwerer zu retinieren (Abb. 9); so daß auch bei Kindern Fixation mit einem Kirschnerdraht durch Schaft und Basis des Mittelhandknochens in die Handwurzel hinein die Methode der Wahl ist.

Literatur

ARNOLD, K., LINDENAU, K. F.: Die kindliche Ellenbogengelenksluxation. Zbl. Chir. **30**, 873–877 (1970).

BLOUNT, W. P.: Fractures in Children. Baltimore: Williams & Wilkins Co. 1954.

CONNOR, A. N., SMITH, G. H.: Displaced Fractures of the lateral humeral Condyle in Children. J. Jone Jt Surg. Vol. **52** B, 460–464 (1970).

D'Ambrosia, R. D.: Supracondylar Fractures of Humerus — Prevention of Cubitus varus. J. Bone Jt Surg. Vol. **54** A, 71–81 (1971).

DAMERON, T. B., REIBEL, D. B.: Fractures Involing the Proximal Humeral Epiphyseal Plate. J. Bone Jt Surg. Vol. **51** A, 289–297 (1969).

EHALT, W.: Verletzungen bei Kindern und Jugendlichen. Stuttgart: Enke 1961.

GROHER, W., DREYER, J.: Krankenbestand und Spätergebnisse konservativ behandelter Claviculafrakturen bei Kindern und Jugendlichen. Mschr. Unfallheilk. **74**, 71–81 (1971).

KEON-COHEN, B. T.: Fractures at the Elbow. J. Bone Jt Surg. Vol. **48** A, 1631–1640 (1966).

MOBERG, E.: Dringliche Handchirurgie. Stuttgart: Thieme 1972.

MÜLLER, M. E., ALLGÖWER, M., WILLENEGGER, H.: Manual der Osteosynthese. Berlin-Heidelberg-New York: Springer 1969.

SEGMÜLLER, G., SCHÖNENBERGER, F.: zur Problematik der Frakturbehandlung am wachsenden Handskelett, Handchirurgie **3**, 109 (1971).

SEYFFARTH, G.: Die Refraktur am kindlichen Vorderarm. Mschr. Unfallheil. **69**, 525–529 (1966).

STRUPPLER, V., WITT, A. N.: Verletzungen und Wiederherstellung der oberen Extremitäten einschließlich der Hand. Stuttgart: Enke 1961.

STUCKE, K., SCHILLING, H.: Kindliche Speichenfrakturen. Mschr. Unfallheilk. **68**, 478–489 (1965).

WALCHER, K., KEYL, W., BÖHLER, J.: Die Verletzungen des Ellenbogengelenkes beim Kind. Verh. Dtsch. Orthop. Traumatolog. **56**, 238–273 (1969).

WEBER, B. G.: Indikationen zur operativen Frakturbehandlung bei Kindern. Chirurg. **10**, 441–444 (1967).

WELLER, S.: Distale Femurfrakturen im Wachstumsalter. Acta Traumatologie **2**, 81–86 (1972).

Spätfolgen kindlicher Frakturen

CH. BRUNNER

Unter die *Spätfolgen kindlicher Frakturen* gehören neben Weichteilschäden, die hier nicht behandelt werden sollen, *Fehlstellungen*, *Rotationsfehler* und *Längendifferenzen*.

Wir unterscheiden folgende fünf Hauptgruppen:

a) *Primäre Achsenknickungen und Rotationsfehler*, welche schon nach erfolgter Frakturheilung vorhanden sind.

b) *Sekundäre Achsenfehler* als Folge eines gestörten Epiphysenfugenwachstums.

c) *Längendifferenzen* als Folge von überschießendem oder vermindertem Längenwachstum.

d) *Aseptische Epiphysennekrosen* als Folge einer geschädigten Blutzirkulation.

e) Sogenanntes *„funktionelles"* Fehlwachstum, ohne daß durch den Unfall die Wachstumszonen geschädigt wurden.

I. Die primären Achsenknickungen und Rotationsfehler an langen Röhrenknochen

Obwohl immer wieder gesagt wird, daß *Achsenfehler* als Folge ungenügender Reposition sich spontan während des weiteren Wachstums auskorrigieren, sind solche Fehler nur in kleinen Grenzen tolerierbar. Je älter das Kind zur Zeit des Unfalles ist, desto weniger Korrekturpotenzen weisen die Wachstumsfugen auf. Zudem bestehen für gewisse Deformierungen keine Korrekturmöglichkeiten, insbesondere wird ein Rotationsfehler fast nie mehr ausgeglichen. Ebenso zeigen Valgus-, Antekurvations- und Rekurvationsfehlstellungen wenig Tendenz zur spontanen Korrektur.

Es muß daher das Ziel einer jeden Frakturbehandlung beim Kinde sein, eine Heilung mit in allen Ebenen korrekten Achsen zu erstreben.

Definitive Achsenfehler äußern sich je nach Lokalisation verschieden. Im Gegensatz zur *unteren Extremität*, wo *Fehlstellungen* leicht zu *Fehlbelastungen* führen, können sie an der *oberen Extremität* durch *Kompensationsmechanismen* weggetäuscht werden. Allgemein kann gesagt werden, daß eine Fehlstellung desto eher in Erscheinung tritt, je näher sie sich in Gliedmitte befindet. Prognostisch verhält sich das Ellbogengelenk günstiger als das Kniegelenk: Hier führen bleibende Fehlstellungen zur Fehlbelastung und damit später zur Arthrose in der Hüfte, im Knie und in den Sprunggelenken.

1. Die obere Extremität

Die *subkapitale Humerusfraktur* heilt oft in einer leichten Varusfehlstellung aus. Im Verlaufe des Wachstums wandert diese immer weiter distal, d.h. schaftwärts. Hier stört sie am wenigsten, kann jedoch unter Umständen eine virtuelle Deformierung des Ellbogens vortäuschen.

Die *suprakondyläre Humerusfraktur* sollte achsenkorrekt ausheilen, da hier nur sehr wenig Korrekturstimulation vorhanden ist. Meist rutscht die Fraktur während der Heilung in eine Varusfehlstellung ab. Ein *Cubitus varus* von 25° und mehr ist daher keine Seltenheit. Funktionell sind diese Kinder nicht sehr stark gestört, wohl aber kosmetisch, insbesondere wenn es sich um Mädchen handelt.

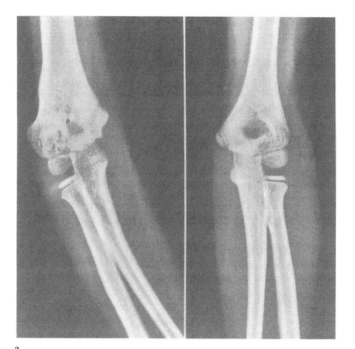

a

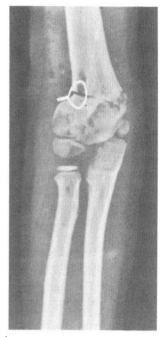

b

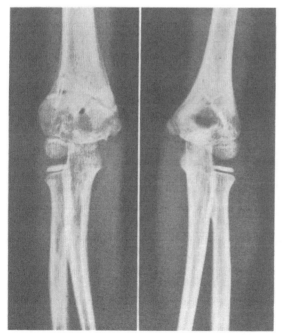

c

Abb. 1 a–c. ♀, 12jährig, Nr. 73 369. (a) In Varusfehlstellung verheilte suprakondyläre Humerusfraktur. (b) Suprakondyläre Korrekturosteotomie mit Minimalosteosynthese. (c) 7 Wochen nach Osteotomie: symmetrische Verhältnisse

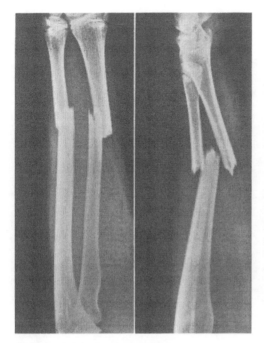

Abb. 2 a

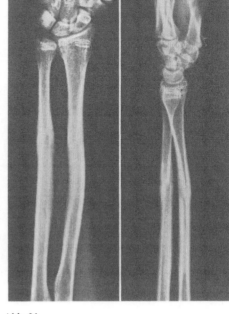

Abb. 2 b

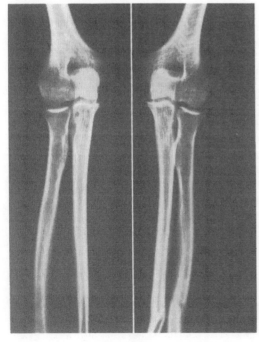

Abb. 2 c

Abb. 2 a–e. ♀, 14jährig, Nr. 156349. (a) Unfallbild. (b) Heilungsergebnis, 8 Monate nach geschlossener Reposition und Gipsbehandlung. (c) Vergleichsaufnahmen am Ellenbogen: deutlich sichtbar die asymmetrische Projektion der Tubercula radii als Zeichen des Rotationsfehlers. (d) Operation: Korrektur der Verbiegung und der Rotation an Radius und Ulna. (e) Postoperative Vergleichsaufnahme der Tubercula radii: symmetrische Projektion

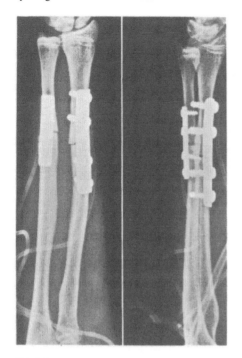

Abb. 2d

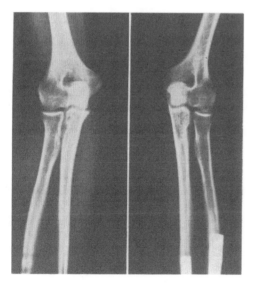

Abb. 2e

Therapeutisch muß daher eine suprakondyläre Korrekturosteotomie durchgeführt werden, wobei sich die Technik der

Osteosynthese a minima sehr bewährt hat
(Abb. 1).

Ein Cubitus valgus als Folge einer Fehl-
heilung einer suprakondylären Humerusfraktur dürfte wohl eher eine Seltenheit
sein. Auch diese ist mit der angegebenen
Osteotomietechnik leicht zu beheben.

Vorderarmschaftfrakturen müssen immer
achsen- und *rotationskorrekt* ausheilen, weil
schon kleine Achsenabweichungen oder
Rotationsfehler die Pro- und Supination
wesentlich beeinträchtigen. Das Umeinan-
derdrehen von Radius und Ulna ist nur bei
korrekten Biegungsverhältnissen dieser beiden Knochen gewährleistet. Die *Pronation*
ist hier am häufigsten eingeschränkt, was
z.B. das Klavierspielen unmöglich macht.
Daher muß gelegentlich durch eine *Korrekturosteotomie* die normale Relation wieder
hergestellt werden. Zur Fixation und Sicherung der Korrektur werden am besten Platten verwendet. Nur durch die Osteotomie
wird der Vorderarm wieder normal funk-
tionsfähig (Abb. 2).

Am *distalen Radius* besteht beim jüngeren Kind eine ausgezeichnete Korrekturpo-
tenz, wahrscheinlich weil hier doch schon
erhebliche Belastungen und damit funktionelle Stimulation vorhanden sind. Manchmal können Kippungen bis zu 30° durch
das Wachstum ausgeglichen werden. Definitive Fehlstellungen sind daher selten und
kommen am ehesten beim älteren Kinde
vor. Bisweilen ist dann eine operative Korrektur notwendig.

Mittelhandfrakturen sowie *Phalanxfrak-
turen* müssen achsen- und vor allem rotationskorrekt zur Heilung gebracht werden.
Insbesondere Drehfehler verhindern den
korrekten Faustschluß. Durch eine Korrekturosteotomie muß die anatomische Situation wieder hergestellt werden.

2. Die untere Extremität

Per- und subtrochantere Femurfrakturen heilen bei konservativer Therapie oft in *Varus-*

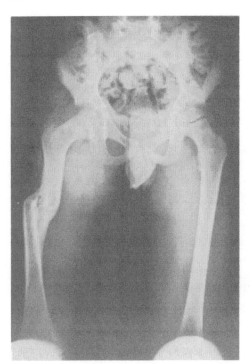

a

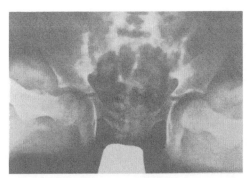

b

Abb. 3 a–e. ♂, 12jährig. Nr. 96284. (a) und (b). In Fehlstellung verheilte Femurschaftfraktur mit Retrotorsion
des Schenkelhalses. (c) und (d) Rotationsosteotomie
in der alten Frakturstelle. (e) Antetorsion nach der
Osteotomie seitengleich

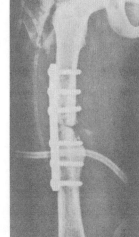

c

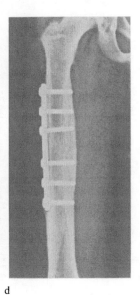

d

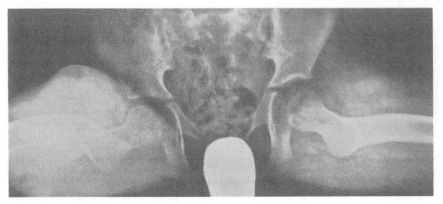

e

fehlstellung aus. Sie müssen dann später durch eine aufrichtende intertrochantere Osteotomie korrigiert werden.

Die *Femurschaftfraktur*, eine der häufigen kindlichen Frakturen, sollte und kann beim jüngeren Kind immer in allen Ebenen korrekt zur Ausheilung gebracht werden. Die häufigste Deformität ist der *Rotationsfehler*, oft mit einer Varusfehlstellung kombiniert. Durch die geeignete *Korrekturosteotomie* wird die physiologische Rotation wieder hergestellt (Abb. 3).

Unterschenkel- und Tibiaschaftfrakturen können konservativ immer achsengerecht ausheilen. Voraussetzung dafür ist jedoch, daß beim Eingipsen sowohl Achsen wie Rotation mit der gesunden Seite verglichen werden. Eine leichte Varusfehlstellung gleicht sich mit dem Wachstum noch aus, viel weniger jedoch die *Valgusfehlstellung*. Die verminderte Außenkreiselung des Fußes dürfte die häufigste Folge einer schlechten konservativen Behandlung sein. Permanente Achsen- oder Rotationsfehler am Unterschenkel sollten operativ korrigiert werden, da sie Fehlbelastungen im oberen und unteren Sprunggelenk verursachen, und damit zur Fehlbelastungsarthrose führen können.

Die Korrektur erfolgt supramalleolär.

II. Sekundäre Achsenfehler als Folge einer Epiphysenfugenverletzung

Jede Fraktur, welche die *Wachstumszone* (Stratum germinativum) *der Epiphysenfuge* durchkreuzt, kann zu einer *partiellen oder totalen Epiphysiodese* führen, falls der Frakturcallus durch die Fuge hindurch Epi- und Metaphyse gegeneinander fixiert. Dieses Phänomen tritt immer dann ein, wenn eine anatomische Reposition nicht erreicht oder nicht gehalten werden kann. Da bei der konservativen Behandlung solcher Frakturen fast nie mit Sicherheit die anatomische Reposition garantiert bleibt, sind diese posttraumatischen Epiphysiodesen recht häufig.

Drei Gelenke sind für diese Frakturarten prädestiniert: *Ellbogen, Knie* und *oberes Sprunggelenk*.

1. Sekundäre Achsenfehler am Ellbogen

Handelt es sich um eine *Fraktur am distalen Humerusende*, so können sowohl *Epicondylus ulnaris* wie *Epicondylus radialis* betroffen sein.

Die reine Abrißfraktur des *Epicondylus ulnaris* führt nicht zur Wachstumsstörung, da es sich im Grunde um eine Lysenfraktur einer Apophyse handelt. Geht die Fraktur jedoch von der Apophyse bis ins Gelenk, handelt es sich um eine Verletzung der Wachstumszone und die schwere Cubitus varus-Deformierung ist die Regel. Diese Deformierung ist progredient, da sie die Folge einer ulnaren Epiphysiodese ist, und muß daher suprakondylär korrigiert werden.

Eine Verletzung des *Epicondylus radialis* bedeutet immer eine Verletzung der Wachstumszone. Kommt es zum Brückencallus, ist der progrediente Cubitus valgus die Folge. Vor allem Frakturen des Capitulum humeri radiale führen zu dieser Deformierung. Dieser Zustand muß operativ korrigiert werden, da wegen der Progressivität der Fehlstellung eine Neuritis des Nervus ulnaris als Folge der chronischen Überdehnung auftreten kann.

2. Sekundäre Achsenfehler am Kniegelenk

Die Frakturen des Femurschaftes sind beim Kind mindestens zehnmal häufiger als die des distalen Femurendes. Echte *Y-Frakturen des distalen Femurs* sind eine absolute Rarität, heute vielleicht als Folge der zunehmenden Verkehrsunfälle eher zu sehen als früher.

Der einzige uns bekannte Fall betraf einen 8 jährigen Knaben, der mit seinem Roller von einem PKW

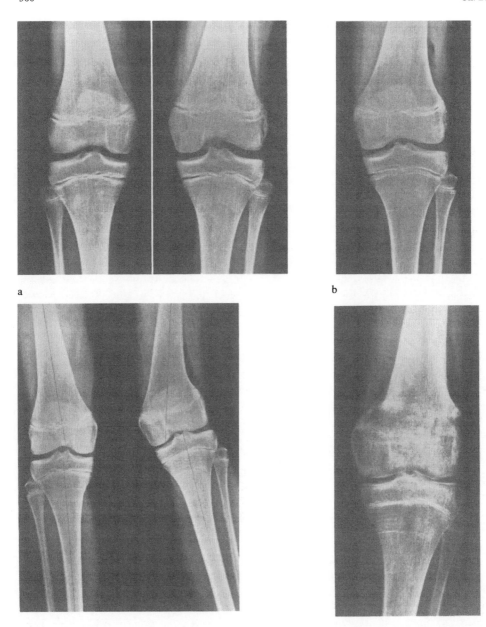

a

b

c   d

Abb. 4a–d. ♂, 13jährig, Nr. 156909. (a) 2 Wochen nach Unfall: knöcherner Seitenbandausriß lateral, wurde in der Folge mit Gipstutor behandelt. (b) 6 Monate später: laterale Epiphysiodese sichtbar. (c) 18 Monate nach Unfall: Ausbildung eines schweren Genu valgum als Folge des lateralen Wachstumsstops. (d) Zustand 8 Wochen nach Korrekturosteotomie

überfahren wurde: Schwerste, offene, intraartikuläre, distale Femurfraktur, später Infekt, Epiphysiodese, Fehlstellung, vollständiger Wachstumsstop, Kniegelenksankylose und 12 cm Beinverkürzung als Endzustand.

Etwas häufiger sind die *knöchernen Bandausrisse der Kollateralligamente*, vor allem *lateral*. Da die Bandinsertion sowohl metaphysär wie epiphysär besteht, wird bei einem knöchernen Ausriß fast immer die Epiphysenfuge durchkreuzt. Obwohl es sich größenmäßig um eine kleine Knochenläsion handelt, führt die Einheilung des ausgerissenen Knochenstückes zu einer *kollateralen Epiphysiodese* und damit zum einseitigen Wachstumsstop. Das schwere progrediente *Genu valgum* (fast immer handelt es sich um das laterale Seitenband) ist die Folge. Nur die suprakondyläre Korrekturosteotomie kann die korrekten Achsenverhältnisse wieder herstellen (Abb. 4).

Die *Schädigung der Epiphysenfuge* durch eine echte Fraktur am distalen Femurende ist bei *Frakturen des Typus Aitken II und III* möglich und wahrscheinlich. Die Fraktur vom Typus Aitken I und die reine Lysefraktur heilen bei korrekter Reposition ohne Fehlwachstum aus.

Da die *Tibiakopfepiphyse* sehr gut in einen Bändermantel eingebettet ist, sind solche Frakturen große Seltenheiten.

Lediglich zwei Bruchformen sind etwas häufiger und bergen die Gefahr der Wachstumsstörung in sich:

a) *Ausriß der Tuberositas tibiae* als Korrelat zum knöchernen Bandausriß.

Hier ist immer die Wachstumszone von der Fraktur durchkreuzt und ein *Genu recurvatum* die Regel, falls es nicht gelingt, die anatomische Reposition bis zur Frakturheilung zu halten. Dies ist nur mittels einer *Osteosynthese* möglich. Obwohl diese Fraktur erst beim älteren Jugendlichen auftritt, ist die Ausbildung eines erheblichen Genu recurvatum zu erwarten. Die *antekurvierende Tibiakopfosteotomie* muß dann das Genu recurvatum ausgleichen.

b) Die *quere hohe Tibiafraktur*.

Sie verläuft gerade noch proximal der Tuberositas tibiae-Zunge, verschont dabei die Hauptfläche der Epiphysenfuge, trifft aber vorne noch die Tuberositasfuge. Auch hier kann es zur Epiphysiodese an der Tuberositas kommen und sich ein *Genu recurvatum* ausbilden. Therapeutisch kommt ebenfalls nur die *Korrekturosteotomie* in Frage (Abb. 5).

3. Sekundäre Achsenfehler am oberen Sprunggelenk

Wesentlich häufiger als am Ellenbogen und Kniegelenk sind *Epiphysenfugenschädigungen am oberen Sprunggelenk* zu erwarten, da es sich hier um ein belastetes, durch Sportunfälle oft geschädigtes Gelenk handelt. Die häufigste derartige Fraktur ist eine *Abscherung des medialen Malleolus* (sog. Meißelfraktur) in Kombination mit einer Lyse der Fibulaspitze.

Diese Frakturart kann vom Typus Aitken II oder Aitken III sein, bei beiden Arten ist das Stratum germinativum verletzt. Nur die *exakte operative Reposition* und *Osteosynthese* (Verschraubung oder Spickung, wobei wir der Verschraubung mit kleinen AO-Spongiosaschräubchen parallel zur Fuge den Vorzug geben) kann eine Verbesserung der Prognose geben, d.h. nur die Osteosynthese ist in der Lage, die Wachstumsstörung zu verhüten.

Zusätzlich zur Schädigung des Stratum germinativum kann es in ganz seltenen Fällen zu einer *Durchblutungsstörung der Epiphyse* kommen. Die Abb. 6 zeigt diese beiden Schadenarten: Sowohl die partielle Epiphysiodese durch die Meißelfraktur wie auch die aseptische Epiphysennekrose, welche sich partiell wieder erholt.

III. Längendifferenzen als Folge einer Schädigung oder Stimulation der Epiphysenfuge

1. In toto-Schädigung der Wachstumszone der Epiphysenfuge

In ganz seltenen Fällen tritt nach einer *metaphysären Fraktur*, meist einer Fugenlösung, ein Wachstumsstop auf, ohne daß eine Deformierung entstehen würde. Es muß daher durch die Fraktur zu einer Bremsung oder gar Sistierung des Fugenwachstums gekommen sein. Hier handelt es

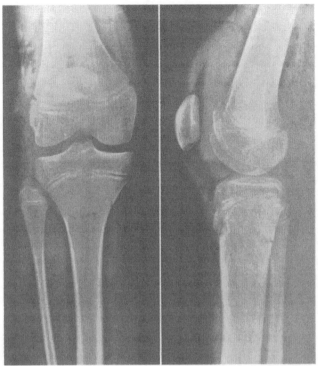

Abb. 5a–d. ♂, 15jährig, Nr. 112934. (a) Quere hohe Tibiafraktur, gerade noch in die Tuberositas-Fuge hineinreichend. (b) 15 Monate nach Unfall und nach konservativer Gipsbehandlung: deutliches Genu recurvatum, da Wachstumsstop an der Tuberositas-Fuge. (c) Korrekturosteotomie mit Span und Fixateurs externes. (d) Heilungsergebnis 15 Monate nach der Osteotomie

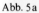
Abb. 5a

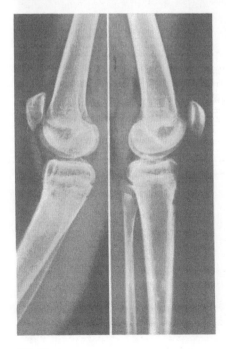
Abb. 5b

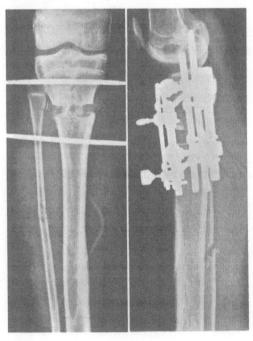
Abb. 5c

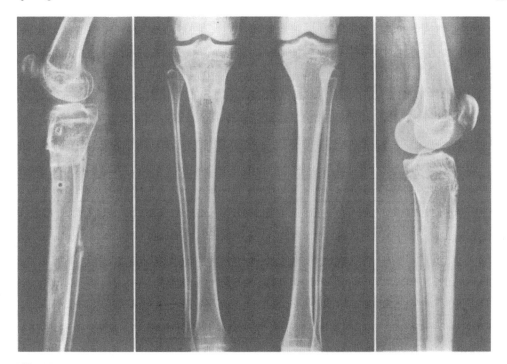

Abb. 5 d

sich möglicherweise um die viel zitierte *Quetschung* (CRUSH) *der Wachstumszone.* Die *Längendifferenz* erreicht jedoch selten mehr als 1–2 cm, da dieser Verletzungstypus unserer Erfahrung nach nur beim kurz vor Wachstumsabschluß stehenden Jugendlichen vorkommt. Funktionell entstehen durch die Längendifferenzen an der oberen Extremität keine Nachteile. An der unteren Extremität, wo die Differenz evtl. mehr als 2 cm betragen kann, sind Auswirkungen auf die Wirbelsäule (Ausgleichsskoliose) zu befürchten.

2. Die frakturbedingte Stimulation der Wachstumszone

Jede kindliche Fraktur führt zu einem *überschießenden Längenwachstum.* Ursache ist die vermehrte Zirkulation im Bereiche der Epiphyse-Metaphyse, ist doch die intramedulläre Blutzirkulation während langer Zeit gestört oder ganz unterbrochen. Durch die Hyperämie erhöht sich die Wachstumsgeschwindigkeit und das vermehrte Wachstum hält solange an, als die Hyperämie bestehen bleibt. Nach etwa 2 Jahren ist eine normale Blutverteilung an der Extremität wieder erreicht. Je nach Lokalisation, Schweregrad der Fraktur und Alter des Kindes sind daher große Streubreiten an Längendifferenzen zu erwarten. Diese bewegen sich zwischen wenigen Millimetern und 4–5 cm (am Femur im Mittel 2 cm, an der Tibia im Mittel 0,6–0,8 cm).

Kindliche Schaftfrakturen sollten daher wenn immer möglich unter *leichter Verkürzung* ausheilen, insbesondere aber Femurfrakturen, da das überschießende Längenwachstum mindestens 2 cm im Mittel wieder aufholt.

3. Die Therapie der Längendifferenzen

Ist die Differenz nicht erheblich, d.h. unter 1,5 cm, kann versucht werden, durch einsei-

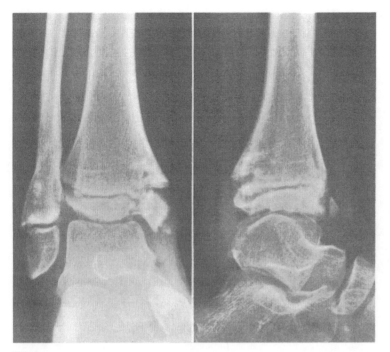

Abb. 6a

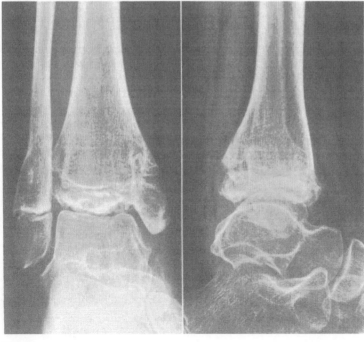

Abb. 6b

Abb. 6a–c. ♂, 10jährig, Nr. 140420. (a) 8 Wochen nach Unfall und konservativer Behandlung im Gipsverband: typische metaphysäre Fraktur des Malleolus internus, Fraktur unter leichter Stufenbildung geheilt. (b) 1 Jahr nach Unfall: deutlich sichtbare partielle Epiphysiodese im Bereich der ehemaligen Frakturstelle, Nekrose des lateralen Epiphysenanteiles, beginnende Gelenksinkongruenz. (c) $2^{1}/_{2}$ Jahre nach Unfall: die Epiphysiodese ist nun medial vollständig ausgebildet, die Epiphysennekrose scheint sich langsam zu erholen, die Gelenksinkongruenz nimmt aber zu

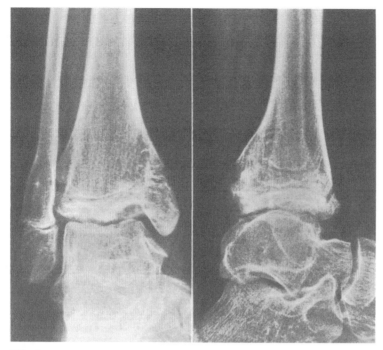

Abb. 6c

tiges „Heizen" über Nacht eine Stimulation der zu kurzen Seite zu erreichen. Zu diesem Zwecke soll das Kind nachts einen Schlafsack für sein zu kurzes Bein tragen (doppelter Leinensack mit Isoliermaterial zwischen den beiden Schichten). Damit kann bei gesunder Epiphysenfuge eine Stimulation bis zu einem Zentimeter erreicht werden.

Beinlängendifferenzen von mehr als 2 cm sollten *operativ auskorrigiert* werden, da durch die Längendifferenz das Rückengleichgewicht als Folge der Ausgleichsskoliose gestört werden kann.

Heute stehen uns zur Behebung der Beinlängendifferenzen sowohl die Methode der *Verkürzung am zu langen Bein* als auch die *Verlängerung am zu kurzen Bein* zur Verfügung.

Die *Verkürzungsosteotomie* intertrochanter am Femur ist eine sichere, relativ gefahrlose Technik und sollte wenn immer

möglich angewendet werden, insbesondere wenn ein Femur durch überschießendes Wachstum zu lang geworden ist (Abb. 7).

Besteht durch Minuswachstum oder gar durch Wachstumsstop eine *erhebliche Beinlängendifferenz*, so kann mit dem *Distraktionsgerät nach* WAGNER die Femurlänge ausgeglichen werden.

Die operative Verkürzung am Unterschenkel ist gefahrvoll und sollte nur in ganz seltenen Ausnahmefällen durchgeführt werden.

Auch die Verlängerungsosteotomie am Unterschenkel birgt Gefahren in sich. Insbesondere treten sehr oft Paresen im Bereiche des Nervus fibularis und Durchblutungsstörungen im Bereich der Arteria tibialis anterior auf. Allenfalls kommt für diese Verlängerung die Technik nach ANDERSON in Betracht.

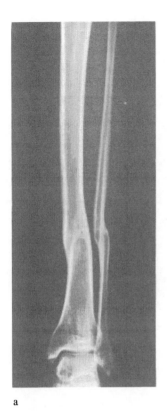

a

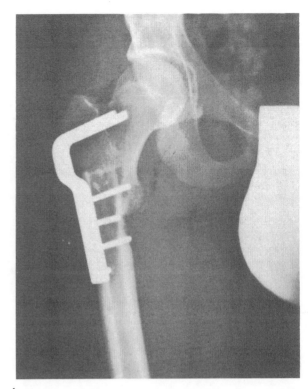

b

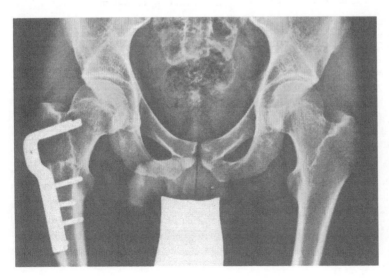

c

Abb. 7a–c. ♂, 24jährig, Nr. 144083. (a) Status nach Unterschenkelfraktur vor 10 Jahren, ausgeheilt unter Verkürzung von 3,5 cm. (b) Verkürzungsosteotomie intertrochanter mit 90°-Winkelplatte. (c) 4 Monate nach Operation: Osteotomie geheilt, Patient beschwerdefrei und voll arbeitsfähig

IV. Die aseptische Epiphysennekrose als Folge der geschädigten Blutzirkulation

Diese Art Schädigung kommt besonders bei drei Lokalisationen vor:

a) *Radiusköpfchen*
b) *Femurkopf*
c) *Corpus tali*

Auf Grund der besonderen Gefäßversorgung ist die Durchblutung bei frakturbedingter Dislokation bei allen drei Lokalisationen oft unterbrochen. Die Prognose jedoch ist wegen der unterschiedlichen Belastung und Funktion verschieden.

Das *Radiusköpfchen* wird nur wenig belastet und weist daher eine weit größere Revascularisationsfähigkeit auf, ohne daß es zur schwerwiegenden Deformierung kommen würde. Auch ein nekrotisches Radiusköpfchen sollte nach Möglichkeit nicht entfernt werden, weil es sonst zu einem schweren Ulnavorschub und damit zur irreversiblen Störung im distalen Radio-Ulnargelenk kommt. Diese Spätfolge tritt vor allem bei der Radiusköpfchenfraktur Typus Judet-IV, d. h. bei der totalen Abkippung, auf.

Die *kindliche Schenkelhalsfraktur* ist bei konservativer Behandlung in ihrer Prognose ungewiß. Zur schicksalbedingten partiellen (oder totalen) Zirkulationsunterbrechung kommt noch die Schädigung durch das intracapsuläre Hämatom hinzu, da durch den Hämatomdruck die evtl. noch vorhandene Restzirkulation verhindert wird. Die einzige erfolgversprechende Therapie in diesen Fällen ist die *schonende offene Reposition* unter Ausräumung des Frakturhämatoms und die *Zugschraubenosteosynthese* zur Herstellung von übungsstabilen Verhältnissen. Ist jedoch eine Femurkopfnekrose eingetreten und wirkt sich diese durch Schmerzen oder Funktionseinschränkung wesentlich behindernd aus, sollte frühzeitig nach Wachstumsabschluß die Hüftarthrodese durchgeführt werden.

Sinngemäß das gleiche gilt bei der *Fraktur des Corpus tali: Operative Repositon* und *Zugschraubenosteosynthese.*

In seltenen Fällen können auch andere Lokalisationen betroffen sein (s. Abb. 6).

V. „Funktionelles" Fehlwachstum

Seit längerer Zeit ist bekannt, daß *nach metaphysären Frakturen,* die mit Sicherheit primär keine Schädigung der Epiphysenfuge bewirkt haben, ein *Fehlwachstum* auftritt, dessen Ätiologie bis heute nicht restlos geklärt ist.

1. Der posttraumatische Cubitus varus nach suprakondylärer Humerusfraktur

Obwohl viele *suprakondyläre Humerusfrakturen* in achsengerechter Stellung ausheilen, tritt doch immer wieder ein posttraumatischer *Cubitus varus* auf. Über dessen Ursachen bestehen heute noch Unklarheiten. Tatsache ist, daß nach erfolgter Frakturheilung die Achsen am distalen Humerus korrekt sind, und daß nach 2 Jahren ein eindeutiger Cubitus varus aufgetreten ist.

Ist diese Deformität erheblich, was vor allem dann der Fall ist, wenn schon primär ein geringer Varus bestand, muß eine *Korrekturosteotomie* durchgeführt werden, da diese Kinder als Erwachsene durch die Fehlstellung kosmetisch und gesellschaftlich benachteiligt sind.

2. Die rezidivierende hochdiaphysäre-metaphysäre Valgusverkrümmung der Tibia

Die sogenannte *metaphysäre hohe Tibiafraktur* ist zwar selten und unter den kindlichen Unterschenkelfrakturen eine Ausnahme, ihre Prognose ist jedoch sehr ungewiß, weil in den meisten Fällen eine kaum zu beeinflussende *Valgusdeformierung* auftritt, deren Ursache bis jetzt völlig unklar ist. In einigen Fällen ist die Deformierung rein unfall-

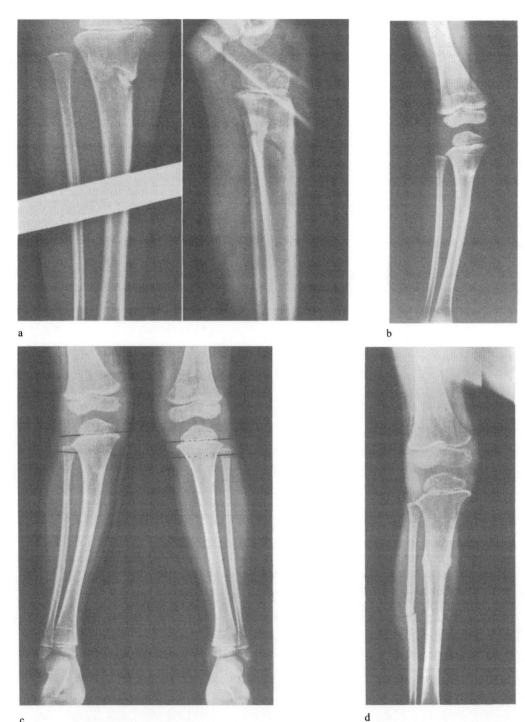

a   b

c   d

Abb. 8a–d. ♂, 6jährig, Nr. 100828. (a) Hohe metaphysäre Tibiafraktur ohne wesentliche Dislokation, Behandlung im Gipsverband. (b) 5 Monate nach Unfall: Ausbildung einer Valgusfehlstellung. (c) 18 Monate nach Unfall: die Valgusfehlstellung hat zugenommen, vermehrtes Wachstum im medialen Anteil der proximalen Tibiaepiphysenfuge. (d) Resultat 6 Wochen nach der Korrekturosteotomie

bedingt, d. h. ein Repositionsfehler. In anderen Fällen läßt sich zeigen, daß auch bei korrekten Achsen nach Frakturheilung eine Valgusdeformierung auftritt. In einigen wenigen Fällen handelt es sich dabei um ein echtes Fehlwachstum an der medialen Epiphysenfuge der Tibia durch einseitig vermehrtes Wachstum. In anderen Fällen ist die Deformierung am Übergang Metaphyse zu Diaphyse, als ob der Tibiaschaft mehr und mehr gekrümmt würde.

Therapeutisch kommt in erster Linie die *Korrekturosteotomie* in Frage, wobei beachtet werden muß, daß durch Fraktur und Osteotomie ein recht erhebliches überschießendes Längenwachstum entsteht. Einige dieser Kinder sind nach der Osteotomie geheilt, andere weisen auch nach dem Erreichen von korrekten Achsen weiterhin ein deformierendes Wachstum auf. Die definitive Sanierung ist in diesen Fällen erst nach Abschluß des Wachstums zu erzielen (Abb. 8).

Literatur

AITKEN, A. P., MAGILL, H. K.: Fractures involving the distal femoral epiphyseal cartilage. J. Bone Jt Surg. **34** A, 96 (1952).

AITKEN, A. P., et al.: Fractures of the proximal tibial epiphyseal cartilage. J. Bone Jt Surg. **38** A, 787 (1956).

ANDERSON, W. V.: Leg lengthening. J. Bone Jt Surg. **34** B, 150 (1952).

BOITZY, A.: La fracture du col du fémur chez l'enfant et l'adolescent. Paris: Masson, 1971.

COZEN, L.: Fracture of the proximal portion of the tibia in children followed by valgus deformity. Surg. Gynec. Obstet. **97**, 183 (1953).

JUDET, J., JUDET, R., LEFRANC, J.: Fracture du col radial chez l'enfant. Ann. chir. **16**, 1377 (1962).

LEHNER, A., DUBAS, J.: Sekundäre Deformierungen nach Epiphysenlösungen und epiphysenliniennahen Frakturen. Helv. chir. Acta **21**, 388 (1954).

MORTON, K. S., et al.: Closure of the anterior portion of the upper tibial epiphysics as a complication of tibial shaft fracture. J. Bone Jt Surg. **46** A, 570 (1964).

SALTER, R. B., HARRIS, W. R.: Injuries involving the epiphyseal plate. J. Bone Jt Surg. **45** A, 587 (1963).

SUESSENBACH, F., WEBER, B. G.: Epiphysenfugenverletzungen am distalen Unterschenkel. Bern: Huber 1970.

WAGNER, H.: Operative Beinverlängerung. Chirurg **42**, 260 (1971).

WEBER, B. G.: Torsion und Femurfraktur beim Kinde. Verh. deutsch. Orthop. Gesellsch., Stuttgart: Enke, 1962.

WEBER, B. G.: Epiphysenfugenverletzungen. Helv. chir. Acta **31**, 103 (1964).

WEBER, B. G.: Die Verletzungen des oberen Sprunggelenks. 2. Aufl., Bern: Huber, 1972

YABSLEY, R. H., et al.: The effect of shaft fractures and periosteal stripping on the vascular supply to epiphyseal plates. J. Bone Jt Surg. **47** A, 551 (1965).

Pseudarthrosen

J. Rehn

I. Häufigkeit und Ursachen

STREICHER sah unter 1540 kindlichen Frakturen keine Pseudarthrose. BRUNS stellte 2174 Pseudarthrosen zusammen, darunter waren 74 Kinder, d.h. 3,4%. Die *Entwicklung eines Falschgelenkes* im Wachstumsalter wird nach den übereinstimmenden Angaben der Literatur sehr selten beobachtet. Die Erfahrungen der einzelnen Autoren sind daher gering.

Die sogenannte angeborene Tibia-Pseudarthrose wird nicht besprochen,da sie nicht traumatischen Ursprungs ist. — Die *Entstehung eines Falschgelenkes* beim Kind findet denkbar „schlechte Voraussetzungen": Instabilität, Distraktion der Fragmentenden, Interposition von Weichteilen, instabile Osteosynthesen führen nur extrem selten zu Pseudarthrosen bei Schaftfrakturen. Das kindliche Gewebe hat eine erstaunliche *Regenerationskraft*, wobei das *Periost* bei der Frakturheilung zu einer schnellen und umfangreichen Callusbildung befähigt ist. Dieser Umstand mit der guten Vascularisation, auch des kindlichen Knochens, führen zu einer gegenüber dem Erwachsenen erheblich *verkürzten Zeit der Frakturheilung*. Bei der *Geburtsfraktur* muß so die Diagnose baldmöglichst gestellt werden, da bereits innerhalb weniger Tage eine Konsolidierung über einen dicken Callusmantel einsetzt. Die *Frakturbehandlung* kann also nur darin bestehen, diese optimalen Voraussetzungen zur Heilung zu unterstützen. Trotzdem haben wir in 5 Jahren 31 kindliche Pseudarthrosen, darunter 13 der Tibia, beobachtet. 17 waren konservativ, 14 operativ vorbehandelt (Tabelle 1). Die *Ursache der Falschgelenkentwicklung* war zumeist eine *unzureichende Immobilisation*, wobei entweder die notwendige Dauer der Ruhigstellung und ihre Art unterschätzt oder die Stabilität der Osteosynthese überschätzt wurde. JÜNGLING sah (1914) unter 131 Pseudarthrosen, 100 der Tibia. Häufige Repositionen mit den Zerreißungen des jungen Callusgewebes können über die Erschöpfung der Regeneration zum Falschgelenk führen.

In Gelenknähe ist bei konservativer Behandlung des dislozierten *radialen Oberarmcondylus* das Falschgelenk unvermeidbar. Auch die Apophysenlösung des *Epicondylus ulnaris humeri* mit Diastase führt ohne Osteosynthese zum Falschgelenk. Die *Innenknöchelfraktur* mit eingeschlagenem Periost, der *Schenkelhals* wie der Bruch des Sitzbeinknorrens sind weitere Frakturen mit Falschgelenkgefährdung.

Bei *paarig angelegten Extremitätenknochen*, wie am Unterschenkel und Unterarm, kann der erhaltene Knochen eine Sperrwirkung mit der Folge verzögerter Bruchheilung bis zur Pseudarthrose ausüben.

Instabile Osteosynthesen mit im Bruchspalt liegenden, den Callus einschnürenden Drahtschlingen, instabile, sperrende Platten ohne Druck oder Markstifte behindern häufig die mit konservativen Methoden gesicherte Bruchheilung. So waren bei uns 4 Oberschenkelschaftspseudarthrosen operativ vorbehandelt und 7 von 13 ehemaligen Tibiafrakturen. Hinzu kommen 3 Osteomyelitiden nach Operationen (Tabelle 1).

Infizierte offene Frakturen oder *Osteosynthesen* münden als chronische posttrau-

Tabelle 1. 31 kindliche Pseudarthrosen (0 – 15 Jahre, „Bergmannsheil" Bochum 1967 – 1972

Lokalisation	Anzahl	Vorbehandlung		Behandlung BH Bochum				knöchern ausgeheilt
		kons.	op.	Osteosynthese	Spongiosaplastik	Osteos. + Spongiosaplastik	kons.	
Schlüsselbein	1	1		1				1
Oberarmschaft	1	1		1				1
Ellenbogengelenkbereich	7	6	1	4		3		7
Unterarm Elle	1^a	1^a						
Speiche	2 + 1^a	1 + 1^a	1	2		2^a		4
Oberschenkelhals	1		1	1				1
Oberschenkelschaft	3		3	1		2		
	1^a		1^a				1^a	4
Unterschenkel (Schienbein)	9	4	5	2	3	4		13
	+4^a	2^a	2^a			4^a		
Gesamt:	31 (7)^a	17 (4)^a	14 (3)^a	12	3	15 (6)^a	1 (1)^a	31

^{a} Infizierte Pseudarthrosen.

matische Osteomyelitiden allzu leicht in die *infizierte Pseudarthrose*. Die *Defektpseudarthrose* kann selten Folge eines primär beim Unfall ausgesprengten und entfernten großen Bruchstücks sein. Zumeist entsteht sie aus einer ausgedehnten Sequestrierung bei Osteomyelitis, die über längere Zeit konservativ vorbehandelt wurde. — Im sauren Milieu der Entzündung überwiegt die Osteoclastentätigkeit, der Gewebsuntergang. Die Zerstörung des Knochens im Eiter mit Sequestrierung beherrscht das Bild. Die notwendige Kontinuitätsresektion schafft den Defekt.

Spontanfrakturen im Bereich *generalisierter Knochenerkrankungen*, wie bei der angeborenen Knochenbrüchigkeit, können bei der ausgeprägten Antekurvation der Tibia wegen der pathologischen biomechanischen Bedingungen über die Spontanfraktur zum Falschgelenk führen. *Benigne oder maligne Tumoren* zeigen im Bereich des Tumorgewebes eine geringe oder fehlende Regeneration des Gewebes, da das echte Knochengewebe vollkommen oder weitgehend zerstört ist. Die Bruchheilung bleibt aus.

Bei Pseudarthrosen der Tibia wie der Clavicula läßt sich in späteren Stadien oft nicht mehr feststellen, ob es sich um während oder kurz nach der Geburt erworbene ehemalige Frakturen oder um „angeborene Pseudarthrosen" handelt.

II. Die verschiedenen Formen

1. *Das hypertrophe Falschgelenk* ist zumeist straff und zeigt mit seinen elefantenfußähnlichen Fragmentenden die vergeblichen Bemühungen des Gewebes den Frakturspalt zu überbrücken. Im Szintigramm läßt sich entgegen früheren Ansichten eine vermehrte Durchblutung des Pseudarthrosenbereiches nachweisen. Die Voraussetzungen für eine Ausheilung durch eine stabile Osteosynthese sind günstig.

2. *Das atrophe Falschgelenk* mit seinen spitz zulaufenden Enden und der Knochenatrophie ist das röntgenologische Korrelat einer mangelhaften oder fehlenden Regeneration. Die Therapie muß diesem Umstand Rechnung tragen.

3. *Das infizierte Falschgelenk.* Die Fisteleiterung der posttraumatischen Osteomyelitis kennzeichnet klinisch das infi-

zierte Falschgelenk. Die ehemalige Infektion ergibt sich aus der Vorgeschichte, dem Röntgenbild und den
Hautverhältnissen.
4. *Die Defektpseudarthrose.* Ihre Entstehung aus der sequestrierenden Osteomyelitis oder dem primär traumatischen Substanzverlust wurde erwähnt.

III. Diagnostik

Fortbestehende Schmerzen mit Beginn und
unter der Belastung nach scheinbarer Frakturheilung sind Zeichen einer verzögerten
Frakturheilung, die ohne Therapie bis zum
Falschgelenk führt. Eine *abnorme Beweglichkeit* ist beim straffen Falschgelenk nicht
oder schwer nachweisbar, während die
atrophe Pseudarthrose mehr oder weniger
wackelbeweglich ist. Die *Osteomyelitis* bietet so typische Symptome, daß das sich aus
ihr entwickelnde Falschgelenk nicht schwer
zu diagnostizieren ist.

Beim Erwachsenen sprechen wir etwa 8
Monate nach der Fraktur bei fehlender
Frakturheilung von einem Falschgelenk.
Entsprechend der schnellen kindlichen
Knochenbruchheilung wäre eine Frist von
3–6 Monaten, je nach Altersklasse, anzunehmen. Die *Objektivierung eines Falschgelenkes*, die fehlende Vereinigung einer Fraktur, ist nur mit dem *Röntgenbild* sicher
möglich. Das *Röntgenbild* in *2 Ebenen*, besser in *4 Richtungen*, deckt zumeist die aus-
gebliebene Konsolidierung mit dem noch
sichtbaren Bruchspalt auf. In Zweifelsfällen,
wie z.B. am Schenkelhals, können *Schichtaufnahmen* letzte Sicherheit erbringen.

IV. Therapie

Die Behandlung des ausgebildeten Falschgelenkes kann bis auf wenige Ausnahmen
nur operativ sein. Beim Erwachsenen ist die
übungsstabile Osteosynthese wegen der zumeist bereits bestehenden Schäden an Ge-

lenken und Weichteilen zur erfolgreichen
Behandlung des Falschgelenkes die Methode der Wahl. Beim Kind spielt eine längere Immobilisation keine Rolle. Dieser
Zeitraum ist aber begrenzt. Wird eine verzögerte Bruchheilung oder bestehende
Pseudarthrose über Monate ruhiggestellt,
so treten auch beim Kind Dystrophien der
Weichteile und des Knochens mit allen Be-
gleitsymptomen auf. — Distal des Falschgelenkes läßt sich eine *Wachstumshemmung*
mit proximalem *Längenwachstum* beobachten (JÜNGLING).

Bei *frühzeitiger operativer Beseitigung*
der Pseudarthrose erfolgt häufig durch vermehrtes Wachstum ein vollkommener oder
teilweiser Ausgleich der Verkürzung. Besteht das Falschgelenk über lange Zeit, vor
allem mit gleichzeitigem Defekt, der an sich
eine Verkürzung bedingt, so sind z.T. erhebliche Verkürzungen unausbleiblich.
Wird die Operation erst nach Schluß der
Epiphysenfugen ausgeführt, oder sind diese
durch eine Osteomyelitis zerstört, so be-

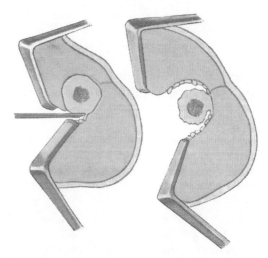

Abb. 1. Bei der Dekortikation (nach JUDET) wird im
Bereich der Pseudarthrose fast zirkulär mit dem Mei-
ßel eine dünne Knochenlamelle abgeschlagen. Knochen, Periost und Weichteile bleiben im Zusammenhang. Dadurch wird ein gut durchbluteter Mantel aller
Gewebsanteile um das Falschgelenk gelegt. (Aus Manual der Osteosynthese)

steht keine Möglichkeit eines Längenaus-
gleichs.

Eine alleinige *Spongiosaanlagerung* mit
(Abb. 1) *Dekortikation*, die die Knochenneubildung gut unterstützt, ist dann angezeigt,
wenn eine *Immobilisation im Gipsverband*
bei guter Stellung des Falschgelenkes möglich ist und keine nachteiligen Folgen durch

die Ruhigstellung zu erwarten sind. Wir erstreben bei einer längerbestehenden Pseudarthrose des Kindes eine *übungsstabile
Osteosynthese*. Nur so lassen sich die meist
vorhandenen Folgen einer langdauernden
Ruhigstellung zumindest bessern. Je *jünger
das Kind*, desto *schneller* geht die *Heilung
des Falschgelenkes* vonstatten. Die zusätzli-

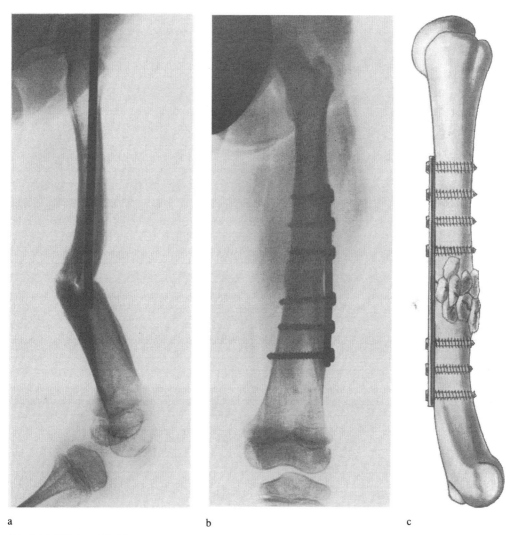

a   b   c

Abb. 2. (a) 5jähriges Mädchen; nach Oberschenkelmarknagelung Entwicklung eines Falschgelenkes mit Fehlstellung. (b) 5 Monate nach Unfall Nagelentfernung und Verplattung mit 6-Loch-Platte mit Spongiosaanlagerung. Pseudarthrose knöchern verheilt, 5 Monate nach Osteosynthese vor Plattenentfernung. Folgen-
lose Ausheilung. (c) Entsprechendes Schema. (Aus Manual der Osteosynthese)

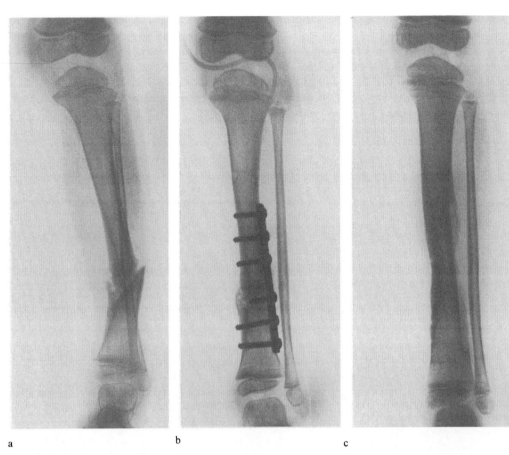

a   b   c

Abb. 3. (a) 5jähriger Junge mit Schienbeinfalschgelenk bei erhaltener Fibula (Sperrwirkung). Konservative Vorbehandlung. (b) 6-Loch-Zuggurtungsplatte mit Spongiosa. (c) 5 Monate nach Osteosynthese Plattenentfernung. Pseudarthrose ausgeheilt. Freie Funktion

che *autologe Spongiosaanlagerung* beschleunigt die knöcherne Überbrückung. In den Röntgenserien ist der Einbau der Transplantate in erstaunlich kurzer Zeit sichtbar (Abb. 2).

Die Schaftpseudarthrosen lassen meist eine übungsstabile Osteosynthese zu. Die Defekte der *atrophen* oder *Defektpseudarthrosen*, wie Inkongruenzen beim *mangelhaften Schluß der Bruchenden*, werden mit *autologer Beckenkammspongiosa* aufgefüllt (Abb. 3).

Die Kombination — *stabile Osteosynthese mit Spongiosa* — ist ein sicheres Verfahren für die Pseudarthrosentherapie. Wegen der meist erforderlichen *Freilegung des Falschgelenkes* und der fehlenden Irritation der Wachstumsfugen, wie sie beim Küntscher-Nagel erfolgen kann, benutzen wir fast ausschließlich Platten. KÜNTSCHER konnte zwar bei senkrecht zur Epiphysenfuge eingebrachten Marknägeln keine Wachstumsstörungen nachweisen. Bei älteren Kindern wäre aber bei Schaftfrakturen eine Aufbohrung der Markhöhle zur sicheren Stabilisierung angezeigt. Diese Methode ist aber ohne Schäden der Wachstumsfuge nicht durchführbar.

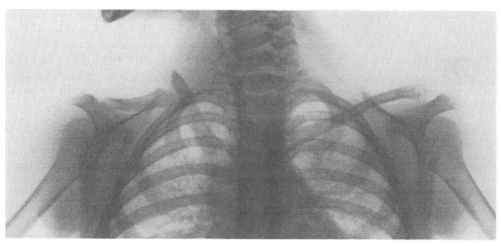

a

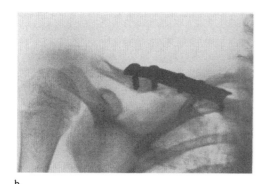

b

Abb. 4. (a) 6jähriges Mädchen mit Schlüsselbein-
falschgelenk rechts. Angeblich bei der Geburt entstanden. (b) 3 Wochen nach Osteosynthese mit
5-Loch-Drittelrohrplatte und Spongiosaanlagerung
nach Anfrischen des Falschgelenkes. (c) 3 Monate
nach Operation Metallentfernung. Röntgenbild 15
Monate nach Osteosynthese. Freie Funktion. Verkürzung der Calvicula 0,5 cm

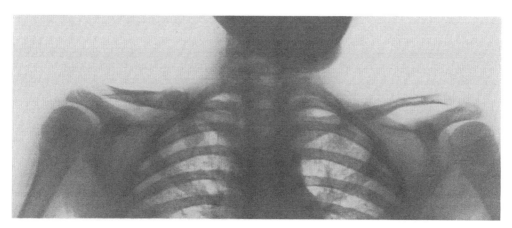

c

Auch die *Claviculapseudarthrose* läßt sich je nach Größe des Kindes mit 1/3- oder 1/2-Rohrplatten ausgezeichnet stabilisieren (Abb. 4).

In *gelenknahen Bereichen* ergeben die speziellen Platten oder Implantate des Kleinfragmentinstrumentariums wie die Zuggurtung gute Stabilität. Gelegentlich nur mögliche Adaptationsosteosynthesen erfordern eine postoperative Ruhigstellung

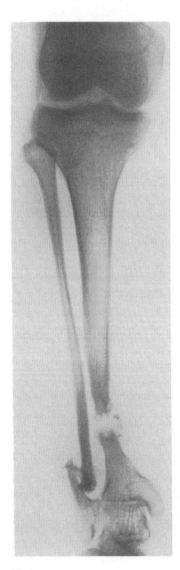

Abb. 5a

im Gipsverband. In 4–6 Wochen ist fast regelmäßig ein weitgehender Einbau der Spongiosa und eine knöcherne Überbrückung der Pseudarthrose erfolgt, so daß dann die ausschließlich *aktive Übungsbehandlung* beginnen kann (Abb. 5).

Die *Pseudarthrose des Condylus radialis* mit Cubitus valgus wird bei Beschwerden, Funktionseinschränkung oder einer kosmetisch erheblich störenden Fehlstellung Veranlassung zur suprakondylären Keilosteotomie sein (Beitrag BRUNNER, S. 294 ff.).

Die *kindliche Schenkelhalspseudarthrose* ist die Folge einer ausgeprägten Varusstellung, Instabilität oder Distraktion des Frakturspaltes. Mit Recht wird auf die *inadäquate Behandlung* als Ursache hingewiesen, da nach korrekter Osteosynthese keine Falschgelenke sich entwickeln (Abb. 6). Die *operative Therapie* muß entweder über eine offene Reposition oder über eine valgisierende Umstellungsosteotomie eine Stellung anstreben, bei der Scherkräfte weitgehend ausgeschaltet werden und Druckkräfte im Frakturspalt zur Wirkung kommen. Durch Entlastung über 1/2–1 Jahr sollte das Risiko der *Kopfnekrose* zumindest herabgesetzt werden.

Die ehemals oder noch *infizierte Pseudarthrose* bietet insofern Besonderheiten, als

Abb. 5. (a) 17jähriger junger Mann. Mit 2 Jahren distaler offener Unterschenkelbruch. Falschgelenk. Vor 12 Jahren erfolgloser Versuch einer operativen Beseitigung. Schienenhülsenapparat. 11 cm Beinverkürzung. Oberes Sprunggelenk in der Beweglichkeit erheblich eingeschränkt. Atrophes Falschgelenk der Tibia 2 Querfinger oberhalb des oberen Sprunggelenkes. Fibulapseudarthrose mit Verkürzung. Knochenatrophie und Unterentwicklung des Skelets distal des Falschgelenkes. (b) Anlagerung der Fibula und von Spongiosa. Im zweiten Eingriff Halbrohrplatte und Corticalisspongiosablock. 10 Monate nach zweitem Eingriff nach vorzeitiger Belastung Plattenbruch. Spongiosaanlagerung und Platten- wie Schraubenentfernung. (c) Pseudarthrose ausgeheilt. 20 Monate nach 2. Operation. Gute Beweglichkeit oberes Sprunggelenk. Verkürzung besteht weiter

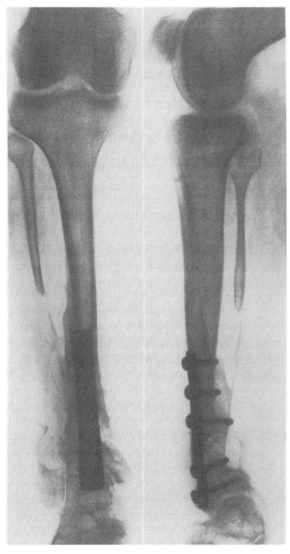

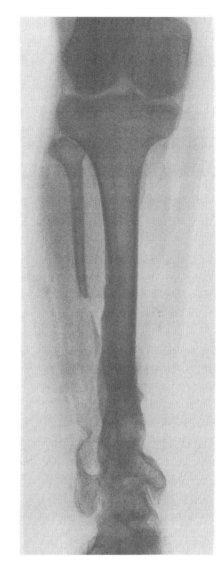

Abb. 5b   Abb. 5c

zunächst die Sanierung der Osteomyelitis und dann oder gleichzeitig die Stabilisierung mit plastischem Knochenersatz erfolgen muß (s. Kapitel „Osteomyelitis"). Die
Defektpseudarthrose nach Kontinuitätsresektion verlangt wegen des distalen Wachs-
tumsstillstandes einen baldigen plastischen
Ersatz.

Beim *Falschgelenk mit noch bestehender
florider Infektion* erfolgt nach der Sanierung
und Überführung in ein ruhiges Stadium
die Stabilisierung und der Defektersatz mit
autologer Spongiosa (Abb. 7). Auch hier haben wir zumeist die Stabilisierung mit Platten vorgenommen. Eine lokalisierte Infektion läßt sich bis zur knöchernen Durch-

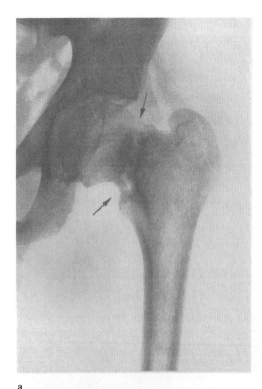

a

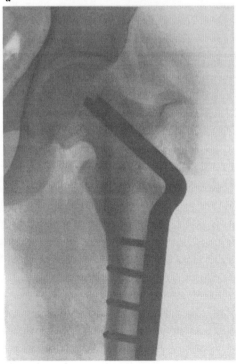

b

bauung beherrschen. Das Metall wird frühzeitig entfernt (Abb. 8).

Defektpseudarthrosen der Tibia lassen sich bei schlechten Weichteilverhältnissen durch Spongiosainterpositionen zwischen Fibula und Tibia fern des ehemaligen osteomyelitischen Herdes stabilisieren. Kleinere Defekte werden spontan überbrückt. Große Substanzverluste werden durch autologe Spongiosa ersetzt. Der *Zugang* erfolgt außerhalb der meist vor der Tibiakante gelegenen tiefen Narben, die u. U. nach ausgedehnter Muldung entstanden sind. Die Spongiosa wird dann von hinten angelegt. — Im jugendlichen Alter ist die Fixation mit äußeren Spannern wegen der größeren Verhältnisse möglich und erfolgreich.

Für die *Falschgelenke der Tibia* bei *angeborener Knochenbrüchigkeit* muß die für die schleichende Fraktur und ausbleibende Heilung verantwortliche Antekurvation beseitigt werden. Durch mehrfache Osteotomie mit Begradigung der Tibia, intramedulläre Fixation und erforderlichenfalls Dekortikation und Spongiosaanlagerung werden die Fehlstellung und das Falschgelenk beseitigt.

Die Operationen an Falschgelenken nach *Spontanfrakturen benigner oder maligner Tumoren* folgen den Richtlinien, wie sie dem Grundleiden entsprechen: Ausräumung, Spongiosaanlagerung in den Defekt und Osteosynthese bei benignen Geschwülsten. Resektion und gleiches Vorgehen bei noch lokalisierten malignen Tumoren. Als *Palliativeingriff* kann die Palacosplombierung mit Osteosynthese die Gebrauchsfähigkeit der Gliedmaße für einen begrenzten Zeitraum ermöglichen. Die *Amputation*

Abb. 6. (a) 14jähriger Junge. 4 Monate nach zunächst übersehener Schenkelhalsfraktur. (b) 5 Monate nach valgisierender Umstellungsosteotomie. Fraktur knöchern durchbaut. Freie Beweglichkeit. Bisher keine Kopfnekrose. Metall entfernt

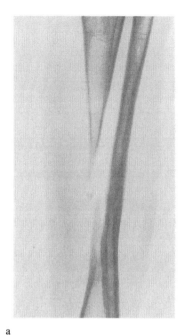

a

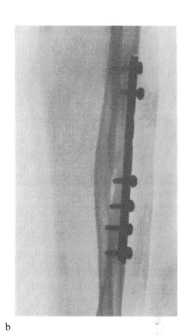

b

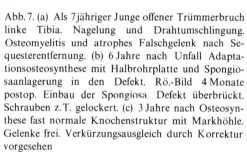

Abb. 7. (a) Als 7 jähriger Junge offener Trümmerbruch linke Tibia. Nagelung und Drahtumschlingung. Osteomyelitis und atrophes Falschgelenk nach Sequesterentfernung. (b) 6 Jahre nach Unfall Adaptationsosteosynthese mit Halbrohrplatte und Spongiosaanlagerung in den Defekt. Rö.-Bild 4 Monate postop. Einbau der Spongiosa. Defekt überbrückt. Schrauben z. T. gelockert. (c) 3 Jahre nach Osteosynthese fast normale Knochenstruktur mit Markhöhle. Gelenke frei. Verkürzungsausgleich durch Korrektur vorgesehen

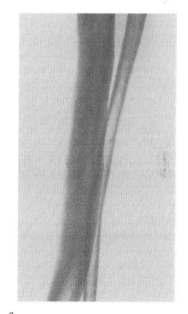

c

wird selten indiziert sein, da es sich meist um fortgeschrittene Stadien in den Knochen metastasierter Geschwülste, primärer Knochentumoren oder um Weichteilgeschwülste (Sarkome) handelt.

V. Prognose

Die Prognose der Ausheilung eines Falschgelenkes im Kindesalter ist günstig. Die ausgezeichnete Regenerationskraft des jugendlichen Gewebes mit dem erstaunlich schnellen Ein- und Umbau der eingebrachten Spongiosa ergibt eine solide Ausheilung. *Gliedmaßenverkürzungen, Dystrophien der Weichteile* und *Einschränkungen der Gelenkbeweglichkeit*, die sekundäre Eingriffe wie Arthrolysen erforderlich machen, sind

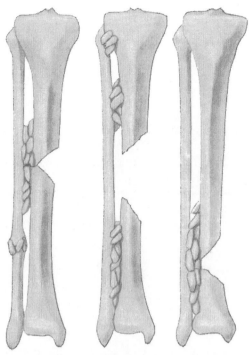

Abb. 8. Nach Anfrischen der Knochenflächen zwischen Tibia und Fibula wird je nach Art und Lokalisation des Falschgelenkes Spongiosa angelagert (Aus Manual der Osteosynthese)

Frakturen. Die fast ausschließlich *konservative Behandlung* führt beim Kind zu einer sicheren Frakturheilung. Die *notwendigen Indikationen zur Osteosynthese*, wie z. B. beim dislozierten Condylus radialis und dem medialen Schenkelhalsbruch, müssen bekannt sein. Instabile oder technisch fehlerhafte Osteosynthesen, die ohne zusätzliche äußere Ruhigstellung behandelt werden, sind in unserem Krankengut häufige Ursachen der Falschgelenkentwicklung. Die *regelmäßige Kontrolle der Frakturheilung* sollte dazu führen, daß nicht erst im Stadium der Pseudarthrose, sondern spätestens bei der verzögerten Frakturheilung die notwendige Therapie, zumeist die Osteosynthese, durchgeführt wird.

zwar selten, kommen aber vor allem nach lange bestehenden Falschgelenken und posttraumatischen Osteomyelitiden vor. JÜNGLING (1914) sah unter 85 kindlichen operierten Pseudarthrosen eine Ausheilung des Falschgelenkes in 43,5%, wobei die spätere Funktion nicht berücksichtigt wurde. Die Ergebnisse der Tibiafalschgelenke waren am schlechtesten. Demgegenüber ist heute mit den beschriebenen Verfahren eine sichere Ausheilungsmöglichkeit gegeben (Tabelle 1).

Die *Prophylaxe* des kindlichen Falschgelenkes besteht in einer guten Therapie der

Literatur

EHALT, W.: Verletzungen bei Kindern und Jugendlichen. Stuttgart: Enke 1961.

JÜNGLING, O.: Über Pseudarthrosen im Kindesalter. Beitr. klin. Chir. **90**, 649 (1914).

KÜNTSCHER, G.: Die Behandlung der Pseudarthrose im Kindesalter. Langenbecks Arch. Chir. Kongreßbericht **304**, 610 (1963).

McFARLAND, B.: Pseudarthrosis of the tibia in Childhood. J. Bone J. Surg. **33**B, 36 (1951).

MÜLLER, M. E., ALLGÖWER, M., WILLENEGGER, H.: Manual der Osteosynthese. Berlin-Heidelberg-New York: Springer 1969.

ROSTOCK, P.: Rezidivpseudarthrosen beim Kleinkind. Zbl. Chir. **65**, 939 (1938).

STREICHER, H. J.: Bericht über 1500 kindliche und jugendliche Frakturen. Hefte Unfallchir. **35**, 129 (1956).

WITT, A. N., WALCHER, K.: Korrekturoperationen nach kindlichen Frakturen: In: REHBEIN, F.: Der Unfall im Kindesalter. Z. Kinderchir. Suppl. Bd. 11, S. 841 ff. Stuttgart: Hippokrates 1972.

WITT, A. N., WALCHER, K., SCHULITZ, K. P.: Pseudarthrosenbehandlung bei Kindern und Jugendlichen. Arch. orthop. Unfallchir. **63**, 308 (1968).

Ischämische Kontraktur nach Verletzungen

K. Daubenspeck

I. Krankheitsbild und Entstehung

Die nach VOLKMANN benannte Deformität entsteht, wenn auch sehr selten, in der Regel *nach Frakturen im Ellbogenbereich bei Kindern.*

Das ausgeprägte Krankheitsbild stellt sich als *Kontraktur der Finger* in maximaler Beugestellung der Mittel- und Endgelenke, mit einer Beugestellung im Handgelenk und einer fixierten Pronation des Unterarmes dar. Die *Muskulatur* an der Unterarmbeugeseite ist stark *atrophisch. Sensibilitätsstörungen* vom Handschuhtyp sind die Regel, ebenso Anzeichen schwerer trophischer Störungen (Abb. 1).

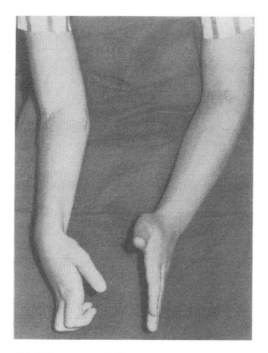

Abb. 1. Ausgeprägte Volkmannsche Kontraktur rechts

Die *Kontrakturen* sind, *muskulär* bedingt, sehr hart und lassen sich bei ausgeprägten Fällen auch nicht mit Gewalt beheben. Besteht dieser Zustand über eine längere Zeit, bilden sich zusätzliche *Kontrakturen der Gelenke* in den beschriebenen Fehlstellungen aus, die die Behandlung in diesem Stadium noch weiter erschweren.

Die *Ischämie* kommt auch *beim Erwachsenen* vor, etwa nach Quetschungen und ausgedehnten Weichteilverletzungen (MITTELMEIER) oder nach strafweiser Abschnürung und Drosselung der Gefäße der Ellenbeuge im Vietnam-Krieg (BÖHLER, L.) Sie wurde auch beobachtet bei Schlafmittel- und Kohlenoxidvergiftungen, wenn die Bewußtlosen längere Zeit ungünstig auf ihrem Unterarm gelegen haben. Ebenso fand sie sich bei Hämophilie und Unterarmbrüchen.

Am *Unterschenkel und Fuß* zeigt sich ein ähnliches Krankheitsbild, das sogenannte *Tibialis anterior-Syndrom,* auf das später eingegangen werden wird.

Von VOLKMANN erkannte bereits Ende des vorigen Jahrhunderts die *Ätiologie der Deformität.* Sie erhielt im internationalen Schrifttum seinen Namen.

Wenn auch diese Deformität heute infolge verbesserter Behandlungsmethoden nur noch selten gefunden wird, so ist die Verkrüppelung, die den Arm praktisch vollkommen unbrauchbar machen kann, für den Betroffenen von so einschneidender Bedeutung, daß jeder, der sich mit der Behandlung von frischen Verletzungen bei Kindern befaßt, mit dem Krankheitsbild und seiner Ätiologie, mit den Möglichkeiten, die uns zur Vermeidung desselben zur

Verfügung stehen, vertraut sein muß. Um so mehr, als nur durch sorgfältigste Beobachtung und schnelles Handeln bei drohender Gefahr die Entstehung dieser schweren Verkrüppelung vermieden werden kann.

VOLKMANN führte die ischämische Kontraktur auf zu *fest angelegte zirkuläre Verbände* bei Verletzung der Ellbogengelenksgegend zurück. Er fand sie auch bei *Kälteschäden* und bei zu fester Anlegung der *Esmarchschen Blutleere*.

Für die auftretenden Lähmungen beschuldigte er, was heute noch gilt und durch vielfache histologische Befunde belegt ist, den raschen und massenhaften *Zerfall der Muskulatur* an der *Beugeseite des Unterarmes* infolge Absperrung des arteriellen Blutzuflusses. Dieser kann durch vollständige *Zerreißung des Gefäßes*, bzw. *Intimaverletzung* oder *Thrombenbildung* sowie auch durch eine äußere *Kompression* der *Arteria cubitalis* ausgelöst sein.

Zur Entstehung des Krankheitsbildes genügt bereits ein durch den Sympathicus ausgelöster *Krampf des Gefäßes*, der gleichzeitig die Kollateralen ergreift und ihren Durchfluß blockiert. Die Beeinträchtigung des arteriellen Zuflusses ist nicht die unbedingt notwendige Voraussetzung zu ihrer Entstehung. Es genügt bereits die lokale *Beeinträchtigung der Durchblutung der Unterarmmuskulatur*.

Diese Entstehungsart wird unterstrichen durch folgende Beobachtung von PESSAH MAOR.

Bei einer 34jährigen war nach einer Uterusruptur eine Hysterektomie notwendig. Sie erhielt eine Bluttransfusion in die Venen der Ellenbeugen, welche unter Anwendung hohen Drucks erfolgte. Rechts traten Schwierigkeiten auf, wahrscheinlich durch Venenruptur. Obwohl die Transfusion nach einigen Minuten gestoppt wurde, blieb die rechte Hand blasser und fühlte sich kälter an.

Nach dem Erwachen aus der Narkose klagte die Patientin sofort über Schmerzen im betroffenen Unterarm, über Lähmung und Gefühllosigkeit. Der Radialispuls fehlte. Das besagte aber nichts, weil die anderen Pulse infolge des schlechten Kreislaufes ebenfalls nicht tastbar waren.

Die Beugeseite des Unterarmes war mäßig geschwollen. Man nahm eine ausgedehnte Fasciotomie vor. Nach der Entlastung entleerte sich ein Hämatom, und die stark geschwollene Muskulatur quoll aus der Fascienlücke hervor. Unmittelbar danach trat eine dramatische Besserung ein. In weniger als einer Minute schwanden die subjektiven und objektiven Symptome.

Dasselbe kann schon geschehen durch Anpunktieren der Arteria brachialis in der Ellenbeuge bei Blutentnahme (MUSCULO et al.).

Die *Lähmung der Muskeln* beruht demnach primär nicht auf einer Nervenschädigung, sondern ist durch eine direkte *Schädigung der Muskulatur* selbst bedingt.

Am weitaus häufigsten werden die Ischämien *nach suprakondylären Überstreckfrakturen* des Humerus bei Kindern beobachtet.

Es gibt natürlich graduelle Unterschiede des Krankheitsbildes. Sehr schwere und ausgeprägte Endzustände wurden beobachtet, obwohl der Verband bereits nach einem halben Tag entfernt wurde, andererseits nur angedeutete Symptome, selbst dann, wenn die Verbände wochenlang liegenblieben

Beim Großteil der frischen oder drohenden Ischämien lassen sich nach eigenen Erfahrungen und nach der überwiegenden Meinung der Literatur Schäden am Nervus medianus primär nicht nachweisen. Auf die Spätschäden am Nerven wird noch näher eingegangen werden.

Wenn BAUMANN sagt, daß die Drosselung der Blutzufuhr zum Bilde der Kontraktur führe, so kann das Mißverständnisse zur Folge haben. Es genügt das Hämatom, das in dem straffen Fascienschlauch der Unterarmbeugemuskulatur nicht ausweichen kann. Die arterielle Strombahn kann durchaus intakt sein. Anders wäre ja die rettende Wirkung der Fasciotomie nicht denkbar, die auch dann noch hilft, wenn die Arteria brachialis unterbunden werden mußte.

In der älteren Literatur wird immer noch der zu enge einschnürende Verband angeschuldigt. Das ist sicherlich für die meisten Fälle zutreffend. Man sollte schon aus forensischen Gründen sich darüber klar sein, daß bereits der Innendruck des Hämatoms mit seinen Stauungserscheinungen zum Absterben der Unterarmbeugemuskeln führen kann. Das beweisen die

Fälle, die ohne jeden Verband auftraten und die im Vorstehenden geschilderten Beispiele der Hämatome im Bereich der Unterarmbeugerfascie. Nicht selten wurden Ischämien bei reiner Extensionsbehandlung beobachtet (LAGRANGE u. RIGAULT, 1962).

Eine weitere Theorie, die auf LERICHE (1928) zurückgeht und von GRIFFITH'S, LIPSKOMB, BURLESON und von LAGRANGE bestätigt wird, stellt die Verletzung der Arteria brachialis in den Vordergrund mit einem Gefäßspasmus, der auch den Kollateralkreislauf miterfaßt und so zu Ernährungsstörungen des Unterarmes führt. Die Ergebnisse der reographischen Untersuchungen von POIGENFÜRST sind wohl in demselben Sinne zu deuten.

Die Behauptung von L. BÖHLER, daß sich die *Volkmannsche* Kontraktur in jedem Falle vermeiden lasse, läßt sich meines Erachtens so kraß nicht aufrechterhalten. Es sei denn, man schränkt das Krankengut sehr ein.

Es muß herausgestellt werden, daß die *Frakturen und Luxationen im Bereich des Ellbogengelenkes* durch sehr unterschiedliche, in ihrer Art und Schwere differente Gewalteinwirkungen zustande kommen.

Es gibt *Fälle mit und ohne Nerven- und Gefäßbeteiligung.* Der suprakondyläre einfache Bruch durch Hinstürzen eines Kindes ist ganz anders zu werten, als eine Fraktur, die mit einer Weichteilquetschung, etwa durch Überfahrenwerden, verbunden ist.

Schließlich wurden ischämische Kontrakturen nach Frakturen des Unterarmes (SEDDON) und bei Hämophilie beobachtet (BROOKS u. HILL).

BAUMANN bringt in einer sehr überzeugenden Abbildungsserie die verschiedenen *Ursachen der Schädigung der Arteria brachialis bei suprakondylären Humerusfrakturen* zur Darstellung. Er zeigt, wie leicht durch eine Gipsfixation in einem spitzen Winkel das Gefäß durch die straffe quere Hautfalte der Ellenbeuge abgeklemmt werden kann. Der Unerfahrene tendiert dazu, in dieser Stellung zu fixieren, um der Neigung des proximalen Fragmentes, zur Beugeseite abzurutschen, entgegenzuwirken.

Das Gefäß kann direkt durch das proximale Fragment abgedrückt, überdehnt oder auch verletzt sein und sei es auch nur eine Intimaläsion.

Ein Fehler, der unbedingt bei der Erstversorgung von Frakturen und Luxationen im Bereich des Ellbogengelenkes vermieden werden sollte, ist die Fixierung im spitzen Winkel. Ich halte auch den "Hanging Cast" erst dann für verantwortbar, wenn die Zirkulation einwandfrei ist und keinerlei Anzeichen von Stauungen und Hämatombildung erkennbar sind. Wenn schon ein *Gipsverband* angelegt wird, dann sollte man ihn *spalten.* Auch das Polster in der Ellenbeuge muß zuverläßig bis auf die Haut durchtrennt sein.

Bei gefährdeter Zirkulation sind *stündliche Kontrollen* unerläßlich. Bei Zunahme oder Bestehenbleiben der Symptome ist die sofortige Einweisung in eine geeignete Abteilung notwendig. Die Zeit drängt, da bereits *nach Stunden irreparable Schäden* entstehen können. Abwarten bis zum nächsten Morgen und Verabreichung stark dämpfender Mittel sind in jedem Fall zu unterlassen. Auch wenn die kritischen ersten Tage vergangen sind, ist die Gefahr nicht gebannt, weil die Fraktur wieder abrutschen kann. *Häufige und regelmäßige Kontrollen* sind auch dann noch unbedingt notwendig.

Es wird immer eine *ideale Reposition* und *zuverlässige Retention* gefordert. Beides sind notwendige Voraussetzungen zur Erholung eines geschädigten Zirkulationssystems. Eine achsengerechte Stellung ist noch nicht ideal. Sie muß auch im Sinne der Rotation um die Humeruslängsachse einwandfrei sein.

In letzter Zeit hat sich erwiesen, daß es viel zweckmäßiger ist, nach der Reposition *2 nach proximal konvergierende Kirschnerstifte* von distal durch das Condylenfragment in den Schaft einzubohren.

Damit erreicht man in Verbindung mit einem zirkulären Verband, der bis zur Achsel ausreichend ist, eine sichere Retention.

Die bisher übliche Fixation im zirkulären Gipsverband bis zur Achsel reichend, sichert nicht gegen eine sekundäre Veränderung der Fragmentstellung im Sinne der Rotation, weil das Schultergelenk als Kugelgelenk Innen- und Außenrotation des proximalen Fragmentes zuläßt. Der Gipsverband ist bestenfalls geeignet, eine Verkippung im X- und O-Sinne, im Sinne der Beugung und Streckung zu verhindern.

Wenn andererseits die Forderungen bestehen, daß die Ellenbeuge stark gepolstert sein muß und daß der Gipsverband durch das Polster bis auf die Haut aufgeschnitten werden soll, dann begünstigt man damit wieder die Verschiebung des proximalen Fragmentes zur Beugeseite, was dann wieder eine Ischämie auslösen kann.

Die *Extensionsbehandlung*, in welcher Form auch immer, schützt nicht vor Ischämie. Wenn sie unterdosiert ist, erreicht man keine Reposition, bei Überdosierung kann sie die Blutversorgung verschlechtern. Ständige Beobachtung ist notwendig. Es ist BAUMANN durchaus zuzustimmen, wenn er schreibt: „Wenn sich binnen einer Stunde die alarmierenden Zeichen nach kunstgerechter Versorgung nur etwas bessern, aber nicht völlig verschwinden", so muß der Entschluß zur operativen Hilfe neu erwogen werden.

Es ist falsch, sich von der Wirkung der Vasodilatatoria etwas zu erhoffen (LAGRANGE). Man muß das *Hämatom durch Fasciotomie entleeren*, die *Arterie revidieren*, notfalls kann man die verletzte Arterie im Ellbogenbereich resezieren, um den Spasmus der Kollateralen zu durchbrechen.

LIPSKOMB rettete mit diesem Vorgehen bei rechtzeitigem Handeln 8 Patienten vor der *Volkmannschen* Kontraktur ohne einen Fehlschlag. Daß bei dieser Gelegenheit gleichzeitig ideal reponiert und fixiert wird, ist wohl selbstverständlich. Sobald der Durchfluß frei ist, kann man mit einer ausreichenden Ernährung des Unterarmes rechnen.

Daß eine *Resektion der Arteria brachialis* einer nur unter größtem Zeitverlust wieder herzustellenden Arterie vorzuziehen ist und verantwortet werden kann, zeigt eine Darstellung der Kollateralen von LANZ u. WACHSMUTH, die auch von BAUMANN angeführt wird.

Bei einzelnen Fällen von drohenden Ischämien stehen die Symptome der Stö

rung *des arteriellen Zuflusses* im Vordergrund. Ödeme und dunklere Verfärbungen werden hier nicht beobachtet. Der Arm ist pulslos, die Hand kalt und gefühllos. Auch diese Fälle erfordern eine sofortige Reposition und sichere Retention wie schon besprochen wurde. Hier ist von der alleinigen Fasciotomie nicht mehr so viel zu erwarten. Es ist zweckmäßiger, wenn nicht bald ein Rückgang der Symptome eingetreten ist, eine *Revision der Arterie* vorzunehmen. Eine Stellatumblockade kann noch versucht werden. Erweist sich das Gefäß bei der Revision als nicht verletzt, sondern nur als spastisch verengt, dann kann eine periarterielle Sympathektomie helfen. Eingeklemmte oder überdehnte Gefäße werden durch die jetzt mögliche ideale Reposition befreit. Schwerer verletzte Gefäße, die ohne großen Zeitaufwand nicht wieder hergestellt werden können, kann man im typischen Frakturbereich resezieren, ohne daß eine Gangrän befürchtet werden muß (BAUMANN, LIPSKOMB, LANGRANGE).

Ein relativ großer Prozentsatz der kindlichen Humerusbrüche weist bereits bei der Aufnahme *Ausfälle*, meist des *Nervus medianus*, aber auch des *N. radialis* und *N. ulnaris* auf. Sie sind entweder direkt durch das Trauma geschädigt oder sekundär durch Überdehnung oder Quetschung beteiligt worden. Wenn man ideal reponiert, was bei der Gefäßkontrolle ja möglich ist, bringt man die Nerven wieder in regelrechte Lageverhältnisse. Sie erholen sich meist in kürzerer oder längerer Zeit. Die Nervenverletzungen stehen aber im Verhältnis zur Blutversorgung ganz im Hintergrund. Sie können später immer noch revidiert werden, falls es notwendig ist.

II. Die Behandlung des ausgeprägten Krankheitsbildes

Nur *bei günstig gelagerten Fällen* und *früh einsetzender Behandlung* ist ein *Erfolg durch*

Quengel oder Schienen in Verbindung mit gymnastischer Behandlung zu erwarten.

DAHMEN berichtet über Fälle, die sich täglich, bis über eine Zeitspanne von 12 Jahren gehend, behandeln ließen, in den meisten Fällen ohne den erwarteten Erfolg.

So war und ist man in der überwiegenden Mehrzahl der Fälle zu *operativen Maßnahmen* gezwungen. Durch die Schrumpfung der Muskulatur an der Beugestelle des Unterarmes besteht ein Mißverhältnis zwischen der Länge der Sehnen und der Knochen. Früher suchte man dem zu begegnen durch Resektion der Carpalia oder durch Verkürzung des Radius und der Ulna. Beide Verfahren haben den Nachteil, daß alle Sehnen gleichmäßig verlängert werden. Meist ist es aber notwendig, die einzelnen Sehnen unterschiedlich zu verlängern, um zu einer günstigen Greiffunktion zu kommen. Die Resektion der Carpalia macht es notwendig, das Handgelenk durch eine *Tenodese* (SCHINK) gegen die Tendenz zur Beugekontraktur zu stabilisieren. Nach unseren Erfahrungen sind die Tenodesen unzuverlässig. Wir würden eine *Arthrodese* mittels Spanverschiebung vorziehen.

Bessere, wenn auch nicht ausreichend befriedigende Erfolge erreichen wir mit der Verkürzung von Radius und Ulna. Die Osteotomien werden mittels Plattenverschraubung fixiert. Das bringt den Vorteil, daß die Hände übungsstabil sind.

Die relativ besten Ergebnisse erreichten wir in Übereinstimmung mit DAHMEN und SCHINZ mit dem *Verfahren Scagliettis.*

An der Münsterschen Klinik waren die operativen Ergebnisse nach SCAGLIETTI den Fällen mit konservativer Behandlung im Ergebnis deutlich überlegen. Meines Erachtens muß man dabei berücksichtigen, daß wahrscheinlich nur die schweren Fälle operativer Behandlung zugeführt wurden und daß die konservativ behandelten primär günstiger lagen. Zudem ist die Behandlungsdauer bei operativem Vorgehen deutlich geringer als bei konservativen Verfahren.

Auch die Nachbehandlungszeit ist deutlich reduziert.

Desinsertionsoperation nach SCAGLIETTI

Schnitt beginnt an der ulnaren Streckseite des distalen Humerusendes über die Ulnaseite des Unterarmes bis zum Handgelenk. Freipräparieren des N. ulnaris. Lösung der Haut der Beugeseite des Unterarmes, bis die ganze Fascie frei liegt. Diese wird im gesamten narbig veränderten Bereich entfernt. Der N. medianus wird aus seiner narbigen Umgebung frei präpariert. Ebenso wird der N. ulnaris distalwärts verfolgt und zur Beugeseite hin verlagert.

Alle kontrakten Beuger werden an ihrem Ursprung abgelöst. Durch leichtes Überstrecken des Handgelenkes und Strecken der Finger bis zum halben Faustschluß werden die Muskeln nach distal verschoben.

Dabei wird man auch im Bereich des Unterarmes die Muskeln unter Schonung der Gefäße und Nerven von der Unterlage lösen. Nach dem Verschieben werden die Muskelansätze durch einige Nähte fixiert. Einzelne, besonders geschrumpfte Muskeln werden durch z-förmige Verlängerungen ihrer Sehnen zusätzlich gedehnt. Eine zu starke Verlängerung sollte meines Erachtens vermieden werden, weil der Verkürzungsweg der Beuger im Sinne der Streckung verlagert und somit eventuell voller Faustschluß nicht erreicht wird.

Der Grad der Schädigung ist bei der Volkmannschen Kontraktur unterschiedlich. Wenn man den Eindruck hat, daß die erreichte Verlängerung der langen Fingerbeuger unzureichend ist, kann man nach EPSTEIN die Superficialissehnen distal und die Profundussehnen cranial durchtrennen. Die distalen Enden der tiefen Beuger werden dann nach der notwendigen Verlängerung an die proximal liegenden Sehnenenden der oberflächlichen genäht. Erscheinen die noch erhaltenen Reste der Muskelbäuche zu dürftig, sind die narbigen Veränderungen so stark, daß die zu erwartende Leistung ungenügend erscheint, dann muß man die Kraftquellen der Streckmuskulatur des Unterarmes entnehmen.

Zur Herstellung der Fingerbeugung eignet sich der Extensor carpi radialis, der auf die Profundussehnen verpflanzt werden kann. Der Extensor carpi ulnaris wird unter Verlängerung zur Opponensplastik verwendet (GOLDNER).

Zur Verlängerung benutzt man noch eine einigermaßen erhaltene Sehne der Unterarmbeuger oder notfalls ein freies Sehnentransplantat. Das distale Ende des Transplantates fixiert man in Opponensstellung des Daumens an die Radialseite des Metacarpale I.

Man kann auch den Musculus brachio-radialis auf die Profundussehnen verpflanzen. Dabei laufen die Sehnen unter dem N. radialis.

Redondrainage, Fixierung im Gipsverband in Streckstellung des Handgelenkes mit halbem Faustschluß der Finger. Diesen Eingriff wird man natürlich Spezialabteilungen überlassen müssen.

III. Ischämische Kontrakturen im Bereich der kurzen Handmuskeln

Sie treten auf *nach direkten, schweren Traumen im Bereich der Hand*, wie Quetschungen, mehrfachen Frakturen, bei Gefäß- und Nervenverletzungen, nach Verbrennungen oder nach beeinträchtigter Blutversorgung, etwa durch zu enge Verbände. Die fibrös geschrumpften kurzen Handmuskeln zwingen die Langfinger zu einer Beugestellung in den Grundgelenken und zu einer Streckstellung der Mittel- und Endgelenke. Der Daumen ist meist in Streckstellung opponiert. Das Spreizen der Finger ist unmöglich. Bei in Streckstellung gehaltenen Grundgelenken lassen sich die Mittel- und Endgelenke nicht beugen. Bei frischen Fällen mit Anzeichen einer Ischämie im Bereich der Hand mit harten Ödemen sollte man rechtzeitig für Entspannung durch entlastende Hautschnitte sorgen.

Die Befunde bei derartigen Verletzungen sind aber nicht einheitlich. Manchmal hat man noch Verbrennungsnarben in der Hohlhand. Oft bestehen ausgedehnte Schrumpfungen der Palmarfascie. So muß man das *operative Vorgehen* weitgehend den im Einzelfall bestehenden Verhältnissen anpassen.

Es kommt auch sehr darauf an, wie alt der Prozeß ist und inwieweit sich die geschrumpften kurzen Handmuskeln noch dehnen lassen.

Jedenfalls ist es notwendig, zunächst durch Hautplastiken, Entfernung der geschrumpften Palmarfascie, die die Streckung behindernden Weichteile zu verlängern, bzw. zu entfernen.

Oft ist man gezwungen, bei ausgeprägtem Krankheitsbild die dorsalen Interossei von den Metacarpalia zu lösen und nach distal zu verschieben. Bei vollkommenem Funktionsausfall ist die Tenotomie der Interosseussehnen gerechtfertigt (BUNNEL), oder man excidiert die schrägverlaufenden Fasern zur Streckaponeurose. Beim Daumen sind gegebenenfalls die kontrakten Muskeln zu excidieren. Die Fixation erfolgt in korrigierter Funktionsstellung, wozu im Einzelfall zusätzliche Hautplastiken notwendig sind.

IV. Die ischämischen Kontrakturen im Bereich der unteren Extremitäten

Das Tibialis anterior-Syndrom

Anzeichen einer *Ischämie bei direkten Gefäßverletzungen* verlangen natürlich den *Versuch der Wiederherstellung des Blutkreislaufes.*

Man findet die Kontraktur aber auch nach Quetschungen und Kontusionen des Unterschenkels ohne Knochenbruch. Häufiger natürlich bei schweren Knochen- und Weichteilverletzungen, insbesondere bei kindlichen Oberschenkel-, vor allen Dingen Unterschenkelbrüchen. Sie sind wie beim Unterarm in der Regel bedingt durch *Hämatome* oder auch nur *Ödeme in den Fascienlogen des Unterschenkels.* Ihr Druck im Fascienschlauch mit sekundärer Stauung, insbesondere wenn einschnürende Verbände dazukommen, führt zum Zerfall und schließlich zur *Nekrose der Muskulatur.*

Hinzu kommt wie beim Unterarm manchmal ein Spasmus der Arterien mit zeitweise fehlenden Fußpulsen.

Festgestellte Nervenschädigungen können natürlich direkt durch das Trauma bedingt sein, durch Schienendruck oder durch den Verband im Bereich des Fibulaköpfchens. Sie können aber auch entstehen durch eine nicht ausreichende Ernährung bzw. Sauerstoffversorgung des Nerven infolge der Ischämie. Die Beobachtung von Muskelkontrakturen, d.h. mangelnde Dehnungsfähigkeit derselben mit anderen Symptomen der Nervenschädigung, spricht für das Vorliegen einer Ischämie (VOLKMANN).

Bei echten Paresen lassen sich die betroffenen Muskeln ohne Schwierigkeit dehnen.

Die *ischämischen Veränderungen* können *in sämtlichen Fascienlogen des Unterschenkels* auftreten. Am häufigsten beobachtet werden sie jedoch im Bereich der Unterschenkelextensoren. So ist der Krankheitsbegriff des *Tibialis anterior-Syndroms* entstanden. Entsprechend der Muskelschädigung entwickelt sich eine Dauerkontraktur in der Funktionsrichtung der betroffenen Muskeln mit entsprechenden Deformitäten.

Trophische Störungen sind selbstverständlich zu erwarten. Sie führen auch zu Schädigungen der kurzen Fußmuskeln mit entsprechenden Fehlstellungen der Zehen.

Wenn das akute Stadium richtig erkannt und lokalisiert wird, kann durch *Spaltung des Fascienschlauches* und *Ausräumen des Hämatoms* bzw. Druckentlastung der Ödeme die Entstehung des chronischen Stadiums mit Fehlstellungen im Bereich des Fußes ganz verhindert oder zumindest in der Gradausprägung erheblich vermindert werden.

Der *Endausgang mit der typischen Deformitätenbildung* erfordert orthopädische *Maßnahmen*, meist *operativer Art*, da die Behandlung mit korrigierenden Schienen nur bei ausgeprägt günstig gelagerten Fällen Aussicht auf Erfolg hat.

Es ist wichtig, darauf aufmerksam zu machen, daß die Ischämien auch als Folge der Behandlung auftreten können, etwa nach Anlegen einer Extension.

Literatur

Volkmannsche ischämische Muskelkontraktur

CREGAN, J. B.: Spasme artériel dans les F.S.C. J. Bone Jt Surg. **33 B** (1951).

CRYMBLE, B. T.: The significance of an absent radial pulse in supra condylar fractures of the humerus. Ulster med J. **24**, 37—40 (1955).

DAUBENSPECK, K.: Die ischämische Kontraktur. 54. Verh. Dtsch. Ges. Orthop. Traumat, S. 273. Stuttgart: Enke 1970.

DAUBENSPECK, K.: Die ischämische Muskelkontraktur. 54. Verh. Dtsch. Ges. Orthop. Traumat. (Diskussion), S. 282. Stuttgart: Enke 1970.

DÜBEN, W.: Ätiologie und Therapie ischämischer Kontrakturen des Vorderarmes und der Hand. Handchir. **2**, 63 (1969).

FUNKA: Gangrène ischémique de la main à la suite d'une fracture supra-condylienne de l'humérus. Acta Chirurgia orthop. et traumat. **26**, 140—144 (1959).

JUDET, J.: Traitement des fractures épiphysaires de l'enfant par broche trans-articulaire (Rapport M. Févre). Mém. Acad. Chir. **73**, 562—566 (1947).

KEYL, W.: Frakturen und Luxationen des Ellbogengelenkes im Kindesalter; Folgezustände. Fortschr. Med. **19**, 263.

KLOSE, B. J., BAUER, D.: Ischämische Nekrose der Extensoren am Unterschenkel nach Press-schlag beim Fußballspielen. Sportarzt und Sportmedizin **19**, 263.

LAGRANGE, J., RIGAULT, P.: Fractures Supra-Condyliennes. Rev. Chir. orthop. **48**, 388 (1962).

LAURENCE, LAURAS: Prévention du Volkmann dans les fractures supra-condyliennes. Acta chir. belg. **81**, 50—55 (1955).

LERICHE, R.: Rétraction isolée des fléchisseurs et des pronateurs après fracture sus-condylienne de l'humérus et rupture sèche de l'artère humérale; Artériectomie. Bull. Soc. nat. Chir. **54**, 212—216 (1928).

LEVEUF, J.: Le syndrome de Volkmann. Rev. Orthop. **23**, 5 (1936).

LEVEUF, J.: Evolution d'un cas typique de syndrome des Volkmann. Mém. Acad. Chir. **63**, 751—754 (1937).

LIPSCOMB: Complications vasculaires et neurologiques des fractures supra-condyliennes de l'enfant. J. Bone Jt Surg. **37 A**, 487—492 (1955).

LIPSCOMB: The etiology and prevention of Volkmann ischemic contracture. Surg. Gynec. Obstet. **103**, 353—361 (1956).

MEYERDING, H. W.: Volkmann ischemic contracture as a complication of supra condylar fractures of the humerus. J. int. Coll. Surg. **19**, 675—691 (1953).

OTTOLENGHI, C. E.: Supra condylar fractures of the elbow in children. A case of ischemic syndrome, its treatment, prevention of Volkman's contracture. Pren. med. argent. **43**, 2473—2486 (1956).

PASINI, A.: Neurovascular complications of the fracture of the distal end of the humerus. Minerva orthop. **4**, 287—292 (1953).

PATTARIN, L.: Supra condylar fracture of the humerus with vasculo-neural changes, surgical reduction and cure. Arch. Orthop. (Milano) **66**, 514—522 (1953).

SALMON, M.: La pathogénie et la prophylaxie du syndrome des Volkmann, réflexions thérapeutiques. Rev. Chir. orthop. **43**, 3—28 (1957).

SCHINK, W.: In: Allgemeine und Spezielle Operationslehre, 10. Band, 3. Teil, S. 439. Berlin-Heidelberg-New York: Springer 1972.

SHARRARD, W.J.W.: Paediatric orthopaedics and fractures, p. 916. Oxford, Edinburgh: Blackwell 1971.

SMYTH, E.M.: Primary rupture of brachial artery and median nerve in supra condylar fractures of the humerus. J. Bone Jt. Surg. **38 B**, 736—741 (1956).

SORREL, E.: Paralysie tardive du nerf cubital survenue vingt an après une fracture du condyle externe de l'humérus. Bul. Mém. Soc. nat. Chir. **59**, 193—196 (1933).

SORREL, E.: Traitement préventif du syndrome de Volkmann (à propos de la présentation de malade de M. Leveuf. Mém. Acad. Chir. **63**, 809—811 (1937).

TIKHONOFF, V.: Contribution à étude pathogénique du syndrome des Volkmann. Paris 1953, Thesis no. 836.

Tibialis-anterior-Syndrom

MAU: Die ischämischen Kontrakturen der unteren Extremitäten und das Tibialis-anterior-Syndrom. Stuttgart: Enke 1969.

Spontanfrakturen

G. Fuchs und H. Koch

I. Definition

Spontanfrakturen sind Ausdruck einer ungenügenden Adaptation der Belastungsfähigkeit eines Knochens. Sie können mit und
ohne Trauma („spontan") auftreten bei gut-
und bösartigen Knochentumoren, bei ge-
schwulstmäßigen und entzündlichen Affektionen des Skeletes sowie bei Skeletsystem-
erkrankungen.

II. Vorkommen

In einem einzelnen Knochen können nur
ein einziger (monotoper), wenige (oligotope)
oder viele (polytope) zu Spontanfrakturen
führende Erkrankungsherde beobachtet
werden. Bezogen auf den Querschnitt des
Knochens kann der Herd parostal, subperiostal, cortical und zentral liegen. Hinsichtlich der Ausbreitung einer Knochenkrank-
heit sprechen wir von monossärem, poly-
ostotischem und generalisiertem Befall.

III. Diagnostik

Während die Diagnose einer Spontanfraktur bei einer Entzündung des Knochengewebes (z.B. Osteomyelitis) ebensowenig
Schwierigkeiten bereitet wie die Diagnose
bei einem generalisierten Befall statisch be-
anspruchter Skeletabschnitte (z.B. Osteogenesis imperfecta), bereitet die Erkennung
und Klassifizierung eines zur Spontanfraktur führenden Knochentumors nicht selten
erhebliche Schwierigkeiten. Allgemein läßt
sich sagen, daß der Ort des Knochenge-

wächses vom Ort der für die Osteogenese
wichtigen Vorgänge abhängig ist (HELL-
NER). Entsprechend dem starken Knorpel-
wachstum der Epiphyse und dem Knorpel-
abbau in der angrenzenden Metaphyse findet man im epimetaphysären Bereich der langen Röhrenknochen Chondroblastome und
bei überwiegendem Abbau Riesenzellge-
schwülste und osteolytische Sarkome
(Abb. 1). Die osteogenen Sarkome und solitären Knochencysten bevorzugen die Metaphyse als den Ort stärksten Knochenumbaus, während die parossalen und Fibrosar-
kome dagegen mehr schaftwärts gelegen
sind, wo eine periostale Apposition stattfindet. Alle Geschwülste haben ihren Prädilektionsort und ihr Prädilektionsalter ohne Anspruch auf absolute Gültigkeit; denn Ausnahmen bestätigen auch hier die Regel!

Klinisch unentbehrliche Daten sind das
Alter des Patienten (Prädilektionsalter) und
die Dauer der Erkrankung (schnelle Zerstörung des Knochens spricht für Malignität).
Auf Laboruntersuchungen wie BKS, Blutbild, alkalische und saure Phosphatase
kann niemals verzichtet werden, Sternal-
punktionen, Bestimmung von Blutcalcium
und -phosphor sowie Nierenfunktionsprü-
fungen werden gelegentlich notwendig.

Eine zentrale Stellung nimmt in der speziellen Tumordiagnostik die Röntgenuntersuchung ein. Summationsaufnahmen reichen meistens nicht aus. Technisch optimal
angefertigte Zielaufnahmen in verschiedenen Ebenen sind zu fordern und durch
Schichtaufnahmen zu ergänzen. Angio-
gramme erleichtern die Artdiagnose und
lassen die Größe des Tumors und seine Invasion in die Weichteile gut erkennen.

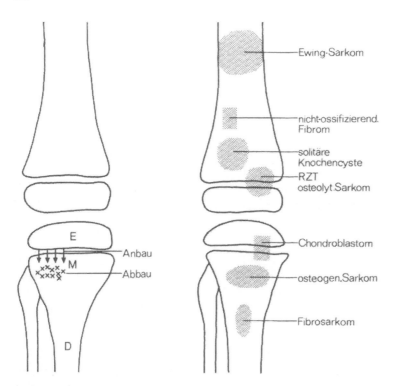

Abb. 1. Ortsabhängigkeit der Knochengeschwülste. (Nach HELLNER. In: Klinische Chirurgie für die Praxis, Bd. IV. Stuttgart: Thieme 1966)

Wenn *ein* Zerstörungsprozeß vorliegt, muß vom Röntgenologen nach weiteren klinisch noch nicht manifesten Herden in anderen Skeletabschnitten gefahndet werden. Aber auch wenn Chirurgen und Radiologen Hand in Hand arbeiten, wird man in vielen Fällen erst durch eine *histologische Untersuchung* zu einer einwandfreien Diagnose kommen. Knochenpunktionen zur Diagnosestellung sind nur an schwer zugänglichen Skeletabschnitten (Wirbelkörper) empfehlenswert. Die in der Regel vorzunehmenden *Probeexcisionen* müssen ausgiebig sein, Randzonen *und* das Zentrum enthalten und an mehreren Stellen entnommen werden.

Allein aus Randzonen entnommenes Gewebe kann nicht selten zu Fehldiagnosen führen, da sich hier die histologischen Bilder von gut- und bösartigen Erkrankungen und auch von entzündlichen Veränderungen durch die gesteigerte Aktivität der Osteoblasten mit subperiostaler, radiärer Knochenneubildung häufig ähnlich sind. Der erfahrene Knochenpathologe weiß, daß erst nach Durchmusterung mehrerer Abschnitte einer Geschwulst die richtige Diagnose zu stellen ist.

Die Behandlung von Spontanfrakturen im Kindesalter stellt an den Chirurgen hohe Anforderungen, besonders im Hinblick auf die *richtige* Indikation. Um unseren kleinen Patienten überflüssige Eingriffe zu ersparen oder um sie durch zweckentsprechende Operationen ein für allemal von ihrer Erkrankung zu befreien, ist sowohl für die Diagnostik als auch für die Therapie die enge Zusammenarbeit zwischen Chirurgen, Radiologen und Pathologen unabdingbar.

A. Spontanfrakturen bei benignen Knochenerkrankungen

I. Solitäre Knochencyste

Aus der Gruppe der cystischen Knochenaffektionen spielt im Kindesalter wegen ihrer Häufigkeit die *solitäre Knochencyste* („jugendliche Knochencyste") die führende Rolle. Sie findet sich *vornehmlich metaphysär*, gelegentlich auch in den Diaphysen der langen Röhrenknochen, wobei *Humerus* und *Femur* mit einer Manifestationshäufigkeit von 75% den Prädilektionsort darstellen (Abb. 2).

Ihre Entstehung wird im wesentlichen auf Ernährungsstörungen in einem embryo-

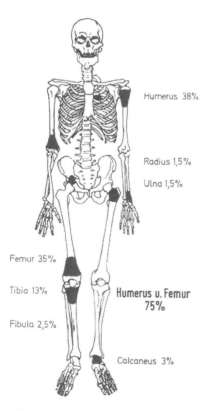

Abb. 2. Verteilung solitärer Knochencysten. (Aus LODWICK: Amer. J. Roentgenol. 1957)

nalen mesenchymalen Geschwulstgewebe zurückgeführt. Röntgenologisch ist sie an der glattwandigen, gelegentlich mit randständigen Trabekeln versteiften Knochenhöhle und an ihrer papierdünnen Corticalis zu erkennen, wodurch nicht selten Mehrkammerigkeit vorgetäuscht wird (Abb. 3). Da sich histologisch in der Wand des mit hellgelber und leicht blutiger Flüssigkeit gefüllten Hohlraumes nicht selten auch riesenzellhaltige Gewebsformationen finden, sind Verwechslungen mit der echten Riesenzellgeschwulst (s. u.) vorgekommen. Sitz des Prozesses und Alter des Erkrankten ermöglichen hier die differentialdiagnostische Abklärung. Die solitäre Knochencyste ist eine *gutartige* Skeletaffektion. In dem Göttinger Geschwulstregister ist kein einziger Fall einer malignen Entartung bekannt. Radikal-chirurgische Maßnahmen in Form von Resektionen sind daher nicht nötig. Mit einer konservativen Behandlung ist eine Konsolidierung der Fraktur zwar zu erreichen, da die Aufsplitterung des Knochens einen callusfördernden Reiz darstellt, die Cyste selbst rezidiviert danach aber sehr häufig. *Excochleation* der Cyste und formschlüssige *Auffüllung des Defektes mit spongiösem Knochenmaterial* ist die optimale Behandlung.

Die *Spongiosa* ist auf Grund ihrer Oberflächenbeschaffenheit und ihrer guten Durchblutung als Füllmaterial besser geeignet als die lamellär strukturierte und gefäßarme Corticalis, deren Ein- und Umbau zeitlich deutlich hinter dem der Spongiosa zurückbleibt. Auf Grund der Ergebnisse in der Knochentransplantationsforschung dürfte als erwiesen gelten, daß der *eigene Knochen* nach wie vor das *beste Transplantationsmaterial* ist. Spongiosaplomben mit homologen Tiefkühlspänen oder mit heterologem Knochen haben sich in der Klinik jedoch ebenfalls bewährt, wobei dem Einbau dieses Fremdknochens die regeneratorische Potenz des wachsenden Skeletes sehr zu Hilfe kommt.

Bei exzentrischer Lage der Knochencysten und insbesondere dann, wenn auch
nach sorgfältiger Ausfräsung des Herdes
von der eingebrochenen Corticalis noch soviel belassen werden kann, daß eine gewisse
Reststabilität besteht, ist eine zusätzliche
intramedulläre Schienung mit einem Marknagel nicht nötig. Bei größeren Defekten
kann eine stabile Plattenosteosynthese in
Kombination mit plastischem Knochenersatz in Erwägung gezogen werden, wodurch
eine sofortige funktionelle Nachbehandlung ermöglicht wird.

Wegen der folgenschweren therapeutischen Konsequenzen sei die solitäre Knochencyste *differentialdiagnostisch* dem *eosi-
nophilen Knochengranulom* und dem *Riesenzelltumor* gegenübergestellt, da diese
3 Krankheitsbilder eine grundsätzlich unterschiedliche Behandlung erfordern.

*Differentialdiagnose der solitären Kno-
chencyste*

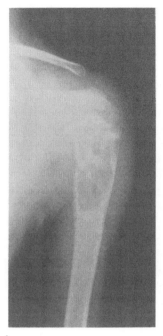

b

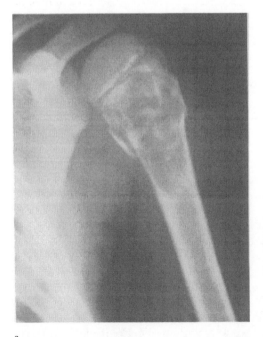

a

Abb. 3. (a) Solitäre Knochencyste, (b) eosinophiles
Granulom, (c) Riesenzelltumor

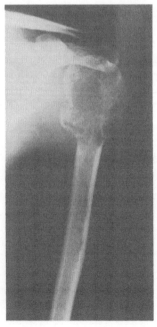

c

1. Eosinophiles Granulom

Das eosinophile Granulom (EGr) der Knochen wird von den meisten Autoren wegen seiner aus reticulo-histiocytären Zellen bestehenden Matrix in die Gruppe der Reticulo-Endotheliosen eingereiht. Es bestehen fließende Übergänge zur Lipoidgranulomatose nach HAND, SCHÜLLER u. CHRISTIAN. Das am häufigsten im Schädeldach mit scharf begrenzten runden bis ovalen Herden anzutreffende EGr bevorzugt bei Befall der langen Röhrenknochen die proximalen und distalen *Metaphysen* und hat somit seine Topik mit der solitären Knochencyste gemeinsam. Das Röntgenbild ist bei den im akuten Stadium fehlenden periostalen oder endostalen Randsklerosen der solitären Knochencyste so ähnlich, daß eine sichere Diagnose in einer Reihe von Fällen nur erst durch eine histologische Untersuchung ermöglicht wird (Abb. 3). Da sich in der Regel immer mehrere Herde entwickeln, ist bei dem Nachweis *eines* osteolytischen Herdes Anlaß zur röntgenologischen Untersuchung anderer Skeletabschnitte gegeben (Schädel, Rippen, Becken, Wirbelsäule). Spontanfrakturen beim EGr erlauben eine konservative Behandlung im Gipsverband, da die osteolytischen Herde spontan oder besonders schnell mit einer Röntgenbestrahlung oder einer Corticosteroidbehandlung zur Ausheilung gebracht werden können.

Trifft man daher bei der Freilegung einer vermeintlichen solitären Knochencyste auf ein sülziges, bräunlich-rötliches Gewebe von halbfester Konsistenz, kann man sich auf eine Probeexcision zur histologischen Sicherung der Diagnose beschränken; Ausräumung und Plombierung sind überflüssig, wenn nicht statische Gesichtspunkte zu diesen operativen Maßnahmen zwingen.

2. Riesenzelltumor

Der Riesenzelltumor (Ostitis fibrosa localisata, solitäres Osteoklastom, brauner Tumor) tritt im Gegensatz zur Knochencyste *erst im frühen Erwachsenenalter* auf und hat seinen Prädilektionsort im epi-metaphysären Abschnitt der langen Röhrenknochen mit betonter Lokalisation in der *Epiphyse* (Abb. 3). Durch diese beiden Kriterien ist eine differentialdiagnostische Abgrenzung von der solitären Knochencyste leicht möglich. Mit dem typischen Gewebeaufbau aus zahlreichen Capillaren und einem innigen Geflecht von Fibrocyten und Riesenzellen ist der Riesenzelltumor (RZT) der wichtigste unter den dubiösen, *semimalignen* Knochengeschwülsten. Seine knochenabbauenden Tendenzen stehen ganz im Vordergrund („Osteoklastom"), Blutaustritte und Hämosiderinablagerungen sind für die braune Farbe verantwortlich, die zur Bezeichnung „brauner Tumor" geführt hat. Wegen seiner potentiellen Malignität ist eine Excochleation wie bei der Knochencyste *nicht* angezeigt, denn schon von kleinen Resten zurückgelassenen Geschwulstgewebes kann das Rezidiv ausgehen und maligne entarten. Eine Kontinuitätsresektion weit im Gesunden und Überbrückung des Defektes mit einer Endoprothese ist die beste Therapie.

II. Aneurysmatische Knochencyste

Die sehr seltene „Riesenzellvariante der Knochencyste", die von JAFFÉ und LICHTENSTEIN als „aneurysmatische Knochencyste" bezeichnete geschwulstähnliche Skeletaffektion hat ihr Prädilektionsalter im 2. Lebensjahrzehnt. Die Bezeichnung „aneurysmatische Knochencyste" ist rein deskriptiv, ihre Ätiologie bis heute nicht geklärt, vasculäre Fehlbildungen werden diskutiert. Die hauptsächlichen Manifestationsorte sind die *Metaphysen der langen Röhrenknochen* und die *Wirbelkörper*. Im Röntgenbild ist die Compacta *uhrglasförmig* vorgewölbt und eierschalenartig verdünnt, eine sklerotische Randzone als Be-

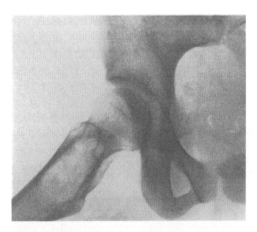

Abb. 4. Aneurysmatische Knochencyste im proximalen Femur (axiale Aufnahme)

grenzung zum normalen Knochen fehlt (Abb. 4). Wie bei der solitären Knochencyste besteht keine Gefahr zur malignen Entartung. Wegen der häufig großblasigen Auftreibung und der dadurch verursachten mechanischen Insuffizienz des Knochens können leicht Spontanfrakturen auftreten. Bei Sitz des Herdes in den langen Röhrenknochen besteht die Therapie in Curettage und konsekutiver Plombierung mit Spongiosa. Wegen der starken Vascularisation ist bei der Operation auf eine sorgfältige Blutstillung größter Wert zu legen.

III. Knochenfibrom

Die Topik des *„nicht-ossifizierenden"* Knochenfibroms ergibt sich aus einer Zusammenstellung von POPPE mit 146 Beobachtungen, von denen 68 dem Göttinger Knochengeschwulstregister entnommen sind. Danach sind die Prädilektionsorte die *metaphysären Abschnitte* von Femur, Tibia, Fibula und Humerus.

Während JAFFÉ u. LICHTENSTEIN (1942) das nicht-ossifizierende Knochenfibrom dem Formenkreis der echten gutartigen Knochengeschwülste zugeordnet haben,

bringen andere Autoren (MAUDSLEY u. STANSFELD) die fibrösen Felder mit einer Störung der enchondralen Ossifikation in Zusammenhang und sprechen von fibrös-metaphysären Defektbildungen. Diese Theorie hat den größten Anspruch auf Wahrscheinlichkeit. Man stellt sich die Entwicklung der Skeletaffektion so vor, daß an einem engumschriebenen Bezirk der knorpeligen Epiphysenfuge der langen Röhrenknochen die enchondrale Ossifikation temporär unterbrochen und an Stelle von Spongiosa fibrilläres Bindegewebe gebildet wird. Mit zunehmendem Knochenlängenwachstum entfernen sich diese Bindegewebsinseln von der Epiphysenscheibe und wachsen diaphysenwärts zur Corticalis hin aus, wie wir an eigenen Beobachtungen feststellen konnten. Nach MAUDSLEY u. STANSFELD beträgt die mittlere „Lebensdauer" der Geschwulst 29 Monate.

Kleine, zufällig entdeckte Herde sind wegen ihrer „Spontanheilung" daher nicht behandlungsbedürftig.

Röntgenologisch zeigt das Fibrom ein ungewöhnlich pathognomonisches Bild (Abb. 5). Man findet in der Metaphyse mehr diaphysenwärts und subcortical gelegen rundliche, nicht selten traubenförmige Defekte, die gegen den umgebenden Knochen mit einem sklerotischen Randsaum scharf abgesetzt sind. Periostreaktionen fehlen. Die Frakturlinien gehen meist an dem Defekt vorbei oder berühren ihn nur tangential. Da sich im feingeweblichen Bild zellreiche Areale mit Fibroblasten und vielkernigen Riesenzellen finden, darf sich der Pathologe nicht zur Annahme eines Fibrosarkoms oder Riesenzelltumors verleiten lassen. Für beide Geschwülste ist das Alter des Trägers eines nicht-ossifizierenden Fibroms mit 5–20 Jahren nicht charakteristisch. Darüber hinaus sind beim Fibrom polytope Affektionen mit Befall der gleichen Gliedmaße wie auch des contralateralen Skeletabschnittes bekannt, die in Zweifelsfällen die Diagnose sichern können.

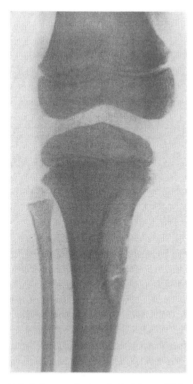

Abb. 5. Spontanfraktur bei nicht-ossifizierendem Knochenfibrom

Bei kleineren randständigen Defekten
kann man sich mit einer konservativen Behandlung begnügen, die Frakturheilung ist
nicht gestört. Eine maligne Entartung ist
auch in größeren Beobachtungsreihen nie
beschrieben worden.

IV. Osteofibrosis deformans juvenilis

Bei der von ÜHLINGER (1940) als „Osteofi-
brosis deformas juvenilis" und von JAFFÉ u.
LICHTENSTEIN (1942) als „fibröse Dysplasie" bezeichneten Erkrankung handelt es
sich um eine geschwulstähnliche Knochen-
affektion des fortgeschrittenen Kindes- und
Adoleszentenalters mit der Möglichkeit zu
Spontanfrakturen. Die Knochenverände-
rungen können monotop, aber auch poly-

top bis generalisiert, uni- und bilateral auftreten. Nach ÜHLINGER liegt dieser Erkrankung eine primäre Fehlentwicklung des
Knochenmarkes mit temporären hormo-
nellen Störungen zugrunde. Pathologisch-
anatomisch handelt es sich um einen Ersatz
des Knochenmarkes durch ein „fibröses
Gewebe", dessen Ausbreitung zu einer Zerstörung der Struktur und zur Auftreibung
des Knochens führt. Bei der Freilegung findet man nicht die auf Grund des Röntgenbildes angenommene Cyste, sondern ein
„derbweiß-porzellanartiges" Bindegewebe,
das allen statischen Belastungen leicht
nachgibt, wodurch sich die Verbiegung der
Knochen erklärt. Während daher die
schweren Formen insbesondere beim Befall
statisch belasteter Gliedmaßenabschnitte
an ihrer Verformung leicht zu erkennen
sind, können kleinere monostotische Herde
zu röntgenologischen Fehlinterpretationen
führen.

   Die Röntgensymptomatik ist charakterisiert durch eine pseudocystische Auswei-
tung des Markraumes, wodurch der Knochen spindelförmig aufgetrieben wird
(Abb. 6). Die Corticalis ist stark verdünnt,
bleibt aber in Form einer feinen Lamelle als
Zeichen der Gutartigkeit immer erhalten.

   Prädilektionsorte sind coxales Femurende, Becken, Schädel und Kiefer.

   Differentialdiagnostisch ist die Erkrankung von der Osteodystrophia fibrosa ge-
neralisata RECKLINGHAUSEN durch die fehlenden Mineralstoffwechselveränderungen
abzugrenzen. Eine auf Grund der röntgenologischen Symptomatik mögliche Verwechslung mit der Ostitis deformans PAGET
sollte nicht vorkommen; denn einen juveni-
len PAGET gibt es nicht (Frühfälle um das
30. Lebensjahr).

   Im Regelfall ist die Spontanfraktur bei
der fibrösen Dysplasie durch einfache Immobilisation im Gipsverband zu behandeln. Bei den häufig zu beobachtenden Er-
müdungsbrüchen an den unteren Gliedmaßen sind entlastende Apparate angezeigt.

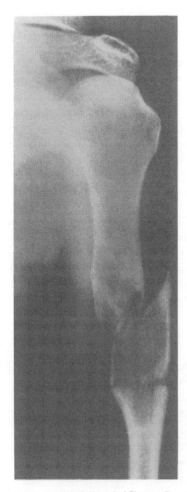

Abb.6. Spontanfraktur bei fibröser Dysplasie

Bei ausgedehnten monostotischen Herden kann einmal eine subperiostale Kontinuitätsresektion mit Knochenplastik und Überbrückungsosteosynthese erforderlich werden.

B. Spontanfrakturen bei malignen Knochenerkrankungen

Unter den zu Spontanfrakturen führenden bösartigen Knochengeschwülsten nehmen auf Grund ihrer klinischen Bedeutung und ihrer Häufigkeit die „osteogenen Sarkome" und das Ewing-Sarkom eine zentrale Stellung ein. Beiden Typen ist die überaus schlechte Prognose gemeinsam. Während bei den osteogenen Sarkomen unter Berücksichtigung des Göttinger Knochengeschwulstregisters in Übereinstimmung mit größeren Beobachtungsreihen anderer Autoren mit einer Fünfjahresheilung von 15% gerechnet werden kann, ist die Überlebensrate eines gesicherten Ewing-Sarkoms nur in Monaten anzugeben.

Die Therapie des osteogenen Sarkomes ist auch heute noch sehr uneinheitlich. Im Vordergrund der Diskussion stehen die primäre Amputation und die primäre Bestrahlung mit aufgeschobener Amputation, sofern in einem Zeitraum bis zu 6 Monaten keine Metastasen aufgetreten sind. Dieser letzte Behandlungsvorschlag geht auf CADE zurück und wird im deutschsprachigen Schrifttum auch von HELLNER propagiert. Dabei gehen die Autoren von der Überlegung aus, daß beim Auftreten von Spontanfrakturen auf Grund der Ausdehnung des Prozesses auch bei negativem Röntgenbefund schon mit einer hämatogenen Metastasierung gerechnet werden muß, so daß die primäre Amputation oder Exartikulation der Gliedmaße zu spät kommt. Es wird die Stabilisierung der Fraktur mit einem Marknagel und intensive Bestrahlung empfohlen. Man erspart dem Patienten dadurch den psychischen Schock des Extremitätenverlustes und erhält ihm eine zumindest teilweise funktionsfähige Gliedmaße. Bei kniegelenksnahem Sitz des Prozesses ist auf das Gelenk selbst keine Rücksicht zu nehmen („Durchnagelung"). Kommt die Geschwulst zum Stillstand und lassen sich auch in den nächsten 6 Monaten keine Lungenmetastasen bei wiederholten Kontrollen nachweisen — in 75% der Fälle soll eine eventuelle Metastasierung in diesem Zeitraum zu erwarten sein — kann die Amputation vorgenommen werden. LINDER et al. und andere

Autoren propagieren die primäre Amputation. Sie führen dabei an, daß bei entsprechender ärztlicher Führung und Versorgung mit einer Frühprothese das psychische Trauma einer Amputation nicht mehr so erheblich sei, eine bestrahlte Extremität dem Kranken erhebliche Schmerzen verursachen und nur in einem Drittel der Fälle die Strahlenbehandlung als ausreichend angenommen werden könne. Die Folgerung, daß später aufschießende Lungenmetastasen aus der Zeit vor Beginn der Radiotherapie stammen müßten, sei demnach eine Spekulation.

Ob sich die in letzter Zeit von einigen Autoren empfohlene primäre Tumorresektion in Kombination mit der präliminären Überbrückungsosteosynthese (AO-Platten, Winkel- und Condylenplatten) und plastischem Knochenersatz auch bei den stets *fortgeschrittenen* „*Spontanfrakturfällen*" durchsetzen wird, bleibt abzuwarten (STEINER et al.; WILLENEGGER).

Das *Ewing-Sarkom* ist sehr strahlensensibel. Alleinige Bestrahlung nach Stabilisierung der Fraktur oder primäre Amputation werden bei diesem äußerst bösartigen Tumor als Behandlungsvorschläge empfohlen.

I. Osteogenes Sarkom

Die Bezeichnung „osteogen" besagt, daß in der Geschwulst osteoplastische Potenzen vorhanden sind. Eine Unterteilung der Geschwulst in Abhängigkeit von dem Ausbildungsgrad und der mengenmäßigen Zusammensetzung des sich differenzierenden Bindegewebes in Untergruppen (Fibro-, Chondro-, Myxochondro-Osteosarkom) hält HELLNER in Übereinstimmung mit anderen Autoren (CONVENTRI u. DAHLIN) nicht für sinnvoll, da sich daraus sowohl für die Therapie als auch für die prognostische Beurteilung keine Konsequenzen ergeben. Darüber hinaus bereitet die histologische Differenzierung auf Grund von Probeexcisionen auch deshalb große Schwierigkeiten,

da Mischformen vorkommen und auch spontane Veränderungen des Gewebebildes im zeitlichen Verlauf möglich sind.

Der Häufigkeitsgipfel der Erkrankung liegt im 2. Lebensjahrzehnt. Prädilektionsorte sind die Metaphysen der langen Röhrenknochen mit betonter Lokalisation im *Kniegelenksbereich* (75%). Das Röntgenbild ist charakterisiert durch eine fleckförmige Spongiosa- und Corticaliszerstörung mit geschwulsteigener subperiostaler Knochenneubildung, die um den Knochen herum eine radiäre Spiculaentwicklung zeigt (Abb. 7). Während bei der Differentialdiagnose dieses Tumors in fortgeschrittenen Fällen Verwechslungen mit gutartigen Knochentumoren kaum vorkommen sollten, bereitet die Abgrenzung von der subakuten oder chronischen Osteomyelitis al-

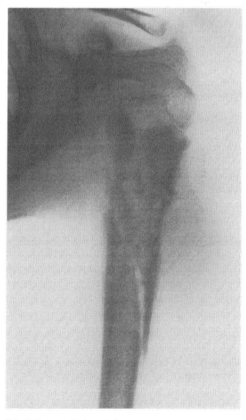

Abb. 7. Spontanfraktur bei osteogenem Sarkom

lein an Hand der röntgenologischen Symptomatik gelegentlich erhebliche Schwierigkeiten.

II. Ewing-Sarkom

Das Rundzellensarkom des Knochenmarkes ist im Gegensatz zum osteogenen Sarkom vorwiegend eine Erkrankung des *Kindesalters.* Es befällt die *metaphysennahen Diaphysenabschnitte* der langen Röhrenknochen. Schwellung, Intervallfieberschübe und die röntgenologische Symptomatik sind ursächlich für die Fehldiagnose „Osteomyelitis" verantwortlich. Durch das Vordringen der Geschwulstzellen vom Mark her in die *Haversschen* Kanäle der Rinde kommt es zu einer mottenfraßähnli-

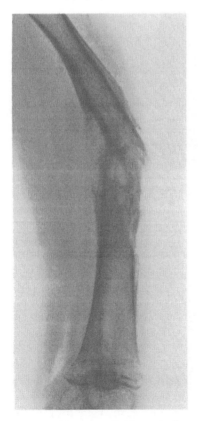

Abb. 8. Spontanfraktur bei *Ewing-Sarkom*

chen Zerstörung der Rinde mit periostal angelagerten Knochenlamellen, wodurch das Röntgenbild charakterisiert ist (Abb. 8). Im Gegensatz zum reinen Chondro- und Fibrosarkom ist diese Geschwulst ausgesprochen strahlenempfindlich.

C. Spontanfrakturen bei nichttumorösen Knochenerkrankungen

Neben den gut- und bösartigen Knochentumoren kommen als Ursache für Spontanfrakturen im Kindesalter noch eine Reihe anderer, in ihrer Ätiologie sehr unterschiedliche Krankheitsbilder in Betracht, die bei allen differentialdiagnostischen Überlegungen mit zu berücksichtigen sind. Da bei diesen z. T. äußerst *seltenen* Erkrankungen Spontanfrakturen eine *Rarität* darstellen, gibt es keine allgemein gültigen Behandlungsrichtlinien. In Abhängigkeit von der Schwere und Prognose der Grundkrankheit wird man sich zu konservativen oder operativen Behandlungsmaßnahmen entschließen müssen, wobei der Osteosynthese aus pflegerischen Gründen besondere Bedeutung zukommt.

I. Spontanfrakturen bei vitaminösen Knochenerkrankungen

Die *C-Hypovitaminose* im Säuglings- oder Kleinkindesalter führt zum *Skorbut* oder *Möller-Barlowschen Krankheit,* die *D-Hypovitaminose* zur *Rachitis.* Beide Krankheiten kommen bei uns heute kaum noch vor. Während der Skorbut im 6.–24. Lebensmonat beginnt, hat die Rachitis ihren Höhepunkt vom 4. Lebensmonat bis zum Ende des 1. Lebensjahres. Spontanfrakturen werden schon im Hinblick auf das niedrige Lebensalter der Patienten *konservativ* behandelt, sie heilen unter fachinternistischer Behandlung schnell aus.

II. Spontanfrakturen bei hormonal bedingten Knochenerkrankungen

Infolge der Osteoclasten-aktivierenden Wirkung des Parathormones kann es bei einer Überproduktion von Nebenschilddrüsenhormonen auf dem Boden der Skeletentkalkung zu Spontanfrakturen kommen. Durch eine pädiatrische Untersuchung wird nach einem *primären* oder *sekundären Hyperparathyreoidismus* zu fahnden sein. Adenome der Nebenschilddrüse treten vorwiegend im späteren Kindesalter, generalisierte Hyperplasien bevorzugt beim Säugling auf. Der durch eine Störung der Nebenschilddrüsenfunktion auf Grund einer Nierenerkrankung verursachte *sekundäre* Hyperparathyreoidismus kann in jedem Lebensalter beginnen. In allen Fällen wird man sich zu einer konservativen Behandlung der Spontanfraktur entschließen, ebenso wie beim *Cushing-Syndrom*, dem meistens ein Nebennierenrindentumor oder eine Nebennierenrindenhyperplasie und nur selten ein basophiles Hypophysenvorderlappenadenom zugrunde liegt.

III. Spontanfrakturen bei Blut- und lymphatischen Erkrankungen

Bei primären Erkrankungen des hämopoetischen und reticulären Systems führt die enge anatomische Verbindung dieser Gewebe mit der Tela ossea im Rahmen des Organes „Knochen" häufig zu einer röntgenologisch faßbaren, nicht selten auch zu einer klinisch faßbaren Beteiligung des Skeletes (Spontanfraktur). Die *akute Leukämie* scheint in den letzten Jahren häufiger zu werden. Sie kommt in jedem Lebensalter vor. Sie ist, wie die *Knochen-Lymphogranulomatose (Hodgkinsche Krankheit)* letztlich als infaust anzusehen. Haben Destruktionen im Knochen zu Spontanfrakturen geführt, so wird in den meisten Fällen wegen des dann schon fortgeschrittenen Leidens

eine *konservative* Therapie durchzuführen sein.

IV. Spontanfrakturen bei Erbkrankheiten

Es gibt eine große Anzahl von Skeletentwicklungsstörungen, von denen heute mit Sicherheit oder mit großer Wahrscheinlichkeit anzunehmen ist, daß sie genetisch bedingt sind. Während Frakturen bei der *Marmorknochenkrankheit* (ALBERS u. SCHOENBERG), der *Dysostosis cleido-cranialis* und der *Pyknodysostose* kaum beobachtet werden, stellt die *Osteogenesis imperfecta* mit ihren Spontanfrakturen den Chirurgen gelegentlich vor schwierige therapeutische Probleme. Intramedulläre Osteosynthesen mit und ohne Osteotomien haben sich bewährt. Da sich das Kind häufig den Knochen nach erfolgter Konsolidierung der Fraktur bei schon geringer Belastung erneut bricht, ist ein Auswechseln des Marknagels bei Wachstum des Kindes zu empfehlen. Bei schwersten Deformierungen hat SOFIELD gute Ergebnisse dadurch erzielen können, daß die gesamte Diaphyse subperiostal reseziert, in Segmente zersägt und so auf einen Marknagel aufgefädelt wurde. Dabei werden die mittleren Segmente zur Beseitigung der Deformierung um 180° gedreht.

V. Spontanfrakturen bei entzündlichen Knochenerkrankungen

Bei der *akuten Osteomyelitis* und der *Knochentuberkulose* sind Spontanfrakturen relativ selten. Die genannten Krankheitsbilder machen meist so heftige und klinisch faßbare Symptome, daß die richtige Diagnose leicht gestellt und eine spezifische Behandlung eingeleitet werden kann, bevor es zu ausgedehnten Knochendestruktionen mit Spontanfrakturen kommt. Die Therapie der Spontanfraktur bei der akuten Osteomyelitis ist konservativ. Erst beim Fortschreiten der Erkrankung können Sequestrotomien mit anschließender Saug- und Spüldrainage notwendig werden, wobei aufgetretene Frakturen — wenn möglich — optimal durch äußere Spanner zu fixieren sind (s. Kap. HIERHOLZER, S.348).

D. Ermüdungsfrakturen

Für den Ermüdungsbruch (schleichende Fraktur, Dauerbruch) stellt die *dynamische Dauerbelastung* des Knochens den wesentlichen pathogenetischen Faktor dar. Sie entstehen — wie in der Technik — bei dauernd sich wiederholenden Biegungsbeanspruchungen, welche die „Schwingungsfestigkeit" (Elastizität) des Knochens übersteigen. Deformierungen der mikrokristallinen Struktur mit einer Zerrüttung des Kristallgitters und nachfolgender Kohäsionstrennung sind die Folge. Für die Lokalisation der Ermüdungsfrakturen sind ganz bestimmte Skeletabschnitte prädestiniert. Es sind dies die Stellen, an denen sich Druck und Zug besonders stark auswirken („Druck- und Zugspannungsspitzen") und dadurch den Knochen vermehrt auf Biegung beanspruchen (Abb.9).

Man sollte an diese Diagnose stets denken, wenn *Schwellung* und *Schmerzen* an solchen Abschnitten des Skeletes auftreten, die für Ermüdungsfrakturen typisch sind. Der Röntgenbefund ist *anfangs* nicht selten *negativ*. Später sieht man eine feine *Fissur*, die den Knochen häufig nur unvollständig durchzieht mit einer periostalen und endostalen Callusbildung. Wird erst zu einem späteren Zeitpunkt eine röntgenologische Untersuchung veranlaßt, kann ein *massiver, manschettenförmiger Callus* das einzige röntgenologische Kriterium einer Ermüdungsfraktur sein und darf nicht zu der verhängnisvollen Verwechslung mit einem Sarkom Anlaß geben.

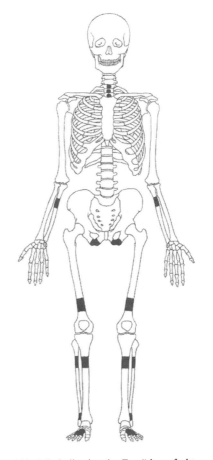

Abb.9. Lokalisation der Ermüdungsfrakturen

Dislokationen der Fragmente treten nicht auf, *Entlastung* und *Schonung* der Gliedmaße ist die beste Therapie.

Literatur

BRANDT, G.: Schleichende Frakturen (Umbauzonen, Überlastungsschäden). Ergebn. Chir. Orthop. **33**, 1 (1941).

CADE, S., SCARFF, R. W., GOLDING, F. C., ADAMS, S. B.: Symposium: Primary malignant tumors of bone. Brit. J. Radiol. **20**, 10 (1947).

FUCHS, G.: Eine neue Endoprothese aus Vitallium zum Ersatz großer Resektionsdefekte am proximalen Femurende. Chirurg **37**, 174–178 (1966).

FUCHS, G., KÄMMERER, H.: Die radikale chirurgische Behandlung der Riesenzellgeschwulst am coxalen Femurende. Chirurg 36, 508–510 (1965).

HELLNER, H.: In: Klinische Chirurgie für die Praxis. Band IV. Stuttgart: Thieme 1966. Weitere Literatur s. dort.

HELLNER, H., POPPE, H.: Röntgenologische Differentialdiagnose der Knochenerkrankungen. Stuttgart: Thieme 1956.

JAFFÉ, H. L., LICHTENSTEIN, L.: Non-osteogenic fibroma of bone. Amer. J. Path. 18, 205 (1942).

LENNERT, K. A., KORNHUBER, B., GEMEINHARDT, D.: Maligne Knochentumoren im Kindesalter. Z. Kinderchir. 10, 429 (1971).

LIEBEGOTT, G.: Pathologie d. Knochentumoren im Kindesalter. Z. Kinderchir. Supp. 6, 327 (1968/69).

LINDER, F., PIEPER, M., OTT, G., BECKER, W., WILLERT, H. G.: Zur Therapie der Knochengeschwülste. Chirurg 45, 54–62 (1974)

MAUDSLEY, R. H., STANSFELD, A. G.: Non-osteogenic fibroma of bone. J. Bone Surg. 38, 714 (1956).

MÜLLER, W.: Überanstrengungsschäden des Knochens. Leipzig: Barth 1944.

OEST, O.: Differentialdiagnose der Spontanfraktur. Hefte Unfallheilk. 108, 193 (1971).

v. RONNEN, J. R.: Röntgenol. Diagnostik u. Differentialdiagnostik der wichtigsten primären Knochentumoren im Kindesalter. Z. Kinderchir. Suppl. 6, 351 (1968/69).

STAUFFER, U. G., PLÜSS, H. J.: Maligne Knochentumoren im Kindesalter. Helv. chir. Acta 40, 171 (1973).

STEINER, A. K., MÜLLER, W., REMAGEN, W., RÜEDI, TH.: Extremitätenerhaltende Resektion bei Tumoren der langen Röhrenknochen. Helv. chir. Acta 40, 177–183 (1973).

WILLENEGGER, H.: Präliminäre Überbrückungsosteosynthese bei der Resektion von Knochentumoren. Helv. chir. Acta 40, 185–192 (1973).

Posttraumatische Osteomyelitis

G. Hierholzer

I. Definition

Der posttraumatischen Osteomyelitis geht eine exogene Keimbesiedelung von Knochengewebe voraus. Die Manifestation der Entzündung ist abhängig von der *Virulenz der pathogenen Erreger*, von dem *Zustand des Gewebes* im Besiedelungsbereich und von der Funktion der körpereigenen *unspezifischen und spezifischen Abwehrmechanismen* (Hierholzer; Rehn, 1970) Tabelle 1. Bei der hämatogenen Osteomyelitis werden dagegen als pathogenetisch wichtigste Faktoren eine *hyperergische Reaktionslage* des Patienten und eine *Pyämie* angenommen, der eine Absiedelung von Keimen in der Peripherie folgt (Hüner). Nach Könn und Postberg handelt es sich bei der hämatogenen oder endogenen und der posttraumatischen oder exogenen Osteomyelitis allgemeinpathologisch um eine Entzündung, bei der *alle Bauelemente des Knochens* betroffen sind.

Auf Grund der Wirksamkeit der Antibiotica im akuten Stadium der hämatogenen Osteomyelitis ist die klinische Bedeutung dieser Erkrankung deutlich zurückgegangen. Die posttraumatische Osteomyelitis wird demgegenüber zunehmend beobachtet. Die exogene Keimbesiedelung tritt meist in Verbindung mit einer knöchernen Verletzung oder einem operativen Eingriff am Knochengewebe ein. Sie muß insbesondere als schwerwiegendste Komplikation der heutigen Osteosyntheseverfahren angesehen werden. Das Häufigkeitsverhältnis der hämatogenen zur posttraumatischen Osteomyelitis beträgt in unserem Beobachtungsgut derzeit 1:12.

Von den bakteriellen Infektionen nach einer Osteosynthese sind *aseptische Entzündungen* zu unterscheiden (Contzen). Wir verstehen darunter die Reizbeantwortung des Organismus nach der operativen Gewebedurchtrennung und die differentialdiagnostisch wichtige Fremdkörperreaktion nach Osteosynthesen, die pathologisch-anatomisch ebenfalls durch eine *exsudative* und eine *proliferative* Phase gekennzeichnet ist (Tabelle 2).

Tabelle 1. Exogene posttraumatische Osteomyelitis

Voraussetzung	Knochenverletzung	Bruch, Operation am Knochen, Nekrosesaum nach Quetschungen
	Keimbesiedelung	offener Knochenbruch, Knochenoperation, durchblutungsgestörte, geschädigte Weichteile
Ätiologisch wichtige Faktoren	Eigenschaften des Keimbefalles	Virulenz, Resistenz, Quantität des Befalles
	Abwehrmechanismen	Konstitution, unspezifische und spezifische Abwehr

Tabelle 2. Fremdkörperreaktion

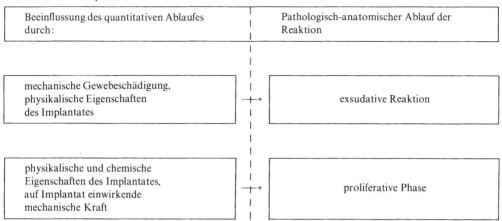

Beeinflussung des quantitativen Ablaufes durch:	Pathologisch-anatomischer Ablauf der Reaktion
mechanische Gewebeschädigung, physikalische Eigenschaften des Implantates	exsudative Reaktion
physikalische und chemische Eigenschaften des Implantates, auf Implantat einwirkende mechanische Kraft	proliferative Phase

II. Morphologie

Im Zusammenhang mit histologischen Untersuchungen hat KÖNN erneut auf die *funktionelle Einheit* der verschiedenen Bauelemente des Knochens mit seinen Blutgefäßen und Lymphwegen hingewiesen. Ist eine manifeste Entzündung in einem solchen Bereich eingetreten, so kann deshalb ein isolierter Befall der Elemente nicht angenommen werden. Man muß dann von einer Osteomyelitis sprechen, die Bezeichnung Ostitis oder Osteitis beschreibt das Ausmaß der Entzündung nicht ausreichend. Da das Knochengewebe von einem feinverzweigten Röhrensystem durchzogen ist, wird die Keimvermehrung durch das besondere morphologische Gerüst begünstigt. Der knöcherne Verletzungsbereich kann durch kontraktile Elemente nicht abgegrenzt werden. Liegen mehrere knöcherne Bruchstücke vor, so besteht insbesondere die Gefahr, daß diese von der Vascularisation ausgeschlossen sind. Die pathogenen Erreger können sich dann in dem Hohlraumsystem ungehindert vermehren. In Abhängigkeit von dem Ausmaß der knöchernen Schädigung besteht also die Gefahr der Entwicklung einer chronischen Infektion, die *typische makroskopische Verände-* *rungen* aufweist: Weichteil- und Knochennekrosen, Abszedierungen, Fistel- und Sequesterbildungen.

Die obengenannten pathogenetischen Faktoren entscheiden nicht nur über die Entstehung der Entzündung, sondern auch über deren Ablauf mit histologisch differenzierbaren Veränderungen (KÖNN), s. Tabelle 3. Überwiegen morphologisch *produktive Vorgänge*, so entspricht dies in Analogie zur Hepatitis dem Bild der *persistierenden Entzündung*; überwiegen exsudativ eitrige Veränderungen, so entspricht dies der *aggressiven Entzündung*. Die Korrelation zu den klinischen Befunden ist noch zu erarbeiten.

Tabelle 3. Histologische Kennzeichen

Exsudativ eitriges Entzündungsbild
Produktives Entzündungsbild
Mikroabscesse in der Umgebung

III. Entzündungsstadien

1. Akutes Stadium
2. Subakutes Stadium
3. Chronisches Stadium (teilweise mit akuten Entzündungsrezidiven einhergehend)

ad 1: Das akute Stadium ist durch die *typischen klinischen Merkmale* wie Rötung, Schwellung, Überwärmung, Schmerzhaftigkeit gekennzeichnet. Die Körpertemperatur ist meist erhöht, desgleichen die Blutkörperchensenkungsgeschwindigkeit. Wenn auch im akuten Stadium das Allgemeinbefinden beeinträchtigt ist, so liegt doch keine der akuten hämatogenen Osteomyelitis vergleichbare Beeinträchtigung des Allgemeinbefindens vor. In den ersten Tagen der Entzündung bilden sich in der Regel *Verhaltungen,* die oft als Fluktuation imponieren und zur *Abszedierung* mit Fistelbildung oder zur *phlegmonösen Ausdehnung* in der Tiefe führen, wenn nicht eine Eröffnung des Entzündungsherdes mit regelrechter Drainage erfolgt. Meist ist nur ein Gliedmaßenabschnitt betroffen. Röntgenologisch ist u. U. nur eine gewisse Unschärfe der knöchernen Struktur im Entzündungsbereich mit den Zeichen einer einsetzenden Kalksalzverminderung zu erkennen. Die Entzündung kann sich nekrotisierend in die Umgebung ausdehnen oder hämatogen und lymphogen in die Umgebung metastasieren (KÖNN). Bei der posttraumatischen Osteomyelitis sind Fernmetastasen selten und nur in Verbindung mit einer stark herabgesetzten Abwehrlage zu beobachten.

Die differentialdiagnostisch abzugrenzende aseptische Entzündung ist klinisch nicht immer von einer bakteriellen Infektion zu unterscheiden. Unter einer Ruhigstellung und unspezifischen antiphlogistischen Therapie klingt sie in der Regel schnell ab, die klinische Überwachung ist jedoch sehr verantwortungsvoll.

ad 2: Bei der *subakuten Form* sind die Entzündungszeichen weniger stark ausgeprägt. In der Regel besteht nach spontaner Perforation oder mechanischer Entlastung eine *eitrige Sekretion.* In einigen Fällen überwiegt in diesem Stadium bereits das produktive Entzündungsbild mit röntgenologisch erkennbarer Sklerosierung. Devitalisierte Knochenstücke sind röntgenolo-

gisch meist durch ihre deutliche Abgrenzung erkennbar. Der Entzündungsherd ist *meist lokalisiert,* in einigen Fällen findet sich eine phlegmonöse Ausdehnung über einen Gliedmaßenabschnitt. In der Regel ist an der Gliedmaße eine gewisse Weichteildystrophie festzustellen.

ad 3: Das *chronische Entzündungsstadium* ist *klinisch vielgestaltig.* In der überwiegenden Zahl der Fälle ist der Entzündungsherd abgegrenzt, die phlegmonöse Ausdehnung über einen ganzen Gliedmaßenabschnitt findet sich in diesem Stadium seltener. Das chronische Entzündungsstadium ist fast immer mit einer *Fistelbildung* und *eitriger Sekretion* verbunden. Akute Entzündungszeichen sind nicht typisch, es sei denn, es liegt intermittierend ein Rezidiv mit Verhaltung vor. Das Ausmaß der eitrigen Absonderung ist abhängig von der Ausdehnung nekrotischen Knochen- und Weichteilgewebes und von einer Instabilität im Entzündungsbereich z.B. nach einer knöchernen Verletzung oder einem operativen Eingriff. Insbesondere *Sequesterbildungen* unterhalten den Entzündungsvorgang. In dem Hohlraumsystem des avaskulären Knochens sind die pathogenen Keime der Wirkung der bactericiden Substanzen aus dem Blutweg und den phagocytären Vorgängen entzogen.

Röntgenologisch erkennbare Verdichtungen entsprechen der obengenannten *Sklerosierung. Sequesterbildungen* imponieren röntgenologisch ebenfalls als Verdichtungsbereiche, sie sind jedoch gegen die Umgebung scharf abgegrenzt. Aufhellungszonen als Folge einer Demineralisation sind typisch für die *Knochendystrophie.* Cystenartige Bereiche mit weitgehendem Schwund der knöchernen Struktur stehen als Folge einer zunehmenden *Osteolyse,* die zur Abszedierung führen kann. Eine Schematisierung der röntgenologischen Befunde ist nicht möglich und die Befunderhebung nur in Verbindung mit der klinischen Symptomatik gerechtfertigt (Tabelle 4).

Tabelle 4. Exogene posttraumatische Osteomyelitis

Stadium	Diagnose	Morphologie	Röntgenzeichen
Akute Form	klinisch, bakteriologisch	herdförmig seltener phlegmonös	keine sicheren Zeichen ggf. Strukturauflockerung bei Jugendlichen ggf. hypertrophe Reaktion
Chronische Form	klinisch, röntgenologisch, bakteriologisch	herdförmig sequestrierend seltener phlegmonös	Strukturauflösung abwechselnd mit Strukturverdichtung, hyper- oder hypotrophes Gesamtbild

IV. Behandlungsrichtlinien

Die manifeste posttraumatische Osteomyelitis erfordert eine operative Behandlung. Der Erfolg der operativen Behandlung ist gebunden an:

1. das Herbeiführen einer abgeschwächten Entzündungsform,
2. die Berücksichtigung der morphologischen Veränderungen,
3. die Stabilisierung des Entzündungsbereiches

ad 1: Die *floride Infektion* des Knochengewebes geht mit einer fortschreitenden Nekrosebildung und mit *abszedierenden Verhaltungen* einher, die ein geeignetes Nährmedium für pathogene Keime darstellen. In diesem Milieu bestehen die Bedingungen für eine proliferative Keimvermehrung, ein ausgedehnter operativer Eingriff in diesem Stadium muß mit der Gefahr der Ausbreitung der Entzündung, der Allgemeininfektion und der Metastasenbildung verbunden sein. Durch eine *operative Entlastung* (SCHWEIBERER, 1970a) *und Drainage* (WILLENEGGER, ROTH, 1962; WILLENEGGER et al., 1970) wird innerhalb von Tagen ein Rückgang der Entzündung und eine Lokalisierung erreicht. Das *Debridement* (SCHNEIDER), mit dem ein Anfrischen eines Operationsbereiches mit erneutem Verschluß der Weichteile verstanden wird, erscheint uns bei der infizierten Osteosynthese nur in der ersten Phase gerechtfertigt,

in der die Infektion auf die Weichteile begrenzt und eine Verhaltung und ein Übergreifen auf das Knochengewebe noch nicht erfolgt ist.

ad 2: Nekrotisches Weichteil- und Knochengewebe muß bei der posttraumatischen Osteomyelitis operativ entfernt werden (ECKE). Die morphologischen Kriterien sind damit jedoch nicht ausreichend berücksichtigt. In der Umgebung des Entzündungsherdes finden sich nach KÖNN *Mikroabscesse* mit einer Häufung in der sklerosierten Übergangszone. In den Abscessen können pathogene Keime im Zustand der *Hypobiose* (LINZENMEIER) verharren und zum Ausgangspunkt eines Rezidivs werden. Die Entfernung des Sklerosebereiches dient also der Beseitigung dieser Gefahr, außerdem wird damit die *Revascularisation* (SCHWEIBERER, 1970b) gefördert, die wesentlich über den Erfolg einer Weichteil- oder Knochentransplantation zur Versorgung bestehender Defekte entscheidet.

ad 3: Ist im knöchernen Entzündungsbereich eine Konsolidierung noch nicht eingetreten oder wird die Kontinuität des Knochengewebes bei der operativen Revision durchtrennt, so muß die *Stabilisierung operativ* herbeigeführt werden. Eine mechanische Unruhe behindert die der Knochenneubildung vorausgehende Capillareinsprossung und führt zu der aus den obengenannten Gründen zu vermeidenden bindegewebigen Narbenbildung. Im Gegensatz

Tabelle 5

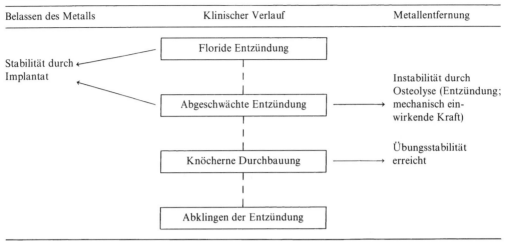

Belassen des Metalls	Klinischer Verlauf	Metallentfernung

zu der früher gültigen Auffassung wird die operative *Stabilisierung* in Verbindung mit der Revision vorgenommen und durch geeignete *Osteosyntheseverfahren* (HIEBLER u. TSCHERNE, 1970; DEBRUNNER u. CECH, 1970) herbeigeführt. Damit sind auch die Richtlinien für die *Metallentfernung* bei einer *infizierten Osteosynthese* festgelegt. (REHN u. HIERHOLZER, 1971). Das Osteosynthesematerial bleibt belassen, wenn es den infizierten Bereich noch stabilisiert und mit den unten aufgeführten Behandlungsmaßnahmen eine abgeschwächte Entzündungsform erreicht werden kann. Da das Fremdmaterial den Entzündungsvorgang teilweise unterhält, wird die Metallentfernung nach erzielter *übungsstabiler knöcherner Durchbauung* und entgegen den Richtlinien, die für aseptisches Gewebe Gültigkeit haben, d.h. vor dem Eintreten einer Belastungsstabilität, vorgenommen (Tabelle 5).

V. Operative Behandlungsmaßnahmen

1. Die operative Entlastung
2. Die operative Revision
3. Die Stabilisierung des Entzündungsbereiches

4. Der plastisch wiederherstellende Eingriff

ad 1: Die Entlastung erfolgt in Form einer ausreichend breiten *Incision im Entzündungsbereich.* In Verbindung damit wird eine geeignete *Drainage* angelegt. Als wichtigstes Beispiel ist das *Willeneggersche Spülprinzip* zu nennen (Abb. 1), bei dem ein oder mehrere zuführende Redonschläuche der Entzündungsbereich gespült und der mechanische Ablauf der Flüssigkeit und des nekrotischen Material gewährleistet sein muß.

Man bevorzugt das sogenannte *offene System* und bezeichnet damit eine ausreichend große und direkte Verbindung des Entzündungsbereiches zur Oberfläche. Wir stellen das mechanische Prinzip ganz in den Vordergrund und halten einen antibiotischen Zusatz nicht für erforderlich. Wird dieser durchgeführt, so sollten nur schwer oder nicht resorbierbare Substanzen Verwendung finden. An Flüssigkeit verwenden wir beginnend 1–2 Liter Ringerlösung, das Volumen wird innerhalb von Tagen reduziert und auf die alleinige Saugung übergegangen.

ad 2: Bei der *Revision* wird das nekrotische Knochen- und Weichteilgewebe ent-

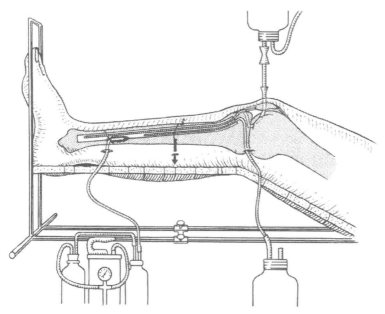

Abb. 1. Darstellung der Spüldrainage nach WILLENEGGER

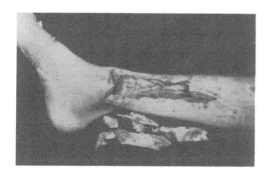

Abb. 2. Knochennekrose bei posttraumatischer Osteomyelitis

fernt (Abb. 2). Die Beurteilung der Regenerationsfähigkeit des Gewebes, die beim
Kind besser ist als beim Erwachsenen, ist
außerordentlich von der klinischen Erfahrung des Operateurs abhängig. Unterstüt-
zend können *färberische* (BEDACHT) und
szintigraphische (VOORHOEVE et al.) *Markie-
rungsverfahren* eingesetzt werden. Bei der
chronischen Verlaufsform wird hauptsächlich die sogenannte *Muldentechnik* (Es-

MARCH; ECKE) angewendet. Unter Ausscheidung der Nekrosen-, Narben- und Fistel-
bereiche sowie unter Abmeißelung des
makroskopisch veränderten Knochengewebes ensteht dabei eine Vertiefung, die breit
zugängig ist. Es sind damit nicht nur lokal
die anaeroben Bedingungen beseitigt, sondern auch morphologisch verschiedene Voraussetzungen für die Weiterbehandlung geschaffen. Die Deckung kann über eine sekundär einsetzende Granulation oder unter
Anwendung der unten aufgeführten plastischen Verfahren erfolgen.

ad 3: Als wichtigstes *Verfahren zur
Stabilisierung* eines Entzündungsbereiches
bei noch nicht abgeheilter Fraktur oder
nach einer Kontinuitätsdurchtrennung als
Folge der knöchernen Muldung ist die
Osteosynthese mit äußeren Spannern (REHN;
HIEBLER u. TSCHERNE; DEBRUNNER u.
CECH) zu nennen (Abb. 3). Dabei werden
Steinmann-Nägel senkrecht zum Schaftver-
lauf proximal und distal des Muldenberei-
ches eingebracht und die Repositionsstel-
lung durch *äußere Spanner* fixiert. Das

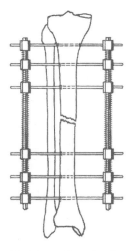

Abb. 3. Darstellung der Osteosynthese mit Steinmann-Nägeln und äußeren Spannern an einem zweiknochigen Gliedmaßenabschnitt

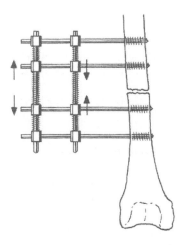

Abb. 4. Darstellung der Osteosynthese mit Schanzschen Schrauben und äußeren Spannern an einem einknochigen Gliedmaßenabschnitt

Osteosynthesematerial spart dabei den eigentlichen Entzündungsbereich aus und ermöglicht dennoch eine *Übungsstabilität*. Das Verfahren kann am Unterschenkel, in abgewandelter Form mit *Schanzschen Schrauben* (Abb. 4) am Oberschenkel und am Oberarm und damit in 80% als

Stabilisierungsmaßnahme angewendet werden. Am Unterarm ist die Methode aus funktionellen Gründen und wegen der Schwierigkeit der Verankerung der Schrauben in den relativ dünnen Knochen weitgehend nur zur Stabilisierung des mittleren Schaftbereiches geeignet. Der abgeschwächten Entzündungsform können zur Stabilisierung auch in zweiter Wahl die anderen, dem aseptischen Vorgehen entsprechenden *Osteosyntheseverfahren* angewendet werden. Wir vermeiden die äußere Fixation mit einem Gipsverband, mit dem nur eine unvollständige Ruhigstellung zu erzielen ist (Abb. 3 u. 4).

ad 4: Unter den plastisch wiederherstellenden Maßnahmen sind hauptsächlich die *Knochen- und Weichteilplastik* zu verstehen (Abb. 5). Im weiteren Sinne können wir hier zuordnen die *Korrekturosteosynthese* (HIERHOLZER, 1971), die als Späteingriff nach einer knöchernen Überbrückung in Fehlstellung erforderlich ist und die speziellen Methoden der Versorgung mit *orthopä-*

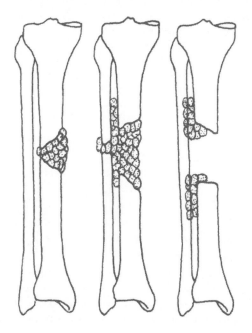

Abb. 5. Verschiedene Formen der Knochenplastik bei Defektbildungen

dischen Hilfsmitteln (SCHLEGEL). Die Auffüllung nach einer knöchernen Muldung, die direkte Deffektüberbrückung und am zweiknochigen Unterschenkel auch die u-förmige Überbrückung werden mit autologer Spongiosa vorgenommen (Abb. 5). Gegebenenfalls ist der Eingriff mit einer Osteosynthese zu kombinieren. Man unterscheidet die *geschlossene* von der *offenen* (BURRI et al., 1970) *Plastik*. Bei der offenen Plastik wird auf eine primäre Deckung der transplantierten Spongiosa, die über eine sekundäre Granulation und Epithelisierung erfolgt, verzichtet. Unserer Auffassung nach ist die Anwendung der offenen Plastik auf Bereiche mit dünner Weichteildeckung und auf tiefe Mulden mit kleiner Oberfläche zu beschränken. Die nahezu immer mit der offenen Plastik verbundene *Sekundärinfektion* der oberen Spongiosaschicht kann zumindest teilweise durch eine primäre Spalthautdeckung verhindert werden.

In Abhängigkeit von der Topographie des Entzündungsherdes werden verschiedene plastische Verfahren zur *Weichteilversorgung* angewendet. Bei dickem Weichteilmantel kann die Mulde nach Mobilisierung durch eine *direkte Vereinigung*, durch eine *gestielte oder brückenförmige Transplantation* erfolgen. Bei dünnem Weichteilmantel, wie z. B. an der Streckseite des Unterschenkels ist die Mobilisierung umgebenden Gewebes wegen einer damit verbundenen Durchblutungsgefährdung nicht indiziert. Klinische und histologische Untersuchungen haben gezeigt, daß *Spalthaut* auf *angefrischtem Knochengewebe* auch nach *osteomyelitischer Muldung* primär anheilen kann, obwohl eine Keimfreiheit des Knochenlagers nicht zu unterstellen ist (HIERHOLZER, 1970). Nach der Transplantation der Spalthaut wird innerhalb von 10 Tagen ein Gefäßanschluß erreicht. Die primäre Deckung mit Hautepithel beschleunigt den Rückgang der Entzündung und vermindert damit die Gefährdung einer kombiniert

durchgeführten Osteosynthese. Sie vermeidet außerdem eine sekundäre Granulation, die bekanntlich zu schlecht vascularisierten Narben führt. Die Indikation stellen wir zur *endgültigen* und zur *vorübergehenden Deckung* knöcherner Mulden. Im Verlauf von Monaten ist eine *funktionelle Anpassung* des Transplantates zu beobachten. Zur vorübergehenden Spalthautdeckung ist die Methode in Bereichen angezeigt, die einer besonderen mechanischen Belastung ausgesetzt sind und nach abgeklungener Infektion im weiteren Verlauf mit einem *gestielten Transplantat* von einer anderen Extremität oder von den Bauchdecken zu versorgen sind.

VI. Antibiotische Therapie

Eine antibiotische Therapie kann den Rückgang der Entzündung bei der posttraumatischen Osteomyelitis unterstützen. Die Indikation bei einer knöchernen Infektion hat zu berücksichtigen:

den Wirkungsmechanismus der zur Verfügung stehenden Substanzen (WALTER; HEILMEYER);

die Morphologie des zu behandelnden Substrates.

Gegenüber den Antibiotica erheben wir die Forderung, daß ihre Toxicität *selektiv den Mikroorganismus* betrifft und eine Beeinflussung der Körperzellen nicht stattfindet. Derzeit kennen wir im wesentlichen drei therapeutisch verwertbare *Substanzgruppen* mit jeweils verschiedenem Angriffspunkt (Tabelle 6):

1. *Hemmung der Zellwandsynthese.* Bakterien enthalten im Gegensatz zu menschlichen Körperzellen *Muraminsäurepeptide*, deren Bildung durch bestimmte Antibiotica gehemmt werden kann. Bei der Zellteilung kommt es dadurch zu einer herabgesetzten Festigkeit der Zellwand und zum Absterben des Keimes. Diese bactericide Wirkung, wird damit

Tabelle 6. Antibiotische Therapie

Wirkungsmechanismus	Beispiele	Entzündungsform
Beeinflussung der Synthese von Zellwandsubstanzen	Penicilline Cephalosporine	akut
Hemmung der allgemeinen Protein-synthese oder von Stoffwechsel-zwischenprodukten	Fusidinsäure Lincomycin Kanamycin Tetracycline Chloramphenicol	akut und chronisch
Permeabilitätsänderung der Cytoplasmamembran	Gramcidin Polymyxine	akut und chronisch

hauptsächlich beim schnellen Wachstum von Erregern beobachtet.

2. *Beeinflussung der Eiweißsynthese.* Diese Gruppe hat die Fähigkeit, den *Aminosäureeinbau* bei der Proteinsynthese zu hemmen. Da dieser Mechanismus lediglich eine gewisse Stoffwechseltätigkeit des Keimes voraussetzt, können *schnell wachsende* und *weitgehend ruhende* Keime geschädigt werden, der Wirkungstypus ist meist bakteriostatisch. Bei diesem Mechanismus ist mit der Wirkung der antibiotischen Substanz unter Umständen auch eine Schädigung der Körperzellen verbunden. Entsprechende Beispiele sind bekannt und in Tab. 6 festgehalten.

3. *Angriff auf die Cytoplasmamembran.* Einige Antibiotica haben die Fähigkeit, sich an *Phospholipoide* der ausgebildeten Bakterienmembran zu binden und damit diese über eine vermehrte Durchlässigkeit zu schädigen. Dieser Mechanismus ist auch bei ruhenden Keimen wirksam.

Es wird immer wieder versucht, die antibiotische Wirkung durch Kombinationen derartiger Substanzen zu erhöhen. Kombinationen von zwei bakterid wirkenden Substanzen *können* einen *Synergismus* verursachen, negative Auswirkungen sind nicht zu erwarten. Ähnlich verhält es sich bei der Kombination von bakteriostatisch wirkenden Substanzen. Eine Kombination von Substanzen des baktericiden und bakteriostatischen Wirkungstypus ist jedoch in den meisten Fällen nicht sinnvoll. Nach der sogenannten *Jawetzschen Regel* verringern bakteriostatisch wirkende Substanzen die an eine schnelle Zellteilung gebundene Wirkung baktericider Antibiotica. Aus diesem Grunde sollen z. B. Penicilline nicht mit Tetracyclin oder Chloramphenicol kombiniert werden.

Die *antibiotische Therapie* der akuten Knochenentzündung nach einer Verletzung oder einem operativen Eingriff am Knochengewebe ist als ergänzende Maßnahme allgemein anerkannt und über die Hyperämie des Gewebes zu begründen (HIERHOLZER et al., 1970). Eine mesenchymale Abriegelung des Entzündungsbereiches liegt noch nicht vor. Da sich die Keime bei dieser Entzündungsform rasch vermehren und somit eine schnell aufeinanderfolgende Zellteilung vorliegt, ist grundsätzlich ein *baktericides* Antibioticum auszuwählen. In diesem Notfall liegt in der Regel ein Keimnachweis noch nicht vor. Man wird also hier zur Wirksamkeit des Präparates ein breites Spektrum gegenüber *grampositiven* und *gramnegativen Keimen* fordern und derzeit z. B. ein Cephalosporinpräparat anwenden. Tritt in Verbindung mit den chirurgisch zu treffenden Maßnahmen kein ausreichender therapeutischer Erfolg ein, so ist es nahezu in allen Fällen möglich im weiteren Verlauf die Therapie unter Zugrundelegung eines *Antibiogramms* durchzuführen. Besteht eine dahinschwelende Infektion, so ist bei nachgewiesener Empfindlichkeit im Antiobiogramm eine Substanz vorzuziehen, deren Wirksamkeit nicht an eine schnelle Vermehrung der pathogenen Erreger gebunden ist.

Aufgrund der experimentell erhobenen Befunde ist davon auszugehen, daß eine Reihe antibiotischer Substanzen in therapeutisch verwertbarem Ausmaß über den Blutweg in das Knochengewebe diffundieren und zwar auch dann, wenn bei einer *chronischen Knocheninfektion* Veränderungen entsprechend einer Sklerose und Minderdurchblutung vorliegen. Der *Gefäßnachweis* ist auch bei der chronischen Entzündungsform in den betroffenen Schichten des knöchernen Gewebes zu führen. Dabei sind zur Beeinflussung des derzeit in 50% der Fälle vorkommenden Staphylococcus aureus haemolyticus Konzentrationen zu erreichen, die um ein bis zwei Zehnerpotenzen über der minimalen Hemmkonzentration liegen. Die für einige Cephalotinpräparate und Carbenicillin gemessenen Titer reichen auch aus, um das Wachstum einiger gramnegativer Keime hemmend zu beeinflussen. Eine *lokale* Therapie *ohne* gleichzeitige *allgemeine* Verabreichung eines *parenteral applizierbaren Antibioticum* ist nicht angezeigt. Bei ausschließlich lokaler Anwendung nimmt die Konzentration in den Grenzschichten nach dem gesunden Gewebe zu schnell ab. Man provoziert damit das Entstehen resistenter Stämme durch Mutations- und Selektionsvorgänge. Zur *alleinigen lokalen Anwendung* können nur nicht resorbierbare Antibiotica verwendet werden, es ist aber an die Möglichkeit einer sich ausbildenden Kreuzresistenz zu denken.

Die ergänzende antibiotische Therapie bei der posttraumatischen Osteomyelitis kann also unter folgenden Gesichtspunkten angewendet werden:

1. zur Abschirmung einer bestehenden Entzündung,
2. zur Beeinflussung des Keimwachstums im Entzündungsbereich selbst.

Es ist ausdrücklich zu betonen, daß die antibiotische Therapie nur im Zusammenhang mit einem chirurgischen Gesamtbehandlungsplan erfolgen kann.

VII. Schlußbemerkung

Trotz Darstellung der Behandlungsmöglichkeiten bestehen im Zusammenhang mit der posttraumatischen Osteomyelitis zahlreiche offene Fragen. Das Rezidivproblem ist bisher nicht gelöst, wenn auch beim jugendlichen Patienten gegenüber dem Erwachsenen häufiger ein bleibendes Abklingen der Infektion zu erreichen ist. Bei der posttraumatischen Osteomyelitis sollte deshalb die Bezeichnung „Heilung" durch die Formulierung „Abklingen der Entzündung" ersetzt werden. In Übereinstimmung mit der Literatur kann für die verschiedenen Formen der posttraumatischen Osteomyelitis die Rezidivmöglichkeit nicht grundsätzlich ausgeschlossen werden. Es liegen der Hepatitis vergleichbare Bedingungen vor.

Literatur

BEDACHT, R.: Klinik und Therapie der Osteomyelitis. Chir. Praxis **16**, 7 (1972).

BURRI, C., HELL, K., RÜEDI, TH., ALLGÖWER, M.: Primäre und sekundäre Sanierung osteitischer Herde mit autoplastischer Spongiosa. In: Die posttraumatische Osteomyelitis. Stuttgart-New York: Schattauer 1970.

CONTZEN, H., STRAUMANN, F., PASCHKE, E., GEISSENDÖRFER, R.: Grundlagen der Alloplastik mit Metallen und Kunststoffen. Stuttgart: Thieme 1967.

DEBRUNNER, A., CECH, O.: Behandlung der infizierten Osteosynthesen und Pseudarthrosen mit Hilfe der externen Fixation. In: Die posttraumatische Osteomyelitis. Stuttgart-New York: Schattauer 1970.

ECKE, H.: Behandlungsverfahren bei der chronischen posttraumatischen Osteomyelitis. In: Die posttraumatische Osteomyelitis. Stuttgart-New York: Schattauer 1970.

ESMARCH, F.: Über Behandlung und Wundhöhlen. Langenbecks Arch. Chir. **51**, 683 (1896).

HIEBLER, W., TSCHERNE, H.: Die Behandlung infizierter Marknagelungen und Pseudarthrosen der Tibia. In: Die posttraumatische Osteomyelitis. Stuttgart-New York: Schattauer 1970.

HIERHOLZER, G.: Indikation und Methodik der Spalthautverpflanzung nach knöcherner Ausmuldung. In: Die posttraumatische Osteomyelitis. Stuttgart-New York: Schattauer 1970.

HIERHOLZER, G.: Reintervention bei Osteomyelitis nach Osteosynthesen. Vortrag: 138. Tagg. d. Vereinigg. Niederrheinisch-Westfäl. Chirurgen, Düsseldorf 30.9.–2.10.1971.

HIERHOLZER, G., LINZENMEIER, G., KNOTHE, H.: Voraussetzungen für die antibiotische Therapie der posttraumatischen Osteomyelitis. In: Die posttraumatische Osteomyelitis. Stuttgart-New York: Schattauer 1970.

HÜNER, H.: Ätiologie und Pathogenese der akuten hämatogenen Osteomyelitis. Dtsch. med. Wschr. **89**, 942 (1964).

KÖNN, G., POSTBERG, B.: Zur Abgrenzung der posttraumatischen Osteomyelitis gegenüber anderen Knocheninfektionen vom Standpunkt des Pathologen. In: Die posttraumatische Osteomyelitis. Stuttgart-New York: Schattauer 1970.

LINZENMEIER, G.: Bakteriologische Probleme der posttraumatischen Osteomyelitis. In: Die posttraumatische Osteomyelitis. Stuttgart-New York: Schattauer 1970.

REHN, J.: Posttraumatische Osteomyelitis. Vortrag A0-Kurs in Freiburg (1973).

REHN, J., HIERHOLZER, G.: Zeitpunkt der Entfernung von Osteosynthesematerial. Chirurg **42**, 257–260 (1971).

SCHLEGEL, K. F.: Prothesen und Orthesen als Heil- und Hilfsmittel bei der Osteomyelitis. In: Die posttraumatische Osteomyelitis. Stuttgart-New York: Schattauer 1970.

SCHNEIDER, R.: Diskussionsbemerkung. 138. Tagg. d. Vereinigg. Niederrheinisch-Westfäl. Chirurgen, Düsseldorf 30.9.–2.10.1971.

SCHWEIBERER, L.: Behandlungsmaßnahmen bei der akuten posttraumatischen Knocheninfektion. In: Die posttraumatische Osteomyelitis. Stuttgart–New York: Schattauer 1970.

SCHWEIBERER, L.: Experimentelle Untersuchungen von Knochentransplantaten mit unveränderter und mit denatuierter Knochensubstanz. Hefte Unfallheilk. **103**, 1–67 (1970).

VOORHOEVE, A., STÖHR, CHR., SCHMIDT, H., MICHELE, E.: Chronisch-rezidivierende Osteomyelitis. Chir. Praxis **17**, 1–10 (1973).

WALTER, A. M., HEILMEYER, L.: Antibiotika-Fibel. Stuttgart: Thieme 1969.

WILLENEGGER, H., ROTH, W.: Die antibakterielle Spüldrainage als Behandlungsprinzip bei chirurgischen Infektionen. Dtsch. med. Wschr. **87**, 1485 (1962).

WILLENEGGER, H., LEDERMANN, M., WAHL, H. C., PLAASS, U.: Über das Wesen der Spüldrainage. In: Die posttraumatische Osteomyelitis. Stuttgart-New York: Schattauer 1970.

Röntgendiagnostik

KL.-D. EBEL

A. Allgemeiner Teil

I. Ruhigstellung und Fixierung zur Röntgenuntersuchung

Kinder vor dem Schulalter sind in der Regel nicht ohne weiteres zur aktiven Mitarbeit bei einer Röntgenuntersuchung bereit. Angst, Unruhe, Schmerzen und Bewußtseinstrübung erschweren die notwendigen Aufnahmen erheblich.

Um so mehr müssen Arzt und Röntgenassistentin über ausreichende Erfahrungen bei der Röntgenuntersuchung von Kindern verfügen, um möglichst schnell und gezielt die notwendigen Untersuchungen durchführen zu können. Dabei sollte man sich nicht auf ein Schema von Untersuchungen festlegen lassen, die routinemäßig durchgeführt werden, sondern nach einer *gezielten Indikation* vorgehen und je nach den Ergebnissen der Aufnahmen weitere Untersuchungen anschließen.

Arzt, technische Assistentin und Haltepersonen müssen ruhig, geduldig und verständnisvoll mit dem Patienten umzugehen verstehen.

1. Medikamentöse Ruhigstellung (Sedierung, Narkose)

Ihre Anwendung hängt vom Zustand des Kindes und der Dringlichkeit der geforderten Untersuchung ab und ist nur selten erforderlich.

2. Mechanische Ruhigstellung

Hilfsgeräte bzw. *Fixierung* sollen hier stichwortartig angegeben werden (Einzelheiten ihrer Anwendung siehe bei EBEL/WILLICH).

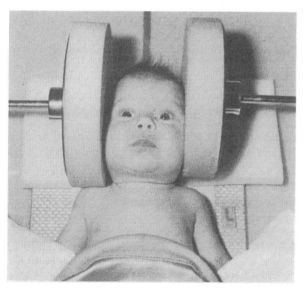

Abb. 1. Schädelstützen. Beispiel ihrer Anwendung zur Fixierung eines Säuglings für eine Aufnahme des Schultergürtels. Die Arme werden durch Sandsäcke fixiert. Abdomen durch Bleigummischürze abgedeckt

Fixiergurte (Kompressorien); für die Fixierung zu Schädelaufnahmen haben sich durchsichtige Plastikfolien anstelle der Stoffkompressorien bewährt.

Sandsäcke in verschiedenen Größen in abwaschbarer Hülle, nicht prallgefüllt.

Schaumgummikissen (Sortiment der Firma Bocollo).

Stoff- und Plastikbänder mit Gewichten an den Enden zur Fixierung an den Extremitäten.

Schädelstützen (Abb. 1).

„*Babix*"-*Hüllen* in verschiedenen Größen haben sich seit Jahren bewährt und sind bis zu einer Altersstufe von etwa 2 Jahren verwendbar für Aufnahmen in aufrechter Position (Thorax, Abdomen) aber auch für Aufnahmen der Wirbelsäule und des Schädels.

Ein sehr vielseitiges Untersuchungsgerät ist das *Infantoskop* der Firma Siemens. Es ermöglicht Durchleuchtungen in allen gewünschten Positionen, verfügt über eine Bildverstärkerfernsehkette und bietet die Möglichkeit von Zielaufnahmen mit einer 100 mm-Kamera.

II. Strahlenhygiene

Die Strahlenbelastung bei Röntgenuntersuchungen soll für Patient, Arzt und Haltepersonen auf das unvermeidliche und zulässige Mindestmaß beschränkt bleiben. Insbesondere müssen für Patienten im Kindesalter strenge Maßstäbe angelegt werden.

Auf die *Röntgenverordnung*, die seit 1.9.1973 in Kraft ist, sei ausdrücklich hingewiesen. Sie schreibt eine eingehende Fachkunde des Arztes auf dem Gebiete des Strahlenschutzes vor.

Unter dem Begriff der Strahlenhygiene fassen wir zusammen:

Die technischen Voraussetzungen, die eine optimale Diagnostik und entsprechend minimale Strahlenbelastung erlauben und den direkten Strahlenschutz für Patient, Arzt und Halteperson während der Untersuchung.

1. Technische Voraussetzungen

Strahlenerzeuger sollte mindestens ein 6-Ventilhochleistungsapparat mit Belichtungszeiten ab 3 msec aufwärts sein.

Die *Gesamtfilterung* der Röhre beträgt mindestens 3 mm Aluminium.

Lichtvisier zum exakten Einblenden der Aufnahme auf die gewünschte Region.

Die *Sekundärstrahlenblende* braucht kein höheres Schachtverhältnis als 1:7, ein sogenanntes Hartstrahlraster ist unnötig.

Aufnahmen an den Extremitäten können mit Filmkassetten *(Verstärkerfolie!)* durchgeführt werden; die folienlosen Filme mit wesentlich längerer Belichtungszeit und höherer Dosis sind nur für Aufnahmen der Finger und evtl. der Hand erforderlich.

Kontaktaufnahmen bedingen eine sehr hohe Strahlenbelastung und sind in der Regel entbehrlich.

Schichtuntersuchungen können in den meisten Fällen mit der Zonographie (Schichtwinkel 10°) ausgeführt werden; die Belichtungszeiten sind wesentlich kürzer als bei größeren Schichtwinkeln. Die Verwendung einer Simultanschichtkassette lohnt sich nur, wenn mindestens 5 Aufnahmen erforderlich sind, sonst sind Einzelschichten strahlenhygienisch günstiger und in ihrem Ergebnis besser.

Für Aufnahmen im Bett und im Operationssaal ist ein *fahrbarer 4-Ventilapparat* wesentlich leistungsfähiger als eine Röntgenkugel.

Durchleuchtungen sollten mindestens mit einem Bildverstärker, am besten mit einer Bildverstärkerfernsehkette durchgeführt werden. Eine chirurgischer Bildverstärker mit Fernsehkette ist für die Frakturbehandlung vorgeschrieben.

Für Zielaufnahmen am Durchleuchtungsgerät sollte nach Möglichkeit die *70 mm-Kamera* (bzw. 100 mm-Kamera) eingesetzt werden. Pro Aufnahme wird die Strahlendosis um etwa 90% reduziert.

Die magnetische *Bandaufzeichnung* von Untersuchungen mit Durchleuchtung ist zum Studium schwieriger Befunde und zur Demonstration für den behandelnden Arzt von großem Vorteil.

Die Röntgenverordnung schreibt vor, daß die Patienten nach *früheren Röntgenuntersuchungen* gefragt werden und die Voruntersucher ihre Aufnahmen zur Verfügung stellen müssen. Nach Möglichkeit sollen diese Aufnahmen sorgfältig ausgewertet werden, bevor die eigene Untersuchung beginnt.

2. Direkter Strahlenschutz

Neben der patientenfernen Einblendung des Untersuchungsfeldes durch ein Lichtvisier müssen alle nicht abzubildenden Körperregionen *am Objekt selbst* mit Bleigummi (0,4 mm Bleigleichwert) gegen Streustrahlen geschützt werden. Dieses gilt vor allem für das untere Abdomen und die Gonaden! Für Untersuchungen der Thoraxorgane sind hierfür Bleigummischürzen mit Klettenverschluß oder Stahlbügel lieferbar.

Liegen die *Gonaden* im direkten Strahlengang, müssen sie — sofern aus diagnostischen Gründen möglich — mit mindestens 1 mm Blei gegen die direkte Strahlung geschützt werden. Bei der Durchleuchtung wird die nötige Detailerkennbarkeit mit möglichst geringem *Röhrenstrom* und hoher *Röhrenspannung* erzielt, eine automatische *Helligkeitsstabilisierung* ist für kleine Patienten ungünstig und führt zu einer höheren Strahlenbelastung.

Selbstverständlich muß auch das durchleuchtete Gebiet auf die diagnostisch nötige Größe eingeblendet und die Durchleuchtungszeit so kurz wie möglich gehalten werden. Falls die Durchleuchtung mit einem Leuchtschirm durchgeführt werden muß,

ist eine mindestens 15 Minuten lange Dunkeladaptation erforderlich.

Die vielfach geforderten routinemäßigen *Vergleichsaufnahmen* der anderen Extremität sind bei einigem Bemühen und ausreichender Erfahrung meistens überflüssig. Exakt eingestellte Standardaufnahmen ergeben in der Regel genügend Information. Für Zweifelsfälle stehen Bücher wie KÖHLER, ZIMMER; GRASHEY, BIRKNER und CAFFEY zur Verfügung.

Der Strahlenschutz für Untersucher und Halteperson ist prinzipiell in der Röntgenverordnung festgelegt. In der Praxis ist es selbstverständlich, daß Bleigummischürzen und gegebenenfalls Bleigummihandschuhe getragen werden.

B. Spezieller Teil

I. Röntgenuntersuchung beim Schädel-Hirn-Trauma

Nur 15% der Schädelfrakturen im Kindesalter gehen mit Symptomen des Hirntraumas einher; andererseits verlaufen schwere Schädelhirntraumen selten ohne gleichzeitige Frakturen des Schädels. Ausnahme ist das Säuglingsalter, bei dem die sehr elastische Schädelkalotte nicht so häufig Frakturen erleidet.

Die *Indikationen* zu den verschiedenen Untersuchungsmethoden richten sich nach dem Zustand des Patienten nach dem Unfall: Ist das Kind ansprechbar und in einem nicht bedrohlichen Zustand, kann die *Nativdiagnostik* durchgeführt werden.

Ist der Patient in einem schlechten Allgemeinzustand und nicht bei vollem Bewußtsein, ist die Nativdiagnostik zunächst *nicht* indiziert. Je nach klinisch-neurologischem Befund wird die Indikation zur *Angiographie* gestellt, um nach epi-, subduralen oder intracerebralen Blutungen zu fahnden. Einzelheiten und Technik der Angiographie siehe bei FRIEDMANN.

Bei diesen schwerkranken Patienten ist nach Möglichkeit eine *Thoraxaufnahme* anzufertigen, um weitere Frakturen im Bereich des Brustkorbes, Lungenkontusionen, Aspirationen und Zwerchfellrupturen nachweisen zu können.

Wichtigste Fragestellungen bei der Nativdiagnostik:

1. Impressionsfraktur?
2. Fremdkörper?
3. Frakturen im Bereich von Gefäßverläufen? (A. meningea med., Sinus sag. sup., Sinus transversus)

Diese Diagnosen können bei den schwerkranken Patienten auch auf den Aufnahmen der cerebralen Angiographie gestellt werden, während der Nachweis geringfügiger Frakturen und Fissuren in die-

sem Fall nicht eilig und therapeutisch ohne Konsequenz ist.

Methoden der Nativaufnahmen des Schädels:

1. Standardaufnahmen des Schädels in 2 Ebenen, verletzte Seite nach Möglichkeit kassettennah.

2. Halbaxiale Aufnahme der Hinterhauptschuppe bei Sturz auf den Hinterkopf und in allen Fällen, in denen die Art des Traumas nicht bekannt ist. Mit dieser Aufnahme werden nicht selten Frakturen nachweisbar, die auf den Standardaufnahmen nicht erkennbar oder nicht in ihrem ganzen Umfang übersehbar sind (Abb. 2).

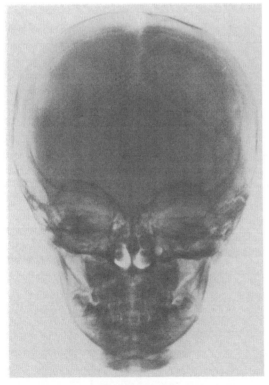 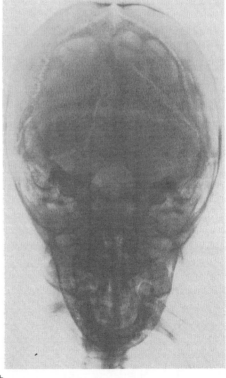

a   b

Abb. 2. (a) Sagittalaufnahme des Schädels. Fraktur li. im Bereich des Os occipitale. (b) Halbaxiale Aufnahme des Hinterhauptes. Neben der Fraktur li. erkennt man jetzt eine weitere Fraktur auf der re. Seite im Bereich der Occipitalschuppe (17 Monate altes Kind, Sturz auf den Hinterkopf)

3. Bei Verdacht auf Impressionsfraktur: Tangentialaufnahme der betreffenden Region, am besten mit mehreren Zielaufnahmen in verschiedenen Einstellungen unter Markierung der tiefsten Impression mit einem Metallring, der bei exakter tangentialer Einstellung als Strichschatten abgebildet wird (Abb. 3).

4. Aufnahmen im Bereich der Schädelbasis: Am ehesten sind die Aufnahmen der Felsenbeine nach Stenvers, evtl. auch nach Schüller und Mayer, indiziert. Die axiale Aufnahme der Schädelbais ist bei Kindern wenig ergiebig. Diese Aufnahmen brauchen meist nicht im akuten Fall durchgeführt zu werden.

Bei Verletzungen im Bereich der vorderen Schädelgrube, der Frontalschuppe und des Gesichtsschädels sind nach Anfertigung der Standardaufnahmen in 2 Ebenen (Methode 1) je nach Lage der Verletzung *Spezialaufnahmen* erforderlich:

Orbitaverletzung: Brillenaufnahme der Orbitae, evtl. Zusatzaufnahmne nach Rhese mit Darstellung des Sehnervenloches. Für den Nachweis von Blow-out-Frakturen ist eine Aufnahme des Gesichtsschädels halbaxial (entsprechend der Aufnahme der NNH) und evtl. eine Tomographie im sagittalen Strahlengang erforderlich.

Vordere Schädelgrube: Seitliche Zielaufnahme der Siebbeinplatte, evtl. seitliche Tomographie zum Nachweis von Verletzun-

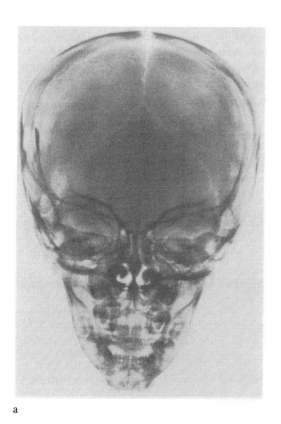
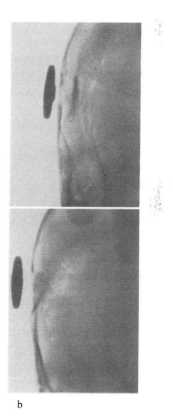

a   b

Abb. 3. (a) Sagittalaufnahme des Schädels. Impressionsfraktur im re. Os parietale. (b) Die untere Zielaufnahme stellt bei echter tangentialer Einstellung die tatsächliche Impression dar. Die obere Aufnahme täuscht durch falsche Projektion eine wesentlich stärkere Verlagerung eines ausgestanzten Kalottenstückes vor

gen in diesem Bereich, insbesondere bei Liquorfistel.

Die axiale Aufnahme des *Gesichtsschädels:* Zur Darstellung der Jochbeine, der Kieferhöhlen mit unterem Orbitarand und — bei geschlossenem Mund — des Unterkiefers einschließlich des Proc. muscularis.

Frakturen des Nasenbeins werden durch eine eingeblendete Zielaufnahme des Nasenbeins im seitlichen Strahlengang nachgewiesen.

Frakturen von Ober- und Unterkiefer: Aufnahme des Oberkiefers occipito-frontal nach Clementschitsch. Dabei werden auch die Gelenkfortsätze im sagittalen Strahlengang dargestellt. Unterkieferfrakturen im seitlichen Strahlengang stellen sich bei der Aufnahme am hängenden Kopf dar.

Die seitliche Aufnahme des *Kieferköpfchens* entspricht einer modifizierten Einstellung des Felsenbeines nach Schüller, ergänzend kann eine Zonographie erforderlich sein sowie Funktionsaufnahmen mit geöffnetem und geschlossenen Mund.

Anmerkung: Im ersten Lebensjahr hat der Unterkiefer eine mediane Spalte (Symphyse). Das Köpfchen des Kiefergelenkes verknöchert in der 2. Hälfte des ersten Lebensjahres.

Weitere Indikationen zu Röntgenuntersuchungen des Schädels:

Kontrolluntersuchungen nach unkomplizierten Frakturen sind in der Regel nicht erforderlich. Defektheilung und „wachsende Frakturen" sind sehr selten. Ein tastbarer Defekt im Frakturbereich bzw. ein Liquorkissen sind Hinweise auf diese Komplikationen.

Nach schweren Schädelhirntraumen mit bleibenden neurologischen Befunden ist ein *Luftencephalogramm* angezeigt, vor allem auch bei seitenbetonten Symptomen und einer Herdepilepsie.

Ein chronisches subdurales Hämatom oder Hygrom tritt postnatal aber auch im Säuglingsalter „ohne Anamnese" auf. Zunehmender Kopfumfang und eine röntgenologisch nachweisbare Nahtverbreiterung sind wichtige Hinweiszeichen.

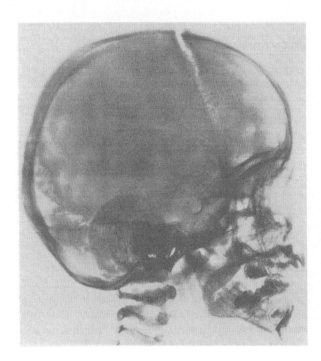

Abb. 4. Seitliche Schädelaufnahme bei einem mißhandelten Kind mit multiplen Metaphysenverletzungen (4 Jahre alt). Deutliche Verbreiterung der Kranznaht als Zeichen eines vermehrten Schädelinnendruckes durch subdurales Hämatom. Eine Fraktur ist nicht nachweisbar. Der Weichteilschatten im Bereich des Felsenbeines entspricht der Ohrmuschel, die durch ein frisches Hämatom sehr stark verdickt war

Die *subdurale Luftfüllung* kann bei noch vorhandener Fontanelle durch Fontanellenpunktion erfolgen, sonst ist eine *cerebrale Angiographie* indiziert. Zum Nachweis eines hirnatrophischen Prozesses bei länger bestehendem subduralen Erguß ist ein Luftencephalogramm angezeigt.

Bei Verdacht auf *Mißhandlung* (s. S. 20) sollten immer auch Schädelaufnahmen angefertigt werden, da nicht selten Frakturen oder auch ein subdurales Hämatom (Abb. 4) vorliegen können!

II. Röntgenuntersuchung bei Verletzungen der Wirbelsäule

Die statistischen Angaben von MEINECKE (s. S. 223) stammen von einem Krankengut mit offenbar vorwiegend jugendlichen Patienten. Im Folgenden werden wir von unseren eigenen Beobachtungen bei 31 Patienten und den Erfahrungen von HORAL u. Mitarb. (59 Patienten), die mit unseren weitgehend übereinstimmen, ausgehen.

Frakturen der *Halswirbelsäule* kommen beim Kleinkind selten vor. Bei Wirbelverletzungen sind meistens die Wirbelkörper, häufig mehrere, betroffen. Die Lokalisation liegt zwischen dem 3. Brust- und dem 2. Lendenwirbel. Unterhalb L_3 sind Frakturen selten. *Neurologische Symptome* sahen HORAL und wir nur in je einem Fall, jedoch nie eine komplette *Querschnittslähmung*. Bei der Altersverteilung finden wir Kinder von 2 Jahren an, der Gipfel der Häufigkeit liegt bei 12 Jahren.

Bei *Neugeborenen* kommen nach schwieriger Extraktion aus Beckenendlage Luxationsfrakturen des Atlas und anderer Halswirbel, auch Epiphysenlösungen am 6. und 7. Halswirbel vor. Diese Verletzungen sind fast stets mit einer Schädigung des Rückenmarks kombiniert (KEUTH).

Indikationen

Abgesehen von einem typischen Unfallhergang (Sturz vom Baum, aus dem Fenster) und eindeutigem klinischen Befund stellt jedes auf die Wirbelsäule einwirkende stärkere Trauma prinzipiell eine Indikation zur Röntgenuntersuchung dar; gerade bei Kindern können die subjektiven Beschwerden erstaunlich gering sein. Auch bei fehlenden neurologischen Ausfällen sollten die Patienten möglichst wenig bewegt und schonend gelagert werden, so lange der Befund an der Wirbelsäule nicht bekannt ist.

Methoden

Standardaufnahmen in 2 Ebenen der gesamten Brust und Lendenwirbelsäule, die Halswirbelsäule wird bei entsprechender Symptomatik gezielt oder mit den anderen Abschnitten gemeinsam untersucht.

Schrägaufnahmen beider Seiten in speziellen Fällen, z. B. zur Darstellung der Intervertebrallöcher und der kleinen Wirbelgelenke. Die Darstellung der obersten Brustwirbelkörper gelingt oft nur in leichter Schrägstellung.

Gezielte Aufnahme des Dens epistroph. durch den geöffneten Mund.

Tomographie diagnostisch unklarer Abschnitte. Wir bevorzugen seit einiger Zeit bereits als Standardaufnahme die Zonographie der seitlichen Brustwirbelsäule, da sonst geringere Deformierungen und Kantenveränderungen vor allem bei Kleinkindern leicht übersehen werden.

Funktionsaufnahmen: Bei seitlichen Aufnahmen kann die kindliche Halswirbelsäule eine auffallende Steilstellung aufweisen; ferner kommen physiologische Stufenbildungen zwischen C_2 und C_3 auch zwischen C_3 und C_4 vor, die insbesondere bei Vorwärtsbeugung 3 mm und mehr betragen kann. Eine ergänzende Aufnahme in Rückwärtsbeugung klärt diesen Befund (Abb. 5) (MARKUSKE).

Myelographie: Sie ist sehr selten indiziert (FRIEDMANN) und kommt am ehesten bei Verdacht auf ein epidurales Hämatom mit zunehmender Querschnittssymptomatik in Frage.

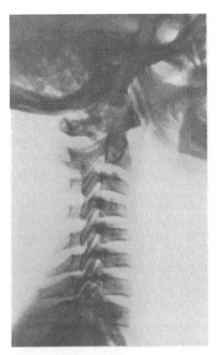

Abb. 5. Seitliche Aufnahme der Halswirbelsäule (10jähriges Kind). Auffallende Steilstellung, Stufenbildung zwischen C_2 und C_3 an der Hinterkante, kein krankhafter Befund

Röntgenbefunde (Abb. 6):

Häufigster Befund ist die Kompression des Wirbelkörpers zur Keilform; dabei entsteht nicht selten — meist an der oberen vorderen Kante — ein kleiner, nasenähnlicher Vorsprung.

Eine geringe Keilform kann bei der Brustwirbelsäule physiologisch sein. Hier müssen der klinische Befund, die Anamnese und die subjektiven Beschwerden zur Entscheidung herangezogen werden (s. S. 223).

Die obere — seltener die untere — Deckplatte kann komprimiert werden und erscheint dann flach (Verlust der Konvexität), oder sogar konkav. Eine Verdichtungszone in der Spongiosa ist seltener sichtbar. Abbrüche der Lendenwirbelquerfortsätze kommen isoliert oder kombiniert mit anderen Wirbelverletzungen vor und sind ein wichtiger Hinweis auf weitere Organschäden (Nieren!).

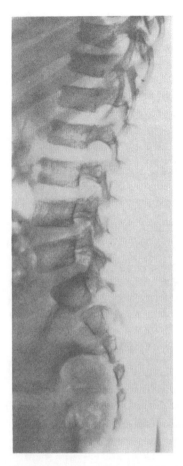

Abb. 6. 4jähriges Kind, Sturz aus dem 3. Stock. Wirbelfrakturen von D_5 bis L_4. Klinisch: Akutes Abdomen und Zeichen des Nierentraumas. Ausschnitt, seitliche Wirbelsäule von D_{10} nach kaudal: Keilförmige Kompressionsfrakturen, Stufenbildungen an der oberen vorderen Kante der Wirbelkörper, Abflachung und z. T. konkave Eindellung der oberen Deckplatten

III. Röntgenuntersuchung bei Frakturen und Luxationen im Bereich der Extremitäten

Die Voraussetzung einer effektiven Röntgendiagnostik des kindlichen Skelets ist die Kenntnis der altersbedingten Proportionen, der Wachstumszonen, der Epi- und Apophysen sowie der anatomischen Variationen (s. S. 241).

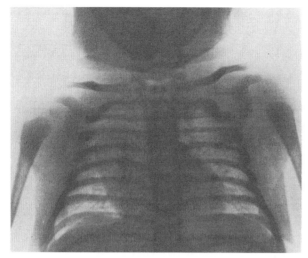

a

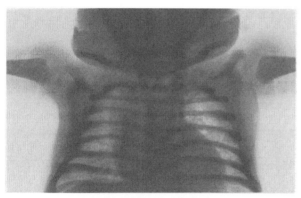

b

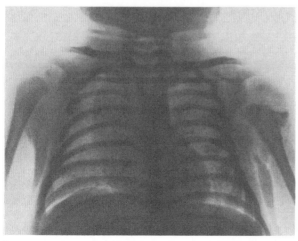

c

Abb. 7. (a) 6 Tage altes Neugeborenes,
schmerzhafte Bewegungseinschränkung
des li. Armes. Weichteilschwellung im Bereich des li. Schultergelenkes und eben erkennbare periostale Reaktion am oberen
Ende des li. Oberarmes. (b) Bei Abduktion
der Oberarme erkennt man eine pathologische Beweglichkeit des li. oberen Humerusendes, während der Kopfkern in regelrechter Stellung gegenüber der Gelenkpfanne verbleibt. Diagnose: Epiphysenlösung am proximalen Humerusende
li. (c) 3 Wochen später. Ausgedehnte Kallusbildung und deutliche Fehlstellung

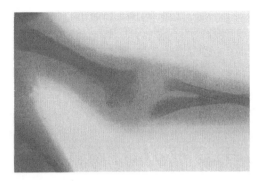

a

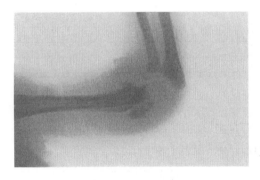

b

Abb. 8 a und b. Epiphysenlösung am distalen Humerus
(2 Wochen altes Kind)

Je jünger das Kind ist, desto schwieriger
ist klinisch die Lokalisation einer Knochenverletzung. Man muß also entsprechend
größere Knochenabschnitte, d. h. häufig
eine ganze Extremität mit Becken- bzw.
Schultergürtel, untersuchen, um die Fraktur
zu finden. Bei Frakturkontrollen im Gips
ist es strahlenhygienisch günstiger, diese bei
getrocknetem Gips anzufertigen.

Eine spezielle Untersuchungsmethodik
für Kinder existiert nicht, im wesentlichen
liegen die Probleme in der Ruhigstellung
und Fixierung (s. S. 353). Allerdings erfordern eine gesonderte Darstellung die *ge-
burtstraumatisch bedingten Frakturen:*

Verletzungen des Extremitätenskelets
bei Neugeborenen (nach KEUTH) finden
sich je nach Statistik bei 0,2—2% der le-
bendgeborenen Kinder. *Luxationen* sind
sehr selten, häufiger dagegen finden sich
Epiphysenlösungen. Schließlich gibt es *subperiostale Hämatome,* isoliert oder mit Epiphysenlösungen kombiniert. Sie werden
nach 8–10 Tagen durch periostale Kno-
chenbildung röntgenologisch sichtbar.

Über 90% der Frakturen betreffen das
Schlüsselbein; sie werden oft zufällig oder
erst nachträglich durch einen auffällig ku-
gelförmigen Kallus endeckt.

Weitere traumatische Veränderungen
sind seltener:

Schaftfrakturen des Humerus mit Dislokation.

Epiphysenlösung der proximalen Humerusepiphyse, die häufiger auftritt als die
der distalen Humerusepiphyse (Abb. 8) und
eine genaue Untersuchung zur Abgrenzung
von einer Plexuslähmung erfordert:

Methodik

Beim Neugeborenen kann die Lösung der
proximalen Humerusepiphyse an einer atypischen Stellung des proximalen Humerusendes zum Gelenk erkannt werden. Man
fertigt dazu Aufnahmen des gesamten
Schultergürtels in mehreren Positionen an:

Aufnahme bei adduzierten Oberarmen,

Aufnahme bei abduzierten Oberarmen
und, wenn erforderlich,

Aufnahme mit beiden Armen gestreckt
am Kopf entlang gehalten (Abb. 1 und 7).

Auf wenigstens einer Aufnahme sollen
die Zwerchfellkuppeln erkennbar sein, im
übrigen kann der untere Thorax und das
Abdomen mit Bleigummi abgedeckt werden.

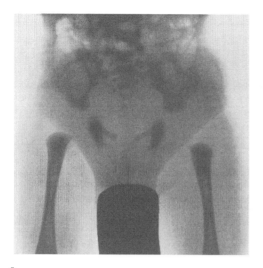

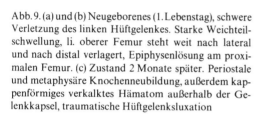

a

Abb. 9. (a) und (b) Neugeborenes (1. Lebenstag), schwere Verletzung des linken Hüftgelenkes. Starke Weichteilschwellung, li. oberer Femur steht weit nach lateral und nach distal verlagert, Epiphysenlösung am proximalen Femur. (c) Zustand 2 Monate später. Periostale und metaphysäre Knochenneubildung, außerdem kappenförmiges verkalktes Hämatom außerhalb der Gelenkkapsel, traumatische Hüftgelenksluxation

b

Die Diagnose ist leichter, wenn bereits Kopfkerne erkennbar sind oder nach 8–10 Tagen, wenn sich im Bereich der Metaphysenverletzung Kallusbildung nachweisen läßt. Eine fehlende Dislokation bei Metaphysenschädigungen läßt die Ursache einer Schonhaltung erst nach Auftreten von Periostreaktionen erkennen. Differentialdiagnostisch sind dann Osteomyelitis und natürlich auch Lues connata zu erwägen.

Weitere seltene Befunde sind:

Die Epiphysenlösung der proximalen Femurepiphyse; sie kann ähnlich wie bei der proximalen Humerusmetaphyse durch Stellungsanomalie und Verbreiterung des Gelenkspaltes sowie später durch die Kallusbildung erkannt werden (Abb. 9).

Die Femurschaftsfraktur ist ebenfalls selten; Raritäten sind Epiphysenlösungen am distalen Femur sowie an der proximalen und distalen Tibia (Abb. 10).

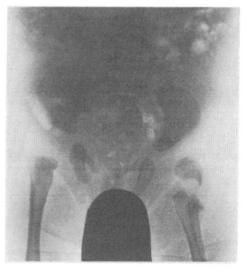

c

Bei Tibiafrakturen muß an die kongenitale Pseudarthrose differentialdiagnostisch gedacht werden.

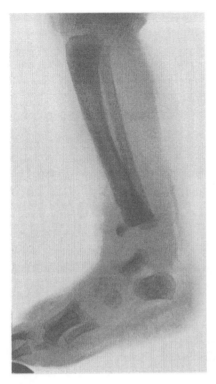
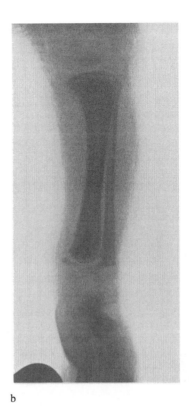

a   b

Abb. 10a und b. 2 Wochen altes Kind, geburtstraumatische Epiphysenlösung an der distalen Tibia

IV. Röntgenuntersuchung im Bereich der Thoraxorgane

In Ergänzung zu den entsprechenden Kapiteln dieses Werkes sollen hier nur die Fremdkörperaspiration und die Fremdkörperingestion hinsichtlich des röntgendiagnostischen Vorgehens besprochen werden.

1. Fremdkörperaspiration

Wichtigster Schritt zur Diagnose einer Fremdkörperaspiration ist eine gezielte Anamnese! Nicht selten werden Röntgenuntersuchungen wegen unklarer pulmonaler Erscheinungen durchgeführt und aufgrund des Röntgenbefundes kann dann erst die Anamnese entsprechend ergänzt werden. (Sehr häufig kommt eine Aspiration von Erdnüssen vor.)

Methodik

1. Thoraxübersichtsaufnahme. Hierbei können schon Atelektasen und einseitige Überblähungen festgestellt werden. Geringe Überblähungen können bei einer Aufnahme in guter *Inspiration* dem Nachweis entgehen, deshalb sollte man bei entsprechend kooperativen Kindern eine Aufnahme in Inspiration und eine in *Exspiration* (Abb. 11) durchführen oder

2. eine Thorax-Durchleuchtung unter genauer Beachtung der Mittelschattenbewegung und der Zwerchfellfunktion während der Atemphasen.

3. Hartstrahlaufnahme im sagittalen Strahlengang kann oft die Unterbrechung

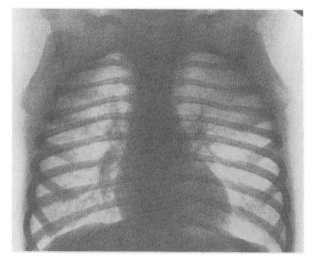

a

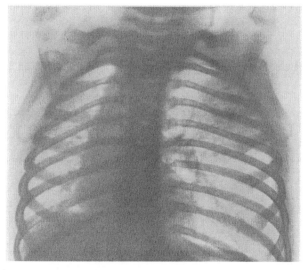

b

Abb. 11. (a) Thoraxaufnahme in Inspiration, Verdacht auf Fremdkörperaspiration. Außer einer geringfügigen Überblähung der li. Lunge kein krankhafter Befund. (b) Aufnahme in Exspiration zeigt eine erhebliche Verlagerung des Mittelschattens nach re. und eine stärkere Abflachung der li. Zwerchfellkuppel. Diagnose: Exspiratorische Ventilstenose li. durch Fremdkörperaspiration

eines Hauptbronchus auch bei nicht schattengebendem Fremdkörper nachweisen, eine Zonographie ist meist nicht erforderlich.

Liegt gleichzeitig ein *Stridor* vor, kann der Fremdkörper im Bereich des Kehlkopfes oder der Trachea liegen oder in der Speiseröhre stecken geblieben sein und durch Druck die Trachealeinengung verursachen!

2. Fremdkörper im Verdauungstrakt

Methodik

1. Abdomenübersicht im Liegen vom Zwerchfell bis zum Rektum. Ist das Ergebnis dieser Untersuchung negativ, folgt

2. Seitenaufnahme des Thorax einschl. Hals und Pharynxgebiet. Ist auch nach die-

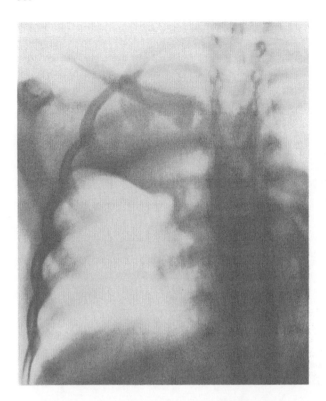

Abb. 12. Zonographie der re. Lunge. Atelektase des re. Oberlappens. 9jähriges Mädchen, das sich 3 Tage vorher beim Essen von Erdnüssen „verschluckt" hat

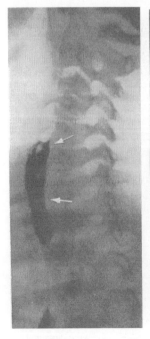 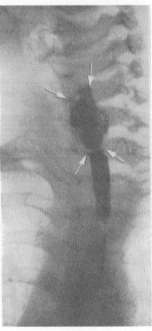

Abb. 13. Nachweis eines nicht schattengebenden Fremdkörpers (Knopf) im oberen Oesophagus (4 Jahre altes Kind)

ser Aufnahme ein Fremdkörper nicht nachweisbar, kann es sich noch um einen nicht schattengebenden im Bereich der Speiseröhre steckenden Gegenstand handeln.

3. Kontrastuntersuchung des Oesophagus und Magens. Unter sorgfältiger Beobachtung des Schluckaktes werden die Prallfüllung und Schleimhautdarstellung der Speiseröhre in Zielaufnahmen festgehalten. Eine Fremdkörpersuche im Magen wird selten Erfolg haben, da die Kinder meistens nicht nüchtern sind (Abb. 13).

V. Röntgenuntersuchung bei Bauchtrauma

Die Röntgenuntersuchung bei dem stumpfen Bauchtrauma muß Rupturen der parenchymatösen Organe, Verletzungen der ableitenden Harnwege und Perforationen des Magendarmtraktes in Betracht ziehen.

Wichtige Hinweise auf Organverletzungen sind Frakturen im Bereich der unteren Rippen, der Wirbelkörper und Wirbelquerfortsätze und des Beckens. Einzelheiten siehe in den Kapiteln SCHÄRLI (S.181) und LUTZEYER (S.200).

Methoden

1. Abdomenübersichtsaufnahme im Liegen, sagittaler Strahlengang einschließlich der Zwerchfellkuppeln und des Beckens.

2. Abdomenübersicht in aufrechter Position, bei schwerkranken Patienten evtl. am Kipptisch. Ist eine Aufrichtung des Patienten nicht möglich: eine Aufnahme mit horizontalem Strahlengang in Rückenlage oder besser in linker Seitenlage anfertigen, geringe freie Luft im Abdomen sammelt sich unter den Bauchdecken bzw. über dem Leberschatten an.

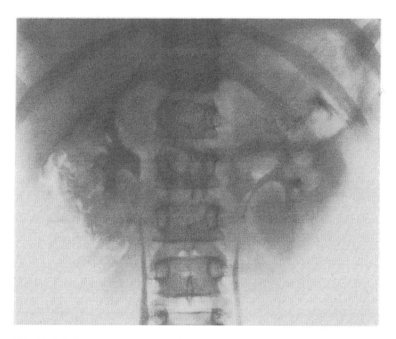

Abb. 14. Infusionsurogramm. Stumpfes Bauchtrauma, Verdacht auf Nierenverletzung. Aufnahme 15 min pi. mit geringer Kompression der unteren Ureteren: li: Niere etwas vergrößert. Ausscheidung deutlich geringer als re., Austritt von Kontrastmittel ins Parenchym und unter die Kapsel im Bereich der li. oberen Kelchetage

3. Intravenöses Urogramm. Indikation bei geringstem Verdacht auf Nierentrauma (Hämaturie!). Da die übliche Vorbereitung für ein intravenöses Urogramm entfällt, führen wir dieses in der Regel als *Infusionsurogramm* durch. Die Darstellung der Nierenbeckenkelchsysteme gelingt besser, wenn eine Kompression der unteren Ureteren möglich ist; dies hängt vom Zustand des Patienten und der Art des Traumas ab.

Kontrastmitteldosierung:
30%iges Kontrastmittel,
Säuglinge etwa 6 ml/kg-Körpergewicht,
Kleinkinder 4 ml/kg-Körpergewicht,
Schulkinder 3 ml/kg-Körpergewicht,

1. Aufnahme nach Ende der Infusion,
2. Aufnahme etwa 15–20 min später.

Weitere Aufnahmen je nach Befund und Darstellung der Nierenbeckenkelchsysteme und Ureteren.

Es gilt vor allem, Extravasate im Bereich des Nierenbeckenkelchsystems und Abrisse des Ureters nachzuweisen (Abb. 14).

Über Spätaufnahmen siehe bei LUTZEYER (S. 206).

4. Aortographie und selektive Arteriographie. Indikation siehe bei SCHÄRLI (s. S. 184) u. LUTZEYER (s. S. 207) und weitere Einzelheiten bei WENZ u. FRIEDMANN.

5. Orale Kontrastmitteluntersuchung des Magendarmkanales. Sie ist selten indiziert und dient zur Diagnostik von Verletzungen intraperitonealer parenchymatöser Organe (Ruptur, traumatische Cyste). Durchführung mit Gastrografin frühestens eine Woche nach dem Trauma, wenn sich ein entsprechender Verdacht ergeben hat.

Literatur

CAFFEY, J.: Pediatric X-ray diagnosis. 6th ed. London: Lloyd-Luke 1973.

EBEL, KL.-D., WILLICH, E.: Die Röntgenuntersuchung im Kindesalter. Berlin-Heidelberg-New York: Springer 1968.

FÖRSTER, A.: Neonatal metaphyseal injuries: typical changes and an unusual site. Ann. Radiol. **14**, 315 (1971).

FRIEDMANN, G., WENZ, W., EBEL, KL.-D., BÜCHELER, E.: Dringliche Röntgendiagnostik. Stuttgart: Thieme 1974.

GRASHEY-BIRKNER: Atlas typischer Röntgenbilder vom normalen Menschen. 10. Aufl. München: Urban und Schwarzenberg 1964.

HORAL, J., NACHEMSON, A., SCHELLER, S.: Clinical and radiological long term follow-up of vertebral fractures in children. Acta orthop. Scandinav. **43**, 491 (1972).

KEUTH, U.: Geburtstraumatische Schädigungen. In Handb. Kinderheilk. Bd. I/2. Berlin-Heidelberg-New York: Springer 1971.

KÖHLER, A., ZIMMER, E. A.: Grenzen des Normalen und Anfänge des Pathologischen im Röntgenbild des Skelets. 11. Aufl. Stuttgart: Thieme 1967.

MARKUSKE, H.: Untersuchungen zur Statik und Dynamik der kindlichen Halswirbelsäule. Stuttgart: Hippokrates 1971.

WENZ, W.: Abdominale Angiographie. Berlin-Heidelberg-New York: Springer 1972.

Amputationen

J. Rehn

I. Verletzungsformen

Schwere, *zertrümmernde Gliedmaßenverletzungen* haben in den letzten Jahren an Zahl zugenommen. Vorwiegend handelt es sich um Verkehrsunfälle. Die schweren Quetschungen und Weichteil- sowie Knochenzertrümmerungen mit gleichzeitigen Schäden der Nerven und Gefäße, wie z. B. nach Überrollen der unteren Gliedmaßen durch einen Lkw, sind zumeist die Folgen schwerster mechanischer Traumen.

Auch *Gliedmaßenabrisse*, wie *traumatische Amputationen*, sind durch verschiedenste mechanische Gewalten verursacht. Aus einer Statistik von AITKEN (1963) gehen die *Unfallursachen* bei 382 Notfall-Amputationen hervor. Auffallend ist hier die hohe Zahl von Absetzungen in den 3 letzten Gruppen. Einbezogen sind allerdings die Altersgruppen bis 20 Jahre, die den größeren Anteil stellen (Abb. 1). Auch nach *Verbrennungen*, wie Hochspannungsverletzungen, können Gliedmaßenverkohlungen

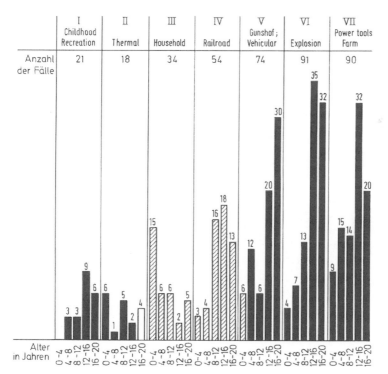

Abb. 1. Ätiologie des Traumas bei 382 Fällen (141 Universität von Illinois of Medicine und 241 von Michigan Crippled Children Commission, Area Child Amputee Program, nach GEORGE T. AITKEN)

Veranlassung zur Amputation sein. Nach einer *posttraumatischen Osteomyelitis* kann sekundär eine Absetzung erforderlich werden.

II. Indikation

Der *Entschluß zur Notfallamputation* soll erst dann gefaßt werden, wenn durch keinerlei, auch plastische Maßnahmen, eine Erhaltung der Gliedmaße möglich erscheint.

Mit Osteosynthese, Gefäßnaht oder Plastik wie Nervennaht und plastischer Deckung der Weichteildefekte lassen sich noch funktionell gute oder ausreichende Ergebnisse erzielen. Der *Erhaltungsversuch* ist bei der guten Durchblutung und Regenerationskraft kindlicher Gewebe immer dann berechtigt, wenn durch operative Maßnahmen oder durch noch bestehende Kollateralen eine ausreichende Vascularisation besteht. Diese Überlegungen gelten in gleicher Weise für *Finger* und *Zehen*, vor allem für Daumen, Zeigefinger und Großzehe wegen ihrer besonderen funktionellen Bedeutung.

Liegt eine totale Gewebszerstörung vor, die weder technisch eine operative Wiederherstellung, noch eine spontane Erholung der Durchblutung erwarten läßt, so ist die primäre Amputation vorzunehmen, um schwere sekundäre Komplikationen, vor allem durch eine Anaerobierinfektion, zu vermeiden.

Die *sekundäre Absetzung* wird dann erforderlich, wenn sich eine Totalnekrose der Gewebe erkennen läßt und sich die Grenze zum Gesunden demarkiert hat. Im Stadium der trockenen Gangrän sind die Heilungsaussichten für den Stumpf besser.

Nach Eintritt einer massiven Infektion, auch im chronischen Stadium einer ausgedehnten Osteomyelitis, können bedrohliche Allgemeinerscheinungen im Sinne der Allgemeininfektion zur sofortigen Amputation zwingen.

III. Technik der Operation

Die Operation wird nach Möglichkeit in Blutsperre und in Allgemeinnarkose durchgeführt. Bei Kindern ist — je nach Alter — noch ein mehr oder weniger erhebliches *Längen- und Dickenwachstum* zu erwarten. Bei dem unreifen Skeletsystem sind die *Epiphysenfugen* offen. Diese Besonderheiten sind beim Kind besonders zu beachten.

Für das Längenwachstum sollten stumpfnahe Epiphysenfugen möglichst erhalten werden (AITKEN, 1963). Unter Umständen muß die Schnittführung durch ein Gelenk erfolgen. Die für den Erwachsenen typischen Lokalisationen für die Amputation, wie am Ober- und Unterschenkel, gelten für das Kind nicht. Gerade bei der *primären Amputation* ist *am Ort der Not* abzusetzen. Die Stümpfe sind so lange zu belassen, daß eine gute Weichteildeckung und Prothesenfähigkeit u. U. mit primären plastischen Maßnahmen erreicht wird. Das technische Vorgehen unterscheidet sich nicht von dem bei Erwachsenen. Baldmöglichst sollen durch Verpassen einer *Prothese* die Gliedmaßen funktionell beansprucht werden. Wegen des Wachstums muß diese meist in jährlichen Abständen neu angefertigt oder geändert werden.

IV. Komplikationen

AITKEN (1963) und JØRRING (1971) haben bei Nachuntersuchungen eine *geringere Komplikationsrate* als beim Erwachsenen, auch nach Erreichen höherer Altersklassen, festgestellt. *Phantomschmerzen* sind kaum bekannt. *Neuromknoten* sind selten. AITKEN stellte in nur 12,4% ein *vermehrtes Wachstum* fest. Hier kann wegen schlechter Weichteildeckung eine Nachamputation notwendig werden.

Chirurgische *Korrekturmaßnahmen* bei Prothesenrandknoten, Schleimbeuteln, Abscessen waren in der üblichen Häufigkeit erforderlich.

Kinder passen sich erstaunlich schnell der veränderten Situation an. Sie sind sehr geschickt im Umgang mit der Prothese und nach Fingerverlusten erreichen sie mit dem Gebrauch der verbliebenen Finger eine bewundernswerte Gebrauchsfähigkeit der Hand. Die Nachuntersuchungen von JØR-RING — die Patienten waren inzwischen 20–74 Jahre alt — zeigten, daß die Patienten eine sehr gute *soziale Stellung* erreicht hatten. Im Vergleich mit einer Gruppe nicht-amputierter Altersgenossen hatten sie in größerer Zahl eine Spezialausbildung durchlaufen.

Literatur

AITKEN, G. T.: Surgical Amputation in Children. J. Bone Jt Surg. **45**A, 1735 (1963).

JØRRING, K.: Amputation in Children. Acta orthop. scand. **42**, 178 (1971).

Ehalt, W.: Verletzungen bei Kindern und Jugendlichen. Stuttgart: Enke 1961.

Prothetische und orthetische Versorgung

G.-G. KUHN

Das Ergebnis unserer Rehabilitations-Bemühungen bei der prothetischen und orthetischen Versorgung von Kindern, die einen Unfall erlitten haben, wird durch eine ganze Reihe von einzelnen Faktoren bestimmt: Amputationshöhe, Stumpflänge und -beschaffenheit, Zeitraum zwischen Verletzung und Versorgung, Stumpf-Nachbehandlung bzw. -Vorbereitung auf die Prothese, richtige Auswahl des Hilfsmittels, Güte der Anpassung, Schulung mit dem Hilfsmittel u.a.m.

Ist ein Glied in dieser Kette schwach oder fehlt es gar, so kann der Rehabilitations-Erfolg in Frage gestellt sein.

Es ist deswegen wichtig, daß derjenige, der die Verantwortung für die Rehabilitation auf diesem Sektor übernimmt, sich in der Problematik auskennt. Ansonsten ist es besser, den kleinen Patienten in ein Rehabilitationszentrum für Kinder einzuweisen, das aufgrund der zahlenmäßig größeren Erfahrungen und auch der Möglichkeit einer Übungsbehandlung in der Gruppe bessere Erfolgschancen bietet.

Im nachfolgenden werden innerhalb bestimmter Themenkreise einzelne Fragen besprochen, die für die Rehabilitation von Amputierten besonders wichtig sind. Die apparative bzw. orthetische Versorgung wird nur am Rande gestreift, da ihr bei der Rehabilitation verletzter Kinder im Vergleich zur Prothetik wesentlich geringere Bedeutung zukommt.

I. Der Amputations-Stumpf

Am Stumpf wird die Prothese befestigt. Er hat die Aufgabe, das Kunstglied zu führen und, bei Bein-Prothesen, das Körpergewicht zu tragen. Die Beschaffenheit des Stumpfes bildet eine wesentliche Voraussetzung für den Gebrauchswert und die Bequemlichkeit des Kunstgliedes.

Mit steigender *Amputationshöhe* wird die prothetische Versorgung komplizierter und schwieriger. Trotzdem ist der kürzeste Unterschenkelstumpf eigentlich immer besser als der schönste Oberschenkelstumpf. Das gleiche gilt für die Unterarm-Amputation. Es sollten deswegen Gelenke an den Extremitäten unter allen Umständen erhalten und nicht großzügig geopfert werden. Wenn keine Möglichkeit hierzu besteht, soll bei Kindern möglichst eine Exartikulation angestrebt werden, um die Wachstumsfuge zu erhalten.

Was für die Amputationshöhe gilt, gilt auch für die *Stumpflänge*. Der lange Stumpf ist im allgemeinen der leistungsfähigere. Bei Unterschenkel-Amputationen ist jedoch, soweit keine Pirogoff- oder Syme-Amputation durchgeführt werden kann, eine Amputation im unteren Drittel wegen günstigerer Durchblutungs- und Deckungsverhältnisse einem überlangen Stumpf vorzuziehen. Im Bereich des Hüftgelenkes bringen sehr kurze Oberschenkelstümpfe keinen wesentlichen Vorteil, so daß sich hier über den Wert der Erhaltung eines ultrakurzen Stumpfes streiten läßt.

Die *myoplastische Operations-Technik*, bei der die Antagonisten der Stumpfmuskulatur über dem Knochenstumpf zu einer Schlinge vereinigt und fixiert werden, ist auch für die Amputation bei Kindern und Jugendlichen die Methode der Wahl. Die Neigung zum Durchspießen des Knochenstumpfes durch relatives Überwachstum wird hierdurch verringert.

Um die innere Narbenbildung im Stumpf und die damit zusammenhängenden Durchblutungsstörungen, Stumpfschmerzen, Verwachsungen usw. möglichst gering zu halten, sollte weitgehend atraumatisch operiert, d.h. das Stumpfgewebe ohne Darstellung der einzelnen Schichten in toto miteinander vereinigt werden.

Wo dann die *Amputations-Narbe* zu liegen kommt, spielt keine wesentliche Rolle. Bei Unterschenkelstümpfen sollte allerdings die Wadenmuskulatur einschließlich der darüberliegender Haut zur Deckung des Stumpfes verwendet und auf der Vorderseite des Unterschenkels vernäht werden.

Zur *Vermeidung von Kontrakturen* ist es wichtig, daß die Fixationsnähte in optimaler Stumpfstellung für die spätere Versorgung, insbesondere beim Oberschenkel in weitgehender Streckung und Adduktion, gelegt werden.

Zur Begrenzung des *postoperativen Stumpfödems* wird ein Stumpfgips angelegt, den man im Bereich der Stumpfkuppe mit Spezialpolstern aus Polyurethanschaum versieht oder primär in der Längsrichtung spaltet, um ihn nach Bedarf weiter- und wieder engerstellen zu können.

Bei der sog. *Sofort-Versorgung* dient dieser Stumpfgips gleichzeitig der Befestigung eines behelfsmäßigen Kunstbeines, auf das der Patient bereits am Tage nach der Amputation mehr oder weniger forciert gestellt wird. Trotz zweifellos vorhandener günstiger Einwirkung auf Kreislauf und Psyche erscheint mir die Sofort-Versorgung zur Zeit etwas überbewertet.

Zu zeitlich etwa den gleichen Versorgungsergebnissen führt die prothetische *Früh-Versorgung*, bei der der Stumpf nach Abklingen der postoperativen Schmerzen schon vor Abschluß der Wundheilung belastet und zum Gehen herangezogen wird, ohne daß der vermehrte Aufwand und das

vergrößerte Risiko für den Stumpf, wie es die Sofort-Versorgung mit sich bringt, in Kauf genommen werden müssen.

In jedem Falle wirkt sich der *postoperative Gips* auf das Abschwellen des Stumpfes positiv aus, und der Stumpf wird schneller prothesenreif. So verwenden wir besonders bei gewebsreichen Stümpfen gern zum Abschwellen Gipsschäfte, die laufend entsprechend der Rückbildung des Stumpfes durch Einlegen verengert bzw. erneuert werden.

Um Kontrakturen zu verhindern und die Stumpfmuskulatur fit zu erhalten, werden spätestens vom Zeitpunkt des Fädenziehens an täglich aktive und passive *Bewegungsübungen* durchgeführt. Soweit kein abschwellender Gips getragen wird, muß der Stumpf von nun an ständig (Tag und Nacht) mit *elastischen Binden* gewickelt sein. Die Bindentouren müssen über die Stumpfkuppe gehen, und die Binde muß das nächsthöherliegende Gelenk mit einschließen. Der Wickel soll zwei- bis dreimal täglich neu angelegt werden. Unter dieser Behandlung erreicht der Stumpf seine Prothesenreife innerhalb von 8—14 Tagen.

II. Allgemeines zur Prothetik

Die Prothese besteht im Prinzip aus drei Bau-Elementen: den Gelenk-Paßteilen, dem Prothesenschaft und der Aufhänge- bzw. Kraftzug-Bandage. Dabei kommt dem *Prothesenschaft* die größte Bedeutung zu. Er ist das Verbindungsstück zwischen dem Amputierten und seinem Kunstglied. Seine Paßform bestimmt weitgehend die Bequemlichkeit, Haftung und Funktionstüchtigkeit der Prothese.

Der Schaft wird nach einem Gipsmodell des Stumpfes entweder aus einem Holzklotz gefräst oder über einem Positivmodell aus gewebsverstärktem Gießharz gegossen. In der Arm-Prothetik werden vorwiegend Gießharzschäfte verwendet, in der Bein-Prothetik Holzschäfte, letztere besonders dann, wenn die Einbettung problematisch ist oder Veränderungen am Stumpf zu erwarten sind, wie z. B. durch das Wachstum bei Kindern. In der Geriatrie werden teilweise auch innen ausgepolsterte Lederschäfte verwendet.

Der Stumpf wird in den Schaft derart eingebettet, daß sich die Muskulatur zur Aufnahme von Schub- und Zugkräften darin verspannen kann. Gleichzeitig werden empfindliche Knochenpartien freigelegt. Zur Verbesserung der Haftung sind die Schäfte unterhalb des Schaftrandes in bestimmten Bezirken hinterschnitten. Allseitig den Stumpf umschließende *Kontaktschäfte* wirken sich günstig auf die Stumpfdurchblutung und die Vermeidung von Stumpf-Ödemen aus. Sie geben auch eine besonders innige Verbindung zwischen Stumpf und Schaft. Aus diesem Grunde sollten sie weitgehend Anwendung finden. Mit Ausnahme der Lederschäfte sollten alle Prothesenschäfte zur Verbesserung der Haftung mit einem Ventil saugdicht verschlossen werden.

Der Stumpf wird normalerweise mit einem *Einzieh-Trikot* in den Schaft eingezogen. Es soll dabei das ganze Stumpfgewebe vom Schaft aufgenommen werden, und es dürfen sich keine Randwülste bilden. Letztere führen häufig zu Randscheuerstellen und Prothesenrandabscessen.

Die Verbindung zwischen Stumpf und Schaft ist besonders innig, wenn die Stumpfhaut nackt der Schaftwand anliegt. Bei großer Empfindlichkeit des Stumpfes ist es jedoch hin und wieder notwendig, die Prothese mit angezogenem Trikot oder mit einem Stumpfstrumpf zu tragen. Für weichteilarme, knochige Stümpfe empfiehlt sich die Anwendung eines *Weichwand-Innenschaftes*. Dieser Innenschaft besteht aus einer Polsterschicht aus Schaumgummi und einer Innenauskleidung aus Leder oder Kunststoff. Der Weichwandschaft kann fest in den Prothesenschaft eingebaut werden oder herausnehmbar ausgeführt sein.

Für besonders hohe kosmetische Ansprüche wird der Innenschaft saugdicht gefertigt, so daß das Ventil an der Außenseite der Prothese entfällt.

1. Das Baumaterial

Für den Bau von Prothesen stehen verschiedene Materialien zur Verfügung. Im Prinzip sind es *Leder*, *Holz* und *Kunststoffe*. Die landläufige Meinung, daß Kunststoff-Prothesen besonders leicht und besonders dauerhaft seien, trifft nicht zu. Der Vorteil der Kunststoff-Prothesen liegt auf einem anderen Sektor: Sie sind relativ dünnwandig, so daß bei voluminösen Stümpfen die Prothese nicht so dick wie bei einem Holzschaft wird. Zum anderen kann man gut passende Schäfte mit der Gießharztechnik leichter und genauer als mit der Holztechnik kopieren. Weiter ist das Gießharz vollkommen wasserfest und daher für Bade-Prothesen der geeignete Werkstoff.

Leder ist besonders hautfreundlich dadurch, daß es Feuchtigkeit aufnimmt und wieder abgibt. In der Prothetik ist es hin und wieder für die Einbettung von empfindlichen Fußstümpfen indiziert. Vorwiegend wird es jedoch noch bei der Anfertigung von Orthesen eingesetzt. So schön und angenehm neue Leder-Prothesen sind, so werden sie doch durch die Schweißeinwirkung schon innerhalb kurzer Zeit hart und unansehnlich und lassen in hygienischer Hinsicht sehr zu wünschen übrig.

In der *klassischen Bauweise* sind die Prothesen distal vom Schaft innen hohl. Die tragende Außenschale gibt dem Kunstglied gleichzeitig seine äußere kosmetische Form. Aufbau-, Form- und Längen-Veränderungen sind nur während des Rohbau-Zustandes, in dem das Kunstglied noch nicht zusammengeleimt und mit Pergament oder Gießharz laminiert ist, ohne größeren Aufwand möglich.

Neben dieser Schalen-Bauweise hat in den letzten Jahren die *Rohrskelet-Technik* weitgehend Verbreitung gefunden. Die Rohrskelet-Prothese besteht aus einem inneren Rohrskelet, das die einzelnen Paßteile miteinander verbindet, und einem Schaumstoff-Mantel, der das Rohrskelet verkleidet und dem Kunstglied die äußere Form gibt.

Die Rohrskelet-Prothesen haben viele bestechende Vorteile gegenüber den konventionellen Prothesen. Sie sind schnell und einfach zusammenzubauen, und ihre Paßteile können leicht gegeneinander ausgetauscht werden. Auch nach Fertigstellung sind Veränderungen an Länge und Aufbau ohne weiteres möglich. Vor allem ist es aber der Schaumstoff-Überzug, der die Prothese menschenähnlicher und schöner macht.

Trotzdem sind die Rohrskelet-Prothesen für die Kinder-Prothetik nur bedingt geeignet, weil der Schaumstoff-Überzug mechanisch nicht so haltbar, empfindlicher gegen Verschmutzung und schwieriger zu reinigen ist. Vor allem aber nimmt er Wasser auf, und die Prothese ist dadurch nicht so wetterbeständig. Zum anderen ist die Auswahl an Paßteilen für die Rohrskelet-Prothetik noch nicht so groß. Das gilt besonders für die Kinder-Prothetik.

2. Paßteile

Die Prothesen werden aus mehr oder weniger fertigen, handelsüblichen Einzelteilen, den sog. Paßteilen, zusammengesetzt, z.B. aus Kunsthand, Handgelenk, Ellbogengelenk, Schultergelenk bei einer Schultergürtel-Amputation, oder bei einer Hüft-Exartikulation aus Kunstfuß, Kniegelenk, Hüftgelenk.

Die Stellung und Lage der einzelnen Paßteile zueinander und vor allem ihre Beziehung zum Prothesenschaft nennt man Aufbau. Er ist ebenso wie die Stumpfeinbettung für das einwandfreie Funktionieren der Prothese von großer Bedeutung. Aber auch die Paßteile gehen in die Funktion des Kunstgliedes weitgehend mit ein.

Es gibt eine große Auswahl von den verschiedensten Prothesen-Paßteilen. Manche sind besonders leicht, andere besonders robust, oder sie haben irgendwelche speziellen Eigenschaften. Immer sind jedoch die vorhandenen Vorteile mit irgendwelchen Nachteilen erkauft. Ideale Prothesen-Paßteile gibt es weder auf dem Sektor der Arm-Prothetik noch in der Bein-Prothetik.

Über die speziellen Eigenschaften besonderer Paßteile wird in den einzelnen Abschnitten gesprochen.

3. Bandagen

In der Prothetik kennen wir zwei Arten von Bandagen:
1. Trage-Vorrichtungen,
2. Kraftzug-Bandagen.

Die Trage-Vorrichtungen sind dann notwendig, wenn die Prothesen-Konstruktion keine ausreichende Haftung des Schaftes ergibt, z.B. bei Leder-Prothesen, oder wenn infolge ungünstiger Stumpfverhältnisse die Haftung oder auch Führung des Kunstgliedes ohne Tragegurte nicht gesichert ist. In der Arm-Prothetik werden Tragegurte nur bei sog. Schmuck-Prothesen, d.h. passiven Prothesen ohne aktive Funktion, gegeben: als Neumannsche Bandage für Unterarm-Prothesen oder als brustfreie Trage-Vorrichtung für Oberarm-Prothesen bzw. als Brustgurt für Schulterexartikulations-Prothesen.

An Kunst-Beinen wird für Unterschenkel-Kurzprothesen die Görlach-Franke-Bandage hin und wieder angewandt, für Oberschenkel-Prothesen ein Hüftgurt oder Leibgurt bzw. Schliesergurt mit Schliesierbügel bei Oberschenkel-Kurzstümpfen. Einfache und doppelseitige Schulter-Tragegurte mit und ohne Rollriemen dienen zur Aufhängung von Oberschenkel-Prothesen aus Leder.

Durch die Anwendung von *selbsttragen-den Schäften* kann in der modernen Prothetik bis auf wenige Ausnahmen fast immer auf jegliche Trage-Vorrichtung verzichtet werden.

III. Arm-Prothetik

Bei einseitiger Arm-Amputation kann die verbliebene gesunde Hand bis auf einige, nur zweihändig auszuführende Arbeiten die Funktion der verlorengegangenen Hand mit übernehmen. Der Amputierte wird innerhalb weniger Wochen *zum Einhänder* und nimmt dann eine Prothese nur noch bedingt an, weil er nicht auf sie angewiesen ist und sie ihn oft mehr belästigt als sie ihm nützt. Es ist deswegen hier besonders wichtig, daß die Prothesenversorgung und Schulung mit der Prothese unmittelbar im Anschluß an die Amputation durchgeführt werden. Bei Doppel-Armamputierten ist die Situation zwar etwas anders, weil diesen eine Prothese relativ mehr bringt, aber auch sie werden schnell zu Stumpfakrobaten, oder die Hilfe durch fremde Personen wird zu einer lieben Gewohnheit, auf die sie dann nicht mehr verzichten möchten. „Die Frau (bzw. Mutter) ist die beste Prothese."

Für die Armprothesen-Versorgung stehen verschiedene Systeme zur Wahl:
1. Passive Prothesen,
2. Eigenkraft-Prothesen,
3. Fremdkraft-Prothesen,
   a) pneumatische Prothesen,
   b) elektrische Prothesen.

1. Passive Arm-Prothesen

Unter den passiven Arm-Prothesen gibt es zwei Gruppen:
a) Schmuck-Arme,
b) Arbeits-Arme.

Die *Schmuckarme* werden heute meist mit kosmetischen Händen und Handschuhen sowie Schäften aus Gießharz mit über-greifender Stumpfeinbettung gegeben, die sowohl bei Unterarm- wie bei Oberarm-Stümpfen eine Bandagen-Aufhängung erübrigen. Wenn auch die Kunsthand weder in der Form noch in der Farbe exakt der gesunden Hand entspricht, so ist doch die kosmetische Wirkung recht gut — besonders dann, wenn die Hand mit einem Schmuck getragen wird bzw. die Nägel lackiert sind, da der Kunststoff des Hand-überzuges sehr hautähnlich ist.

Die Freude an dem kosmetischen Handschuh hält jedoch meist nicht lange an, weil der Kunststoff sehr stark zum Verschmutzen neigt und die Kunsthand trotz intensiven Waschens mit Bürste und Seife sowie Spezial-Reinigungsmitteln nach relativ kurzer Zeit unansehnlich und damit oft mehr abstoßend als ästhetisch wirkt.

Die kosmetische Prothese kommt vorwiegend für Frauen, junge Mädchen und als Zweitprothese für Männer in Frage.

Die *Arbeits-Arme* haben ein drehbares und in zwölf verschiedenen Stellungen feststellbares sog. Sema-Handansatzstück, in das eine Auswahl von etwa 40 verschiedenen Ansatzstücken (z. B. Ring, Haken, Dreifinger-Klaue, Spaten-Halter usw.) eingesetzt werden kann. Das Sema-Ansatzstück wird am Gießharz- oder Lederschaft bei Unterarmen bzw. unter Zwischenschaltung eines passiv einstellbaren Ellengelenkes bei Oberarmen eingesetzt. Die Arbeits-Arme werden nur noch selten und dann für bestimmte berufliche Verrichtungen mit speziellen Ansatzstücken verordnet. Da die Arbeits-Ansatzstücke sich auch in den Eigenkraft-Prothesen mit Hilfe der *Normzapfen-Kupplung* einsetzen lassen, werden sie meistens im Zusammenhang mit dieser Versorgung angewandt.

2. Eigenkraft-Arm-Prothesen

Die Bewegungen des Stumpfes und Schultergürtels werden bei den Eigenkraft-Prothesen mit Hilfe von *Kraftzug-Bandagen* als

Energie- und Steuer-Quelle für die Auslösung bestimmter Funktionen ausgenutzt. Vorwiegend handelt es sich bei Unterarm-Prothesen um das Öffnen und Schließen des Handersatz-Stückes, bei Oberarm-Prothesen kommen das Beugen des Ellengelenkes sowie das Sperren und Entsperren in verschiedenen Stellungen hinzu. Bei Ohnarmern ist eventuell noch eine aktive Pro- und Supination des Handgelenkes erforderlich.

Während die Kraftzugbandage für Unterarm-Prothesen sehr einfach ist, gut funktioniert und wenig belästigt, ist dies bei Prothesen für Oberarmamputation und Schulterexartikulation keineswegs mehr der Fall. Wenn diese Kraftzugbandagen überhaupt funktionieren sollen, müssen sie verhältnismäßig stramm sitzen, was sich wiederum auf die Bequemlichkeit negativ auswirkt. Dieser Nachteil wird nur dann in Kauf genommen, wenn die Prothese dem Amputierten wirklich etwas nützt und zu einem Teil seines Körpers geworden ist.

Für die Eigenkraft-Prothesen steht wieder eine ganze Reihe von Paßteilen zur Verfügung:
1. Hook
a) Kinder-Hook
b) Jugendlichen-Hook
c) Erwachsenen-Hook 53
d) Erwachsenen-Hook 58
2. Dreifinger-Greifer
3. Kunsthände.

Die *Hooks* sind zangenähnliche, hakenförmig gebogene Greif-Instrumente, die sich besonders zum Essen, Schreiben und Basteln mit dem Kunstarm eignen. Sie sind durchweg grifftechnisch besser und leichter als die entsprechenden Kunst-Hände.

Für Kinder gibt es einen Kinder-Hook und einen Jugendlichen-Hook, für Erwachsene den Standard-Hook 53 und die Standard-Hook 58. Der letztere ist mehr für Arbeiten mit Werkzeugen gedacht und vielseitiger einsetzbar. Der Dreifinger-Greifer ist ein Zwischending zwischen Hook und

Hand. Er bietet vielseitige Greif-Möglichkeiten und ist gegen Öffnen von außen automatisch gesperrt.

Alle hierzulande üblichen Hooks und auch der Greifer sind passiv schließend, d. h. sie werden durch den Kraftzug gegen eine Federspannung geöffnet und durch Federspannung geschlossen.

Die Auswahl an geeigneten *Kunsthänden* für Eigenkraft-Prothesen ist nicht sehr groß. Funktionelle Kinderhände sind praktisch nicht im Handel. Am häufigsten wird die Otto Bock-Einzug-System-Hand mit kosmetischem Handschuh angewandt. Diese Hand ist in einer Jugendlichen-Größe für das Alter ab 10 Jahren verfügbar. Durch den hautähnlichen Handüberzug gibt die Hand einen relativ guten kosmetischen Effekt. Die Greiffunktion dagegen ist nicht überwältigend. Wer höhere kosmetische Ansprüche stellt, kann eine Schmuckhand mit kosmetischem Handschuh an das Handgelenk der Eigenkraft-Prothese ansetzen.

Kinder mit Fehlbildungen der oberen Extremitäten werden zu Beginn des zweiten Lebensjahres erstmalig prothetisch versorgt. Die Prothese muß so früh gegeben werden, damit sie von dem Kinde in sein *Körperschema* mit eingebaut werden kann. Dasselbe gilt für frühkindliche Amputationen. Im Alter zwischen ein und zwei Lebensjahren erhalten die Kinder jedoch nur eine passive Patschhand, die zum Abstützen und Halten mit beiden Armen dient (Abb. 1).

Kunstarm-Handgelenke haben eine Aufnahme-Vorrichtung, die das Einsetzen und Austauschen der verschiedenen Handersatzstücke ermöglicht. Zum anderen erlauben sie, je nach ihrer Konstruktion den Hook bzw. die Hand in verschiedene Dreh- oder auch Flexionsstellungen einzustellen und festzustellen. Für Kinder wird meist das Gewindeplatten-Handgelenk verwendet, für Jugendliche und Erwachsene das rastenlose Handgelenk mit Flexionszusatz.

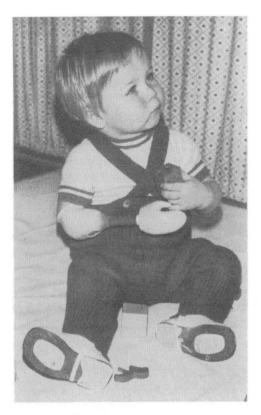

Abb. 1. Patschhand-Prothese im Rohbau (Rohrskelet ohne Schaumstoff-Verkleidung)

Soweit eine aktive Pro- und Supination des Unterarmstumpfes vorhanden ist, sollte sie auch in der Prothese ausgenutzt werden, da diese Bewegung für die Feineinstellung der Kunsthand besonders nützlich ist und den Gebrauchswert des Kunstarmes wesentlich erhöht. Bei diesen Unterarm-Pro- und Supinations-Prothesen wird die Stumpfdrehung entweder von der Stumpfspitze über einen drehbar gelagerten Innenschaft auf das Handgelenk übertragen oder in der Drehring-Prothese der gesamte distale Prothesenschaft mit Handgelenk gedreht.

Oberarm-Prothesen haben ein *Ellengelenk*, das mit dem Beugezug der Kraftzugbandage gebeugt wird. Die Steckung erfolgt durch das Eigengewicht des Unterarmes. Das Ellengelenk hat entweder eine rastenlose Sperre oder eine Rasten-Sperre, die durch den Sperrzug alternierend ausgelöst wird, d. h. der gleiche Zug dient im Wechsel zum Sperren und Entsperren.

Die *Schultergelenke* für Eigenkraft-Prothesen sind nur passiv einstellbar, da die zur Verfügung stehenden Kräfte für die Bewegung des gesamten Kunstarmes nicht ausreichen würden. Die Schultergelenke geben entweder nur eine Abduktion oder Abduktion und Beugung gegen einen einstellbaren Bremswiderstand frei.

Bei Teil-Amputationen der Hand werden, wenn ein Fingerschluß nicht mehr möglich ist, Prothesen mit Gegenfingern oder Greifplatten gegeben. Diese *Greifplatten-Prothesen* bewähren sich besonders bei Mittelhand- und Handwurzelstümpfen, weil sie ein aktives Greifen und Halten mit dem sensiblen Stumpfende ermöglichen. Bei *Offenend-Prothesen* schaut das Stumpfende vorn oder medial aus dem Schaft hervor, wobei das mechanische Handgelenk auf der distalen Streckseite der Prothese befestigt ist. Es ermöglicht das Zur-Seite-Klappen der Hand, so daß bei angelegter Prothese der Stumpf mit seinem sensiblen Ende zur *Stumpfarbeit* benutzt werden kann (Abb. 2). Die Erfah-

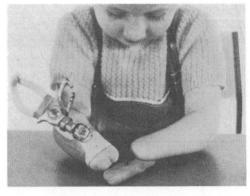

Abb. 2. Stumpfarbeit mit der Offenend-Prothese (Jugendlichen-Hook zur Seite geklappt)

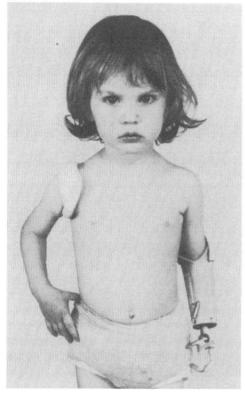 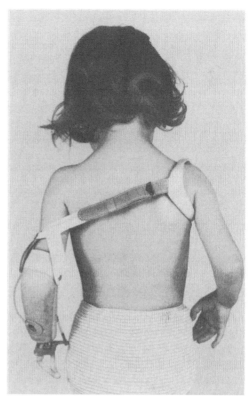

a   b

Abb. 3a und b. Kunstarm für Unterarm-Stumpf mit Kinder-Hook, übergreifender Stumpfeinbettung und 9förmiger Kraftzugbandage

rung hat gezeigt, daß der Amputierte beim Hantieren seinen Stumpf bevorzugt und den Hook oder das sonstige Greifgerät nur benutzt, wenn es gar nicht anders geht. In einem Prothesenschaft ohne Offenend-Bettung würde sich der Amputierte mit Unterarm-Langstumpf oder Handwurzelstumpf funktionell verschlechtern.

Für die prothetische Versorgung von Kindern und Jugendlichen kommen vorwiegend Eigenkraft-Armprothesen in Frage. Sie sind einfach in der Konstruktion, leicht an Gewicht, robust, relativ preiswert, vielseitig anwendbar und dabei unabhängig von fremder Energie. Ihr Nachteil ist die notwendige Kraftzug-Bandage und die damit verbundene Unbequemlichkeit (Abb. 3a und b).

3. Fremdkraft-Arm-Prothesen

Fremdkraft-Arm-Prothesen sind dann angezeigt, wenn die körpereigenen Kräfte zur sicheren Handhabung der Prothese bzw. der Prothesen nicht mehr ausreichen, d.h. bei hohen und insbesondere bei doppelseitigen Arm-Amputationen. Aber auch hier wird man die Eigenkraft, soweit möglich, noch ausnutzen, vor allem für die Beugung der Ellengelenke, die mit Fremdkraftbetätigung einen relativ hohen Energieverbrauch mit sich bringt.

a) Pneumatische Arm-Prothesen

Als Kraftquelle dient bei der pneumatischen Arm-Prothese flüssige Kohlensäure, die sich in einem nachfüllbaren Druckbehälter von etwa 60 g Fassungsvermögen befindet. Beim Austritt aus dem Behälter verdampft die Kohlensäure, der Druck wird in einem Druckminder-Ventil auf etwa 3 atü reduziert und von dort zu den Steuerventilen geleitet. Über die Steuerventile gelangt das Kohlensäuregas dann in die Arbeitszylinder oder Arbeitsbälge der Prothesen-Paßteile.

Die Bewegungen der pneumatischen Prothese sind im Vergleich mit der Eigenkraft-Prothese langsam und roboterhaft, die aufgebrachten Kräfte jedoch relativ groß. Vor allem ist der federnd elastische Griff der pneumatischen Hand oder des pneumatischen Hooks zum festen Halten von Gegenständen recht günstig. Der Amputierte braucht nur kleine Bewegungen und kleine Kräfte zum Steuern der Ventile aufzubringen, um seinen pneumatischen Kunstarm zu bewegen.

Verschiedene Ventil-Konstruktionen erlauben es, die unterschiedlichsten vorhandenen Möglichkeiten zum Steuern auszunutzen, wie Zugbewegungen des Schultergürtels, Stumpfdruck, Fingerspiel oder auch die Muskelspannung selbst. Es gibt Ventile mit Einzelschaltung oder mit Serienschaltung, so daß mit einer Bewegung eine Reihe von aufeinanderfolgenden Funktionen ausgelöst werden kann.

Neben den pneumatischen Handersatzstücken gibt es pneumatische Pro- und Supinationsgelenke, pneumatische Ellengelenke sowie pneumatische Schultergelenke. Bei den letzteren wird jedoch nur die Schultergelenkssperre pneumatisch ein- und ausgerastet.

Die pneumatische Prothese ist im Vergleich mit der Elektro-Prothese relativ leicht. Ihre Domäne ist die Versorgung von doppelseitigen, höheren Arm-Amputationen. Leider bestehen wegen des geringen Bedarfs immer wieder Lieferschwierigkeiten für die Paßteile, insbesondere für Paßteile von Kinder-Prothesen.

b) Elektrische Arm-Prothesen

Das Einsatzgebiet der elektrischen Arm-Prothesen beschränkt sich zur Zeit noch auf myoelektrische Unterarm-Prothesen. Zwar ist es durchaus möglich, ausnutzbare Myosignale vom Oberarmstumpf oder vom Schultergürtel abzuleiten, es fehlt jedoch zur Zeit noch an einem brauchbaren elektrischen Ellengelenk. Für ein mechanisches Ellengelenk mit Kraftzugbetätigung ist die Elektrohand zu schwer, so daß derartige Versorgungen bestenfalls bei Oberarm-Langstümpfen (mit großer Kraftentfaltung) in Frage kommen.

Bei der *myoelektrischen Prothese* (weniger korrekt auch bioelektrische Prothese genannt) werden die bei der Kontraktion der Unterarmmuskulatur entstehenden Muskelaktionsströme auf der Beuge- und Streckseite getrennt über Haut-Elektroden abgenommen, verstärkt und zum Öffnen und Schließen der Kunsthand ausgenutzt. Dabei werden die Strecker zum Öffnen und die Beuger zum Schließen herangezogen. Neben einfachen Ein-Aus-Steuerungen gibt es handelsüblich Proportional-Steuerungen, die ein mehr oder weniger schnelles Schließen und Öffnen der Hand ermöglichen. Die elektrische Energie wird einer Batterie entnommen, die mit der Prothese über ein Kabel verbunden ist und entweder in der Hosentasche oder am Oberarm getragen wird. Bei Kurzstümpfen ist es auch möglich, die Batterie im Vorderteil des Schaftes einzubauen. Die Batterien reichen im allgemeinen für einen mehrtägigen Gebrauch der Prothese. Sie werden nachts an einem Ladegerät jeweils wieder voll aufgeladen.

Myoelektrische Steuerungen können auch bei Unterarm-Drehprothesen und

Unterarm-Drehring-Prothesen angewandt werden. Dabei kann die Pro- und Supinationsbewegung im allgemeinen unabhängig von der willkürlichen Öffnung und Schließung der Hand ausgeführt werden.

Die in Verbindung mit der myoelektrischen Steuerung verwendeten elektrischen Kunst-Hände haben eine relativ hohe Griffkraft. Auch die Bewegungs-Geschwindigkeit ist meist größer als bei pneumatischen Prothesen, jedoch immer noch leicht roboterhaft.

Die myoelektrische Arm-Prothese erfreut sich bei den Amputierten großer Beliebtheit, obwohl sie relativ schwer ist und mit Ausnahme der großen Griffkraft funktionell keine sichtbaren Vorteile bringt. Der Grund hierfür liegt sehr wahrscheinlich darin, daß einerseits keine Bandage notwendig ist, vor allem aber, daß die Hand mit einer gewissen Antagonistenspannung der Muskulatur aktiv geöffnet und aktiv geschlossen wird. Diese relativ physiologische Steuerung der Hand gibt dem Amputierten vermehrt das Gefühl, daß die Prothese ein Stück seiner selbst ist. Auch die Dosierung der Griffkraft ist hierdurch besonders fein möglich.

Die Versorgung von Kindern mit myoelektrischen Prothesen ist bisher nur vereinzelt und nur versuchsweise durchgeführt worden. Paßteile für Kinder oder Jugendliche sind nicht im Handel.

4. Besondere Operations-Verfahren an Arm-Stümpfen

Die Versorgungsmöglichkeit und damit die Unabhängigkeit von Doppel-Armamputierten kann durch bestimmte operative Maßnahmen wesentlich verbessert werden. In diesem Zusammenhang möchte ich auf drei Operationsverfahren hinweisen.

Die Krukenberg-Operation: Bei langen Unterarmstümpfen besteht die Möglichkeit zur Krukenberg-Operation, bei der Elle und Speiche voneinander getrennt und zu zwei einzelnen langen Fingern umgeformt werden, die ein aktives Greiforgan bilden. Der Krukenberg-Stumpf ist jeder Prothese infolge seiner Haut- und Tiefensensibilität, verbunden mit einer guten und sicheren Greiffunktion, weit überlegen. Er macht den Doppel-Armamputierten unabhängig von fremder Hilfe, vor allem beim An- und Auskleiden, im Badezimmer und auf der Toilette sowie beim Schreiben und Essen.

Krukenberg-Stümpfe wirken, besonders auf Frauen, abstoßend. Ihre prothetische Versorgung bereitet keine Schwierigkeiten. Die Pro- und Supination ist bei diesen Stümpfen meist besonders gut, so daß sich Dreh-Prothesen lohnen, die den Stumpf dann in der Öffentlichkeit verdecken.

Der Gebrauchswert des Krukenberg-Stumpfes hängt stark von der Mitarbeit des Amputierten während der Übungsbehandlung ab. Die Bereitschaft zu dieser Mitarbeit ist bei Ohnhändern größer als bei einseitig Amputierten. Deswegen werden Krukenberg-Operationen im allgemeinen nur bei doppelseitig Armamputierten ausgeführt. Die Krukenberg-Operation ist in gleicher Weise bei jugendlichen wie bei erwachsenen Doppel-Armamputierten angezeigt (Abb.4).

*Cineplastische Kanäle (*SAUERBRUCH*):* Bei den cineplastischen Operationen wird der Muskel, meist der Biceps brachii, der Pectoralis major oder auch der Triceps brachii, durchbohrt und mit einem Hautschlauch ausgekleidet. Die Muskelaktion kann dann unmittelbar über einen Kunststoff-Stift oder -Haken auf die Prothese übertragen und zum Schalten oder Steuern von irgendwelchen Funktionen ausgenutzt werden.

So bestechend diese Technik zunächst aussieht, in der Praxis bringt sie große Probleme, die vor allem in der geringen Belastbarkeit der Kanäle liegen. Aus diesem

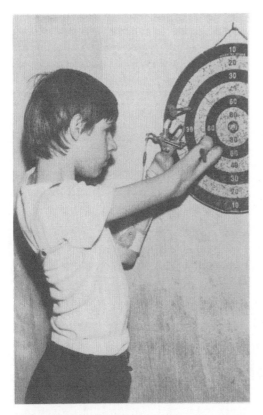

Abb. 4. Ohnhänder am Wurfspiel (rechts Krukenberg-Stumpf, links Offenend-Prothese mit Standard-Hook 58)

mit seiner Prothese und wird weniger eingeengt.

Diese Operation ist vorwiegend bei doppelseitiger Oberarmamputation bzw. Armbehinderung angezeigt.

IV. Bein-Prothesen

Das Gehen mit Unterarm-Stockstützen strengt wenig an, und man ist sehr wendig damit. Es hat jedoch den großen Nachteil, daß man die Hände nicht frei hat, zum Beispiel um etwas zu tragen.

Das Gehen auf einer Beinprothese ist dagegen durchaus nicht immer angenehm, sondern häufig beschwerdenreich oder gar schmerzhaft. Trotzdem werden Beinprothesen von dem Amputierten fast immer angenommen, und wenn sie noch so schlecht sind, weil man auf einem Bein eben nicht gehen kann.

Kinder sind in dieser Hinsicht besonders indolent. Sie laufen auf ihrem Kunstbein, selbst wenn es mehrere Zentimeter zu kurz geworden und der Stumpf längst aus dem Schaft herausgewachsen ist, und beklagen sich dabei nicht einmal. Bei ihnen ist deswegen eine regelmäßige Kontrolle des Prothesensitzes in wenigstens halbjährlichen Abständen unbedingt anzuraten.

Grunde kann diese Operation, insbesondere auch mit Rücksicht auf die Möglichkeiten, die durch die myoelektrische Prothesen-Steuerung gegeben sind, nicht mehr empfohlen werden.

Die Angulations-Osteotomie nach MAR-QUARDT: Bei dieser Operationsmethode wird ein langer Oberarmstumpf im distalen Drittel osteotomiert und nach vorn, etwa im Winkel von 90 Grad, abgeknickt. An diesem abgewinkelten Oberarm läßt sich die Armprothese ohne übergreifende Stumpfeinbettung des Schultergelenkes zug- und rotationsstabil fixieren. Der Amputierte hat hierdruch einen größeren Aktionsradius

1. Prothesen für Teil-Amputation des Fußes

Soweit irgend möglich, sollte man bei Fußstümpfen versuchen, mit einem Mobilisator, d.h. mit einer Kurz-Prothese, die die Sprunggelenke nicht oder nur unwesentlich in ihrer Bewegungsfreiheit einschränkt, auszukommen. Gleichzeitig wird es dem Kinde damit ermöglicht, normale Konfektionsschuhe zu tragen.

Orthopädische Schuhe stellen keine günstige Versorgungslösung für Fußstümpfe dar.

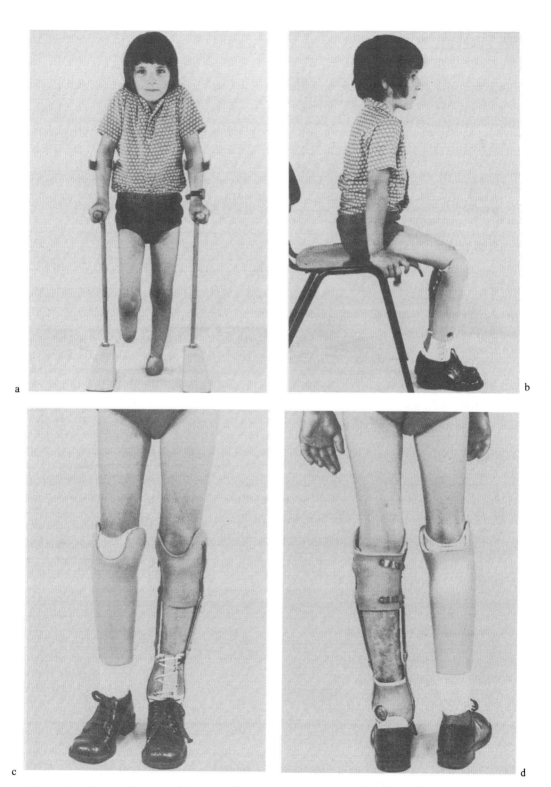

Abb. 5a—d. Opfer eines Verkehrsunfalls (rechts Unterschenkel-Amputation, links Pirogoff-Stumpf)
Versorgung: rechts KBM-Prothese, links Klappen-Prothese

Pirogoff- und *Syme-Amputations-Stümpfe* sind zwar kosmetisch nicht so befriedigend zu versorgen wie Unterschenkel-Stümpfe; trotzdem sollten diese Amputations-Methoden, wenn irgend möglich, bevorzugt werden. Sie geben dem Amputierten die Möglichkeit, auch ohne Prothese zu gehen. Für Kinder und Jugendliche ist dies besonders wichtig.

Falls dann später aus kosmetischen Gründen eine Unterschenkelamputation angezeigt ist, kann sie immer noch durchgeführt werden. Die Prothesen für diese Stümpfe werden für Kinder am besten aus Holz ggfs. mit einer hinteren Einstieg-Klappe angefertigt, da Holz eine relativ lange Nachpassung an das Wachstum der Kinder erlaubt (Abb. 5a—d).

2. Unterschenkel-Prothesen

Unterschenkelstümpfe von Kindern und Jugendlichen können eigentlich fast durchweg mit *Kunstbeinen in KBM-Technik* (Kondylenbettung Münster) versorgt werden. Diese Prothesen stellen zwar höhere Ansprüche an die Einbettungs-Genauigkeit, sind jedoch wesentlich leichter, kleiderschonender und angenehmer im Tragen als konventionelle Prothesen mit Schienengelenkverbindung und Oberschenkelhülse. Bei der KBM-Technik wird der gesamte Stumpf zum Tragen der Körperlast herangezogen, insbesondere die Partie des vorderen Schienbeinmuskels und des medialen Tibiacondylus. Soweit die Prothese nicht durch die Hinterschneidung der Einbettung haftet, kann sie durch Einsetzen eines herausnehmbaren medialen Kondylenkeils, der das Abrutschen verhindert, fixiert werden. Auch kürzeste Unterschenkelstümpfe können mit KBM-Prothesen versorgt werden, da ja die fehlende Stumpflänge teilweise durch die über das Kniegelenk reichende Einbettung wieder ausgeglichen wird.
Als Füße für Unterschenkel-Prothesen kommen hauptsächlich der Sach-Fuß oder

bei doppelseitiger Unterschenkelamputation der Einachs-Fuß in Betracht.

3. Oberschenkel-Prothesen

Für Oberschenkel-Prothesen gibt es eine Fülle von handelsüblichen Fuß- und Kniegelenk-Paßteilen. Die Auswahl für Kinder-Prothesen ist allerdings nicht sehr groß. Als Kunstfuß für Oberschenkel-Prothesen ist der Einachs-Fuß nie verkehrt. Der Sach-Fuß ist dagegen für Oberschenkel-Prothesen zu empfehlen.

Als Kniegelenk verwenden wir bei langen Oberschenkelstümpfen das *Lang-Knie*, das sich durch seinen besonders weichen Streck-Anschlag auszeichnet und die Möglichkeit gibt, den Stumpf fast bis zur Gelenkachse herunter einzubetten, so daß auch bei Kniegelenks-Exartikulationen kaum eine Überlänge der Prothese im Sitzen entsteht.

Für normallange Oberschenkelstümpfe und insbesondere für Oberschenkel-Kurzstümpfe ist das *Jüpa-Knie*, ein Einachs-Knie mit belastungsabhängiger Reibungsbremse, zu empfehlen. Dieses Knie kann in Hinsicht auf die Ansprechbarkeit seiner Bremse sehr fein eingestellt und dem Sicherheitsbedürfnis des Amputierten angepaßt werden.

Ungleich wichtiger als die Wahl eines bestimmten Paßteiles sind der fachgerechte Aufbau der Prothese und eine optimale Stumpfeinbettung. Besonders ist darauf zu achten, daß der Stumpf voll in den Prothesenschaft eingezogen ist und keine Randwülste vorhanden sind.

Nur bei sehr kurzen und konischen Oberschenkel-Stümpfen ist hin und wieder einmal eine zusätzliche Fixation der Prothese mit einem Beckengurt, am besten in Form eines Schlesiergurtes mit Schlesierbügel, notwendig. *Kontakt-Schäfte*, die den Stumpf allseitig formschlüssig umschließen und den Belastungsdruck gleichmäßig verteilen, sind den mancherorts noch üblichen

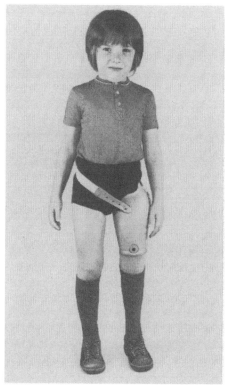

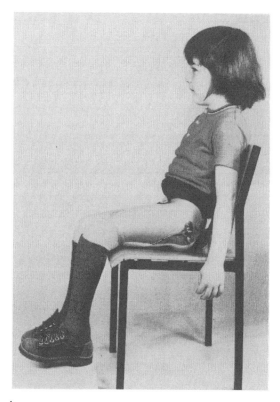

a   b

Abb. 6. (a) und (b) Kind mit Oberschenkel-Kunstbein in Rohrskelet-Technik. (c) Blick in den Oberschenkel-Schaft.

Saugschäften, bei denen das Stumpfende nicht in die Einbettung mit einbezogen ist, in jedem Fall vorzuziehen.

Als Material für Oberschenkel-Prothesen von Kindern und Jugendlichen ist Holz am besten geeignet (Abb. 6a—c).

4. Prothesen für Hüftexartikulation

Diese Prothesen haben einen Beckenkorb aus Gießharz, der im Bereich des Rückens und des Bauches flexibel gegossen wird. Für den Sitz des Beckenkorbes ist es besonders wichtig, daß er in seiner Höhe zwischen Tuberaufsitz und Fassung des Beckenkammes genau den Formen und Maßen des Amputierten angepaßt ist, damit die Prothese

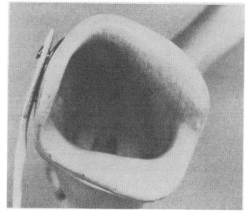

c

beim Gehen nicht pumpt und dadurch das Gehen erschwert und verunsichert.

Das am Beckenkorb angebrachte Hüftgelenk ist weit nach vorn verlagert und mit einem Streckanschlag versehen. Eine Sperre

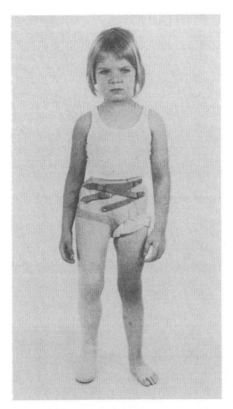

Abb. 7. Kunstbein für Hüftexartikulation (Beckenkorb aus Gießharz. Bein: Rohrskelet mit Schaumstoff-Mantel)

erübrigt sich bei dieser Konstruktion. Knie- und Fuß-Paßteile entsprechen denjenigen bei Oberschenkel-Prothesen.

Bei der Versorgung von Kindern bis zum Alter von etwa 5 Jahren kann bei Oberschenkel-Prothesen und Hüftexartikulations-Prothesen auf ein Kniegelenk verzichtet werden, da infolge der kurzen Hebelverhältnisse das Kniegelenk beim Gehen nicht ausgenutzt würde. Zur Verbesserung des Sitzkomforts reicht dann ein einfaches Scharniergelenk mit Sperre im Bereich der Kniehöhe (Abb. 7).

V. Prothesen-Versorgung und -Schulung

Die Prothese wird am besten vom Arzt in Zusammenarbeit mit dem Orthopädiemechaniker, der sie baut, nach vorangegangener Untersuchung des Stumpfes und eingehender Information über die Wünsche und Vorstellungen des Amputierten sowie einer umfassenden Diskussion der verschiedenen Versorgungs-Möglichkeiten und aller sonst im Zusammenhang mit der Versorgung offenen Fragen verordnet.

Handelt es sich um eine Bein-Prothese, soll der Amputierte diese nach ihrer Rohbau-Fertigstellung ein paar Tage tragen, damit zur *Rohbau-Abnahme* schon eine gewisse Beurteilung, sowohl von seiten des Patienten wie von seiten des Arztes, möglich ist. Diese bezieht sich auf evtl. unter der Belastung auftretende Druckstellen, vor allem aber auf Einbettung des Stumpfes und Aufbau des Kunstgliedes.

Zur *Gehschulung* kommt der Patient mit der noch im Rohbau befindlichen Prothese, da eventuell notwendige Aufbau- oder Längen-Veränderungen in diesem Stadium ohne größere Schwierigkeiten möglich sind.

Im Verlaufe dieser Schulung wird dem Patienten zunächst das richtige Anziehen der Prothese beigebracht, das für den Sitz und auch für die Führung des Kunstbeines sehr wichtig ist. Es werden Gleichgewichts- und Geschicklichkeitsübungen durchgeführt, längere Märsche, Treppensteigen, Radfahren, Reiten, Ein- und Aussteigen in und aus Verkehrsmitteln (insbesondere beim Auto), Hinfallen und andere im Alltag vorkommende Situationen mit der Prothese geübt.

Während dieser Zeit verändert sich normalerweise der Stumpf laufend, so daß der Prothesen-Schaft dementsprechend oft durch Auskleben verengt oder Druckstellen im Schaft beseitigt werden müssen.

Erst wenn der Prothesen-Schaft beim Stehen, Gehen und auch beim Sitzen bequem und fest haftet, der Stumpf sich in seinem Volumen nicht mehr verändert und beim Gehen keine Aufbau- oder Führungsfehler mehr erkennbar sind, sollte die Prothese endgültig fertiggestellt werden.

Bei *Arm-Prothesen* gibt es keinen eigentlichen Rohbau-Zustand, da sie aus Gießharz gleich fix und fertig gegossen werden. Auch die Bandagen sind zur *Armschulung* im allgemeinen endgültig fertiggestellt. Ergeben sich in dieser Zeit notwendige Änderungen, die durch die normale Verstellbarkeit nicht zu erreichen sind, so muß die Bandage hierzu aufgetrennt werden.

Während der Armschulung ist es wichtig, daß die Prothese möglichst ganztätig getragen wird. Der Patient wird dann über viele Übungen und Spiele an die Funktionen und an die Möglichkeiten des Einsatzes der Prothese herangeführt. Ziel ist eine möglichst weitgehende Integration der Prothese in das Alltagsleben, d.h. ihr Einsatz beim Essen, Trinken, bei der Körperpflege, bei Büro-Arbeiten, Haus-Arbeiten und den verschiedenen Hobbys.

Ein besonderes Kapitel ist die *Stumpf- und Prothesen-Hygiene.* Die Prothesen-Schäfte werden nach ihrer Fertigstellung zunächst einmal mit Zitronen- oder Essigwasser ausgewaschen, um alkalische Härter- und Lackrückstände zu neutralisieren. Danach sollten sowohl die Prothese wie der Stumpf möglichst einmal täglich, am besten abends vor dem Schlafengehen, mit Wasser und Seife aus- bzw. abgewaschen werden. Bei starkem Schwitzen oder Neigung zum Wundscheuern ist es meist zweckmäßig, dieses Waschen von Stumpf und Prothese mit Seife mittags und abends durchzuführen. Darüber hinaus vermeiden wir, den Stumpf mit Puder oder sonstigen Kosmetika zu behandeln. Medikamente werden nur gezielt angewandt, z.B. bei Wundstellen PC 30. Offene Stellen am Stumpf werden mit Leukovlies überklebt und, soweit möglich, die Prothese weiter getragen, nachdem die Ursache für diese Wundstelle beseitigt worden ist.

Wichtig ist auch, daß der *Einzieh-Trikot* wenigstens wöchentlich, möglichst jedoch alle drei Tage, durch einen frisch gewaschenen ersetzt wird, um das Übertragen von pathogenen Keimen so weit wie möglich einzuschränken. Aus diesem Grunde ist auch das Austauschen von Einzieh-Trikots und vor allem das Anwenden von einem Einzieh-Trikot für mehrere Patienten tunlichst zu vermeiden.

Die Arm- wie die Bein-Prothesen müssen bei Kindern und jugendlichen Patienten *infolge Wachstums etwa alle 2 Jahre erneuert* werden, manchmal auch schon nach wesentlich kürzerer Zeit, wenn gerade ein Wachstumsschub dazwischengekommen ist. Im allgemeinen reicht in der Zwischenzeit eine routinemäßige Vorstellung und Überprüfung des Hilfsmittels alle 4—6 Monate. Die Patienten werden jedoch veranlaßt, unmittelbar zu kommen, wenn die Prothese unbequem wird oder Druckstellen auftreten.

VI. Orthesen

Für die posttraumatische Behandlung und Versorgung der oberen Extremitäten werden verschiedene Handlähmungs-Schienen und auch Arm-Orthesen für Plexuslähmung gegeben. Sie stellen meist keine Dauerlösung dar, weil ihr funktioneller Wert nur selten die Behinderung, die das Hilfsmittel mit sich bringt, übertrifft. Je einfacher und leichter sie sind, desto besser ist ihre Chance. Fallhandschienen werden aus Federdraht gefertigt. Armheber-Orthesen sind nur dann angezeigt, wenn die Hand noch sensibel und relativ gut in ihrer Funktion ist.

Kontrakturen werden mit Nacht-Korrekturschienen behandelt.

An den unteren Extremitäten sind es vor allem Peronaeuslähmungen und Querschnittslähmungen, die apparativ versorgt werden müssen. Für den Fallfuß geben wir eine in allen Ebenen bewegliche 3 D-Feder-Einlage.

Kinder mit partiellen oder tiefliegenden Querschnittslähmungen werden zunächst in *Kufen-Orthesen* stehfähig gemacht und dann im Gehen geübt. Soweit eine bleibende Orthesen-Versorgung notwendig ist, werden die Orthesen in Nirosta-Technik ausgeführt. Das verwendete Material erlaubt eine enge Anpassung an den Körper und dadurch u.a. auch das Tragen von Konfektionsschuhen.

Bei hohen Querschnittslähmungen hat sich das Paraplegicum, ein einfaches Steh- und Geh-Gestell, in das der Patient ohne großen orthopädischen Aufwand gestellt werden kann, bewährt. Das Paraplegicum ermöglicht das Stehen und Fortbewegen ohne Zuhilfenahme der Arme.

Literatur

DEDERICH, R.: Die Amputation der unteren Extremität. Stuttgart: Thieme 1970.

KRUKENBERG, H.: Über plastische Umwertung von Armamputationsstümpfen. Stuttgart: Enke 1917.

KUHN, G.-G.: Der Kontaktschaft. Orthopädie-Technik 5, 121—128 (1962).

KUHN, G.-G.: Grundsätze der Prothesenversorgung und Rehabilitation Armamputierter. Therapiewoche 17, 827—830 (1963).

KUHN, G.-G.: Die Offenend-Prothese (Kunstarm mit Offenend-Stumpfeinbettung). Orthopädie-Technik 8, 223—228 (1963).

KUHN, G.-G.: Sind Kinderprothesen verkleinerte Hilfsmittel von Erwachsenen? das behinderte kind 1/2, 8—10 (1968).

KUHN, G.-G.: Bemerkungen zum Thema Rohrskelet-Prothese. Orthopädie-Technik 11, 305—306 (1968).

KUHN, G.-G.: Kunstarmbau in Gießharztechnik (Greifarme mit Kraftzugbandagen). Stuttgart: Thieme 1968.

KUHN, G.-G.: Die KBM-Prothese – Indikation, Herstellungstechnik, Erfahrungen. Orthopädie-Technik 6, 145—151 (1969).

KUHN, G.-G.: Eigenkraftprothesen für Unterarmstümpfe. Orthopädie-Technik 5, 158—166 (1973).

KUHN, G.-G.: Kufen-Orthesen. Orthopädie-Technik 11, 376—380 (1973).

LANGHAGEL, J.: Die Beinprothese. Jena: VEB G. Fischer 1958.

LOB, A.: Die Krukenberg-Plastik in Friedenszeiten. Hefte Unfallheilk. 105 (1970).

MARQUARDT, E.: Steigerung der Effektivität von Oberarmprothesen durch Winkelosteotomie. Die Rehabilitation 11, 244—248 (1972).

Versicherungsrechtliches, Begutachtungsfragen, Rehabilitation

J. Probst

Fragen der Begutachtung und der Rehabilitation unfallverletzter Kinder spielten bisher keine hervorragende Rolle, obwohl die *Zahl der Unfälle im Kindesalter* (s. Beitrag Gädeke) zu keiner Zeit eine geringe war. Die Andersartigkeit des Heilverlaufes, der Wegfall sofort aktueller Berufsprobleme sowie die Nichtberentung mögen einige Ursachen hierfür sein. Dagegen hat die klinische Rehabilitation geburtsgeschädigter und verletzter Kinder ihren festen Platz auf chirurgischem, orthopädischem, neurologisch-psychiatrischem und internistischem Gebiet längst bezogen.

Eine Änderung der versicherungsrechtlichen und der begutachtungskundlichen Situation hat sich seit dem Inkrafttreten des *Gesetzes über die Unfallversicherung für Schüler und Studenten* sowie *Kinder in Kindergärten* vom 18.3.1971 (BGBl. I, S. 237) mit Wirkung vom 1.4.1971, mit welchem etwa 12 Mill. Kinder, Schüler und Studenten, mithin etwa ein Fünftel der Bevölkerung der Bundesrepublik Deutschland, dem *Schutz der gesetzlichen Unfallversicherung* unterstellt worden sind, ergeben.

Es ist hier vorwegzunehmen, daß umfassende Erfahrungen auf dem Gebiete der Unfallbegutachtung für die gesetzliche Unfallversicherung noch nicht vorliegen (Hymmen) können, da die Begutachtung von Kindern und Jugendlichen, die schon früher — etwa als mithelfende Familienangehörige in der Landwirtschaft — den Schutz der gesetzlichen Unfallversicherung genossen, die Bildung spezieller, auf die kindlichen Verhältnisse bezogener gutachtlicher Erkenntnisse mangels einer ausreichenden Zahl gleichartiger Fälle nicht ermöglicht

hatte. In diesem Bereich werden in Zukunft Erfahrungen zu sammeln und auszuwerten sein, wobei sowohl die Lösung von Fragen des ursächlichen Zusammenhanges zwischen Unfall und Erkrankung als auch die Bewertung der Unfallfolgen besonderes Interesse beanspruchen.

Gesetzliche Unfallversicherung

I. Versicherter Personenkreis
(§ 539 Abs. 1 Nr. 14 RVO)

1. Kinder während des Besuches von Kindergärten
(§ 539 Abs. 1 Nr. 14a RVO)

Die *Ausdehnung der gesetzlichen Unfallversicherung* auf diesen Personenkreis entspricht der Absicht des Gesetzgebers, die Kindergartenstufe als Elementarbereich in das Bildungssystem einzubeziehen. Daraus ergibt sich aus Gründen der Gleichbehandlung mit den Schülern die Notwendigkeit, auch diejenigen Kinder, die einen Kindergarten besuchen, dem Schutz der gesetzlichen Unfallversicherung zu unterstellen. Unter „*Kindergärten*" sind jedoch nicht alle beliebigen Stätten zu verstehen, in denen sich Kinder aufhalten. Vielmehr versteht die herrschende Ansicht unter einem Kindergarten lediglich eine Erziehungsstätte für Kinder von 3–6 Jahren, wenn der regelmäßige Lauf des Kindergartens mit der Einschulung abschließt. Der Versicherungsschutz erstreckt sich auch auf nicht-öffentliche Kindergärten, die unter fachkundiger Leitung von privatwirtschaftlichen Unternehmen, von privaten Zusammenschlüssen oder von Privatpersonen unterhalten und betrieben werden.

Dem Versicherungsschutz unterstellt sind auch die Kinder der Schulkindergärten und der Sonderkindergärten. Schulkindergärten dienen der Förderung schulunreifer Kinder. Sonderkindergärten nehmen geistig und körperlich behinderte Kinder auf.

Nicht unter den Begriff Kindergarten fallen — und unterliegen vorerst nicht dem Schutz der gesetzlichen Unfallversicherung — Kinderkrippen für Säuglinge und Kleinkinder bis etwa 3 Jahre sowie Kinderhorte, in denen 6–14jährige Schulkinder außerhalb der Schulbesuchszeit betreut werden. Kinder in Kindertagesstätten sind nur in der Kindergartenstufe der 3–6jährigen versichert. In Kinderheimen, in denen Kinder voll untergebracht sind, gilt — aus Abgrenzungsgründen — auch die Kindergartenstufe der 3–6jährigen als nicht versichert.

2. Schüler allgemeinbildender Schulen (§ 539 Abs. 1 Nr. 14 b RVO)

Zu diesem Personenkreis gehören sämtliche *Schüler*, die *Anstalten* besuchen, an denen die *Schulpflicht* erfüllt werden kann oder die zu einem höherwertigen Abschluß (Mittlere Reife, Abitur) führen und keinen berufsbezogenen Charakter aufweisen. Zu den Schuleinrichtungen gehören somit die Volksschulen, Grund-, Haupt-, Mittel-, Realschulen, Gymnasien, Aufbauschulen und Aufbaugymnasien, Abendschulen mit staatlicher Anerkennung, Sonderschulen für körperlich oder geistig Behinderte. Schulkindergärten, die schulpflichtige, jedoch noch nicht schulreife Kinder zur Vorbereitung auf die Einschulung aufnehmen (s. o.), gehören ebenfalls dazu. Innerhalb des Schulbetriebs versichert sind der Unterricht, die Pausen, das Nachsitzen aus disziplinarischen Gründen. Nicht versichert

sind Hausaufgabenüberwachung, Nachhilfeunterricht aufgrund privater Vereinbarungen, Erledigung der Schulaufgaben in der Wohnung (VOLLMAR).

3. Lernende und ehrenamtlich Lehrende im Rahmen der beruflichen Aus- und Fortbildung (§ 539 Abs. 1 Nr. 14c RVO)

Die Einordnung dieses Personenkreises an dieser Stelle erfolgt vorwiegend aus rechtssystematischen Gründen. Der genannte Personenkreis war bereits bisher gesetzlich unfallversichert. In privaten berufsbildenden Schuleinrichtungen hängt die Gewährung des gesetzlichen Unfallversicherungsschutzes von der staatlichen Anerkennung der jeweiligen Einrichtung ab.

II. Umfang des Versicherungsschutzes

1. Versicherte Bereiche

Der *Unfallversicherungsschutz* wird wirksam beim Besuch der unter 1. genannten schulischen Einrichtungen, nämlich *Kindergärten*, *Schulen*, *Fachhochschulen*, *Hochschulen* sowie deren *Sonderformen*. Außer dem Schulunterricht sind auch *schulische Veranstaltungen*, die als solche anerkannt sind, in den Versicherungsschutz einbezogen: Kindergartenfeste, Schulfeiern, Schulausflüge, geschlossener Besuch kultureller Veranstaltungen, Schullandheimaufenthalt, geschlossene Schulreisen, geschlossener Besuch von Sportveranstaltungen, Schülermitverwaltung, Schülerlotsendienst. Nicht versichert ist die außerschulische Überwachung der Hausaufgaben; der Besuch der privaten Nachhilfestunde ist ebenfalls nicht versichert. Unfälle bei Schüler- oder Vorlesungsstreiks und bei Demonstrationen unterliegen nicht dem Versicherungsschutz.

2. Wege vom und zum Besuch der schulischen Einrichtungen

Der *Versicherungsschutz* umfaßt auch den *Weg von und zu der Einrichtung* oder *von und zu der Veranstaltung*, die von der Schule anerkannt ist. Bei Heimschülern ist auch der Weg von und zur ständigen Familienwohnung („Mittelpunkt der Lebensverhältnisse") versichert (§ 550 Satz 3 RVO).

Der Versicherungsschutz beginnt und endet, wie auch sonst in der gesetzlichen Unfallversicherung, an der Außentür des Wohnhauses der versicherten Person. Bezüglich des in der gesetzlichen Unfallversicherung geltenden Grundsatzes des kürzesten bzw. zweckmäßigsten Weges von und zur Arbeitsstelle dürfen in der Schülerunfallversicherung die Anforderungen nicht strenger gestellt werden, als dies der jeweiligen Entwicklungsstufe des Versicherten entspricht (natürlicher Spieltrieb!). Umwege, die mit bestimmter Absicht — Einkauf von Schulbüchern, Heften und Schreibzeug, sonstigem Unterrichtsmaterial, Besuch von Verwandten (Großeltern!), Besuch von Schulkameraden — eingeschlagen werden, sind vom Unfallversicherungsschutz ausgeschlossen.

3. Eigenwirtschaftliche Tätigkeiten

Auch in der Schülerunfallversicherung heben *eigenwirtschaftliche Tätigkeiten*, d.h. Betätigungen im eigenen Interesse persönlicher oder wirtschaftlicher Art, den inneren Zusammenhang mit der versicherten Tätigkeit auf. Eigenwirtschaftliche Betätigung liegt vor bei Einkauf, Besorgung und Verzehr von Lebensmitteln, Besorgung von Unterrichtsmaterial (Schulbücher, Hefte, Schreibzeug, Mal- und Bastelzeug, Turnzeug usw.). Auch die gemeinsame Essenseinnahme im versicherten Bereich ist der eigenwirtschaftlichen Tätigkeit zuzuordnen, es sei denn, eine dabei erlittene Schädigung wird durch den Mangel der gereichten Speise selbst verursacht (EuM 49, S.8; BG 1962, S.247).

Bei Kindern und Jugendlichen bis etwa zum 16. Lebensjahr ist bei der Prüfung der Unfallursache besonders zu berücksichtigen, daß auch die Neigung zu unüberlegten Spielereien, zu Neckereien und der allgemeine Spieltrieb als natürliche Unfallursachen in Betracht kommen.

III. Entschädigungsleistungen

Mit dem Inkrafttreten der Änderung des § 539 Abs.1 RVO ist die bisherige Rechtszersplitterung in Gestalt der sehr unterschiedlich verfaßten privatversicherungsrechtlichen Regelungen beseitigt worden, indem Kinder in Kindergärten, Schüler und Studenten durch Einbeziehung in den Schutz der Reichsversicherungsordnung einen öffentlich-rechtlichen und gerichtlich nachprüfbaren *Leistungsanspruch gegenüber der gesetzlichen Unfallversicherung* erhielten. Sie sind damit *rechtlich und sozial* den *im Erwerbsleben Stehenden gleichgestellt* (FINKENZELLER).

Erklärtes Ziel der gesetzlichen Neuregelung ist es, dem nunmehr versicherten Personenkreis einen *Rechtsanspruch auf die Rehabilitationsmaßnahmen* zu gewähren, die im Bereich der gesetzlichen Unfallversicherung entwickelt worden sind (HYMMEN).

Die Träger der gesetzlichen Unfallversicherung haben nach Eintritt des Versicherungsfalles zu gewähren: *Heilbehandlung, Berufshilfe, Unfallentschädigung* durch Geldleistungen (§ 547 RVO).

1. Heilbehandlung (§§ 557–559 RVO)

Heilbehandlung ist zu gewähren, solange Besserung der Verletzungsfolgen oder Steigerung der Erwerbsfähigkeit zu erwarten ist oder besondere Maßnahmen zur Verhütung einer Verschlimmerung oder körperlicher Beschwerden erforderlich sind. Während im allgemeinen bei gesetzlich gegen Krankheit Versicherten zunächst die zuständige Krankenkasse zu leisten hat, sofern der Unfallversicherungsträger nicht unmittelbar die Behandlung übernimmt, kommt bei Kindern, Schülern und Studenten die Leistung der gesetzlichen Krankenkasse in der Regel nicht in Betracht, da diese Personen nicht selbst krankenversichert sind. Ansprüche der Eltern gegenüber der gesetzlichen Krankenkasse aus der Familienversicherung bestehen nicht, weil die Heilbehandlung „anderweitig sichergestellt" ist, nämlich nach den neuen Vorschriften der gesetzlichen Unfallversicherung. Die eigene gesetzliche Krankenversicherungspflicht ist nur gegeben, wenn ein regelmäßiges Beschäftigungsverhältnis vorliegt, was z.B. bei Berufsschülern, Abendschulbesuchern der Fall sein kann.

Auch in der *Schülerunfallversicherung* gelten die *Grundsätze berufsgenossenschaftlicher Heilbehandlung*, insbesondere diejenigen der Rechtzeitigkeit und der Auswahl. Das Abkommen Ärzte/Berufsgenossenschaften verpflichtet in seiner Neufassung vom 1.7.1971 die Ärzte, soweit sie von der Vorstellungspflicht nicht befreit sind, auch die Kinder, Schüler und Studenten dem Durchgangsarzt vorzustellen. Als Kriterium für die Rechtzeitigkeit gilt, daß bei dem bezeichneten Personenkreis von einer Vorstellung beim Durchgangsarzt nur dann abgesehen werden kann, wenn die voraussichtliche Dauer der Behandlungsbedürftigkeit nicht mehr als 1 Woche beträgt.

Es bleibt abzuwarten, ob der an die Stelle des Begriffes Arbeitsunfähigkeit gesetzte Begriff *Schulunfähigkeit* einen ausreichenden Maßstab bilden kann. Da Kinder, Schüler und Studenten keiner Erwerbstätigkeit im allgemeinen Sinne nachgehen, wird sich hier vielleicht eine andere Betrachtungsweise ausprägen müssen, die darauf abstellt, ob der Betroffene den schulischen Anforderungen einschließlich der zu-

rückzulegenden Wege nachkommen kann oder nicht.

Berufsgenossenschaftliches Heilverfahren ist vom Durchgangsarzt — entsprechendes gilt für den an der Durchführung der Heilbehandlung beteiligten Arzt (H-Arzt) — einzuleiten, wenn durch diese Behandlung eine Abkürzung der Dauer des Heilverlaufes oder der Arbeitsunfähigkeit (Schulunfähigkeit) oder eine bessere Wiederherstellung des Unfallverletzten zu erwarten ist.

Beim Vorliegen *isolierter Augenverletzungen* und beim Vorliegen von *Verletzungen*, die in das *Gebiet des Facharztes für Hals-Nasen-Ohrenkrankheiten* fallen, findet das Durchgangsarztverfahren (H-Arzt-Verfahren) keine Anwendung; diese Verletzten sind dem Augen-Facharzt bzw. HNO-Facharzt unmittelbar vorzustellen (Leit-Nr. 46).

Das *Verletzungsartenverfahren nach § 6* der Bestimmungen des Reichsversicherungsamtes vom 19.6.1936 findet auch auf Kindergarten-Kinder, Schüler und Studenten Anwendung. Dementsprechend sind die Versicherten mit einer solchen Verletzung in ein zugelassenes Krankenhaus einzuweisen.

Verletzungsartenverzeichnis
i.d.F.v.1.7.1966

1. Ausgedehnte oder tiefgehende Verbrennungen oder Verätzungen
2. Ausgedehnte oder tiefgehende Weichteilverletzungen
3. Quetschungen mit drohenden Ernährungsstörungen, ausgenommen an Fingern und Zehen
4. Verletzungen mit Eröffnung großer Gelenke
5. Eitrige Entzündungen der großen Gelenke
6. Verletzungen der großen Nervenstämme an Arm oder Bein und Verletzungen der Nervengeflechte

7. Quetschungen oder Prellungen des Gehirns
(Contusio oder Compressio cerebri)
8. Quetschungen oder Prellungen der Wirbelsäule mit neurologischen Ausfallserscheinungen
9. Brustkorbverletzungen, wenn sie mit Eröffnung des Brustfells, mit erheblichem Erguß in den Brustfellraum, mit stärkerem Blutverlust oder mit Beteiligung innerer Organe verbunden sind
10. Stumpfe oder durchbohrende Bauchverletzungen
11. Verletzungen der Nieren- oder Harnwege
12. Verrenkungen der Wirbel, des Schlüsselbeins, im Handwurzelbereich, des Hüftgelenks, des Kniegelenks oder im Fußwurzelbereich
13. Verletzungen der Beugesehnen der Finger, der körperfernen Sehne des Armbiceps und der Achillessehne
14. Folgende Knochenbrüche:
    a) Offene Brüche des Hirnschädels
    b) Geschlossene Brüche des Hirnschädels mit Gehirnbeteiligung, ausgenommen mit leichter Gehirnerschütterung
    c) Brüche im Augenhöhlenbereich
    d) Wirbelbrüche, ausgenommen Dorn- und Querfortsatzbrüche
    e) Schulterblatthalsbrüche mit Verschiebung
    f) Offene Brüche des Ober- und Unterarms
    g) Geschlossene Brüche des Ober- und Unterarms mit starker Verschiebung oder mit Splitterung, ausgenommen Speichenbrüche an typischer Stelle
    h) Brüche mehrerer Röhrenknochen oder mehrfache Brüche eines Röhrenknochens
    i) Beckenbrüche, ausgenommen Beckenschaufelbrüche und unverschobene Scham- und Sitzbeinbrüche
    j) Brüche des Oberschenkels einschließlich des Schenkelhalses

k) Klaffende Brüche oder Trümmerbrüche der Kniescheibe
l) Offene Brüche des Unterschenkels
m) Geschlossene Brüche des Unterschenkels mit starker Verschiebung oder Splitterung
n) Brüche eines Knöchels mit Verschiebung oder Splitterung
o) Brüche des Fersenbeins mit stärkerer Höhenverminderung oder Verschiebung, Brüche des Sprungbeins, verschobene Brüche des Kahn- oder Würfelbeins oder eines Keilbeins
p) Stark verschobene oder abgeknickte Brüche eines Mittelfußknochens.

Nach Leit-Nr. 49 des Abkommens Ärzte/Berufsgenossenschaften ist auf dem Gebiete der *Augenverletzungen* und der *HNO-Verletzungen* ein *berufsgenossenschaftliches Heilverfahren* in jedem Falle durchzuführen, wenn stationäre Behandlung erforderlich ist oder eine Verletzung vorliegt, die in den Verletzungsartenkatalogen aufgeführt ist.

Die *Heilbehandlung* umfaßt nach § 557 RVO:

a) ärztliche und zahnärztliche Behandlung ohne zeitliche und kostenmäßige Begrenzung,
b) bei stationärer Behandlung (§ 559 RVO) freie Kur und Verpflegung in einem Krankenhaus oder in geeigneten Heilanstalten einschließlich notwendiger ärztlicher Leistungen,
c) Versorgung mit Arznei- und anderen Heilmitteln, Körperersatzstücken, orthopädischen und anderen Hilfsmitteln, Durchführung heilgymnastischer Übungen, Versehrten-Leibesübungen sowie andere geeignete Heilmaßnahmen,
d) Gewährung von Pflege nach § 558 RVO (Anspruch auf Pflege, solange der Verletzte infolge des Unfalles so hilflos ist, daß er nicht ohne fremde Wartung und Pflege sein kann).

2. Berufshilfe (§§ 556, 567–569 RVO)

Zweck der Berufshilfe ist es, den Verletzten zur Wiederaufnahme seiner früheren Tätigkeit oder, wenn das nicht möglich ist, zur Aufnahme einer anderen gleichwertigen Tätigkeit zu befähigen.

„Neben den reinen Bildungsmaßnahmen und der Betreuung des Verletzten über den Zeitraum der eigentlichen Ausbildung hinaus bis zur beruflichen Eingliederung können technische und orthopädische Hilfen und Hilfsmittel erforderlich werden, die den Schulbesuch ermöglichen und die Teilnahme am Unterricht sicherstellen. Es kann sich hierbei um die Ausstattung mit Spezialschreibtischen und -stühlen für Rollstuhlfahrer und Apparateträger handeln. Für Armamputierte und Sehbehinderte können im Einzelfall Schreib-, Zeichen- und Lesegeräte in Betracht kommen. Auch bauliche Veränderungen im Wohnhaus des Betroffenen oder an der Schule können erforderlich werden, um den Verletzten von fremder Hilfe weitgehend unabhängig zu machen" (FINKENZELLER).

3. Unfallentschädigung durch Geldleistungen

Verletzten-Rente

Die *Entschädigung in Form der Rente* hat nicht Lohnersatz-Funktion, sondern soll die *unfallbedingte Beeinträchtigung des Verletzten*, seine *Erwerbsfähigkeit wirtschaftlich nutzbringend zu verwerten*, ausgleichen. Es gibt somit das *Prinzip der abstrakten Schadensbewertung*. Für die Minderung der Erwerbsfähigkeit kommt es maßgeblich darauf an, in welchem Umfang der Verletzte die Fähigkeit eingebüßt hat, sich unter Ausnutzung der Arbeitsgelegenheiten im ganzen Bereich des wirtschaftlichen Lebens einen Erwerb zu verschaffen. Nach dem Willen des Gesetzgebers (90. Sitzung des Deutschen Bundestages am 20. 1. 1971, Protokoll

S. 4976 ff.) sollen auch *Kinder und Jugendliche einen ungeschmälerten Rentenanspruch* haben, wobei neben dem Ausgleich für augenblicklich entgehende Arbeitsmöglichkeiten von noch größerer Bedeutung die *künftige wirtschaftliche Existenzsicherung* ist.

Da Kinder, Schüler und Studenten während ihrer schulischen Ausbildung nicht erwerbstätig sind, und Arbeitsentgelt nicht erhalten, kann ihnen *Verletztengeld* — das Lohnersatzfunktion hat — nicht gewährt werden. Deshalb beginnt der Anspruch auf Unfallrente mit dem Tage nach dem Unfall, sofern die Minderung der Erwerbsfähigkeit über die 13. Woche nach dem Unfall hinaus andauert (§ 580 Abs. 2 RVO).

IV. Versicherungsträger, Feststellungsverfahren, gerichtliches Verfahren

Der zuständige Versicherungsträger des einzelnen Versicherungsfalles ist verbindlich durch die Vorschriften der Reichsversicherungsordnung bestimmt.

1. Kinder in Kindergärten

Ist der *Träger des Kindergartens* ein Land, ein Träger der freien Jugendhilfe (z.B. Arbeiterwohlfahrt, Caritas-Verband, DRK, Innere Mission, Jüdische Kultusgemeinde, Paritätischer Wohlfahrtsverband) oder ein sonstiger Träger, der einen privaten gemeinnützigen Kindergarten unterhält, so ist zuständiger Versicherungsträger die *Ausführungsbehörde für Unfallversicherung des Landes*.

Ist *Träger des Kindergartens* eine Gemeinde, ein Gemeindeverband, ein kommunaler Zweckverband oder ein Unternehmen in selbständiger Rechtsform mit überwiegend gemeindlicher Beteiligung, so ist der zuständige Versicherungsträger der *Gemeindeunfallversicherungsverband* oder die

Eigenunfallversicherung der Gemeinde. Bei anderen, *nicht als gemeinnützig anerkannten Kindergärten* ist diejenige *Berufsgenossenschaft* zuständig, bei der der Träger des Kindergartens Mitglied ist.

2. Schüler allgemeinbildender Schulen

Die *Zuständigkeit des Unfallversicherungsträgers* richtet sich nach der Mitgliedschaft des Schulträgers (Ausführungsbehörde des Landes, Gemeindeunfallversicherungsverband, Eigenunfallversicherung der Gemeinde).

3. Schüler berufsbildender Schulen

Bei diesem Personenkreis ist *Versicherungsschutz im Sinne der Schülerunfallversicherung* nur gegeben, wenn nicht bereits *aufgrund des Arbeitsverhältnisses Versicherungsschutz* besteht. Die Zuständigkeit des Unfallversicherungsträgers richtet sich, soweit die Schülerunfallversicherung in Betracht kommt, nach der Mitgliedschaft des Schulträgers (Ausführungsbehörde, Gemeindeunfallversicherungsverband, Eigenunfallversicherung der Gemeinde); bei Werkberufsschulen oder privaten beruflichen Bildungseinrichtungen ist die Berufsgenossenschaft zuständig, bei der der Schulträger Mitglied ist.

4. Verfahren

In der gesetzlichen Unfallversicherung sind die *Leistungen* von Amts wegen festzustellen. In diesem Zusammenhang ist auf § 1543 d RVO, betreffend die Auskunftspflicht des Arztes gegenüber dem Unfallversicherungsträger, hinzuweisen.

In Leit-Nr. 55 des *Abkommens Ärzte — Berufsgenossenschaften* ist die Pflicht zur Anlage von *ausreichenden Aufzeichnungen* über die Entstehung der Unfallverletzung, den Befund und den Verlauf der Heilung festgelegt. Die *ärztliche Schweigepflicht,* der auch die Krankengeschichte unterliegt, findet ihre Grenze sowohl im Ärzteabkommen (Leit-Nr. 55) als auch in der gesetzlichen Auskunftspflicht des § 1543 d RVO.

5. Gerichtliches Verfahren

Über *Streitigkeiten* aus der gesetzlichen Unfallversicherung entscheiden die *Gerichte der Sozialgerichtsbarkeit.*

6. Private Unfallversicherung

Hauptsächliches Wesensmerkmal der *privaten Unfallversicherung* ist ihre *Freiwilligkeit* im Gegensatz zur Pflichtversicherung des gesetzlich umschriebenen Personenkreises der sozialen oder gesetzlichen Unfallversicherung. Während in der gesetzlichen Unfallversicherung der Unfall als Rechtsbegriff nicht durch Gesetz festgelegt, sondern durch die Rechtsprechung einer Wandlung im Sinne ständiger Fortentwicklung unterworfen ist, ist der *Unfallbegriff in der privaten Unfallversicherung bedingungsgemäß* festgelegt.

Auch das *Ausmaß des Versicherungsschutzes* und die möglichen *Versicherungsleistungen* werden im individuellen Versicherungsvertrag vereinbart; in der Regel werden die allgemeinen Versicherungsbedingungen zugrundegelegt.

Die private *Kinderunfallversicherung* für Kinder ab vollendetem 1. Lebensjahr (bei einigen Versicherern ab 2. Lebensjahr) bietet Versicherungsschutz für alle Unfälle des täglichen Lebens, also für Unfälle in der Schule und auf dem Schulwege, vor allem aber auch für die viel häufigeren Unfälle in der Freizeit (Spiel, Sport, Ferien usw.). Ausgeschlossen sind Unfälle bei Betätigung in einem Beruf oder Gewerbe. In der Regel endet die Versicherung mit Ablauf des Versicherungsjahres, in dem das Kind 17 Jahre alt wird [§ 7 II (2) AKiUB].

7. Haftpflichtanspruch

Unter *Haftpflicht* versteht man die aus den Bestimmungen einschlägiger Gesetze erwachsende Verpflichtung, den einem anderen zugefügten Schaden wiedergutzumachen. Versicherungsschutz gegenüber Haftpflichtansprüchen bieten private und öffentlich-rechtliche Versicherungsgesellschaften. Zwischen dem Geschädigten und dem Versicherer selbst besteht kein vertragliches Verhältnis.

V. Grundsätzliches zur Unfallbegutachtung

Die *Grundsätze der Unfallbegutachtung von Kindern und Jugendlichen* unterscheiden sich nicht von denen der Unfallbegutachtung Erwachsener. Aufgabe der ärztlichen Begutachtung hier wie dort ist es, Tatsachenfeststellungen über körperliche oder geistige Veränderungen mit Hilfe wissenschaftlich-medizinischer Feststellungen zu einer prädikativen Beurteilung zu führen, um dem Verwaltungsbeamten, dem Sachbearbeiter einer Versicherung oder dem Richter zu ermöglichen, Folgerungen aus jener Tatsachenfeststellung abzuleiten. *Gutachten erstatten heißt also: Beweisaufgaben lösen, dem Auftraggeber Gewißheit über Sachzusammenhänge verschaffen und eine Entscheidung aus Gründen erlauben* (HÜLS-MANN). Nach den in der Zivilprozeßordnung aufgestellten Vorschriften über den Beweis hat der Sachverständige bei der Lösung der ihm gestellten Beweisaufgaben

1. die zur Entscheidung benötigten Tatsachen auf seinem Fachgebiet zu ermitteln und bekanntzugeben,
2. auf seinem wissenschaftlichen Fachgebiet allgemeine Erfahrungssätze, aus denen Schlüsse gezogen werden können, darzulegen,
3. die notwendigen Schlüsse selbst zu ziehen,
4. die getroffenen Feststellungen hinsichtlich ihres Beweiswertes nachprüfbar darzutun und
5. sich einer Entscheidung über Rechtsfragen zu enthalten.

Diese Grundsätze mögen als Richtlinie über jedem Gutachten stehen!

1. Begutachtung für die gesetzliche Unfallversicherung

Im Verfahren der *gesetzlichen Unfallversicherung* obliegen dem Arzt Begutachtungen vorwiegend zur *Feststellung des ursächlichen Zusammenhanges* zwischen einem Körperschaden und einem angeschuldigten Unfall sowie zur Feststellung der Unfallfolgen und der dadurch bedingten Minderung der Erwerbsfähigkeit.

Die *Begutachtung zur Zusammenhangsfrage* hat davon auszugehen, daß in der gesetzlichen Unfallversicherung die Kausalitätslehre von der wesentlich mitwirkenden Ursache oder Teilursache gilt. Danach gelten als Ursache nur die Bedingungen, die wegen ihrer besonderen Beziehungen zum Erfolg zu dessen Eintritt wesentlich mitgewirkt haben. Unter Ursache sind nicht alle Bedingungen des Unfalles schlechthin zu verstehen, und Ursache sind auch nicht die nach allgemeiner Erfahrung wirksam gewesenen Bedingungen, einerlei, mit welcher Schwere sie zum Unfall beigetragen haben. Ursache im Rechtssinne der gesetzlichen Unfallversicherung sind vielmehr nach Abwägung ihres verschiedenen Wertes nur diejenigen Bedingungen, ohne deren wesentliche Mitwirkung der Unfall überhaupt nicht oder erheblich anders oder zu erheblich anderer Zeit eingetreten wäre. Dieser allein *rechtlich beachtlichen Ursache* stehen die *rechtlich unbeachtlichen Gelegenheitsbedingungen* gegenüber, die für den Unfall von nur untergeordneter, zufälliger, entfernter Bedeutung sind. Haben mehrere wesentliche Ursachen zur Herbeiführung eines Leidens mitgewirkt, auch nur als Teilursachen, so genügt es für die Entschädigungspflicht, wenn der Unfall eine der Ursachen oder Teilursachen war; er braucht nicht die alleinige oder überwiegende, er muß aber eine *wesentliche Ursache* gewesen sein.

Eine *gesetzliche Definition des Unfallbegriffes* gibt es im Sozialversicherungsrecht nicht. Als Ergebnis der ständigen Rechtsprechung hat sich in jahrzehntelanger Praxis folgende Begriffsbestimmung herausgebildet: „*Unter Unfall ist ein plötzliches, die Gesundheit und damit die Erwerbsfähigkeit schädigendes Ereignis zu verstehen.*"

Vielfach ist im Rahmen der Zusammenhangsbeurteilung auch über die *Verschlimmerung eines Leidens* zu befinden. Immer ist davon auszugehen, daß für die Beurteilung einer Verschlimmerung dieselben Normen gelten wie für die Beurteilung des ursächlichen Zusammenhanges zwischen Unfall und Entstehung eines Schadens. Daher ist auch immer Voraussetzung, daß eine geltend gemachte Verschlimmerung das Merkmal der Wesentlichkeit erfüllt.

Die Verschlimmerung kann in verschiedenen Formen in Erscheinung treten: Die *vorübergehende Verschlimmerung* ist eine zeitlich begrenzte Änderung, die dadurch geheilt wird, daß die Änderung sich wieder zurückbildet oder der schicksalsmäßige, natürliche Fortschritt des Leidens die Verschlimmerung wieder einholt.

Die *dauernde Verschlimmerung* wirkt sich so aus, daß der gesetzte Verschlimmerungsanteil eines Leidens für immer bestehen bleibt, auch wenn der natürliche Fortschritt des Leidens zunimmt.

Die *einmalige Verschlimmerung* bezeichnet solche Veränderungen, die vorübergehend oder dauernd bestehen und einen bestimmten, gleichbleibenden Umfang haben. Was später eintritt, fällt nicht unter diese Verschlimmerung.

Demgegenüber sind unter den Begriff *richtunggebende Verschlimmerung* solche Vorgänge zu subsumieren, durch die der natürliche Ablauf eines Leidens eine neue

Entwicklungsart oder -richtung erhält; wobei es sich um Beschleunigung oder örtliche Ausdehnung (Vergrößerung, Verlegung) oder funktionelle Veränderung (Entartung des pathologisch-physiologischen Milieus, Entfachung der Bösartigkeit) handeln kann.

Die „*Auslösung*" begründet einen ursächlichen Zusammenhang zwischen Unfall und Körperschaden nicht!

Die *Bewertung der Unfallfolgen* in der gesetzlichen Unfallversicherung folgt den Grundsätzen, die sich in der gesetzlichen Unfallversicherung bereits herausgebildet haben. Es fehlt aber an breiten Erfahrungen, da seit Einbeziehung der Kindergartenkinder, Schüler und Studenten in die gesetzliche Unfallversicherung erst kurze Zeit vergangen ist. Die Einschätzung der Minderung der Erwerbsfähigkeit, die eine Grundlage der Rentenbemessung ist, muß berücksichtigen, daß die Rente nicht Lohnersatzfunktion hat, sondern die durch den Unfall bedingte Beeinträchtigung des Verletzten, seine Erwerbsfähigkeit wirtschaftlich nutzbringend zu verwerten, ersetzen soll.

Die in der gesetzlichen Unfallversicherung als Anhaltspunkte gebräuchlichen „*Rententabellen*" werden auch für die *Begutachtung von Kindern und Jugendlichen* als Anleitung herangezogen werden können, jedoch wird im Einzelfall auf die Veränderungen zum Positiven wie zum Negativen, wie sie sich bei ihnen aus der andersartigen Heilungsbereitschaft und aus dem Entwicklungsverlauf ergeben, Rücksicht zu nehmen sein. Die Bildung eines größeren Erfahrungsschatzes hinsichtlich der Einschätzung der Minderung der Erwerbsfähigkeit wird erst im Laufe vieler Jahre möglich sein.

Auf besondere Fragen und Umstände der Unfallbegutachtung braucht an dieser Stelle im übrigen nicht eingegangen zu werden, weil auch insoweit die geltenden Erfahrungen der Unfallbegutachtung maßgeblich sind. Auf die einschlägigen Werke und Ein-

zelarbeiten muß zusammenfassend hingewiesen werden.

2. Begutachtung in der privaten Unfallver-
sicherung

Die Praxis der Unfallbegutachtung für die
private Unfallversicherung der Kinder bezieht sich vorwiegend auf *Ursachenfragen*
nach § 2 und auf Fragen der *Einschätzung
des Invaliditätsgrades* bzw. *der Gebrauchsunfähigkeit eines Körperteiles oder Sinnes-
organes* nach § 8 AKiUB.

3. Begutachtung
für den Haftpflichtanspruch

Während in der gesetzlichen Unfallversicherung die Minderung der Erwerbsfähigkeit abstrakt ermittelt wird, gilt es im Haftpflichtanspruch eine *individuelle Schadener-
mittlung* zur Herbeiführung des *konkreten
Schadenersatzes* vorzunehmen.

„Ersatz wird nicht geleistet für die Minderung der
Erwerbsfähigkeit schlechthin, sondern nur für den
Ausfall an Verdienst, den der Beschädigte infolge der
Minderung seiner Erwerbsfähigkeit wirklich erleidet
... Der Schaden wegen Minderung der Erwerbsfähigkeit darf also nicht dem medizinisch nachweisbaren
Grad der Minderung der Erwerbsfähigkeit gleichgestellt werden. Eine solche abstrakte Berechnungsweise
ist dem Haftpflichtrecht fremd. Wenn der ärztliche
Sachverständige begutachtet, daß der Verletzte nur
mehr ein Drittel seiner Erwerbsfähigkeit besitzt, darf
das Gericht ihm nicht deswegen allein zwei Drittel seines bisherigen Verdienstes als Schadenersatz zubilli-
gen. Erfahrungsgemäß neigen die ärztlichen Sachver-
ständigen, sogar die Gerichtsärzte, im Zivilprozeß
dazu, die Minderung der Arbeitsfähigkeit in Prozenten
auszudrücken, weil in der Sozialversicherung der Ver-
dienstausfall prozentual geschätzt wird. Im Zivilprozeß ist dagegen eine solche prozentuale Schätzung
nicht zulässig" (GEIGEL).

Für die besonderen Verhältnisse der *Begutachtung von Haftpflichtansprüchen von
Kindern und Jugendlichen* mag die Entscheidung des BGH vom 24.1.1956 (VI ZR
271/54) von Interesse sein:

„Nach § 842 BGB erstreckt sich die Verpflichtung
zum Schadenersatz wegen einer gegen die Person gerichteten unerlaubten Handlung auch auf die Nachteile, welche die Handlung für den Erwerb und das
Fortkommen des Verletzten herbeiführen. Das gilt insbesondere für den Schaden, den der Verletzte dadurch
erleidet, daß seine Erwerbsfähigkeit infolge einer Verletzung des Körpers oder der Gesundheit aufgehoben
oder gemindert ist (§ 843 BGB). Dabei hat das Gesetz,
wie in Rechtsprechung und Rechtslehre anerkannt ist,
nur den wirklich erlittenen Nachteil im Auge. Es ist
daher, anders als in der Sozialversicherung, nicht die
abstrakte Minderung der Erwerbsfähigkeit zu entschä-
digen. Die Beeinträchtigung der Erwerbsfähigkeit verpflichtet vielmehr nur zum Schadenersatz, wenn tatsächlich ein Schaden entstanden ist, also wenn der
Verletzte ohne die Verletzung seine Arbeitsfähigkeit
hätte ausnutzen können und infolge der Verletzung
einen Einkommensausfall hatte."

Dementsprechend hat der ärztliche
Gutachter festzustellen, welche *Beeinträchtigung der körperlichen und geistigen Fähig-
keiten konkret* vorliegt.

Die Ausführungen von REICHENBACH
zur Darstellung des Schadenumfanges im
ärztlichen Gutachten können auch für die
Begutachtung von Kindern und Jugendlichen als Anleitung dienen:

„Bei der Festlegung des schadenbedingten Lei-
stungsdefizits sollte der Gutachter darlegen, in welcher
Hinsicht und in welchem Umfang die Schadensfolgen,
meist verletzungsbedingte krankhafte Veränderungen,
bei dem Geschädigten sich auswirken. Dazu gehören
auch Hinweise, welche Verrichtungen und Tätigkeiten
infolge der Funktionsstörungen von Organen und
Gliedmaßen dem Ansprucherhebenden allgemein, wie
im speziellen Tätigkeitsbereich, nicht mehr möglich
sind und auch bleiben werden. Es ist aber auch die
Aufgabe des Gutachters, dazu Stellung zu nehmen,
welche Leistungsfähigkeit dem Verletzten noch verbleibt. Nur bei einer eingehenden Darlegung der einzelnen Funktionsausfälle und -störungen und der sich
daraus ergebenden Minderung der Leistungsfähigkeit
wird dem die Höhe des erlittenen Schadens letztlich
festlegenden Sachbearbeiter der Versicherungsgesell-
schaft oder dem Richter die Hilfe an die Hand gegeben, die er braucht. Das bedeutet aber, daß in einem
Gutachten zu einem Haftpflichtschaden die Beurteilung ausführlich sein muß, auf jeden Fall ausführlicher,
als es in denen für die Sozialversicherungsträger im
allgemeinen üblich ist."

VI. Rehabilitationsmaßnahmen

Die *soziale Rehabilitation unfallverletzter
Kinder*, die dem Schutz der gesetzlichen
Unfallversicherung unterliegen, ist mit der
Einbeziehung in diesen Versicherungs-
schutz rechtlich abschließend geregelt. Um-

fassendere Erfahrungen stehen hingegen naturgemäß noch aus.

Die berufsgenossenschaftlichen Kliniken sind bemüht, in ihrer klinischen Obhut befindlichen Schülern unter Ausnutzung örtlicher Gegebenheiten die schulische Betreuung zu vermitteln. Volle Schuleinrichtungen mit der Möglichkeit der Reifeprüfung gibt es derzeit nur an der Berufsgenossenschaftlichen Sonderstation Hessisch-Lichtenau. Lehrwerkstätten und beschützende Werkstätten sind in der Regel mit orthopädischen Kliniken verbunden.

Außerhalb des Wirkungsbereiches der gesetzlichen Unfallversicherung tritt die *Sozialhilfe* ein, deren Leistung nach § 39 BSHG auf alle Behinderungsarten ausgedehnt worden ist.

Das *Arbeitsförderungsgesetz* (AFG) verpflichtet die Bundesarbeitsverwaltung zu Leistungen im Sinne der *Berufsausbildung Jugendlicher* (§ 40 AFG).

§§ 125–126 BSHG verpflichten die Gesundheitsämter zu *Beratungen* der Eltern *über Rehabilitationsmaßnahmen.*

Die *private Kinderunfallversicherung* sieht Rehabilitationsmaßnahmen nicht vor.

Im *Haftpflichtanspruch* ist die Durchführung von Rehabilitationsmaßnahmen selbstverständlicher Inhalt des Wiedergutmachungsgrundsatzes. Sie ist jedoch nicht normativ geregelt, sie ist daher in Anlehnung an die Erfahrungen im Bereich der gesetzlichen Unfallversicherung und der Arbeitsverwaltung zu vollziehen.

Literatur

ASANGER, R.: Die rechtlichen Grundlagen der gesetzlichen Unfallversicherung in der Bundesrepublik Deutschland. In: Handb. d. Unfallbegutachtung (Hrsg. LOB, A.), Bd. I und II. Stuttgart: Enke 1961, 1968.

BEREITER-HAHN, W., SCHIEKE, H.: Unfallversicherung. 4. Aufl., Berlin: Erich Schmidt 1971.

BREITBACH, R.: Die Ausdehnung der gesetzlichen Unfallversicherung auf Schüler, Studenten und Kinder in Kindergärten. Soz. Sicherh. i. d. Landwirtschaft, Sept. 1971, 155–159.

FINKENZELLER, R.: Unfallversicherung für Schüler und Studenten sowie Kinder in Kindergärten. Entschädigungsleistungen. Hrsg. v. Bundesarbeitsgemeinschaft der gemeindlichen Unfallversicherungsträger e. V. München: Pflaum 1971.

GEIGEL, R.: Der Haftpflichtprozeß. 12. Aufl. München u. Berlin: C. H. Beck'sche Verlagsbuchhandlung 1964.

Handbuch für die berufliche Rehabilitation der Unfallverletzten. Hrsg.: Hauptverband der gewerbl. Berufsgenossenschaften. Oberhausen: Vereinigte Verlagsanstalten 1971.

HÜLSMANN: Ärztl. Mitt. 1959/487.

HYMMEN, R.: Die Unfallversicherung der Schüler, Studenten und Kindergarten-Kinder. Hefte Unfallheilk. 110, 253 (1972).

JOCHHEIM, K. H.: Rehabilitation bei Kindern und Jugendlichen unter der gegenwärtigen Sozialgesetzgebung. Therapie-Woche 22, 1750 (1972).

PERRET, W.: Die private Unfallversicherung. In: Das ärztliche Gutachten im Versicherungswesen. (Hrsg. FISCHER, A. W., HERGET, R., MOLLOWITZ, G.), 3. Aufl., Bd. I. München: Barth 1968.

PROBST, J.: Praxis der Unfallbegutachtung. In: Handb. d. Unfallbegutachtung (Hrsg. LOB, A.), Bd. I. Stuttgart: Enke 1961.

REICHENBACH, M.: Das medizinische Gutachten bei Haftpflichtschäden. In: Das ärztliche Gutachten im Versicherungswesen (Hrsg. FISCHER, A. W., HERGET, R., MOLLOWITZ, G.), 3. Aufl., Bd. I. München: Barth 1968.

SCHÖPPNER, H.: Unfallversicherung für Schüler und Studenten sowie Kinder in Kindergärten. Versicherungsträger, Verfahren, Rechtsschutz. Hrsg. v. Bundesarbeitsgemeinschaft der gemeindlichen Unfallversicherungsträger e. V. München: Pflaum 1971.

VOLLMAR, K.: Unfallversicherung für Schüler und Studenten sowie Kinder in Kindergärten. Versicherte Personen und Umfang des Versicherungsschutzes. Hrsg. v. Bundesarbeitsgemeinschaft der gemeindlichen Unfallversicherungsträger e. V. München: Pflaum 1971.

VOLLMAR, K.: Unfallversicherung für Schüler und Studenten sowie Kinder in Kindergärten. Bonn-Bad Godesberg: Asgard 1972.

Sachverzeichnis

Unfallchirurgie

Von C. Burri, H. Ecke, E.H. Kuner,
A. Pannike, L. Schweiberer,
C.H. Schweikert, W. Spier, H. Tscherne

122 Abbildungen. 10 Tabellen
XVIII, 241 Seiten. 1974
(Heidelberger Taschenbücher,
Band 145, Basistext)
DM 16,80; US $6.50
ISBN 3-540-06502-4

Da jeder Arzt, gleich welcher Fach-
richtung, in der Lage sein muß, einem
Unfallopfer Hilfe zu leisten, ist es
notwendig, bereits dem Medizinstu-
denten das Grundwissen der Unfallchirurgie zu vermitteln. Das geschieht
hier auf didaktisch einfache Weise.
Die selbständigen Leiter unfallchirur-
gischer Abteilungen an den deutschen
Universitäten haben den vorliegenden
Basistext erarbeitet.

H. Moll, J.H. Ries:

Pädiatrische
Unfallfibel

28 Abbildungen. VIII, 86 Seiten
1971. (Heidelberger Taschenbücher,
Band 95). DM 14,80; US $5.70
ISBN 3-540-05521-3

Das Ziel dieser Pädiatrischen Unfallfibel ist es, besonders dem prakti-
zierenden Kinderarzt und dem Hausarzt klare Richtlinien für diagnostische
und therapeutische Maßnahmen bei
Unfällen von Kindern zu geben. Das
erste Hauptkapitel des Buches behandelt die Sofortmaßnahmen am Unfallort bei Lebensbedrohung; die nächsten
sind der speziellen Traumatologie des
Kindesalters gewidmet: Weichteilverletzungen, Frakturen, Luxationen,
Mißhandlungen, thermischen und
elektrischen sowie Erfrierungs- und
Ertrinkungsunfällen. Die Beschreibung
der Vergiftungsunfälle im Kindesalter
enthält Abschnitte über Gefährdungs-
schwerpunkte, Soforttherapie,
Antidote, Entgiftungsausrüstung,
Symptomatologie und Therapie
spezieller Vergiftungen, Schlangen-
gift-Serum-Depots und offizielle
Vergiftungsinformationszentralen.
Bei der Darstellung wurde sowohl
die eigene kinderklinische und unfallchirurgische Erfahrung der Autoren
als auch die zum Thema vorliegende
Literatur verwertet.

Preisänderungen vorbehalten

**Springer-Verlag
Berlin
Heidelberg
New York**

München Johannesburg London
Madrid New Delhi Paris
Rio de Janeiro Sydney Tokyo
Utrecht Wien

Springer-Verlag Berlin Heidelberg New York
München Johannesburg London Madrid New Delhi Paris
Rio de Janeiro Sydney Tokyo Utrecht Wien

R. Gädeke:

Diagnostische und therapeutsche Techniken in der Pädiatrie

256 Abb. in 368 Einzeldarstellungen. XI, 184 Seiten. 1972
DM 38,–; US $14.70 ISBN 3-540-05965-2

Anschaulich bebilderte Anweisungen für Studenten, Schwestern
und Ärzte zur Durchführung einfacher und differenzierter
diagnostischer und therapeutischer Maßnahmen beim gesunden
und kranken Kinde.

M.E. Müller, M. Allgöwer, H. Willenegger:

Manual der Osteosynthese
AO-Technik
In Zusammenarbeit mit W. Bandi, H.R. Bloch, A. Mumenthaler,
R. Schneider, B.G. Weber, S. Weller

306 Abb. in 683 Einzeldarstellungen. VI, 297 Seiten. 1969
Gebunden DM 158,–; US $60.90 ISBN 3-540-04663-1

Das Manual enthält in knapper, jedoch verständlicher Form
die im Teamwork überarbeiteten Richtlinien der AO, die sich
aus den Erfahrungen mit vielen tausend operierten Frakturen
herauskristallisiert haben. Das umfangreiche Bildmaterial wird
jedem, der sich praktisch oder theoretisch mit der Osteosynthese
auseinandersetzen will, willkommen sein.

Englische Ausgabe: Manual of Internal Fixation

Zeitschrift **Monatsschrift für Unfallheilkunde, Versicherungs-,
Versorgungs- und Verkehrsmedizin**
Organ der Deutschen Gesellschaft für Unfallheilkunde,
Versicherungs-, Versorgungs- und Verkehrsmedizin e.V.

Herausgeber: H. Bürkle de la Camp, A.N. Witt
Redaktion: H. Bürkle de la Camp

Titel Nr. 113
Erscheint in Deutsch

1974, Band 77 (12 Hefte): DM 108,–; approx. US $41.60
zuzüglich Porto und Versandgebühren

Printed in Poland
by Amazon Fulfillment
Poland Sp. z o.o., Wrocław